儿外科常见疾病
临床诊疗路径

主编　夏慧敏　陈欣欣

U0301275

人民卫生出版社
·北　京·

图书在版编目（CIP）数据

儿外科常见疾病临床诊疗路径 / 夏慧敏，陈欣欣主编 . —北京：人民卫生出版社，2021.4
　ISBN 978-7-117-30976-9

Ⅰ.①儿…　Ⅱ.①夏…②陈…　Ⅲ.①小儿疾病—常见病—外科学　Ⅳ.①R726.5

中国版本图书馆 CIP 数据核字（2020）第 268992 号

人卫智网	www.ipmph.com	医学教育、学术、考试、健康，购书智慧智能综合服务平台
人卫官网	www.pmph.com	人卫官方资讯发布平台

儿外科常见疾病临床诊疗路径
Erwaike Changjian Jibing Linchuang Zhenliao Lujing

主　　编：夏慧敏　陈欣欣
出版发行：人民卫生出版社（中继线 010-59780011）
地　　址：北京市朝阳区潘家园南里 19 号
邮　　编：100021
E - mail：pmph @ pmph.com
购书热线：010-59787592　010-59787584　010-65264830
印　　刷：北京华联印刷有限公司
经　　销：新华书店
开　　本：889×1194　1/16　　印张：27
字　　数：855 千字
版　　次：2021 年 4 月第 1 版
印　　次：2021 年 5 月第 1 次印刷
标准书号：ISBN 978-7-117-30976-9
定　　价：160.00 元

打击盗版举报电话：010-59787491　E-mail：WQ @ pmph.com
质量问题联系电话：010-59787234　E-mail：zhiliang @ pmph.com

3

前　言

　　广州市妇女儿童医疗中心是较早实施临床路径的单位之一,并在2014年出版了第一版临床路径,涵盖了106个病种。然而,随着医疗技术不断发展、信息技术日新月异、人民对医疗服务需求日益提高,我们意识到还可以做得更好,于是对临床路径提出了更高的要求,产生了更迭新版本的想法。

　　守正创新,破局重生。广州市妇女儿童医疗中心各临床专科的医护骨干和专家们倾尽全力,在虬枝中攀折,总结多年的临床路径运行经验和医院信息化建设经验,结合国家卫生健康委员会推行的临床路径、医疗核心制度,从繁杂的诊疗流程中提炼出简洁的路径流程,再不厌其烦地与信息工程师反复沟通,几轮修改,形成了全新的、更加完备的、实现全方位智能化监控的临床路径,具有更强的科学性、实用性、可操作性。

　　第一,本版临床路径大大地扩展了病种范围,从原来的106种增至245种,涵盖了2019年国家卫生健康委员会发布的224个病种的临床路径。第二,增加护理路径和患者路径,加强了医护协作,增进了医患沟通。第三,将门诊路径、住院路径和出院后的随访涵盖入径,实现诊疗全流程标准化。第四,增加了临床决策支持系统(CDSS)和智能导诊的辅助,并将医疗核心制度渗入每个临床路径的内容,做到智能监控和提醒。第五,设置了控费节点,对手术耗材和辅助用药进行智能提醒,可有效控制医疗费用,降低医疗成本。此外,增加了各临床路径流程图,完善了临床路径的结果监测等。

　　我们将多年的实践和心血凝练成册,倾囊相授,是希望能为已经实施或准备实施临床路径的各大综合医院或专科医院的小儿内科、小儿外科和妇产科的医护人员和管理人员提供一些指引或启发,共同推动临床路径的规范管理和实施,提高医疗质量和效率。

　　当然,鉴于医学的不断发展、国家医疗政策的不断完善,加上作者团队水平有限,书中可能存在不足或不全面之处,希望与各位读者、临床同行交流,诚请各位专家指导。最后,再次感谢各位同行对本书的垂青。

夏慧敏

2021年4月

目 录

第一章

小儿常见肿瘤

一、肝母细胞瘤 PRETEXT I 期单纯胎儿型临床路径标准流程

（一）适用对象

第一诊断为肝母细胞瘤 PRETEXT I 期单纯胎儿型（ICD-10：C22.200、D37.601、K76.901），行根治手术治疗（ICD-9-CM3：50.2200、50.2908、50.2909、50.3x00、50.3x01、50.3x02）。

（二）诊断依据

根据《小儿外科学》（第 5 版）及《临床诊疗指南：小儿外科学分册》进行诊断。

1. **病史** 上腹部肿块，可有上腹部或全腹膨隆、腹胀、恶心呕吐（尤其以进食后明显）、食欲缺乏、消瘦、贫血、进行性体重减轻、腹泻、腹壁静脉曲张、反复发热、黄疸（典型皮肤、巩膜黄染的黄疸症状较少见）。部分患儿因肿瘤迅速增大，使包膜张力加大而出现腹部胀痛。极少数患儿因瘤体破裂出血导致急腹症。

2. **体征** 肝脏正常或增大，瘤体巨大时腹部触及明显包块，质硬，移动度差，部分出现移动性浊音（+）、双下肢水肿。

3. **辅助检查**

（1）彩色超声检查：可检查出 5mm 以上肿块，并可确定肿瘤部位、大小及囊实性，同时具有无创性，尤其适用于评价婴幼儿及进行初筛，以及用于术后随访。

（2）CT 或 MRI 检查：CT 平扫肿瘤均呈低、等混杂密度，巨大肿瘤内可见多发裂隙状及不规则形更低密度区，可见肿瘤内斑片、点线状钙化，增强扫描动脉期呈不均匀性结节状或片状强化，密度高于肝组织，门脉期病灶呈低密度，坏死或液化区无明显强化。MRI 表现为边界清晰的类圆形肿块，T_1WI 呈低信号，其内可见裂隙状更低信号，T_2WI 呈高信号，伴坏死者 T_2WI 可见更高信号。CT 或 MRI 能协助明确病灶性质，准确确定肿瘤所在的位置。

（3）甲胎蛋白（AFP）：常明显升高，临床上血清 AFP 作为肝母细胞瘤重要的肿瘤学标志物，已被用于该疾病的诊断，评价手术效果和预测复发。

（三）进入临床路径标准

1. 第一诊断必须符合肝母细胞瘤 PRETEXT I 期单纯胎儿型（ICD-10：C22.200、D37.601、K76.901）。

2. 经影像评估符合肝母细胞瘤 PRETEXT I 期诊断。

3. 入院前未行肿瘤相关化疗、手术及活检的病例，进入临床路径。

4. 当患儿同时具有其他疾病诊断，但在住院期间不需要特殊处理也不影响第一诊断的临床路径流程

实施时,可进入路径。

(四)门诊流程

肝母细胞瘤 PRETEXT I 期单纯胎儿型临床路径表单(门诊)

患儿姓名:＿＿＿＿＿＿ 性别:＿＿＿ 年龄:＿＿＿＿ 门诊号:＿＿＿＿＿＿

诊次	初诊	复诊
医生工作	□ 询问病史和体格检查,完善相关检查,如超声、CT、AFP 等 □ 告知本次检查的目的、费用及出报告时间;告知复诊时间 □ 告知注意事项,如避免腹部外伤、避免用力按压腹部	□ 根据病史、体征、检查检验结果初步诊断:肝母细胞瘤 PRETEXT I 期单纯胎儿型 □ 告知诊疗方案,开具住院证和预约住院日期 □ 告知等待住院期间注意事项和病情突变时的处理方法
护士工作	□ 评估、安排就诊顺序,推送信息给医生和患儿监护人 □ 对患儿监护人进行缴费、检查检验、取药、抽血治疗等方面的指引	□ 评估、安排就诊顺序,推送信息给医生和患儿监护人 □ 对患儿监护人进行办理入院手续的指引
患儿监护人工作	□ 预约门诊,准备好病历资料和检验、检查结果 □ 接收指引单,完成就诊、检查 □ 参与诊疗方案决策 □ 享受知情同意权利 □ 接受健康教育	□ 预约门诊,准备好病历资料和检查、检验结果(超声、CT、AFP 等) □ 做好入院准备 □ 参与诊疗方案决策 □ 享受知情同意权利 □ 接受健康教育
病情变异记录	□ 无 □ 有,原因: 1. 2.	□ 无 □ 有,原因: 1. 2.

注:CT.计算机断层扫描;AFP.甲胎蛋白。

(五)住院流程

1. 入院标准

(1)明确诊断肝母细胞瘤 PRETEXT I 期,且患儿监护人同意进行手术。

(2)入院前未行肿瘤相关手术、活检、化疗。

(3)手术指征明确,无明显手术禁忌证。

(4)确诊或疑似诊断为肝母细胞瘤 PRETEXT I 期合并肿瘤破裂出血的患儿,按照外科急症入院处理。

2. 临床路径表单

肝母细胞瘤 PRETEXT I 期单纯胎儿型临床路径表单(住院)

患儿姓名:＿＿＿＿＿＿ 性别:＿＿＿ 年龄:＿＿＿＿ 门诊号:＿＿＿＿＿＿ 住院号:＿＿＿＿＿＿

住院日期: 年 月 日 出院日期: 年 月 日 标准住院日:7~10d

时间	入院第 1~3d (术前阶段)	入院第 2~4d (手术日)
医生工作	□ 询问病史与体格检查 □ 上级医师查房与术前评估,确定诊断 □ 完成术前检查及术前准备,异常者分析处理后复查 □ 完成术前讨论,评估术前检查结果是否符合诊断和手术条件 □ 与患儿监护人共同完成诊疗决策,并签署手术、输血等知情同意书 □ 麻醉科医师探望患儿并完成麻醉前书面评估	□ 按手术分级及手术授权完成手术 □ 向监护人展示标本、交代术中情况和术后注意事项 □ 出手术室前主刀医师完成手术记录、术后首次病程记录(特殊情况下由第一助手完成) □ 开具术后医嘱(含转科医嘱)和病理检查单 □ 书写转出记录 □ 主刀医师术后 24h 内 ICU 查房

续表

时间	入院第1~3d（术前阶段）	入院第2~4d（手术日）
医生工作	**长期医嘱：** □ 小儿外科常规护理 □ 流质饮食 □ 补充维生素,营养支持治疗 □ 二级护理(可选)或一级护理(可选) □ 抗菌药物(可选) **临时医嘱：** □ 血常规、血型、尿液分析、大便常规＋潜血、凝血功能、肝肾功能、感染性疾病筛查、血气分析、电解质分析、C反应蛋白测定 □ 心电图、胸部X线(正位)检查、腹部大血管超声、腹部CT平扫＋增强＋血管四维重建 □ 可选项目：AFP、NSE、24h尿VMA、肺部CT平扫、颅脑CT平扫、骨髓穿刺术、同位素骨扫描、PET/CT、麻醉科会诊(疼痛评估＞7分)、营养科会诊 □ 术前医嘱：拟送手术室麻醉下行肝母细胞瘤切除术；术前禁食、备皮；留置胃管；术前补液；术前止血药物；术前抗菌药物；肠道准备(可选)；备血、配血(可选)	**临时医嘱：** □ 转入ICU □ 开具病理检查单
护士工作	□ 入院护理评估 □ 入院宣教,嘱咐限制剧烈活动,避免腹部受压 □ 执行各项医嘱,完成术前检查、术前准备 □ 术前宣教 □ 完成术前评估并填写手术患儿交接表 □ 完成护理记录	□ 做好交接工作 □ 完成护理记录
患儿监护人工作	□ 参与诊疗方案决策,完成知情同意 □ 配合完成各项术前检查、术前准备 □ 学习宣教内容 □ 配合限制患儿剧烈活动,避免腹部受压 □ 观察患儿变化,必要时告知医护人员	□ 参与完成手术部位标记 □ 陪同患儿至手术室门口 □ 手术结束后查看标本并护送患儿去ICU □ 准备好ICU内使用物品 □ 整理好普通病房床单位内个人物品
病情变异记录	□ 无　□ 有,原因： 1. 2.	□ 无　□ 有,原因： 1. 2.

时间	入院第3~9d（术后阶段）	入院第7~10d（出院日）
医生工作	□ ICU查房,和ICU医生一起判断患儿是否具有出ICU指征 □ 开具转入医嘱,书写转入记录 □ 对患儿情况进行再次评估(肝功能、营养、疼痛等),制订下一步诊疗计划 □ 对患儿腹腔引流等情况进行评估,确定有无手术并发症 □ 按照规定完成三级查房并记录；病情变化及时记录并进行必要的复查 □ 追踪病理及检查结果；危急值分析及处理 □ 指导患儿逐渐恢复饮食,评估患儿恢复情况,评估手术效果确定是否预出院 □ 详细解读患儿病理报告,判断是否为单纯胎儿型及切缘是否完整(非单纯胎儿型、切缘不完整者出径) □ 完成预出院准备(开具预出院医嘱等)	□ 评估患儿情况,是否符合出院标准,确定能否出院 □ 开具出院医嘱和诊断证明 □ 交代出院后注意事项,给予随访指导 □ 预约门诊复诊 □ 完善出院记录、病案首页并归档病历

时间	入院第3~9d（术后阶段）	入院第7~10d（出院日）
医生工作	**长期医嘱：** □ 按全麻下肝母细胞瘤切除术后常规护理 □ 可选项目：心电监护、血氧饱和度监测、吸氧；一级护理、二级护理；禁食、饮水、流质饮食；留置胃管、尿管、腹腔引流管并计量；非限制级抗菌药物、限制级抗菌药物（参照《抗菌药物分级管理目录》清单选择具体常用药物）；止血药物；静脉营养支持 **临时医嘱：** □ 血常规、C反应蛋白、血气分析、电解质分析、肝功能、腹部超声 □ 可选项目：按出入量补充液体和电解质、其他特殊医嘱（如退热药物）、拔除胃管、拔除腹腔引流管、拔除尿管、伤口换药 □ 预出院及出院带药	**临时医嘱：** □ 今日出院
护士工作	□ 做好交接工作，完成护理记录 □ 执行各种医嘱，观察患儿生命体征、腹部体征及伤口情况 □ 术后伤口、引流管、发热、心理与生活护理 □ 完成疼痛、营养、跌倒等评估并给予指导 □ 术后健康宣教：药物、伤口、引流管护理要点，手术情况、术后注意事项及监护仪使用等 □ 观察并调节补液速度，观察药物不良反应 □ 指导并督促患儿术后活动 □ 对患儿监护人进行出院准备指导	□ 出院宣教：复查时间、饮食指导、用药指导、伤口护理等 □ 向患儿监护人提供出院小结、诊断证明书和出院指引，协助患儿监护人办理出院手续
患儿监护人工作	□ 参与诊疗方案决策，完成知情同意 □ 观察患儿生命体征、伤口及腹部情况，必要时及时告知医护人员 □ 护理好患儿各管道，防止脱落、折叠等 □ 照顾患儿日常饮食、排便、睡眠，安抚患儿 □ 了解患儿病理结果 □ 认真学习出院流程及相关注意事项	□ 认真学习出院宣教内容 □ 办理出院
病情变异记录	□ 无　□ 有，原因： 1. 2.	□ 无　□ 有，原因： 1. 2.

注：ICU. 重症监护病房；AFP. 甲胎蛋白；NSE. 神经元特异性烯醇化酶；VMA. 香草基扁桃酸；CT. 计算机断层扫描；PET/CT. 正电子发射计算机体层显像仪。

3. 出院标准

(1) 一般情况良好，可正常饮食，无发热、腹泻，营养状况明显改善。

(2) 伤口愈合良好，无出血、感染、瘘等。

(3) 病理报告确认为单纯胎儿型、切缘完整。

(4) 出院前复查血常规、血电解质、C反应蛋白等结果正常。

(5) 无其他需要住院处理的并发症。

(六) 变异及原因分析

1. 术后病理结果不是"单纯胎儿型"肝母细胞瘤致使治疗方案变更。

2. 围手术期出现严重并发症，如肿瘤破溃、术后大出血、肝功能不全或衰竭。

3. 有出现其他感染性疾病，导致治疗时间延长、增加治疗费用等。

二、临床路径流程图(图 1-1*)

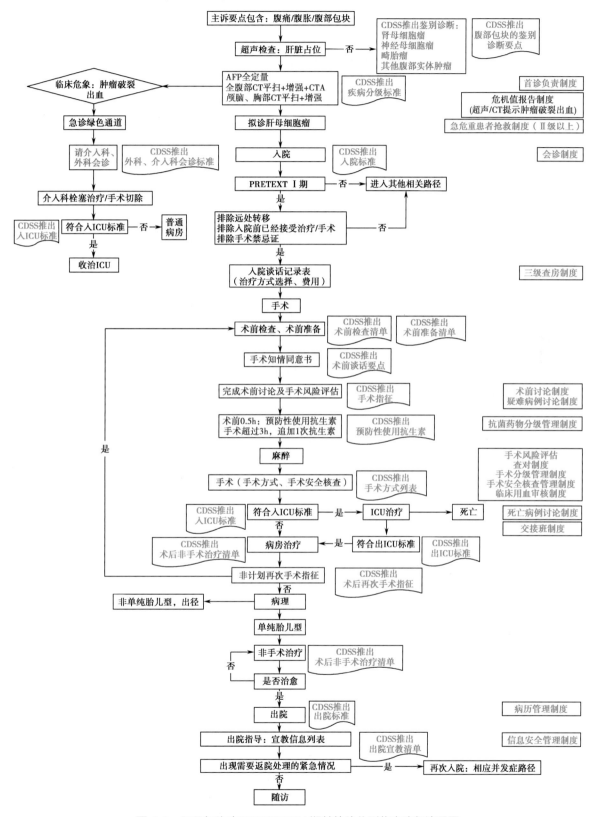

图 1-1 肝母细胞瘤 PRETEXT I 期单纯胎儿型临床路径流程图

AFP. 甲胎蛋白;CDSS. 临床决策支持系统;CT. 计算机断层扫描;CTA. CT 血管成像;ICU. 重症监护病房。

---

* 本书图例:

红色:强制执行;黄色:系统提醒;绿色:主动查询;蓝色:费用管控。

三、随访指导

门诊治疗系统定期自动发送随访问卷调查表。术后 1 个月首次复诊,常规行血常规、肝功能及超声检查;术后定期复查:首次复诊后确定下次复诊时间;一般第 1 年应每 4~8 周进行胸部 X 线片(或胸部 CT)、腹部超声和 AFP 检查;第 2 年每 8~10 周 1 次,第 3 年每 3 个月 1 次,第 4~5 年每 6 个月 1 次。

四、宣教

宣教时间:出院当天。

宣教内容:

1. 均衡饮食,注意作息,坚持伤口护理,每 2~3d 一次,有伤口渗液等特殊情况随时更换。

2. 肿瘤复发的筛查　持续监测通常是将 AFP 和腹部超声与胸腹盆部 CT 交替使用。治疗期间每 6~8 周进行 1 次影像学检查;一般第 1 年应每 4~8 周进行胸部 X 线(或胸部 CT)、腹部超声和 AFP 检查;第 2 年每 8~10 周 1 次,第 3 年每 3 个月 1 次,第 4~5 年每 6 个月 1 次。

3. 紧急医疗指导　出现以下紧急情况需及时返院或到当地医院治疗:术后出现发热(>38℃)、腹胀、呕吐等肠梗阻症状;黄疸、水肿等肝功能不全症状;伤口愈合不良等。

第二节　甲状舌管囊肿或鳃源性囊肿临床路径

一、甲状舌管囊肿或鳃源性囊肿临床路径标准流程

（一）适用对象

第一诊断为甲状舌管囊肿(ICD-10:Q89.202),行甲状舌管病损切除术治疗(ICD-9-CM3:06.7x01);或鳃裂窦、瘘和囊肿(ICD-10:Q18.000),行鳃裂囊肿切除术治疗(ICD-9-CM3:29.2x00x001)。

（二）诊断依据

根据《小儿外科学》(第 5 版)及《临床诊疗指南:小儿外科学分册》进行诊断。

1. **病史**　颈部包块。

2. **体征**　颈部包块一般呈圆形,直径 1~2cm 大小,质软,表面光滑。包块位于颈部正中,可随伸舌而活动(甲状舌管囊肿)。包块可位于颈部双侧(鳃源性囊肿)。

3. **辅助检查**　超声检查提示为囊肿。

4. **辅助检查**　CT 或者 MRI 提示为囊肿。

其中 1、2、3 为必备,4 为可选。

（三）进入临床路径标准

1. 第一诊断必须符合甲状舌管囊肿或鳃裂窦、瘘和囊肿(ICD-10:Q89.202 或 Q18.000)。

2. 当患儿同时具有其他疾病诊断,但在住院期间不需要特殊处理也不影响第一诊断的临床路径流程实施时,可进入路径。

（四）门诊流程

甲状舌管囊肿或鳃源性囊肿临床路径表单(门诊)

患儿姓名:＿＿＿＿＿＿　性别:＿＿＿＿　年龄:＿＿＿＿＿　门诊号:＿＿＿＿＿＿＿

诊次	初诊	复诊
医生工作	□ 询问病史和体格检查,完善相关检查,如超声等 □ 告知本次检查的目的、费用及出报告时间;告知复诊时间 □ 评估是否符合手术指征,符合者告知注意事项、预约下次就诊时间、告知需提前复诊或急诊情况	□ 根据病史、体征、检查检验结果初步诊断:甲状舌管囊肿或鳃裂窦、瘘和囊肿 □ 告知治疗过程和住院指征,开具住院证和预约住院日期 □ 告知等待住院期间注意事项和病情突变时的处理方法

续表

诊次	初诊	复诊
护士工作	□ 评估、安排就诊顺序,推送信息给医生和患儿监护人 □ 对患儿监护人进行缴费、检查检验、取药、抽血治疗等方面的指引 □ 指导患儿监护人预约复诊和病情变化时的处理方法	□ 评估、安排就诊顺序,推送信息给医生和患儿监护人 □ 指引患儿监护人办理入院手续
患儿监护人工作	□ 预约门诊,准备好病历资料和检验、检查结果 □ 接收指引单,完成就诊、检查 □ 参与诊疗方案决策 □ 享受知情同意权利 □ 接受健康教育	□ 预约门诊,准备好病历资料和检查、检验结果 □ 做好入院准备 □ 居家观察病情出现需提前复诊或急诊情况立即就诊 □ 参与诊疗方案决策 □ 享受知情同意权利 □ 接受健康教育
病情变异记录	□ 无　□ 有,原因: 1. 2.	□ 无　□ 有,原因: 1. 2.

（五）住院流程

1. 入院标准

(1)已明确诊断为甲状舌管囊肿或鳃裂窦、瘘和囊肿,且患儿监护人同意进行手术。

(2)确诊或疑似诊断为甲状舌管囊肿或鳃裂窦、瘘和囊肿合并脓肿的患儿,按照外科急症处理。

(3)手术指征明确,无明显手术禁忌证。

2. 临床路径表单

甲状舌管囊肿或鳃源性囊肿临床路径表单(住院)

患儿姓名:＿＿＿＿＿性别:＿＿＿年龄:＿＿＿＿住院号:＿＿＿＿＿

住院日期:　　年　月　日　　出院日期:　　年　月　日　　标准住院日:3~4d

时间	入院第 1d (术前阶段)	入院第 1~2d (手术日)
医生工作	□ 询问病史与体格检查 □ 上级医师查房与术前评估,确定诊断 □ 完成术前检查及术前准备,异常者分析处理后复查 □ 完成术前讨论,评估术前检查结果是否符合诊断和手术条件 □ 与患儿监护人共同完成诊疗决策,并签署手术、输血等知情同意书 □ 麻醉科医师探望患儿并完成麻醉前书面评估 **长期医嘱:** □ 小儿外科常规护理 □ 流质饮食 □ 二级护理(可选)或一级护理(可选) □ 抗菌药物(可选) **临时医嘱:** □ 血常规、血型、尿液分析、大便常规＋潜血、凝血功能、肝肾功能、感染性疾病筛查、血气分析、电解质分析、C反应蛋白测定 □ 心电图、胸部 X 线(正位)检查 □ 可选项目:CT 或 MRI 检查、麻醉科会诊(疼痛评估 >7 分)、营养科会诊	□ 按手术分级及手术授权完成手术 □ 向监护人展示标本、交代手术中情况和术后注意事项 □ 出手术室前主刀医师完成手术记录、术后首次病程记录(特殊情况下由第一助手完成) □ 开具术后医嘱(含转科医嘱)和病理检查单 **临时医嘱:** □ 转入 ICU(可选) □ 开具病理检查单

续表

时间	入院第 1d (术前阶段)	入院第 1~2d (手术日)
医生 工作	□ 术前医嘱:拟送手术室麻醉下行甲状舌管病损切除术 或鳃裂囊肿切除术;术前禁食、备皮;留置胃管;术前 补液;术前止血药物;术前抗菌药物;肠道准备(可选); 备血、配血(可选)	
护士 工作	□ 入院护理评估、入院宣教 □ 执行各项医嘱,完成术前检查、术前准备 □ 术前宣教 □ 完成术前评估并填写手术患儿交接表 □ 完成护理记录	□ 做好交接工作 □ 完成护理记录
患儿 监护 人工 作	□ 参与诊疗方案决策,完成知情同意 □ 配合完成各项术前检查、术前准备 □ 学习宣教内容 □ 配合限制患儿剧烈活动 □ 观察患儿变化,必要时告知医护人员	□ 参与完成手术部位标记 □ 陪同患儿至手术室门口 □ 手术结束后查看标本并护送患儿入病房 □ 整理好病房床单位内个人物品
病情 变异 记录	□ 无 □ 有,原因: 1. 2.	□ 无 □ 有,原因: 1. 2.

时间	入院第 2~3d (术后阶段)	入院第 3~4d (出院日)
医生 工作	□ ICU 查房,和 ICU 医生一起判断患儿是否具有出 ICU 指征(可选) □ 开具转入医嘱,书写转入记录(可选) □ 对患儿情况进行再次评估(营养、疼痛等),制订下一步 诊疗计划 □ 观察患儿颈部手术伤口有无渗血等情况,并进行评 估,确定有无手术并发症 □ 按照规定完成三级查房并记录;病情变化及时记录并 进行必要的复查 □ 追踪病理及检查结果;危急值分析及处理 □ 指导患儿恢复饮食,评估患儿恢复情况,评估手术效 果确定是否预出院 □ 详细解读患儿病理报告 □ 完成预出院准备(开具预出院医嘱等)	□ 评估患儿情况,是否符合出院标准,确定能否出院 □ 开具出院医嘱和诊断证明 □ 交代出院后注意事项,给予随访指导 □ 预约门诊复诊 □ 完善出院记录、病案首页并归档病历
	长期医嘱: □ 按全麻下甲状舌管病损切除术或鳃裂囊肿切除术后 常规护理 □ 可选项目:心电监护、血氧饱和度监测、吸氧;一级护 理、二级护理;禁食、饮水、流质饮食;留置胃管、尿管 并计量;抗菌药物;止血药物;静脉营养支持 **临时医嘱:** □ 血常规、C 反应蛋白、血气分析、电解质分析 □ 可选项目:按出入量补充液体和电解质、其他特殊医 嘱(如退热药物)、拔除胃管、拔除尿管、伤口换药 □ 预出院及出院带药	**临时医嘱:** □ 今日出院 □ 出院带药(可选)

时间	入院第2~3d（术后阶段）	入院第3~4d（出院日）
护士工作	□ 做好交接工作,完成护理记录 □ 执行各种医嘱,观察患儿生命体征及伤口情况 □ 术后伤口、发热、心理与生活护理 □ 完成疼痛、营养、跌倒等评估并给予指导 □ 术后健康宣教:药物、伤口护理要点,手术情况、术后注意事项及监护仪使用等 □ 观察并调节补液速度,观察药物不良反应 □ 指导并督促患儿术后活动 □ 对患儿监护人进行出院准备指导	□ 出院宣教:复查时间、饮食指导、用药指导、伤口护理等 □ 向患儿监护人提供出院小结、诊断证明书和出院指引,协助患儿监护人办理出院手续
患儿监护人工作	□ 参与诊疗方案决策,完成知情同意 □ 观察患儿生命体征、伤口情况,必要时及时告知医护人员 □ 护理好患儿各管道,防止脱落、折叠等 □ 照顾患儿日常饮食、排便、睡眠,安抚患儿 □ 了解患儿病理结果 □ 认真学习出院流程及相关注意事项	□ 认真学习出院宣教内容 □ 办理出院
病情变异记录	□ 无　□ 有,原因: 1. 2.	□ 无　□ 有,原因: 1. 2.

注:CT.计算机断层扫描;MRI.磁共振成像;ICU.重症监护病房。

3. 出院标准

(1)一般情况良好,可正常饮食,无发热。

(2)颈部伤口愈合良好,无红肿渗液。

(3)出院前复查血常规、C反应蛋白等结果正常。

(4)无其他需要住院处理的并发症。

(六)变异及原因分析

1. 经手术证实为甲状舌管囊肿或鳃裂窦、瘘和囊肿合并感染,手术困难,术后恢复慢,导致住院时间延长和费用增加。

2. 围手术期出血、感染等并发症造成住院时间延长和费用增加。

二、临床路径流程图(图1-2)

三、随访指导

门诊治疗系统定期自动发送随访问卷调查表。术后2周常规专科门诊复诊伤口情况;术后1个月、6个月专科门诊复诊,行体格检查并安排行超声检查,了解有无残余囊肿。

四、宣教

宣教时间:出院当天。

宣教内容:

1. 术后7d内进食少渣半流质食物或软食;妥善保管药物,按医嘱合理用药;避免剧烈活动,注意饮食卫生,注意气候的变化,防止受凉或过热。

2. 伤口避免湿水,保持伤口清洁干燥,每2~3d换药1次,共需换药2次。

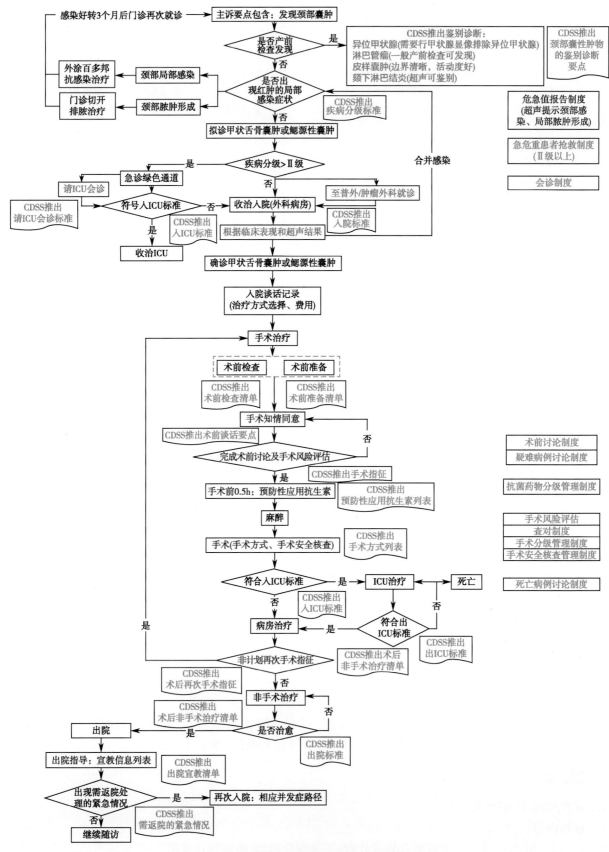

图 1-2　甲状舌管囊肿或鳃源性囊肿临床路径流程图

CDSS. 临床决策支持系统；ICU. 重症监护病房。

3. 紧急医疗指导 出现以下紧急情况需及时返院或到当地医院治疗：

(1) 再次出现颈部肿物。

(2) 伤口红肿、触痛，有渗液、流脓。

(3) 术后出现发热(>38℃、颈部疼痛、伤口红肿)或者颈部突发肿胀、呼吸困难等。

第三节 卵巢成熟性畸胎瘤临床路径

一、卵巢成熟性畸胎瘤临床路径标准流程

（一）适用对象

第一诊断为卵巢肿物(ICD-10：N83.901)，行腹腔镜卵巢病损切除术(ICD-9-CM3：65.2501)或卵巢病损切除术(ICD-9-CM3：65.2901)。

（二）诊断依据

根据《小儿外科学》(第5版)和《临床诊疗指南：小儿外科学分册》进行诊断。

1. **病史** 腹痛、下腹部活动性包块。

2. **体征** 下腹部包块，可活动，有轻压痛。

3. **辅助检查** 超声/CT提示卵巢肿瘤、血运良好。

4. **辅助检查** 肿瘤标志物：AFP及HCG正常。

其中1、2、3为必备，4为可选。

（三）进入临床路径标准

1. 第一诊断符合卵巢肿物(ICD-10：N83.901)。

2. 符合卵巢肿瘤、AFP及HCG正常、排除急性扭转的病例，进入临床路径。

3. 当患儿同时具有其他疾病诊断，但在住院期间不需要特殊处理也不影响第一诊断的临床路径流程实施时，可进入路径。

（四）门诊流程

卵巢成熟性畸胎瘤临床路径表单(门诊)

患儿姓名：＿＿＿＿＿ 性别：＿＿＿ 年龄：＿＿＿＿ 门诊号：＿＿＿＿＿

诊次	初诊	复诊
医生工作	□ 询问病史和体格检查，完善相关检查，如CT、超声、AFP及HCG等 □ 告知本次检查的目的、费用及出报告时间；告知复诊时间 □ 评估是否符合手术指征，符合者告知注意事项、预约下次就诊时间、告知需提前复诊或急诊情况	□ 根据病史、体征、检查检验结果初步诊断：卵巢成熟性畸胎瘤 □ 告知治疗过程和住院指征，开具住院证和预约住院日期 □ 告知等待住院期间注意事项和病情突变时的处理方法
护士工作	□ 评估、安排就诊顺序，推送信息给医生和患儿监护人 □ 对患儿监护人进行缴费、检查检验、取药、抽血治疗等方面的指引 □ 指导患儿监护人预约复诊和病情变化时的处理方法	□ 评估、安排就诊顺序，推送信息给医生和患儿监护人 □ 对患儿监护人进行办理入院手续的指引
患儿监护人工作	□ 预约门诊，准备好病历资料和检验、检查结果 □ 接收指引单，完成就诊、检查 □ 参与诊疗方案决策 □ 享受知情同意权利 □ 接受健康教育	□ 预约门诊，准备好病历资料和检查、检验结果 □ 做好入院准备 □ 居家观察，病情出现需提前复诊或急诊情况立即就诊 □ 参与诊疗方案决策 □ 享受知情同意权利 □ 接受健康教育

续表

诊次	初诊	复诊
病情 变异 记录	□ 无　 □ 有,原因: 1. 2.	□ 无　 □ 有,原因: 1. 2.

注:CT.计算机断层扫描;AFP.甲胎蛋白;HCG.人绒毛膜促性腺激素。

(五) 住院流程

1. 入院标准

(1)已明确诊断为卵巢肿瘤,AFP 及 HCG 正常,且患儿监护人同意进行手术。

(2)确诊或疑似卵巢肿瘤蒂扭转,按照外科急症处理。

(3)手术指征明确,无明显手术禁忌证。

2. 临床路径表单

卵巢成熟性畸胎瘤临床路径表单(住院)

患儿姓名:_____性别:_____年龄:_____住院号:_____

住院日期:　　年　　月　　日　　出院日期:　　年　　月　　日　　标准住院日:7~9d

时间	入院第 1~2d (术前阶段)	入院第 2~3d (手术日)
医生 工作	□ 询问病史与体格检查 □ 上级医师查房与术前评估,确定诊断 □ 完成术前检查及术前准备,异常者分析处理后复查 □ 完成术前讨论,评估术前检查结果是否符合诊断和手术条件 □ 与患儿监护人共同完成诊疗决策,并签署手术、输血等知情同意书 □ 麻醉科医师探望患儿并完成麻醉前书面评估<hr>长期医嘱: □ 小儿外科常规护理 □ 流质饮食 □ 二级护理(可选)或一级护理(可选) □ 抗菌药物(可选) 临时医嘱: □ 血常规、血型、尿液分析、大便常规+潜血、凝血功能、肝肾功能、感染性疾病筛查、血气分析、电解质分析、C 反应蛋白测定、AFP、HCG □ 心电图、胸部 X 线(正位)检查 □ 可选项目:CT 或 MRI 检查、麻醉科会诊(疼痛评估>7分)、营养科会诊 □ 术前医嘱:拟送手术室麻醉下行(腹腔镜)卵巢病损切除术;术前禁食、备皮;留置胃管;术前补液;术前止血药物;术前抗菌药物;肠道准备(可选);备血、配血(可选)	□ 按手术分级及手术授权完成手术 □ 向监护人展示标本、交代手术中情况和术后注意事项 □ 出手术室前主刀医师完成手术记录、术后首次病程记录(特殊情况下由第一助手完成) □ 开具术后医嘱(含转科医嘱)和病理检查单<hr>临时医嘱: □ 转入 ICU(可选) □ 开具病理检查单
护士 工作	□ 入院护理评估、入院宣教 □ 执行各项医嘱,完成术前检查、术前准备 □ 术前宣教 □ 完成术前评估并填写手术患儿交接表 □ 完成护理记录	□ 做好交接工作 □ 完成护理记录

时间	入院第 1~2d （术前阶段）	入院第 2~3d （手术日）
患儿监护人工作	□ 参与诊疗方案决策,完成知情同意 □ 配合完成各项术前检查、术前准备 □ 学习宣教内容 □ 配合限制患儿剧烈活动 □ 观察患儿变化,必要时告知医护人员	□ 参与完成手术部位标记 □ 陪同患儿至手术室门口 □ 手术结束后查看标本并护送患儿入病房 □ 整理好病房床单位内个人物品
病情变异记录	□ 无　□ 有,原因: 1. 2.	□ 无　□ 有,原因: 1. 2.

时间	入院第 3~8d （术后阶段）	入院第 7~9d （出院日）
医生工作	□ ICU 查房,和 ICU 医生一起判断患儿是否具有出 ICU 指征(可选) □ 开具转入医嘱,书写转入记录(可选) □ 对患儿情况进行再次评估(营养、疼痛等),制订下一步诊疗计划 □ 对患儿腹部手术伤口有无渗血等情况进行观察、评估,确定有无手术并发症 □ 按照规定完成三级查房并记录;病情变化及时记录并进行必要的复查 □ 追踪病理及检查结果;危急值分析及处理 □ 指导患儿恢复饮食,评估患儿恢复情况,评估手术效果确定是否预出院 □ 详细解读患儿病理报告 □ 复查 AFP、HCG □ 完成预出院准备(开具预出院医嘱等)	□ 评估患儿情况,是否符合出院标准,确定能否出院 □ 开具出院医嘱和诊断证明 □ 交代出院后注意事项、给予随访指导 □ 预约门诊复诊 □ 完善出院记录、病案首页并归档病历
医生工作	**长期医嘱:** □ 按全麻下卵巢病损切除术后常规护理 □ 可选项目:心电监护、血氧饱和度监测、吸氧;一级护理、二级护理;禁食、饮水、流质饮食;留置胃管、尿管并计量;抗菌药物、止血药物;静脉营养支持 **临时医嘱:** □ 血常规、C 反应蛋白、血气分析、电解质分析、AFP、HCG □ 可选项目:按出入量补充液体和电解质、其他特殊医嘱(如退热药物)、拔除胃管、拔除尿管、伤口换药 □ 预出院及出院带药	**临时医嘱:** □ 今日出院 □ 出院带药(可选)
护士工作	□ 做好交接工作,完成护理记录 □ 执行各种医嘱,观察患儿生命体征、腹部体征及伤口情况 □ 术后伤口、发热、心理与生活护理 □ 完成疼痛、营养、跌倒等评估并给予指导 □ 术后健康宣教:药物、伤口护理要点,手术情况、术后注意事项及监护仪使用等 □ 观察并调节补液速度,观察药物不良反应 □ 指导并督促患儿术后活动 □ 对患儿监护人进行出院准备指导	□ 出院宣教:复查时间、饮食指导、用药指导、伤口护理等 □ 向患儿监护人提供出院小结、诊断证明书和出院指引,协助患儿监护人办理出院手续

时间	入院第3~8d (术后阶段)	入院第7~9d (出院日)
患儿监护人工作	□ 参与诊疗方案决策,完成知情同意 □ 观察患儿生命体征、伤口情况,必要时及时告知医护人员 □ 护理好患儿各管道,防止脱落、折叠等 □ 照顾患儿日常饮食、排便、睡眠,安抚患儿 □ 了解患儿病理结果 □ 认真学习出院流程及相关注意事项	□ 认真学习出院宣教内容 □ 办理出院
病情变异记录	□ 无　□ 有,原因: 1. 2.	□ 无　□ 有,原因: 1. 2.

注:CT. 计算机断层扫描;AFP. 甲胎蛋白;HCG. 人绒毛膜促性腺激素;MRI. 磁共振成像。

3. 出院标准

(1)一般情况良好,可正常饮食,无发热。

(2)伤口愈合良好,无红肿渗液。

(3)出院前复查血常规、C 反应蛋白等结果正常。

(4)无其他需要住院处理的并发症。

(六) 变异及原因分析

1. 术前检查 AFP 及 HCG 升高,提示恶性畸胎瘤可能。

2. 入院期间出现急性腹痛,超声或者 CT 提示卵巢无血运,考虑卵巢肿瘤并扭转,需退出路径按照外科急症紧急处理。

3. 围手术期并发症等造成住院时间延长和费用增加。

4. 术后病理提示未成熟畸胎瘤,需要进一步检查及治疗,可致住院时间延长和费用增加。

二、临床路径流程图(图 1-3)

三、随访指导

门诊治疗系统定期自动发送随访问卷调查表。术后 2 周首次复诊,之后确定下次复诊时间,定期复查。大多数的复发出现在初始治疗的 2 年内,部分复发可能较晚(5 年或更久后复发)。建议术后第 1、2、3、6、9、12 个月,2、3、4、5 年常规专科门诊复诊,进行症状和体格检查评估,复查 AFP 及 HCG、卵巢超声了解有无复发,要求随诊至术后 5 年。

四、宣教

宣教时间:出院当天。

宣教内容:

1. 术后 7d 内进食少渣半流质或软食,注意饮食卫生;妥善保管药物,按医嘱合理用药,不可停服或改剂量;避免剧烈活动,防止受凉或过热,特别是腹部保暖。

2. 伤口避免湿水,保持伤口清洁干燥,每 2~3d 换药 1 次,共需换药 2 次。

3. 紧急医疗指导　出现以下紧急情况需及时返院或到当地医院治疗:

(1)术后出现发热(>38℃)。

(2)术后出现腹胀、腹痛、呕吐、肛门停止排气或排便,腹部 X 线检查直立位提示小肠与结肠扩张,伴有液平面。

(3)伤口出现红肿、渗液、流脓、裂开等情况。

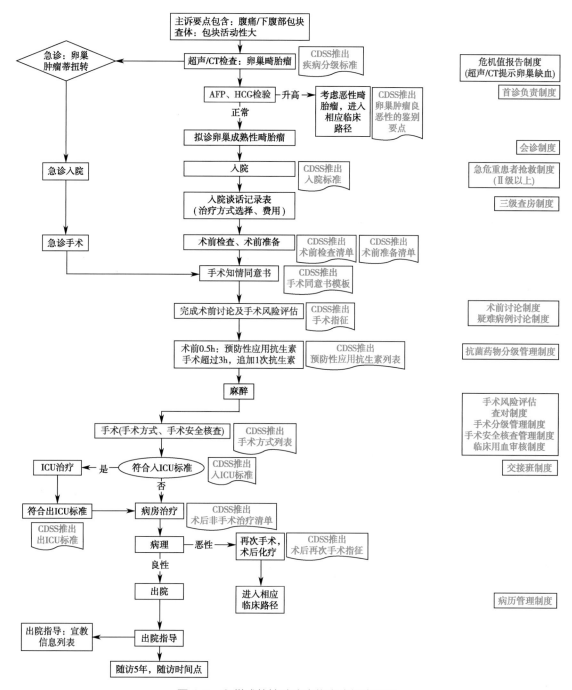

图 1-3 卵巢成熟性畸胎瘤临床路径流程图

CDSS. 临床决策支持系统;AFP. 甲胎蛋白;HCG. 人绒毛膜促性腺激素;CT. 计算机断层扫描;ICU. 重症监护病房。

第四节 肾母细胞瘤诊断临床路径

一、肾母细胞瘤诊断临床路径标准流程

(一)适用对象

第一诊断为肾肿瘤(ICD-10:D41.001、C64.X00、N28.815、R19.001),无法一期手术切除,拟行肾活检术(ICD-9-CM3:55.2301、55.2400、54.2301)以明确病理诊断行新辅助化疗。

（二）诊断依据

根据《小儿外科学》(第5版)及《临床诊疗指南:小儿外科学分册》进行诊断。

1. **病史** 大多数肾母细胞瘤儿童表现出腹部肿块或肿胀,无其他症状。其他症状可包括腹痛(30%~40% 的患儿)、血尿(12%~25%)、发热,以及高血压(25%)。

2. **体征** 坚实、无触痛的光滑肿块,位于偏侧,很少越过中线。

3. **辅助检查** 影像学检查可用于区分肾母细胞瘤和其他原因导致的腹部肿块。CT可作为首选的影像学检查。在组织学确诊前,影像学检查还可指导治疗决定,如手术方式和术前是否需要化疗。重要信息包括:确认对侧肾的存在与功能,确定对侧肾是否也有肿瘤、肿瘤的大小和范围,以及是否存在肺部转移。

（三）进入临床路径标准

1. 第一诊断必须符合肾肿瘤(ICD-10:D41.001、C64.X00、N28.815、R19.001)。

2. 经临床诊断、评估无法一期手术治疗。

3. 入院前未行肿瘤相关化疗、手术及活检的病例,进入临床路径。

4. 当患儿同时具有其他疾病诊断,但在住院期间不需要特殊处理也不影响第一诊断的临床路径流程实施时,可进入路径。

（四）门诊流程

肾母细胞瘤诊断临床路径表单(门诊)

患儿姓名:_____ 性别:_____ 年龄:_____ 门诊号:_____

诊次	初诊	复诊
医生工作	□ 询问病史和体格检查,完善相关检查,如超声、腹部CT等 □ 告知本次检查的目的、费用及出报告时间;告知复诊时间 □ 告知注意事项,如避免腹部外伤、避免用力按压腹部	□ 根据病史、体征、检查检验结果初步诊断:肾母细胞瘤 □ 告知治疗过程和住院指征,开具住院证和预约住院日期 □ 告知等待住院期间注意事项和病情突变时的处理方法
护士工作	□ 评估、安排就诊顺序,推送信息给医生和患儿监护人 □ 对患儿监护人进行缴费、检查检验、取药、抽血治疗等方面的指引	□ 评估、安排就诊顺序,推送信息给医生和患儿监护人 □ 对患儿监护人进行办理入院手续的指引
患儿监护人工作	□ 预约门诊,准备好病历资料和检验、检查结果 □ 接收指引单,完成就诊、检查 □ 参与诊疗方案决策 □ 享受知情同意权利 □ 接受健康教育	□ 预约门诊,准备好病历资料和检查、检验结果(超声、腹部CT等) □ 做好入院准备 □ 参与诊疗方案决策 □ 享受知情同意权利 □ 接受健康教育
病情变异记录	□ 无 □ 有,原因: 1. 2.	□ 无 □ 有,原因: 1. 2.

注:CT. 计算机断层扫描。

（五）住院流程

1. 入院标准

(1)超声/CT已经证实肾肿瘤/肾肿物,监护人要求行进一步检查明确诊断。

(2)入院前未行肿瘤相关化疗、手术及活检。

(3)如肾肿瘤合并肿瘤破裂出血、瘤栓塞的患儿,按照外科急症入院处理。

2. 临床路径表单

肾母细胞瘤诊断临床路径表单(住院)

患儿姓名：_____ 性别：_____ 年龄：_____ 门诊号：_____ 住院号：_____

住院日期： 年 月 日 出院日期： 年 月 日 标准住院日：11~14d

时间	入院第 1~3d（术前阶段）	入院第 2~4d（手术日）
医生工作	□ 询问病史与体格检查 □ 上级医师查房与术前评估,确定诊断 □ 完成术前检查及术前准备,异常者分析处理后复查 □ 完成术前讨论,评估术前检查结果是否符合诊断和手术条件 □ 与患儿监护人共同完成诊疗决策,并签署手术、输血等知情同意书 □ 麻醉科医师探望患儿并完成麻醉前书面评估	□ 按手术分级及手术授权完成手术 □ 向监护人展示标本、交代手术中情况和术后注意事项 □ 出手术室前主刀医师完成手术记录、术后首次病程记录(特殊情况下由第一助手完成) □ 开具术后医嘱(含转科医嘱)和病理检查单 □ 书写转出记录 □ 主刀医师术后 24h 内 ICU 查房
	长期医嘱: □ 小儿外科常规护理 □ 流质饮食 □ 补充维生素,营养支持治疗 □ 二级护理(可选)或一级护理(可选) □ 抗菌药物(可选) **临时医嘱:** □ 血常规、血型、尿液分析、大便常规＋潜血、凝血功能、肝肾功能、感染性疾病筛查、血气分析、电解质分析、C 反应蛋白测定 □ 心电图、胸部 X 线(正位)检查、腹部大血管超声、腹部 CT 平扫＋增强＋血管四维重建 □ 可选项目:NSE、24h 尿 VMA、肺部 CT 平扫、颅脑 CT 平扫、骨髓穿刺术、同位素骨扫描、PET/CT、麻醉科会诊(疼痛评估＞7 分)、营养科会诊 □ 术前医嘱:拟送手术室麻醉下行肾母细胞瘤切除术;术前禁食、备皮;留置胃管;术前补液;术前止血药物;术前抗菌药物;肠道准备(可选);备血、配血(可选)	**临时医嘱:** □ 转入 ICU □ 开具病理检查单
护士工作	□ 入院护理评估 □ 入院宣教,嘱咐限制剧烈活动,避免腹部受压 □ 执行各项医嘱,完成术前检查、术前准备 □ 术前宣教 □ 完成术前评估并填写手术患儿交接表 □ 完成护理记录	□ 做好交接工作 □ 完成护理记录
患儿监护人工作	□ 参与诊疗方案决策,完成知情同意 □ 配合完成各项术前检查、术前准备 □ 学习宣教内容 □ 配合限制患儿剧烈活动,避免腹部受压 □ 观察患儿变化,必要时告知医护人员	□ 参与完成手术部位标记 □ 陪同患儿至手术室门口 □ 手术结束后查看标本并护送患儿去 ICU □ 准备好 ICU 内使用物品 □ 整理好普通病房床单位内个人物品
病情变异记录	□ 无 □ 有,原因: 1. 2.	□ 无 □ 有,原因: 1. 2.

时间	入院第3~13d （术后阶段）	入院第11~14d （出院日）
医生 工作	□ ICU查房,和ICU医生一起判断患儿是否具有出ICU指征 □ 开具转入医嘱,书写转入记录 □ 对患儿情况进行再次评估(肝功能、营养、疼痛等),制订下一步诊疗计划 □ 对患儿腹腔引流等情况进行观察、评估,确定有无手术并发症 □ 按照规定完成三级查房并记录;病情变化及时记录并进行必要的复查 □ 追踪病理及检查结果;危急值分析及处理 □ 指导患儿逐渐恢复饮食,评估患儿恢复情况,评估手术效果确定是否预出院 □ 完成预出院准备(开具预出院医嘱等) **长期医嘱:** □ 按全麻下肾母细胞瘤切除术后常规护理 □ 可选项目:心电监护、血氧饱和度监测、吸氧;一级护理、二级护理;禁食、饮水、流质饮食;留置胃管、尿管、腹腔引流管并计量;非限制级抗菌药物、限制级抗菌药物(参照《抗菌药物分级管理目录》清单选择具体常用药物);止血药物;静脉营养支持 **临时医嘱:** □ 血常规、C反应蛋白、血气分析、电解质分析、肝功能、腹部超声 □ 可选项目:按出入量补充液体和电解质、其他特殊医嘱(如退热药物)、拔除胃管、拔除腹腔引流管、拔除尿管、伤口换药 □ 预出院及出院带药	□ 评估患儿情况,是否符合出院标准,确定能否出院 □ 开具出院医嘱和诊断证明 □ 交代出院后注意事项、给予随访指导 □ 预约门诊复诊 □ 完善出院记录、病案首页并归档病历 **临时医嘱:** □ 今日出院
护士 工作	□ 做好交接工作,完成护理记录 □ 执行各种医嘱,观察患儿生命体征、腹部体征及伤口情况 □ 术后伤口、引流管、发热、心理与生活护理 □ 完成疼痛、营养、跌倒等评估并给予指导 □ 术后健康宣教:药物、伤口、引流管护理要点,手术情况、术后注意事项及监护仪使用等 □ 观察并调节补液速度,观察药物不良反应 □ 指导并督促患儿术后活动 □ 对患儿监护人进行出院准备指导	□ 出院宣教:复查时间、饮食指导、用药指导、伤口护理等 □ 向患儿监护人提供出院小结、诊断证明书和出院指引,协助患儿监护人办理出院手续
患儿 监护 人工 作	□ 参与诊疗方案决策,完成知情同意 □ 观察患儿生命体征、伤口及腹部情况,必要时及时告知医护人员 □ 护理好患儿各管道,防止脱落、折叠等 □ 照顾患儿日常饮食、排便、睡眠,安抚患儿 □ 了解患儿病理结果 □ 认真学习出院流程及相关注意事项	□ 认真学习出院宣教内容 □ 办理出院
病情 变异 记录	□ 无　□ 有,原因: 1. 2.	□ 无　□ 有,原因: 1. 2.

注:AFP.甲胎蛋白;CT.计算机断层扫描;ICU.重症监护病房;NSE.神经元特异性烯醇化酶;VMA.香草基扁桃酸;PET/CT.正电子发射计算机体层显像仪。

3. 出院标准

(1)一般情况良好,可正常饮食,无发热、腹泻,营养状况明显改善。

(2)伤口愈合良好,无出血、感染等。

(3)出院前复查血常规、血电解质、C 反应蛋白等结果正常。

(4)无其他需要住院处理的并发症。

(六) 变异及原因分析

1. 术前实验室及影像学检查提示为"神经母细胞瘤"或其他肿瘤,无须进行活检,则出临床路径。

2. 围手术期出现严重并发症,如肿瘤破溃、肺部栓塞、大出血、肾功能不全或衰竭,则出临床路径。

3. 可疑肾恶性肿瘤均可进入临床路径,经评估可初期手术,则出临床路径。

二、临床路径流程图(图 1-4)

三、随访指导

收到病理结果后第 2d 或出院后 1 周返院复查,复查时根据病理结果制订下一步治疗方案。

四、宣教

宣教时间:出院当天。

宣教内容:

1. 肾母细胞瘤是儿童最常见的肾脏恶性肿瘤。应用多学科治疗后,其 5 年总体生存率已有显著提高,现在接近 90%,故应该积极治疗。

2. 肾母细胞瘤的治疗顺序

(1)对于能手术切除的病例:手术—化疗—伴或不伴放疗。

(2)对于不能手术切除的病例:术前化疗—手术—放疗和化疗。

(3)对于Ⅳ期和Ⅴ期的病例,应该给予个体化治疗。

3. 并发症

(1)早期并发症:早期并发症通常与治疗相关,包括化疗药物的不良反应和手术并发症(如肠梗阻、出血和伤口感染)。

(2)远期并发症:远期不良反应主要取决于治疗的类型和强度。接受了放疗和较大强度化疗的患儿更有可能出现远期并发症,包括肾功能受损、心脏毒性、肝毒性、骨科问题、生长问题、肺部问题、不孕/不育和第二恶性肿瘤。所有患儿都要常规筛查治疗相关并发症。

4. 紧急医疗指导 出现以下紧急情况需及时返院或到当地医院治疗:腹胀、面色苍白、手脚湿冷等休克症状;少尿、水肿等肾功能不全症状;伤口愈合不良等。

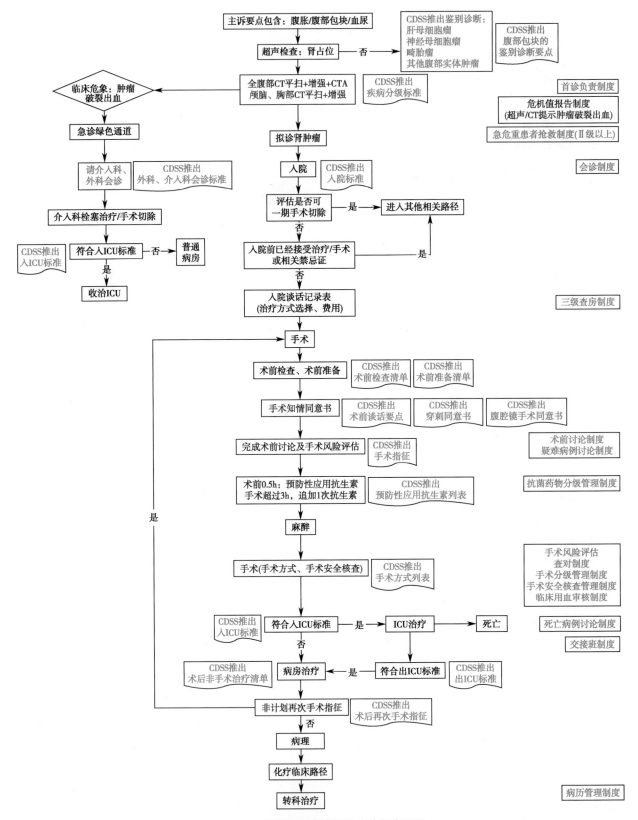

图 1-4　肾母细胞瘤诊断临床路径流程图

CDSS. 临床决策支持系统;CT. 计算机断层扫描;CTA. CT 血管成像;ICU. 重症监护病房。

第二章

头和颈部疾病

第一节 先天性脑积水临床路径

一、先天性脑积水临床路径标准流程

（一）适用对象

第一诊断为先天性脑积水（ICD-10：Q03.900），行脑室—腹腔分流术（ICD-9-CM3：02.3400x002）。

（二）诊断依据

根据《小儿外科学》（第 5 版）及《临床诊疗指南：小儿外科学分册》进行诊断。

1. 病史　出现头颅增大，前囟饱满，常有拍头摇头、呕吐、生长发育迟缓等，但这些并非先天性脑积水的特异症状，仅作为诊断先天性脑积水的参考依据。

2. 体征

（1）头颅形态：头颅大于正常，面部相比较小，前额突出，头皮紧张发亮，静脉扩张，眼球向下呈"落日征"，严重者透光阳性。

（2）颅内压增高症：前囟宽广，张力高而波动减弱，颅缝分离，颅骨变薄。

3. 辅助检查　颅脑超声、CT 或 MRI 提示侧脑室扩张。

其中 3 为必备，为确诊依据。

（三）进入临床路径标准

1. 第一诊断必须符合先天性脑积水（ICD-10：Q03.900）。

2. 当患儿同时具有其他疾病诊断，但在治疗期间不影响该诊断的临床路径流程实施时，可进入路径。

（四）门诊流程

先天性脑积水临床路径表单（门诊）

患儿姓名：_____　性别：_____　年龄：_____　门诊号：_____

诊次	初诊	复诊
医生工作	□ 询问病史和体格检查，完善相关检查，如颅脑超声、CT、MRI 等 □ 告知本次检查的目的、费用及出报告时间；告知复诊时间 □ 告知注意事项，如避免摔倒、剧烈运动等	□ 根据病史、体征、检查检验结果初步诊断：先天性脑积水 □ 告知治疗过程和住院指征，开具住院证和预约住院日期 □ 告知等待住院期间注意事项和病情突变时的处理方法

诊次	初诊	复诊
护士工作	□ 评估、安排就诊顺序,推送信息给医生和患儿监护人 □ 对患儿监护人进行缴费、检查检验、取药、抽血治疗等方面的指引	□ 评估、安排就诊顺序,推送信息给医生和患儿监护人 □ 对患儿监护人进行办理入院手续的指引
患儿监护人工作	□ 预约门诊,准备好病历资料和检验、检查结果 □ 接收指引单,完成就诊、检查 □ 参与诊疗方案决策 □ 享受知情同意权利 □ 接受健康教育	□ 预约门诊,准备好病历资料和检查、检验结果(颅脑超声、CT、MRI 等) □ 做好入院准备 □ 参与诊疗方案决策 □ 享受知情同意权利 □ 接受健康教育
病情变异记录	□ 无　□ 有,原因: 1. 2.	□ 无　□ 有,原因: 1. 2.

注:CT. 计算机断层扫描;MRI. 磁共振成像。

(五) 住院流程

1. 入院标准

(1)明确诊断先天性脑积水,拟择期行手术治疗,且患儿监护人同意手术治疗。

(2)确诊或疑似诊断先天性脑积水的患儿,合并颅内出血、颅内感染或脑疝,按外科急诊入院处理。

2. 临床路径表单

先天性脑积水临床路径表单(住院)

患儿姓名:_____ 性别:_____ 年龄:_____ 门诊号:_____ 住院号:_____

住院日期:　　年　　月　　日　　出院日期:　　年　　月　　日　　标准住院日:6~7d

时间	入院第 1d (术前阶段)	入院第 2~3d (手术日)
医生工作	□ 询问病史与体格检查 □ 上级医师查房与术前评估,确定诊断 □ 完成术前检查及术前准备,异常者分析处理后复查 □ 完成术前讨论,评估术前检查结果是否符合诊断和手术条件 □ 与患儿监护人共同完成诊疗决策,并签署手术、输血等知情同意书 □ 麻醉科医师探望患儿并完成麻醉前书面评估 **长期医嘱:** □ 小儿神经外科常规护理 □ 普通饮食 □ 二级护理(可选)或一级护理(可选) **临时医嘱:** □ 血常规、血型、尿液分析、大便常规、凝血功能、肝肾功能、感染性疾病筛查、血气分析、电解质分析、脑脊液常规、生化检查、细菌培养 □ 心电图、胸部 X 线(正位)检查 □ 可选项目:颅脑超声、CT、MRI □ 术前医嘱:拟送手术室麻醉下行脑室腹腔分流术;术前禁食,术前备皮、术前补液、术前 30min 静脉滴注抗生素(头孢二代或三代)(监控指标,抗菌药物使用时间,可选);病理检查(术前开具);备血、配血(可选)	□ 按手术分级及手术授权完成手术 □ 向监护人交代手术中情况和术后注意事项 □ 出手术室前主刀医师完成手术记录、术后首次病程记录(特殊情况下由第一助手完成) □ 开具术后医嘱 □ 主刀医师术后 24h 内查房 **长期医嘱:** □ 小儿神经外科术后常规护理 □ 流质饮食 □ 二级护理(可选)或一级护理(可选) □ 神经营养支持 □ 可选项目:心电监护、血氧饱和度监测、吸氧 **临时医嘱:** □ 头孢二代抗生素 □ 静脉营养支持 □ 血常规,末梢区 □ 颅脑 CT □ 胸腹 X 线检查

续表

时间	入院第 1d（术前阶段）	入院第 2~3d（手术日）
护士工作	□ 入院护理评估 □ 入院宣教,嘱咐限制剧烈活动,避免摔倒 □ 执行各项医嘱,完成术前检查、术前准备 □ 术前宣教 □ 完成术前评估并填写手术患儿交接表 □ 完成护理记录	□ 做好交接工作 □ 完成护理记录 □ 观察患儿生命体征、测体温禁用肛表 □ 观察伤口情况 □ 完成疼痛评估并给予指导:疼痛评分 ≥ 3 分通知医生 □ 跌倒评估及护理 □ 术后发热的护理 □ 心理护理 □ 对患儿监护人宣教:药物、伤口护理要点,手术情况及术后注意事项 □ 观察补液速度,保证补液均衡输入 □ 药物不良反应观察
患儿监护人工作	□ 参与诊疗方案决策,完成知情同意 □ 配合完成各项术前检查、术前准备 □ 学习宣教内容 □ 配合限制患儿剧烈活动,避免摔倒 □ 观察患儿变化,必要时告知医护人员	□ 参与完成手术部位标记 □ 陪同患儿至手术室门口 □ 手术结束后护送患儿去复苏室 □ 整理好普通病房床单位内个人物品 □ 配合观察患儿术后有无并发症 □ 配合完成各项检查 □ 观察患儿病情变化,必要时告知医护人员
病情变异记录	□ 无　□ 有,原因: 1. 2.	□ 无　□ 有,原因: 1. 2.

时间	入院第 3~6d（术后阶段）	入院第 6~7d（出院日）
医生工作	□ 对患儿情况进行再次评估,制订下一步诊疗计划 □ 观察患儿专科体征及辅助检查等情况,进行评估,确定有无手术并发症 □ 按照规定完成三级查房并记录;病情变化及时记录并进行必要的复查 □ 指导患儿逐渐恢复饮食,评估患儿恢复情况,评估手术效果确定是否预出院 □ 完成预出院准备(开具预出院医嘱等) **长期医嘱:** □ 小儿神经外科术后常规护理 □ 二级护理(可选)或一级护理(可选) □ 神经营养支持 □ 可选项目:心电监护、血氧饱和度监测、吸氧 **临时医嘱:** □ 可选项目:血常规、C 反应蛋白、血气分析、电解质分析 □ 预出院及出院带药	□ 评估患儿情况,是否符合出院标准,确定能否出院 □ 开具出院医嘱和诊断证明 □ 交代出院后注意事项、给予随访指导 □ 预约门诊复诊 □ 完善出院记录、病案首页并归档病历 **临时医嘱:** □ 今日出院

续表

时间	入院第 3~6d (术后阶段)	入院第 6~7d (出院日)
护士 工作	□ 再评估,观察患儿病情变化,如生命体征、神志、前囟、瞳孔、 　头围及伤口等情况 □ 调整完善护理计划 □ 完成疼痛评估并给予指导 □ 伤口护理 □ 跌倒评估及护理 □ 术后发热的护理 □ 心理护理,指导患儿及监护人:药物、伤口护理要点,术后注 　意事项 □ 观察补液速度,保证补液均衡输入 □ 完成护理记录 □ 药物不良反应观察	□ 出院宣教:复查时间、饮食指导、用药指导、伤 　口护理等 □ 向患儿监护人提供出院小结、诊断证明书和 　出院指引,协助患儿监护人办理出院手续
患儿 监护 人工 作	□ 参与诊疗方案决策,完成知情同意 □ 观察患儿生命体征、伤口等情况,必要时及时告知医护人员 □ 照顾患儿日常饮食、排便、睡眠,安抚患儿 □ 认真学习出院流程及相关注意事项	□ 认真学习出院宣教内容 □ 办理出院
病情 变异 记录	□ 无　□ 有,原因: 1. 2.	□ 无　□ 有,原因: 1. 2.

注:CT. 计算机断层扫描;MRI. 磁共振成像。

3. 出院标准

(1)一般状况良好,体温正常。

(2)无高颅压症状。

(3)伤口愈合良好,无出血、感染、渗液等。

(4)无其他需要住院处理的并发症。

(六) 变异及原因分析

1. 术前脑脊液检验不达标,存在颅内感染或出血,退出路径。

2. 围手术期并发症等造成住院时间延长和费用增加。

二、临床路径流程图(图 2-1)

三、随访指导

门诊治疗系统定期自动发送随访问卷调查表。出院 1 个月门诊复诊。

四、宣教

宣教时间:出院当天。

宣教内容:

1. 饮食以清淡易消化为主,避免进食煎炸油腻、辛辣、刺激性食物;1 个月内避免剧烈活动,适当休息,逐渐增加活动量,保证充足睡眠。

2. 如医生开有出院带药,请按时予患儿服药。

3. 在伤口未愈合时定时(每隔 2~3d)到医院进行伤口换药,保持敷料干洁。

4. 紧急医疗指导　出现以下紧急情况需及时返院或到当地医院治疗:伤口渗液、红肿、裂开、流脓、剧烈头痛、突发喷射性呕吐、抽搐、意识障碍、偏盲、腹胀、四肢活动异常、分流管外露等。

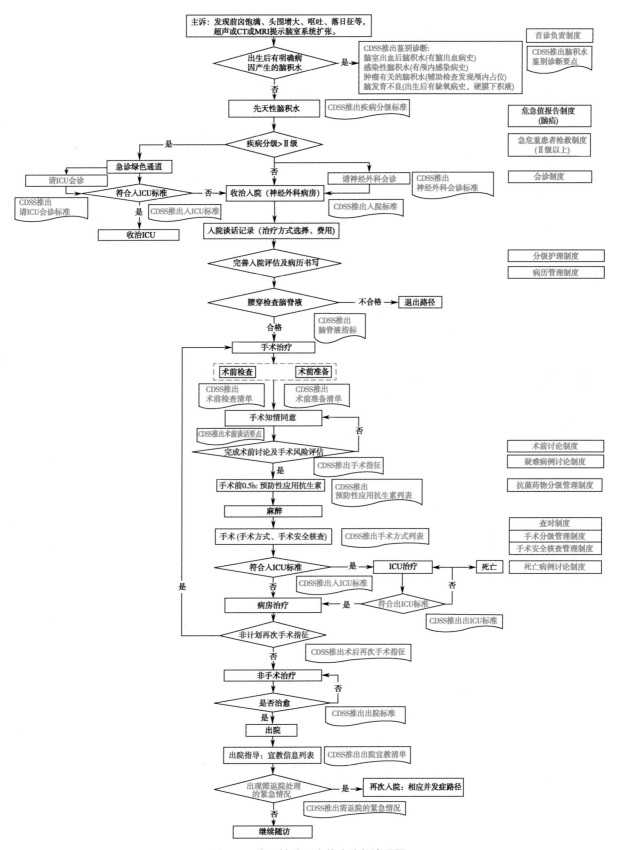

图 2-1　先天性脑积水临床路径流程图

CDSS. 临床决策支持系统；CT. 计算机断层扫描；ICU. 重症监护病房；MRI. 磁共振成像。

第二节 先天性脊髓栓系综合征临床路径

一、先天性脊髓栓系综合征临床路径标准流程

（一）适用对象

第一诊断为先天性脊髓栓系综合征（ICD-10：Q06.801），行脊髓粘连松解术（ICD-9-CM3：03.6x01）。

（二）诊断依据

根据《小儿外科学》（第5版）及《临床诊疗指南：小儿外科学分册》进行诊断。

1. **病史** 生后发现腰骶部皮肤异常或局部包块。

2. **体征** 相关的皮肤异常：腰骶部正中毛发丛，皮肤凹陷，皮肤窦道，皮肤瘢痕样组织，血管瘤，皮下脂肪增厚，赘生物以及显性脊柱裂，腰骶部正中包块。下肢运动功能障碍，下肢感觉功能障碍，大小便功能障碍。

3. **辅助检查** 腰椎MRI提示：脊髓圆锥低位。

其中3为必备，为确诊依据。

（三）进入临床路径标准

1. 第一诊断必须符合先天性脊髓栓系综合征（ICD-10：Q06.801）。

2. 当患儿同时具有其他疾病诊断，但在治疗期间不影响该诊断的临床路径流程实施时，可进入路径。

（四）门诊流程

先天性脊髓栓系综合征临床路径表单（门诊）

患儿姓名：_____ 性别：_____ 年龄：_____ 门诊号：_____

诊次	初诊	复诊
医生工作	□ 询问病史和体格检查，完善相关检查，如腰椎MRI等 □ 告知本次检查的目的、费用及出报告时间，告知复诊时间 □ 告知注意事项，如避免摔倒、避免碰撞患肢及剧烈运动等	□ 根据病史、体征、检查检验结果初步诊断：先天性脊髓栓系综合征 □ 告知治疗过程和住院指征，开具住院证和预约住院日期 □ 告知等待住院期间注意事项和病情突变时的处理方法
护士工作	□ 评估、安排就诊顺序，推送信息给医生和患儿监护人 □ 对患儿监护人进行缴费、检查检验、取药、抽血治疗等方面的指引	□ 评估、安排就诊顺序，推送信息给医生和患儿监护人 □ 对患儿监护人进行办理入院手续的指引
患儿监护人工作	□ 预约门诊，准备好病历资料和检验、检查结果 □ 接收指引单，完成就诊、检查 □ 参与诊疗方案决策 □ 享受知情同意权利 □ 接受健康教育	□ 预约门诊，准备好病历资料和检查、检验结果（如腰椎MRI等） □ 做好入院准备 □ 参与诊疗方案决策 □ 享受知情同意权利 □ 接受健康教育
病情变异记录	□ 无 □ 有，原因： 1. 2.	□ 无 □ 有，原因： 1. 2.

注：MRI. 磁共振成像。

（五）住院流程

1. 入院标准

（1）明确诊断先天性脊髓栓系综合征,拟择期行手术治疗,且患儿监护人同意手术治疗。

（2）确诊或疑似诊断先天性脊髓栓系综合征的患儿,合并脊髓脊膜膨出并破裂感染,蔓延至颅内,或合并全身严重感染等,按外科急诊入院处理。

2. 临床路径表单

先天性脊髓栓系综合征临床路径表单(住院)

患儿姓名：_____　性别：_____　年龄：_____　门诊号：_____　住院号：_____

住院日期：　　年　　月　　日　　出院日期：　　年　　月　　日　　标准住院日：7~10d

时间	入院第 1d （术前阶段）	入院第 2~3d （手术日）
医生工作	□ 询问病史与体格检查 □ 上级医师查房与术前评估,确定诊断 □ 完成术前检查及术前准备,异常者分析处理后复查 □ 完成术前讨论,评估术前检查结果是否符合诊断和手术条件 □ 与患儿监护人共同完成诊疗决策,并签署手术、输血等知情同意书 □ 麻醉科医师探望患儿并完成麻醉前书面评估 **长期医嘱:** □ 小儿神经外科常规护理 □ 普通饮食 □ 二级护理(可选)或一级护理(可选) **临时医嘱:** □ 血常规、血型、尿液分析、大便常规、凝血功能、肝肾功能、感染性疾病筛查、血气分析、电解质分析、泌尿系超声及膀胱残余尿超声 □ 心电图、胸部 X 线(正位)检查 □ 可选项目:腰椎 MRI □ 术前医嘱:拟送手术室麻醉下行脊髓粘连松解术;术前禁食,术前备皮、术前补液、术前 30min 静脉滴注抗生素(头孢二代或三代)(监控指标,抗菌药物使用时间,可选);病理检查(术前开具);备血、配血(可选)	□ 按手术分级及手术授权完成手术 □ 向监护人交代手术中情况和术后注意事项 □ 出手术室前主刀医师完成手术记录、术后首次病程记录(特殊情况下由第一助手完成) □ 开具术后医嘱 □ 主刀医师术后 24h 内查房 **长期医嘱:** □ 小儿神经外科术后常规护理 □ 流质饮食 □ 二级护理(可选)或一级护理(可选) □ 神经营养支持 □ 可选项目:心电监护、血氧饱和度监测、吸氧 **临时医嘱:** □ 头孢二代抗生素 □ 静脉营养支持 □ 血常规,末梢区 □ 腰椎 MRI 平扫 □ 膀胱残余尿超声
护士工作	□ 入院护理评估 □ 入院宣教,嘱咐限制剧烈活动,避免摔倒 □ 执行各项医嘱,完成术前检查、术前准备 □ 术前宣教 □ 完成术前评估并填写手术患儿交接表 □ 完成护理记录	□ 做好交接工作 □ 完成护理记录 □ 观察患儿生命体征、测体温禁用肛表 □ 观察伤口情况 □ 完成疼痛评估并给予指导:疼痛评分 ≥ 3 分通知医生 □ 跌倒评估及护理 □ 术后发热的护理 □ 心理护理 □ 对患儿监护人宣教:药物、伤口护理要点,手术情况及术后注意事项 □ 观察补液速度,保证补液均衡输入 □ 药物不良反应观察

续表

时间	入院第1d (术前阶段)	入院第2~3d (手术日)
患儿监护人工作	□ 参与诊疗方案决策,完成知情同意 □ 配合完成各项术前检查、术前准备 □ 学习宣教内容 □ 配合限制患儿剧烈活动,避免摔倒 □ 观察患儿变化,必要时告知医护人员	□ 参与完成手术部位标记 □ 陪同患儿至手术室门口 □ 手术结束后护送患儿去复苏室 □ 整理好普通病房床单位内个人物品 □ 配合观察患儿术后有无并发症 □ 配合完成各项检查 □ 观察患儿病情变化,必要时告知医护人员
病情变异记录	□ 无 □ 有,原因: 1. 2.	□ 无 □ 有,原因: 1. 2.

时间	入院第3~9d (术后阶段)	入院第7~10d (出院日)
医生工作	□ 对患儿情况进行再次评估,制订下一步诊疗计划 □ 观察患儿专科体征及辅助检查等情况,进行评估,确定有无手术并发症 □ 按照规定完成三级查房并记录;病情变化及时记录并进行必要的复查 □ 指导患儿逐渐恢复饮食,评估患儿恢复情况,评估手术效果确定是否预出院 □ 完成预出院准备(开具预出院医嘱等) 长期医嘱: □ 小儿神经外科术后常规护理 □ 二级护理(可选)或一级护理(可选) □ 神经营养支持 □ 可选项目:心电监护、血氧饱和度监测、吸氧 临时医嘱: □ 可选项目:血常规、C反应蛋白、血气分析、电解质分析 □ 预出院及出院带药	□ 评估患儿情况,是否符合出院标准,确定能否出院 □ 开具出院医嘱和诊断证明 □ 交代出院后注意事项,给予随访指导 □ 预约门诊复诊 □ 完善出院记录、病案首页并归档病历 临时医嘱: □ 今日出院
护士工作	□ 再评估,观察患儿病情变化,如生命体征、神志、双下肢活动功能、大小便功能及伤口等情况 □ 调整完善护理计划 □ 完成疼痛评估并给予指导 □ 伤口护理 □ 跌倒评估及护理 □ 术后发热的护理 □ 心理护理,指导患儿及监护人:药物、伤口护理要点,术后注意事项 □ 观察补液速度,保证补液均衡输入 □ 完成护理记录 □ 药物不良反应观察	□ 出院宣教:复查时间、饮食指导、用药指导、伤口护理等 □ 向患儿监护人提供出院小结、诊断证明书和出院指引,协助患儿监护人办理出院手续

时间	入院第 3~9d (术后阶段)	入院第 7~10d (出院日)
患儿监护人工作	□ 参与诊疗方案决策,完成知情同意 □ 观察患儿生命体征、伤口等情况,必要时及时告知医护人员 □ 照顾患儿日常饮食、排便、睡眠,安抚患儿 □ 认真学习出院流程及相关注意事项	□ 认真学习出院宣教内容 □ 办理出院
病情变异记录	□ 无 □ 有,原因: 1. 2.	□ 无 □ 有,原因: 1. 2.

注:MRI.磁共振成像。

3. 出院标准

(1)一般情况良好,体温正常。

(2)术后复查腰部 MRI 提示脊髓粘连松解良好。

(3)伤口愈合良好,无出血、渗液、感染、脑脊液漏等。

(4)无其他需要住院处理的并发症。

(六) 变异及原因分析

1. 术前预约 MRI 时间延迟,或术后因伤口愈合、感染等导致住院时间延长和费用增加。

2. 围手术期并发症等造成住院时间延长和费用增加。

二、临床路径流程图(图 2-2)

三、随访指导

出院 1 周自动发送随访问卷调查表。1 个月后按时到门诊复查。复查时请带好超声报告、MRI 胶片、出院小结。若有不适请及时来医院检查以防延误病情。

四、宣教

宣教时间:出院当天。

宣教内容:

1. 合理饮食,进食易消化的食物,禁食刺激性较强的食物,如辣椒、咖啡等。多食蔬菜、水果,保持大便通畅。

2. 伤口避免湿水,保持伤口干洁,如伤口出现红肿、疼痛、分泌物,请立即到附近医院急诊,伤口拆线事宜请门诊就诊。1 个月内患儿以侧卧位、俯卧位为主,避免下床行走或激烈活动。

3. 注意观察患儿大小便情况,出现异常及时就诊,需要导尿患儿,监护人必要时遵护士指导按时导尿。如需功能康复的患儿,请遵医嘱到康复治疗中心行康复。

4. 紧急医疗指导 出现以下紧急情况需及时返院或到当地医院治疗:剧烈头痛、突发喷射性呕吐、排尿排便困难、伤口感染裂开伴脑脊液漏、恶性高热等。

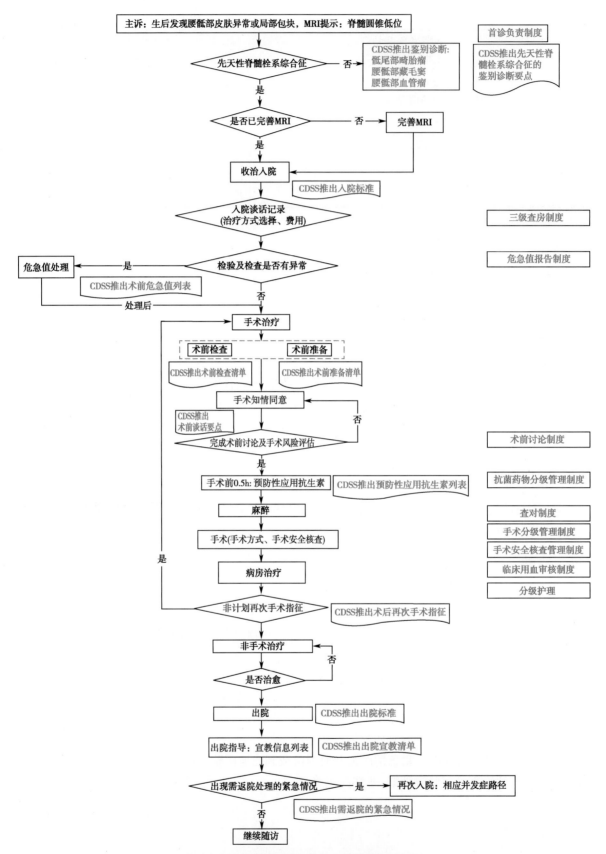

图 2-2　先天性脊髓栓系综合征临床路径流程图

CDSS. 临床决策支持系统；MRI. 磁共振成像。

第三节　前囟皮样囊肿临床路径

一、前囟皮样囊肿临床路径标准流程

（一）适用对象

第一诊断为前囟皮样囊肿（ICD-10：D23.400），行头皮病损切除术（ICD-9-CM3：86.3x02）。

（二）诊断依据

根据《小儿外科学》（第 5 版）及《临床诊疗指南：小儿外科学分册》进行诊断。

1. **病史**　出生后发现前囟区域皮下包块。

2. **体征**　前囟区域皮下包块，质软～中，边界清楚。

3. **辅助检查**　颅脑超声、CT 或 MRI 提示囊性肿物，与脑组织、矢状窦无相连。

其中 3 为必备，为确诊依据。

（三）进入临床路径标准

1. 第一诊断必须符合前囟皮样囊肿（ICD-10：D23.400）。

2. 当患儿同时具有其他疾病诊断，但在治疗期间不影响该诊断的临床路径流程实施时，可进入路径。

（四）门诊流程

前囟皮样囊肿临床路径表单（门诊）

患儿姓名：＿＿＿＿＿性别：＿＿＿年龄：＿＿＿＿门诊号：＿＿＿＿＿

诊次	初诊	复诊
医生工作	□ 询问病史和体格检查，完善相关检查，如颅脑超声、CT、MRI 等 □ 告知本次检查的目的、费用及出报告时间；告知复诊时间 □ 告知注意事项，如避免摔倒、避免碰撞患肢及剧烈运动等	□ 根据病史、体征、检查检验结果初步诊断：前囟皮样囊肿 □ 告知治疗过程和住院指征，开具住院证和预约住院日期 □ 告知等待住院期间注意事项和病情突变时的处理方法
护士工作	□ 评估、安排就诊顺序，推送信息给医生和患儿监护人 □ 对患儿监护人进行缴费、检查检验、取药、抽血治疗等方面的指引	□ 评估、安排就诊顺序，推送信息给医生和患儿监护人 □ 对患儿监护人进行办理入院手续的指引
患儿监护人工作	□ 预约门诊，准备好病历资料和检验、检查结果 □ 接收指引单，完成就诊、检查 □ 参与诊疗方案决策 □ 享受知情同意权利 □ 接受健康教育	□ 预约门诊，准备好病历资料和检查、检验结果（颅脑超声、CT、MRI 等） □ 做好入院准备 □ 参与诊疗方案决策 □ 享受知情同意权利 □ 接受健康教育
病情变异记录	□ 无　□ 有，原因： 1. 2.	□ 无　□ 有，原因： 1. 2.

注：CT. 计算机断层扫描；MRI. 磁共振成像。

（五）住院流程

1. 入院标准

（1）明确诊断前囟皮样囊肿，拟择期行手术治疗，且患儿监护人同意手术治疗。

（2）确诊或疑似诊断前囟皮样囊肿的患儿，合并出血、感染或破溃，按外科急诊入院处理。

2. 临床路径表单

前囟皮样囊肿临床路径表单(住院)

患儿姓名:＿＿＿＿＿ 性别:＿＿＿ 年龄:＿＿＿ 门诊号:＿＿＿＿＿ 住院号:＿＿＿＿＿

住院日期:＿＿ 年 月 日 出院日期:＿＿ 年 月 日 标准住院日:3~5d

时间	入院第 1d (术前阶段)	入院第 2~3d (手术日)
医生工作	□ 询问病史与体格检查 □ 上级医师查房与术前评估,确定诊断 □ 完成术前检查及术前准备,异常者分析处理后复查 □ 完成术前讨论,评估术前检查结果是否符合诊断和手术条件 □ 与患儿监护人共同完成诊疗决策,并签署手术、输血等知情同意书 □ 麻醉科医师探望患儿并完成麻醉前书面评估 **长期医嘱:** □ 小儿神经外科常规护理 □ 普通饮食 □ 二级护理(可选)或一级护理(可选) **临时医嘱:** □ 血常规、血型、尿液分析、大便常规、凝血功能、肝肾功能、感染性疾病筛查、血气分析、电解质分析 □ 心电图、胸部 X 线(正位)检查 □ 可选项目:颅脑超声、CT、MRI □ 术前医嘱:拟送手术室麻醉下行头皮病损切除术;术前禁食、剃头、术前补液;病理检查(术前开具)	□ 按手术分级及手术授权完成手术 □ 向监护人交代手术中情况和术后注意事项 □ 出手术室前主刀医师完成手术记录、术后首次病程记录(特殊情况下由第一助手完成) □ 开具术后医嘱 □ 主刀医师术后 24h 内查房 **长期医嘱:** □ 小儿神经外科术后常规护理 □ 流质饮食 □ 二级护理(可选)或一级护理(可选) □ 可选项目:心电监护、血氧饱和度监测、吸氧 **临时医嘱:** □ 静脉营养支持
护士工作	□ 入院护理评估 □ 入院宣教,嘱咐限制剧烈活动,避免摔倒 □ 执行各项医嘱,完成术前检查、术前准备 □ 术前宣教 □ 完成术前评估并填写手术患儿交接表 □ 完成护理记录	□ 做好交接工作 □ 完成护理记录 □ 观察患儿生命体征、测体温禁用肛表 □ 观察伤口情况 □ 完成疼痛评估并给予指导:疼痛评分 ≥ 3 分通知医生 □ 跌倒评估及护理 □ 术后发热的护理 □ 心理护理 □ 对患儿监护人宣教:药物、伤口护理要点,手术情况及术后注意事项 □ 观察补液速度,保证补液均衡输入 □ 药物不良反应观察
患儿监护人工作	□ 参与诊疗方案决策,完成知情同意 □ 配合完成各项术前检查、术前准备 □ 学习宣教内容 □ 配合限制患儿剧烈活动,避免摔倒 □ 观察患儿变化,必要时告知医护人员	□ 参与完成手术部位标记 □ 陪同患儿至手术室门口 □ 手术结束后护送患儿去复苏室 □ 整理好普通病房床单位内个人物品 □ 配合观察患儿术后有无并发症 □ 配合完成各项检查 □ 观察患儿病情变化,必要时告知医护人员
病情变异记录	□ 无　□ 有,原因: 1. 2.	□ 无　□ 有,原因: 1. 2.

时间	入院第 3~4d （术后阶段）	入院第 3~5d （出院日）
医生工作	□ 对患儿情况进行再次评估(伤口愈合状况、疼痛等),制订下一步诊疗计划 □ 观察患儿专科体征等情况,进行评估,确定有无手术并发症 □ 按照规定完成三级查房并记录;病情变化及时记录并进行必要的复查 □ 指导患儿逐渐恢复饮食,评估患儿恢复情况,评估手术效果确定是否预出院 □ 完成预出院准备(开具预出院医嘱等)	□ 评估患儿情况,是否符合出院标准,确定能否出院 □ 开具出院医嘱和诊断证明 □ 交代出院后注意事项、给予随访指导 □ 预约门诊复诊 □ 完善出院记录、病案首页并归档病历
医生工作	**长期医嘱:** □ 小儿神经外科术后常规护理 □ 二级护理(可选)或一级护理(可选) □ 可选项目:心电监护、血氧饱和度监测、吸氧 **临时医嘱:** □ 可选项目:血常规、C反应蛋白、血气分析、电解质分析 □ 预出院及出院带药	**临时医嘱:** □ 今日出院
护士工作	□ 再评估,观察患儿病情变化,如生命体征、神志、前囟、瞳孔及伤口等情况 □ 调整完善护理计划 □ 完成疼痛评估并给予指导 □ 伤口护理 □ 跌倒评估及护理 □ 术后发热的护理 □ 心理护理,指导患儿及监护人:药物、伤口护理要点,术后注意事项 □ 观察补液速度,保证补液均衡输入 □ 完成护理记录 □ 药物不良反应观察	□ 出院宣教:复查时间、饮食指导、用药指导、伤口护理等 □ 向患儿监护人提供出院小结、诊断证明书和出院指引,协助患儿监护人办理出院手续
患儿监护人工作	□ 参与诊疗方案决策,完成知情同意 □ 观察患儿生命体征、伤口等情况,必要时及时告知医护人员 □ 照顾患儿日常饮食、排便、睡眠,安抚患儿 □ 认真学习出院流程及相关注意事项	□ 认真学习出院宣教内容 □ 办理出院
病情变异记录	□ 无　□ 有,原因: 1. 2.	□ 无　□ 有,原因: 1. 2.

注:CT. 计算机断层扫描;MRI. 磁共振成像。

3. 出院标准

(1)一般状况良好,体温正常。

(2)伤口愈合良好。

(3)无其他需要住院处理的并发症。

(六)变异及原因分析

1. 经手术证实为巨大囊肿,与矢状窦粘连,出血多,伤口愈合不良等导致住院时间延长和费用增加。

2. 围手术期并发症等造成住院时间延长和费用增加。

二、临床路径流程图(图2-3)

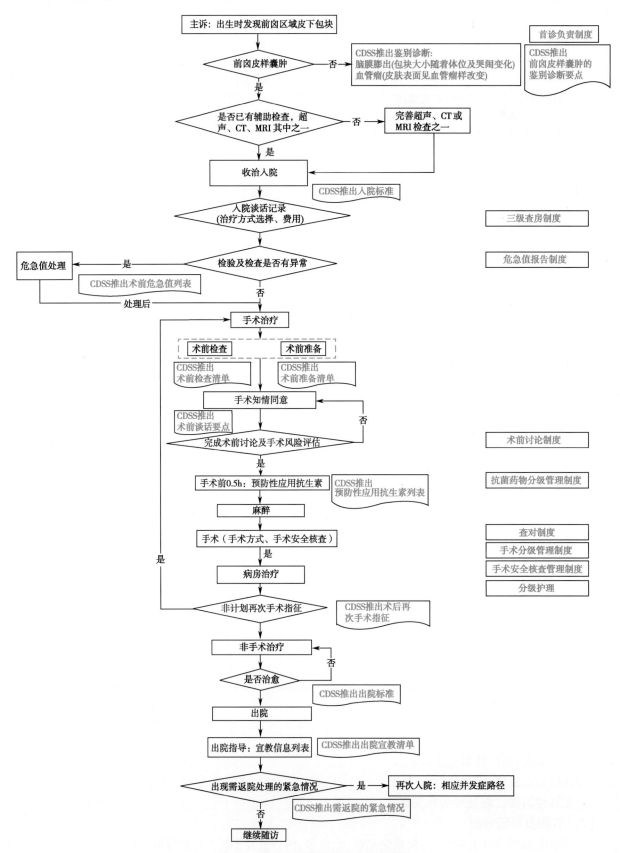

图2-3　前囟皮样囊肿临床路径流程图

CDSS. 临床决策支持系统;CT. 计算机断层扫描;MRI. 磁共振成像。

三、随访指导

门诊治疗系统定期自动发送随访问卷调查表。出院 1 个月门诊复诊。

四、宣教

宣教时间：出院当天。

宣教内容：

1. 饮食清淡易消化为主，避免进食煎炸油腻、辛辣、刺激性食物。

2. 1 个月内避免剧烈活动，适当休息，逐渐增加活动量，保证充足睡眠。

3. 在伤口未愈合时定时(每隔 2~3d)到医院进行伤口换药，保持敷料干洁，如有渗液，或伤口红肿等情况，随时复诊。

4. 紧急医疗指导　出现以下紧急情况需及时返院或到当地医院治疗：高热、伤口感染、裂开或渗液等不适等。

第四节　大脑血管动静脉畸形临床路径

一、大脑血管动静脉畸形临床路径标准流程

（一）适用对象

第一诊断为大脑血管动静脉畸形(ICD-10：Q28.200)，行经导管颅内血管栓塞术(ICD-9-CM3：39.7209)。

（二）诊断依据

根据《小儿外科学》(第 5 版)及《临床诊疗指南：小儿外科学分册》进行诊断。

1. 病史　出现反复抽搐、短暂脑缺血发作及进行性瘫痪等，但这些并非大脑血管动静脉畸形的特异症状，仅作为诊断大脑血管动静脉畸形的参考依据。

2. 体征　意识障碍、呕吐、头痛、颅内杂音、进行性智力减退、抽搐。

3. 辅助检查　CTA 或 MRA 提示大脑血管动静脉畸形。

其中 3 为必备，为确诊依据。

（三）进入临床路径标准

1. 第一诊断必须符合大脑血管动静脉畸形(ICD-10：Q28.200)。

2. 当患儿同时具有其他疾病诊断，但在治疗期间不影响该诊断的临床路径流程实施时，可进入路径。

（四）门诊流程

大脑血管动静脉畸形临床路径表单(门诊)

患儿姓名：_____　性别：_____　年龄：_____　门诊号：_____

诊次	初诊	复诊
医生工作	□ 询问病史和体格检查，完善相关检查，如 CTA、MRA 等 □ 告知本次检查的目的、费用及出报告时间；告知复诊时间 □ 告知注意事项，如避免摔倒、避免碰撞患肢及剧烈运动等	□ 根据病史、体征、检查检验结果初步诊断：大脑血管动静脉畸形 □ 告知治疗过程和住院指征，开具住院证和预约住院日期 □ 告知等待住院期间注意事项和病情突变时的处理方法
护士工作	□ 评估、安排就诊顺序，推送信息给医生和患儿监护人 □ 对患儿监护人进行缴费、检查检验、取药、抽血治疗等方面的指引	□ 评估、安排就诊顺序，推送信息给医生和患儿监护人 □ 对患儿监护人进行办理入院手续的指引

续表

诊次	初诊	复诊
患儿监护人工作	□ 预约门诊,准备好病历资料和检验、检查结果 □ 接收指引单,完成就诊、检查 □ 参与诊疗方案决策 □ 享受知情同意权利 □ 接受健康教育	□ 预约门诊,准备好病历资料和检查、检验结果(CTA、MRA 等) □ 做好入院准备 □ 参与诊疗方案决策 □ 享受知情同意权利 □ 接受健康教育
病情变异记录	□ 无 □ 有,原因: 1. 2.	□ 无 □ 有,原因: 1. 2.

注:CTA.CT 血管成像;MRA.磁共振血管成像。

(五)住院流程

1. 入院标准

(1)明确为大脑血管动静脉畸形,拟择期行手术治疗,且患儿监护人同意手术治疗。

(2)确诊或疑似诊断大脑血管动静脉畸形的患儿,合并颅内出血量大、呼吸及心率不稳定或脑疝等,按外科急诊入院处理。

2. 临床路径表单

大脑血管动静脉畸形临床路径表单(住院)

患儿姓名:＿＿＿＿＿性别:＿＿＿年龄:＿＿＿＿门诊号:＿＿＿＿＿住院号:＿＿＿＿＿

住院日期: 年 月 日 出院日期: 年 月 日 标准住院日:5~7d

时间	入院第 1d (术前阶段)	入院第 2~3d (手术日)
医生工作	□ 询问病史与体格检查 □ 上级医师查房与术前评估,确定诊断 □ 完成术前检查及术前准备,异常者分析处理后复查 □ 完成术前讨论,评估术前检查结果是否符合诊断和手术条件 □ 与患儿监护人共同完成诊疗决策,并签署手术、输血等知情同意书 □ 麻醉科医师探望患儿并完成麻醉前书面评估 **长期医嘱:** □ 小儿神经外科常规护理 □ 普通饮食 □ 二级护理(可选)或一级护理(可选) **临时医嘱:** □ 血常规、血型、尿液分析、大便常规、凝血功能、肝肾功能、感染性疾病筛查、血气分析、电解质分析 □ 心电图、胸部 X 线(正位)检查 □ 可选项目:CTA、MRA □ 术前医嘱:拟送介入室麻醉下行经导管颅内血管栓塞术;术前禁食,术前备皮、术前补液、术前 30min 静脉滴注抗生素(头孢二代或三代)(监控指标,抗菌药物使用时间,可选);备血、配血(可选)	□ 按手术分级及手术授权完成手术 □ 向监护人交代手术中情况和术后注意事项 □ 出手术室前主刀医师完成手术记录、术后首次病程记录(特殊情况下由第一助手完成) □ 开具术后医嘱 □ 主刀医师术后 24h 内查房 **长期医嘱:** □ 小儿神经外科术后常规护理 □ 流质饮食 □ 二级护理(可选)或一级护理(可选) □ 神经营养支持 □ 可选项目:心电监护、血氧饱和度监测、吸氧 **临时医嘱:** □ 头孢二代抗生素 □ 静脉营养支持

时间		入院第 1d (术前阶段)	入院第 2~3d (手术日)
护士 工作		□ 入院护理评估 □ 入院宣教,嘱咐限制剧烈活动,避免摔倒 □ 执行各项医嘱,完成术前检查、术前准备 □ 术前宣教 □ 完成术前评估并填写手术患儿交接表 □ 完成护理记录	□ 做好交接工作 □ 完成护理记录 □ 观察患儿生命体征、测体温禁用肛表 □ 观察伤口情况 □ 完成疼痛评估并给予指导:疼痛评分≥3分通知医生 □ 跌倒评估及护理 □ 术后发热的护理 □ 心理护理 □ 对患儿监护人宣教:药物、伤口护理要点,手术情况及术后注意事项 □ 观察补液速度,保证补液均衡输入 □ 药物不良反应观察
患儿 监护 人工 作		□ 参与诊疗方案决策,完成知情同意 □ 配合完成各项术前检查、术前准备 □ 学习宣教内容 □ 配合限制患儿剧烈活动,避免摔倒 □ 观察患儿变化,必要时告知医护人员	□ 参与完成手术部位标记 □ 陪同患儿至手术室门口 □ 手术结束后护送患儿去复苏室 □ 整理好普通病房床单位内个人物品 □ 配合观察患儿术后有无并发症 □ 配合完成各项检查 □ 观察患儿病情变化,必要时告知医护人员
病情 变异 记录		□ 无　□ 有,原因: 1. 2.	□ 无　□ 有,原因: 1. 2.

时间		入院第 3~6d (术后阶段)	入院第 5~7d (出院日)
医生 工作		□ 对患儿情况进行再次评估(肢体活动、疼痛等),制订下一步诊疗计划 □ 观察患儿专科体征等情况进行评估,确定有无手术并发症 □ 按照规定完成三级查房并记录;病情变化及时记录并进行必要的复查 □ 指导患儿逐渐恢复饮食,评估患儿恢复情况,评估手术效果确定是否预出院 □ 完成预出院准备(开具预出院医嘱等)	□ 评估患儿情况,是否符合出院标准,确定能否出院 □ 开具出院医嘱和诊断证明 □ 交代出院后注意事项、给予随访指导 □ 预约门诊复诊 □ 完善出院记录、病案首页并归档病历
		长期医嘱: □ 小儿神经外科术后常规护理 □ 二级护理(可选)或一级护理(可选) □ 可选项目:心电监护、血氧饱和度监测、吸氧 **临时医嘱:** □ 可选项目:血常规、C 反应蛋白、血气分析、电解质分析 □ 预出院及出院带药	**临时医嘱:** □ 今日出院

续表

时间	入院第 3~6d （术后阶段）	入院第 5~7d （出院日）
护士 工作	□ 再评估,观察患儿病情变化,如生命体征、神志、前囟、瞳孔、 　头围及伤口等情况 □ 调整完善护理计划 □ 完成疼痛评估并给予指导 □ 伤口护理 □ 跌倒评估及护理 □ 术后发热的护理 □ 心理护理,指导患儿及监护人:药物、伤口护理要点,术后注 　意事项 □ 观察补液速度,保证补液均衡输入 □ 完成护理记录 □ 药物不良反应观察	□ 出院宣教:复查时间、饮食指导、用药指导、伤口 　护理等 □ 向患儿监护人提供出院小结、诊断证明书和出 　院指引,协助患儿监护人办理出院手续
患儿 监护 人工 作	□ 参与诊疗方案决策,完成知情同意 □ 观察患儿生命体征、伤口等情况,必要时及时告知医护人员 □ 照顾患儿日常饮食、排便、睡眠,安抚患儿 □ 认真学习出院流程及相关注意事项	□ 认真学习出院宣教内容 □ 办理出院
病情 变异 记录	□ 无　□ 有,原因: 1. 2.	□ 无　□ 有,原因: 1. 2.

注:CTA.CT 血管成像;MRA.磁共振血管成像。

3. 出院标准
(1)一般状况良好,体温正常。
(2)穿刺伤口愈合可,无红肿淤青。
(3)症状好转,无头痛、呕吐及抽搐等不适。
(4)无其他需要住院处理的并发症。

（六）变异及原因分析
1. 患儿需多次行介入栓塞,或需手术切除动静脉畸形等导致住院时间延长和费用增加。
2. 围手术期并发症等造成住院时间延长和费用增加。

二、临床路径流程图（图 2-4）

三、随访指导

门诊治疗系统定期自动发送随访问卷调查表。出院 1 个月遵医嘱专科门诊复诊,定期观察患儿症状、体征缓解情况及继续治疗。

四、宣教

宣教时间:出院当天。
宣教内容:
1. 饮食清淡易消化为主,避免进食煎炸油腻、辛辣、刺激性食物。
2. 1 个月内避免剧烈活动,适当休息,逐渐增加活动量,保证充足睡眠。
3. 在伤口未愈合时定时,每隔 2~3d 到医院进行伤口换药,保持敷料干洁,如有渗液,或伤口红肿等情况,随时复查。

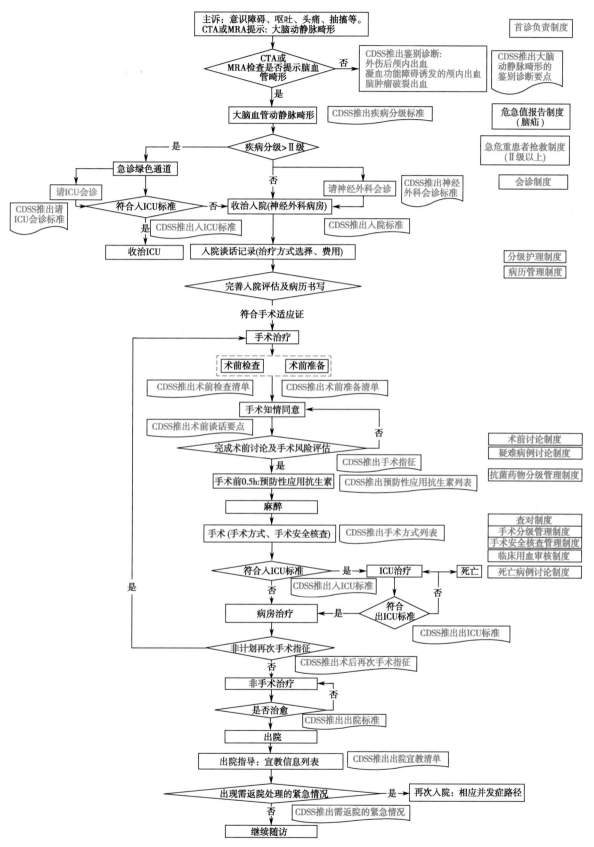

图 2-4 大脑血管动静脉畸形临床路径流程图

CDSS. 临床决策支持系统;CTA. CT 血管成像;ICU. 重症监护病房;MRA. 磁共振血管成像。

4. **紧急医疗指导**　出现以下紧急情况需及时返院或到当地医院治疗:头痛、呕吐、抽搐或肢体活动异常等不适等。

第五节　梨状窝瘘或梨状窝囊肿临床路径

一、梨状窝瘘或梨状窝囊肿临床路径标准流程

（一）适用对象

第一诊断为梨状窝瘘或梨状窝囊肿患儿（ICD-10:Q18.003、J39.208），行鳃裂瘘管切除术或者鳃裂囊肿切除术（ICD-9-CM3:29.5200x002、29.2x00x001）。

（二）诊断依据

根据《小儿外科学》（第5版）及《实用小儿耳鼻咽喉科学》进行诊断。

1. **病史**　颈部包块，或反复中上颈部红肿、流脓或反复的"化脓性甲状腺炎"。

2. **体征**　未出现过感染者，可见颈部包块;曾行切开引流者，可见颈部皮肤瘢痕。急性感染期可见红肿、热痛等症状。

3. **辅助检查**　颈部超声可见靠近甲状腺的包块。食管造影和颈部CT平扫的序贯检查，可见梨状窝内口钡剂残留。

（三）进入临床路径标准

1. 第一诊断必须符合梨状窝瘘或梨状窝囊肿（ICD-10:Q18.003、J39.208），且无感染症状。

2. 当患儿同时具有其他疾病诊断，但在住院期间不需要特殊处理也不影响第一诊断的临床路径流程实施时，可进入路径。

（四）门诊流程

梨状窝瘘或梨状窝囊肿临床路径表单（门诊）

患儿姓名:_____　性别:_____　年龄:_____　门诊号:_____

诊次	初诊	复诊
医生工作	□ 询问病史和体格检查,完善相关检查,如超声、食管造影、颈部CT平扫等 □ 告知本次检查的目的、费用及出报告时间;告知复诊时间 □ 告知注意事项,观察呼吸情况	□ 根据病史、体征、检查检验结果初步诊断:梨状窝瘘或梨状窝囊肿 □ 告知治疗过程和住院指征,开具住院证和预约住院日期 □ 告知等待住院期间注意事项和病情突变时的处理方法
护士工作	□ 评估、安排就诊顺序,推送信息给医生和患儿监护人 □ 对患儿监护人进行缴费、检查检验、取药、抽血治疗等方面的指引	□ 评估、安排就诊顺序,推送信息给医生和患儿监护人 □ 对患儿监护人进行办理入院手续的指引
患儿监护人工作	□ 预约门诊,准备好病历资料和检验、检查结果 □ 接收指引单,完成就诊、检查 □ 参与诊疗方案决策 □ 享受知情同意权利 □ 接受健康教育	□ 预约门诊,准备好病历资料、检查、检验结果（超声、食管造影、颈部CT平扫序贯检查等） □ 做好入院准备 □ 参与诊疗方案决策 □ 享受知情同意权利 □ 接受健康教育
病情变异记录	□ 无　□ 有,原因: 1. 2.	□ 无　□ 有,原因: 1. 2.

注:CT.计算机断层扫描。

（五）住院流程

1. 入院标准

（1）明确诊断梨状窝瘘或梨状窝囊肿，年龄 >1 岁病例，择期行手术治疗，且患儿监护人同意手术治疗。

（2）无明确呼吸道感染、消化道感染等手术禁忌证。

（3）局部无脓肿，瘘口的皮肤无明显炎症。

2. 临床路径表单

梨状窝瘘或梨状窝囊肿临床路径表单（住院）

患儿姓名：_____ 性别：_____ 年龄：_____ 门诊号：_____ 住院号：_____

住院日期：　　　年　　月　　日　　出院日期：　　　年　　月　　日　　标准住院日：7~11d

时间	入院第 1~3d（术前阶段）	入院第 2~4d（手术日）
医生工作	□ 询问病史与体格检查 □ 上级医师查房与术前评估，确定诊断 □ 完成术前检查及术前准备，异常者分析处理后复查 □ 完成术前讨论，评估术前检查结果是否符合诊断和手术条件 □ 与患儿监护人共同完成诊疗决策，并签署手术、输血等知情同意书，完成手术部位标记 □ 麻醉科医师探望患儿并完成麻醉前书面评估	□ 按手术分级及手术授权完成手术 □ 向监护人展示标本、交代手术中情况和术后注意事项 □ 出手术室前主刀医师完成手术记录、术后首次病程记录（特殊情况下由第一助手完成） □ 开具术后医嘱（含转科医嘱，可选）和病理检查单 □ 书写转出记录（可选） □ 主刀医师术后 24h 内 ICU 查房（可选）
医生工作	**长期医嘱：** □ 小儿外科常规护理 □ 流质饮食 □ 二级护理 **临时医嘱：** □ 血常规、血型、尿液分析、大便常规 + 潜血、凝血功能、肝肾功能、感染性疾病筛查、C 反应蛋白测定 □ 心电图、胸部 X 线（正位）检查 □ 可选：颈部超声、食管造影、颈部 CT 平扫序贯检查、甲状腺功能、麻醉科会诊（疼痛评估 >7 分）、营养科会诊 □ 术前医嘱：拟送手术室麻醉下行鳃裂瘘管切除术或者鳃裂囊肿切除术；术前禁食、备皮；术前补液；术前止血药物；术前抗菌药物；备血、配血（可选）	**临时医嘱：** □ 转入 ICU（可选） □ 开具病理检查单
护士工作	□ 入院护理评估 □ 入院宣教 □ 执行各项医嘱，完成术前检查、术前准备 □ 术前宣教 □ 完成术前评估并填写手术患儿交接表 □ 完成护理记录	□ 做好交接工作 □ 完成护理记录
患儿监护人工作	□ 参与诊疗方案决策，完成知情同意 □ 配合完成各项术前检查、术前准备参与完成手术部位标记 □ 学习宣教内容 □ 观察患儿变化，必要时告知医护人员	□ 陪同患儿至手术室门口 □ 手术结束后查看标本并护送患儿去 ICU（可选） □ 准备好 ICU 内使用物品（可选） □ 整理好普通病房床单位内个人物品
病情变异记录	□ 无　□ 有，原因： 1. 2.	□ 无　□ 有，原因： 1. 2.

时间		入院第 3~10d (术后阶段)	入院第 7~11d (出院日)
医生 工作		□ ICU 查房,和 ICU 医生一起判断患儿是否具有出 ICU 指征(可选) □ 开具转入医嘱,书写转入记录(可选) □ 对患儿情况进行再次评估(血常规、营养、疼痛等),制订下一步诊疗计划 □ 观察患儿颈部引流及呼吸等情况进行评估,确定有无手术并发症 □ 按照规定完成三级查房并记录;病情变化及时记录并进行必要的复查 □ 追踪病理及检查结果;危急值分析及处理 □ 指导患儿逐渐恢复饮食,评估患儿恢复情况,评估手术效果确定是否预出院 □ 详细解读患儿病理报告 □ 完成预出院准备(开具预出院医嘱等)	□ 评估患儿情况,是否符合出院标准,确定能否出院 □ 开具出院医嘱和诊断证明 □ 交代出院后注意事项、给予随访指导 □ 预约门诊复诊 □ 完善出院记录、病案首页并归档病历
		长期医嘱: □ 按全麻下鳃裂瘘管切除术或者鳃裂囊肿切除术后常规护理 □ 可选:心电监护、血氧饱和度监测、吸氧;一级护理、二级护理;禁食、饮水、流质饮食;留置胃管、尿管、颈部引流管并计量;非限制级抗菌药物、限制级抗菌药物(参照《抗菌药物分级管理目录》清单选择具体常用药物);止血药物;静脉营养支持;备床旁气切包 **临时医嘱:** □ 血常规、C 反应蛋白、血气分析、电解质分析、颈部超声 □ 可选:按出入量补充液体和电解质、其他特殊医嘱(如退热药物)、拔除胃管、拔除颈部引流管皮片、拔除尿管、伤口换药 □ 预出院及出院带药	**临时医嘱:** □ 今日出院
护士 工作		□ 做好交接工作,完成护理记录 □ 执行各种医嘱,观察患儿生命体征、腹部体征及伤口情况 □ 术后伤口、引流管、发热、心理与生活护理 □ 完成疼痛、营养、跌倒等评估并给予指导 □ 术后健康宣教:药物、伤口、引流管护理要点,呼吸的观察、术后注意事项及监护仪使用等 □ 观察并调节补液速度,观察药物不良反应 □ 指导并督促患儿术后活动 □ 对患儿监护人进行出院准备指导	□ 出院宣教:复查时间、饮食指导、用药指导、伤口护理等 □ 向患儿监护人提供出院小结、诊断证明书和出院指引,协助患儿监护人办理出院手续
患儿 监护 人工 作		□ 参与诊疗方案决策,完成知情同意 □ 观察患儿生命体征、伤口及呼吸情况,必要时及时告知医护人员 □ 护理好患儿各管道,防止脱落、折叠等 □ 照顾患儿日常饮食、排便、睡眠,安抚患儿 □ 了解患儿病理结果 □ 认真学习出院流程及相关注意事项	□ 认真学习出院宣教内容 □ 办理出院
病情 变异 记录		□ 无　□ 有,原因: 1. 2.	□ 无　□ 有,原因: 1. 2.

注:CT. 计算机断层扫描;ICU. 重症监护病房。

3. 出院标准

(1)一般情况良好,可正常饮食,无发热、小便正常。伤口愈合良好,无出血、渗出等。

(2)出院前复查血常规中的白细胞、C 反应蛋白等结果正常。

(3)无其他需要住院处理的并发症。

(六)变异及原因分析

1. 住院期间出现呼吸道感染症状。

2. 经手术证实不是梨状窝畸形或手术困难,术后恢复慢,导致住院时间延长和费用增加。

3. 出现手术严重的并发症,比如食管损伤,需继续住院处理。

二、临床路径流程图(图 2-5)

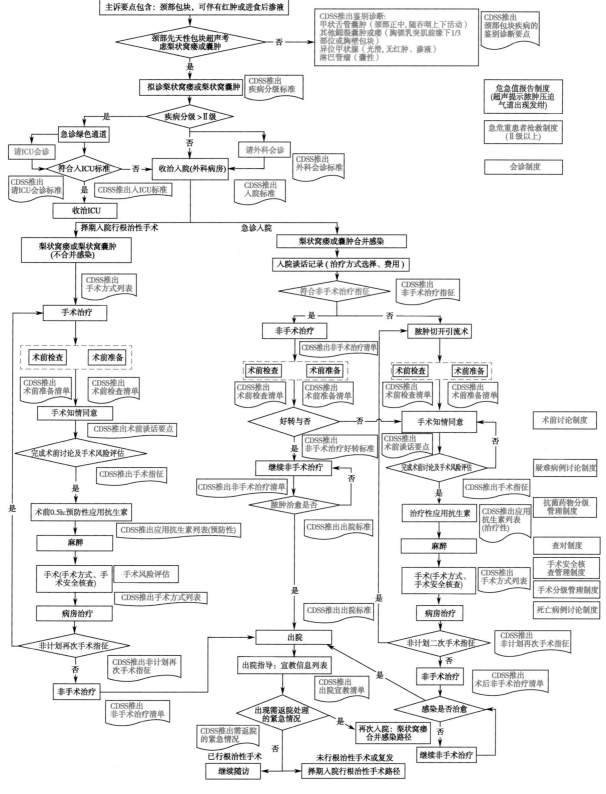

图 2-5 梨状窝瘘或梨状窝囊肿临床路径流程图

CDSS.临床决策支持系统;ICU.重症监护病房。

三、随访指导

门诊治疗系统定期自动发送随访问卷调查表。术后 1 个月、6 个月、12 个月复查。要求至少随诊 1 年，以便了解术后恢复情况。

四、宣教

宣教时间：出院当天。

宣教内容：

1. 术后伤口定期每 3d 换药一次，一共 3 次。若伤口出现红肿、渗液，则及时就诊。

2. 紧急医疗指导　出现以下情况请尽快返院急诊或就近治疗：高热、颈部红肿、疼痛或伤口出现红肿、渗液等。

第三章

胸部疾病

第一节　先天性漏斗胸临床路径

一、先天性漏斗胸临床路径标准流程

（一）适用对象

第一诊断为先天性漏斗胸（ICD-10：Q67.600），行漏斗胸畸形矫正术或胸腔镜下漏斗胸矫正术（ICD-9-CM3：34.7401、34.7402）。

（二）诊断依据

根据《临床诊疗指南：小儿外科学分册》及《临床技术操作规范：小儿外科学分册》进行诊断。

1. **病史**　出生后或婴幼儿期出现胸前壁向内凹陷，形如漏斗状，逐渐加重。长期反复肺部感染及运动耐力下降史。

2. **体征**　典型体征包括：肩前倾、后背弓、胸凹陷、腹膨隆。

3. **辅助检查**

（1）漏斗指数（FI）>0.2。

（2）Heller 指数（CT）>3.2。

（3）心功能评估（心电图及超声心动图）：窦性心律不齐、T 波改变、二尖瓣脱垂等。

（4）肺功能试验检查：限制性通气障碍。

（三）进入临床路径标准

1. 第一诊断必须符合漏斗胸（ICD-10：Q67.600）。

2. 当患儿同时具有其他疾病诊断，但在住院期间不需要特殊处理也不影响第一诊断的临床路径实施时，可进入临床路径。

（四）门诊表单

先天性漏斗胸临床路径表单（门诊）

患儿姓名：_____ 性别：_____ 年龄：_____ 门诊号：_____

诊次	初诊	复诊
医生工作	□ 询问病史和体格检查,完善相关检查,如胸部X线、CT平扫、胸部体表3D扫描等 □ 告知本次检查的目的、费用及出报告时间;告知复诊时间 □ 告知注意事项,如避免剧烈活动、尽量减少呼吸道感染	□ 根据病史、体征、检查检验结果初步诊断:先天性漏斗胸 □ 告知治疗过程和住院指征,开具住院证和预约住院日期 □ 告知等待住院期间注意事项和病情突变时的处理方法
护士工作	□ 评估、安排就诊顺序,推送信息给医生和患儿监护人 □ 对患儿监护人进行缴费、检查检验、取药等方面的指引	□ 评估、安排就诊顺序,推送信息给医生和患儿监护人 □ 对患儿监护人进行办理入院手续的指引
患儿监护人工作	□ 预约门诊,准备好病历资料和检验、检查结果 □ 接收指引单,完成就诊、检查 □ 参与诊疗方案决策 □ 享受知情同意权利 □ 接受健康教育	□ 预约门诊,准备好病历资料和检查、检验结果(胸部X线、CT平扫、体表3D扫描等) □ 做好入院准备 □ 参与诊疗方案决策 □ 享受知情同意权利 □ 接受健康教育
病情变异记录	□ 无　□ 有,原因: 1. 2.	□ 无　□ 有,原因: 1. 2.

注:CT.计算机断层扫描。

（五）住院流程

1. 入院标准

（1）明确诊断先天性漏斗胸,年龄3~18岁,患儿监护人同意进行手术。

（2）手术指征明确,无明显手术禁忌证。

2. 临床路径表单

先天性漏斗胸临床路径表单（住院）

患儿姓名：_____ 性别：_____ 年龄：_____ 门诊号：_____ 住院号：_____

住院日期：　　年　　月　　日　　出院日期：　　年　　月　　日　　标准住院日:6~8d

时间	入院第1~2d （术前阶段）	入院第2~3d （手术日）
医生工作	□ 询问病史与体格检查 □ 上级医师查房与术前评估,确定诊断 □ 完成术前检查及术前准备,异常者分析处理后复查 □ 完成术前讨论,评估术前检查结果是否符合诊断和手术条件 □ 与患儿监护人共同完成诊疗决策,并签署手术、输血等知情同意书 □ 麻醉科医师探望患儿并完成麻醉前书面评估	□ 按手术分级及手术授权完成手术 □ 向监护人交代手术中情况和术后注意事项 □ 出手术室前主刀医师完成手术记录、术后首次病程记录(特殊情况下由第一助手完成) □ 开具术后医嘱 □ 主刀医师术后24h内查房

续表

时间		入院第 1~2d （术前阶段）	入院第 2~3d （手术日）
医生 工作		**长期医嘱：** □ 小儿外科常规护理 □ 普通饮食 □ 二级护理 **临时医嘱：** □ 血常规、血型、大便常规、凝血功能、肝肾功能、感染性疾病筛查 □ 心电图、胸部 X 线（正侧位）检查、胸部 CT 平扫 □ 可选项目：肺功能、心脏彩超、胸部体表 3D 扫描、营养科会诊 □ 术前医嘱：拟送手术室麻醉下行漏斗胸 Nuss 矫治术；术前禁食、备皮；术前补液；术前止血药物；备血、配血（可选）	**长期医嘱：** □ 小儿外科常规护理 □ 术后 6h 后半流饮食 □ 一级护理 □ 心电监护 □ 血氧饱和度检测 □ 吸氧 □ 术后止痛药物、止血药物 **临时医嘱：** □ 按需要补充液体和电解质 □ 术后止痛药物、止血药物
护士 工作		□ 入院护理评估 □ 入院宣教，嘱咐注意保温，避免呼吸道感染 □ 执行各项医嘱，完成术前检查、术前准备 □ 术前宣教 □ 完成术前评估并填写手术患儿交接表 □ 完成护理记录	□ 做好交接工作 □ 完成护理记录 □ 术后健康宣教：药物、伤口，手术情况、术后注意事项及监护仪使用等 □ 观察并调节补液速度，观察药物不良反应
患儿 监护 人工 作		□ 参与诊疗方案决策，完成知情同意 □ 配合完成各项术前检查、术前准备 □ 学习宣教内容 □ 注意患儿保温，避免呼吸道感染 □ 观察患儿变化，必要时告知医护人员	□ 参与完成手术部位标记 □ 陪同患儿至手术室门口 □ 手术结束后查看标本并护送患儿返回病房 □ 配合护士整理床边心电监护及个人物品
病情 变异 记录		□ 无　□ 有，原因： 1. 2.	□ 无　□ 有，原因： 1. 2.

时间		入院第 3~7d （术后阶段）	入院第 6~8d （出院日）
医生 工作		□ 对患儿情况进行再次评估（疼痛、营养等），制订下一步诊疗计划 □ 观察患儿呼吸、血氧饱和度等情况，进行评估，确定有无手术并发症 □ 按照规定完成三级查房并记录；病情变化及时记录并进行必要的复查 □ 指导患儿逐渐恢复饮食，评估患儿恢复情况，评估手术效果确定是否预出院 □ 指导患儿监护人帮助患儿起床及下床活动等 □ 完成预出院准备（开具预出院医嘱等） **长期医嘱：** □ 小儿外科常规护理 □ 普通饮食 □ 二级护理 □ 术后止痛药物、止血药物 **临时医嘱：** □ 血常规、胸部 X 线正侧位 □ 预出院及出院带药	□ 评估患儿情况，是否符合出院标准，确定能否出院 □ 开具出院医嘱和诊断证明 □ 交代出院后注意事项、给予随访指导 □ 预约门诊复诊 □ 完善出院记录、病案首页并归档病历 **临时医嘱：** □ 今日出院

续表

时间	入院第3~7d (术后阶段)	入院第6~8d (出院日)
护士工作	□ 做好交接工作,完成护理记录 □ 执行各种医嘱,观察患儿生命体征、胸部体征及伤口情况 □ 术后伤口、疼痛、发热、心理与生活护理 □ 完成疼痛、营养、跌倒等评估并给予指导 □ 指导并督促患儿术后活动 □ 对患儿监护人进行出院准备指导	□ 出院宣教:复查时间、饮食指导、用药指导、伤口护理等 □ 向患儿监护人提供出院小结、诊断证明书和出院指引,协助患儿监护人办理出院手续
患儿监护人工作	□ 参与诊疗方案决策,完成知情同意 □ 观察患儿生命体征、伤口及胸部情况,必要时及时告知医护人员 □ 护理好患儿各管道,防止脱落、折叠等 □ 照顾患儿日常饮食、排便、睡眠,安抚患儿 □ 配合护士帮助患儿下床活动 □ 认真学习出院流程及相关注意事项	□ 认真学习出院宣教内容 □ 办理出院
病情变异记录	□ 无　□ 有,原因: 1. 2.	□ 无　□ 有,原因: 1. 2.

注:CT.计算机断层扫描。

3. 出院标准

(1)无发热,血常规正常。

(2)术前症状消失;FI 指数＜0.2。

(3)伤口愈合良好;疼痛评估＜4 分。

(4)胸部 X 线示钢板位置无移位,无气胸、胸腔积液。

(5)无其他需要住院处理的并发症。

(六)变异及原因分析

1. 出现围手术期并发症需要对症处理,可能延长住院时间,增加住院费用。

2. 术中出现严重并发症需要转 ICU,可能延长住院时间,增加住院费用。

二、临床路径流程图(图 3-1)

三、随访指导

门诊治疗系统定期自动发送随访问卷调查表。术后 1 个月常规专科门诊复诊,3 个月内避免剧烈活动,此后第 3、6、12 个月复诊 1 次,要求随诊 3 年,以便了解钢板位置及胸壁美观性。

四、宣教

宣教时间:出院当天。

宣教内容:

1. 3 个月内避免剧烈活动,注意气候的变化,防止受凉或过热。

2. 伤口避免湿水,保持伤口清洁干燥,每 2~3d 换药 1 次,共需换药 2 次。

3. 紧急医疗指导　出现以下紧急情况需及时返院或到当地医院治疗:

(1)不可忍受的疼痛。

(2)伤口红肿、触痛,有渗液、流脓。

(3)术后出现发热(>38℃、胸部疼痛、伤口红肿)或者严重皮下气肿、呼吸困难等。

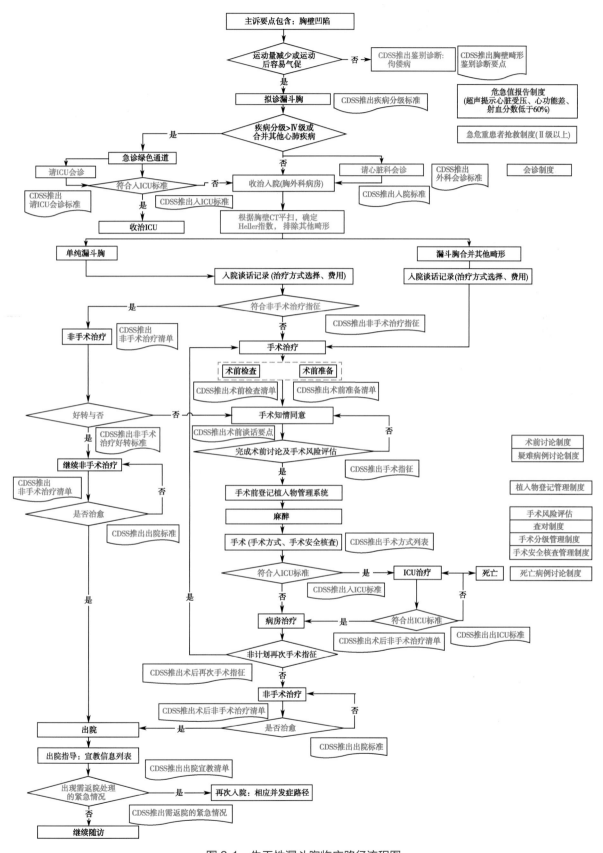

图 3-1 先天性漏斗胸临床路径流程图

CDSS. 临床决策支持系统;CT. 计算机断层扫描;ICU. 重症监护病房。

第二节　先天性膈疝临床路径

一、先天性膈疝临床路径标准流程

(一) 适用对象

第一诊断为先天性膈疝(ICD-10:Q79.000),行经胸膈疝修补术治疗(ICD-9-CM3:53.8000x001)、腹腔镜腹入路横膈疝修补术(ICD-9-CM3:53.7100)、经腹膈疝修补术(ICD-9-CM3:53.7201)。

(二) 诊断依据

根据《临床诊疗指南:小儿外科学分册》及《临床技术操作规范:小儿外科学分册》进行诊断。

1. 病史　新生儿期即有呼吸窘迫,婴幼儿和儿童期有反复呼吸道感染或呕吐表现,往往因其他疾病行 X 线检查时被发现。

2. 体征　患侧胸腔膨隆,听诊呼吸音减弱,闻及肠鸣音,腹部呈舟状。

3. 辅助检查

(1)胸腹正侧位片:显示肠管或胃泡充气所致的不规则透亮区或液面,心脏和纵隔偏离中线,横膈消失,腹部胃泡影缩小或消失,肠管充气影减少。

(2)上消化道造影:通过置入胃管或口服造影剂,患侧胸部见到胃或肠管内的造影剂。

(三) 进入临床路径标准

1. 第一诊断必须符合先天性膈疝(ICD-10:Q79.000)。

2. 不合并肺发育不良。术前不合并呼吸窘迫综合征。

3. 当患儿同时具有其他疾病诊断,但在住院期间不需要特殊处理也不影响第一诊断的临床路径实施时,可进入临床路径。

(四) 门诊表单

先天性膈疝临床路径表单(门诊)

患儿姓名:_____ 性别:_____ 年龄:_____ 门诊号:_____

诊次	初诊	复诊
医生工作	□ 询问病史和体格检查,完善相关检查,如胸部 X 线、CT 平扫、消化道造影等 □ 告知本次检查的目的、费用及出报告时间;告知复诊时间 □ 告知注意事项,注意饮食情况,尽量减少呼吸道感染	□ 根据病史、体征、检查检验结果初步诊断:先天性膈疝 □ 告知治疗过程和住院指征,开具住院证和预约住院日期 □ 告知等待住院期间注意事项和病情突变时的处理方法
护士工作	□ 评估、安排就诊顺序,推送信息给医生和患儿监护人 □ 对患儿监护人进行缴费、检查检验、取药等方面的指引	□ 评估、安排就诊顺序,推送信息给医生和患儿监护人 □ 对患儿监护人进行办理入院手续的指引
患儿监护人工作	□ 预约门诊,准备好病历资料和检验、检查结果 □ 接收指引单,完成就诊、检查 □ 参与诊疗方案决策 □ 享受知情同意权利 □ 接受健康教育	□ 预约门诊,准备好病历资料和检查、检验结果(胸部 X 线、消化道造影等) □ 做好入院准备 □ 参与诊疗方案决策 □ 享受知情同意权利 □ 接受健康教育
病情变异记录	□ 无　□ 有,原因: 1. 2.	□ 无　□ 有,原因: 1. 2.

注:CT.计算机断层扫描。

（五）住院流程

1. **入院标准**

(1)明确诊断先天性膈疝,年龄小于 18 岁,患儿监护人同意进行手术。

(2)手术指征明确,无明显手术禁忌证。

2. **临床路径表单**

先天性膈疝临床路径表单(住院)

患儿姓名:_____ 性别:_____ 年龄:_____ 门诊号:_____ 住院号:_____

住院日期: 年 月 日 出院日期: 年 月 日 标准住院:5~7d

时间	入院第 1~2d (术前阶段)	入院第 2~3d (手术日)
医生工作	□ 询问病史与体格检查 □ 上级医师查房与术前评估,确定诊断 □ 完成术前检查及术前准备,异常者分析处理后复查 □ 完成术前讨论,评估术前检查结果是否符合诊断和手术条件 □ 与患儿监护人共同完成诊疗决策,并签署手术、输血等知情同意书 □ 麻醉科医师探望患儿并完成麻醉前书面评估 长期医嘱: □ 小儿外科常规护理 □ 普通饮食(禁食或流质饮食) □ 二级护理 临时医嘱: □ 血常规、血型、大便常规、凝血功能、肝肾功能、感染性疾病筛查 □ 心电图、胸部 X 线(正侧位)检查、胸部 CT 平扫、消化道造影 □ 可选项目:肺功能、心脏彩超、营养科会诊 □ 术前医嘱:拟送手术室麻醉下行胸腔镜下膈疝修补术;留置胃管;术前禁食、备皮;术前补液;术前抗生素;术前止血药物;备血、配血(可选)	□ 按手术分级及手术授权完成手术 □ 向监护人交代手术中情况和术后注意事项 □ 出手术室前主刀医师完成手术记录、术后首次病程记录(特殊情况下由第一助手完成) □ 开具术后医嘱 □ 主刀医师术后 24h 内查房 长期医嘱: □ 小儿外科常规护理 □ 术后禁食 □ 一级护理 □ 心电监护 □ 血氧饱和度检测 □ 吸氧 □ 术后止痛药物、止血药物 临时医嘱: □ 按需要补充液体和电解质 □ 术后止痛药物、止血药物 (备注:根据患儿术后情况,若年龄小,手术时间长,可转 ICU 监护)
护士工作	□ 入院护理评估 □ 入院宣教,嘱咐注意保温,避免呼吸道感染 □ 执行各项医嘱,完成术前检查、术前准备 □ 术前宣教 □ 完成术前评估并填写手术患儿交接表 □ 完成护理记录	□ 做好交接工作 □ 完成护理记录 □ 术后健康宣教:药物、伤口、手术情况、术后注意事项及监护仪使用等 □ 观察并调节补液速度,观察药物不良反应
患儿监护人工作	□ 参与诊疗方案决策,完成知情同意 □ 配合完成各项术前检查、术前准备 □ 学习宣教内容 □ 注意患儿保温,避免呼吸道感染 □ 观察患儿胸部、腹部情况变化,必要时告知医护人员	□ 参与完成手术部位标记 □ 陪同患儿至手术室门口 □ 手术结束后查看标本并护送患儿返回病房 □ 配合护士整理床边心电监护及个人物品
病情变异记录	□ 无 □ 有,原因: 1. 2.	□ 无 □ 有,原因: 1. 2.

时间	入院第3~6d （术后阶段）	入院第5~7d （出院日）
医生工作	□ 对患儿情况进行再次评估(疼痛、营养等)，制订下一步诊疗计划 □ 观察患儿呼吸、血氧饱和度等情况进行评估，确定有无手术并发症 □ 按照规定完成三级查房并记录；病情变化及时记录并进行必要的复查 □ 指导患儿逐渐恢复饮食，评估患儿恢复情况，评估手术效果确定是否预出院 □ 指导患儿监护人帮助患儿起床及下床活动等 □ 完成预出院准备(开具预出院医嘱等)	□ 评估患儿情况，是否符合出院标准，确定能否出院 □ 开具出院医嘱和诊断证明 □ 交代出院后注意事项、给予随访指导 □ 预约门诊复诊 □ 完善出院记录、病案首页并归档病历
医生工作	**长期医嘱：** □ 小儿外科常规护理 □ 半流饮食 □ 二级护理 □ 术后止痛药物、止血药物 **临时医嘱：** □ 血常规、胸部X线正侧位、消化道造影(可选) □ 预出院及出院带药	**临时医嘱：** □ 今日出院
护士工作	□ 做好交接工作，完成护理记录 □ 执行各种医嘱，观察患儿生命体征、胸部体征及伤口情况 □ 术后伤口、疼痛、发热、心理与生活护理 □ 完成疼痛、营养、跌倒等评估并给予指导 □ 指导并督促患儿术后活动 □ 对患儿监护人进行出院准备指导	□ 出院宣教：复查时间、饮食指导、用药指导、伤口护理等 □ 向患儿监护人提供出院小结、诊断证明书和出院指引，协助患儿监护人办理出院手续
患儿监护人工作	□ 参与诊疗方案决策，完成知情同意 □ 观察患儿生命体征、伤口及胸部情况，必要时及时告知医护人员 □ 护理好患儿各管道，防止脱落、折叠等 □ 照顾患儿日常饮食、排便、睡眠，安抚患儿 □ 配合护士帮助患儿下床活动 □ 认真学习出院流程及相关注意事项	□ 认真学习出院宣教内容 □ 办理出院
病情变异记录	□ 无　□ 有，原因： 1. 2.	□ 无　□ 有，原因： 1. 2.

注：CT.计算机断层扫描；ICU.重症监护病房。

3. 出院标准

(1)无发热，血常规正常。

(2)术前症状消失。

(3)伤口愈合良好；疼痛评估＜2分。

(4)胸部X线示无气胸、胸腔积液。

(5)无其他需要住院处理的并发症。

（六）变异及原因分析

1. 出现围手术期并发症需要对症处理，可能延长住院时间，增加住院费用。

2. 术中出现严重并发症需要转ICU，可能延长住院时间，增加住院费用。

二、临床路径流程图（图 3-2）

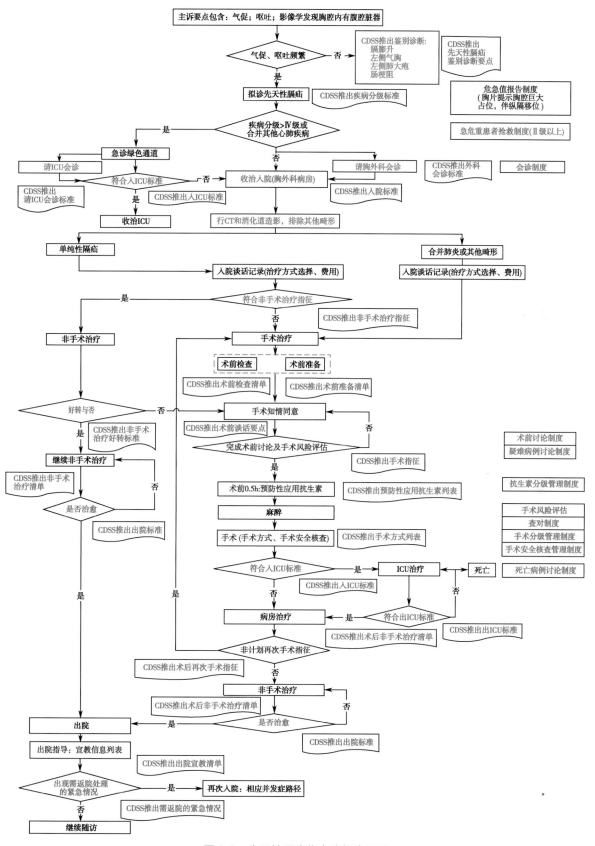

图 3-2 先天性膈疝临床路径流程图

CT. 计算机断层扫描；CDSS. 临床决策支持系统；ICU. 重症监护病房。

三、随访指导

门诊治疗系统定期自动发送随访问卷调查表。术后 1 个月常规专科门诊复诊,3 个月内避免剧烈活动,此后第 3、6、12 个月复诊 1 次,要求随诊 1 年以上,以便了解膈疝是否复发。

四、宣教

宣教时间:出院当天。

宣教内容:

1. 抱起喂奶,合理喂养,母乳喂养,注意观察及记录有无呕吐、腹胀及排便情况。

2. 伤口避免湿水,保持伤口清洁干燥,每 2~3d 换药 1 次,共需换药 2 次。

3. 紧急医疗指导　出现以下紧急情况需及时返院或到当地医院治疗:

(1)呕吐绿色胃液、腹痛、腹胀、排血便、发热、气促等。

(2)伤口红肿、触痛,有渗液、流脓等。

第三节　纵隔肿瘤临床路径

一、纵隔肿瘤临床路径标准流程

(一) 适用对象

第一诊断为纵隔肿瘤(ICD-10:D15.200、C38.100、C38.200、C38.300、C78.100 等),行纵隔病损切除术(ICD-9-CM3:34.3x02)、胸腔镜下纵隔病损切除术(ICD-9-CM3:34.3x04)、胸腔镜下纵隔活组织检查(ICD-9-CM3:34.2502)、开放性纵隔活组织检查(ICD-9-CM3:34.2600)。

(二) 诊断依据

根据《临床诊疗指南:小儿外科学分册》及《临床技术操作规范:小儿外科学分册》进行诊断。

1. 病史　患儿因呼吸道感染,行 X 线检查时被发现;或不明原因的呼吸道压迫症状,头面部静脉回流障碍等。

2. 体征　大部分纵隔肿瘤无特异性症状,若压迫气道可出现呼吸困难,压迫心脏及大血管时出现心功能低下及静脉回流障碍。

3. 辅助检查

(1)胸腹正侧位片可见纵隔影增宽,或异常密度影。

(2)CT 检查可明确肿瘤的位置、大小、密度。

(三) 进入临床路径标准

1. 第一诊断必须符合纵隔肿瘤(ICD-10:D15.200、C38.100、C38.200、C38.300、C78.100 等)。

2. 当患儿同时具有其他疾病诊断,但在住院期间不需要特殊处理也不影响第一诊断的临床路径实施时,可进入临床路径。

(四) 门诊表单

纵隔肿瘤临床路径表单(门诊)

患儿姓名:_____ 性别:_____ 年龄:_____ 门诊号:_____

诊次	初诊	复诊
医生工作	□ 询问病史和体格检查,完善相关检查,如胸部 CT 平扫＋增强、肿瘤标记物等 □ 告知本次检查的目的、费用及出报告时间;告知复诊时间 □ 告知注意事项,如避免胸部外伤、避免用力按压前胸	□ 根据病史、体征、检查检验结果初步诊断:纵隔肿瘤(如神经源性肿瘤、畸胎瘤、淋巴瘤、胸腺肿瘤等) □ 告知治疗过程和住院指征,开具住院证和预约住院日期 □ 告知等待住院期间注意事项和病情突变时的处理方法

续表

诊次	初诊	复诊
护士工作	□ 评估、安排就诊顺序,推送信息给医生和患儿监护人 □ 对患儿监护人进行缴费、检查检验、取药、抽血治疗等方面的指引	□ 评估、安排就诊顺序,推送信息给医生和患儿监护人 □ 对患儿监护人进行办理入院手续的指引
患儿监护人工作	□ 预约门诊,准备好病历资料和检验、检查结果 □ 接收指引单,完成就诊、检查 □ 参与诊疗方案决策 □ 享受知情同意权利 □ 接受健康教育	□ 预约门诊,准备好病历资料和检查、检验结果(胸部CT平扫＋增强、肿瘤标记物等) □ 做好入院准备 □ 参与诊疗方案决策 □ 享受知情同意权利 □ 接受健康教育
病情变异记录	□ 无　□ 有,原因: 1. 2.	□ 无　□ 有,原因: 1. 2.

注:CT.计算机断层扫描。

(五)住院流程

1. 入院标准

(1)明确诊断纵隔肿瘤,年龄<18岁,患儿监护人同意进行手术。

(2)手术指征明确,无明显手术禁忌证。

2. 临床路径表单

纵隔肿瘤临床路径表单(住院)

患儿姓名:_____ 性别:_____ 年龄:_____ 门诊号:_____ 住院号:_____

住院日期:　　年　　月　　日　　出院日期:　　年　　月　　日　　标准住院日:7~10d

时间	入院第 1~3d (术前阶段)	入院第 3~4d (手术日)
医生工作	□ 询问病史与体格检查 □ 上级医师查房与术前评估,确定诊断 □ 完成术前检查及术前准备,异常者分析处理后复查 □ 完成术前讨论,评估术前检查结果是否符合诊断和手术条件 □ 与患儿监护人共同完成诊疗决策,并签署手术、输血等知情同意书 □ 麻醉科医师探望患儿并完成麻醉前书面评估 **长期医嘱:** □ 小儿外科常规护理 □ 流质饮食 □ 补充维生素,营养支持治疗 □ 二级护理(可选)或一级护理(可选) □ 抗菌药物(可选) **临时医嘱:** □ 血常规、血型、尿液分析、大便常规、凝血功能、肝肾功能、感染性疾病筛查、血气分析、电解质分析(可选)、C反应蛋白测定(可选) □ 心电图、胸部 X 线(正侧位)检查、心脏彩超(可选)、胸部CT平扫＋增强＋血管四维重建	□ 按手术分级及手术授权完成手术 □ 向监护人展示标本、交代手术中情况和术后注意事项 □ 出手术室前主刀医师完成手术记录、术后首次病程记录(特殊情况下由第一助手完成) □ 开具术后医嘱(含转科医嘱)和病理检查单 □ 书写转出记录 □ 主刀医师术后 24h 内 ICU 查房 **临时医嘱:** □ 转入 ICU □ 开具病理检查单 　(备注:肿瘤<5cm,手术时间短,术后情况良好可返普通病房)

时间	入院第1~3d （术前阶段）	入院第3~4d （手术日）
医生 工作	□ 可选项目：AFP、NSE、24h尿VMA、肺部CT平扫、颅脑CT平扫、骨髓穿刺术、PET/CT、麻醉科会诊（疼痛评估>7分）、营养科会诊 □ 术前医嘱：拟送手术室麻醉下行纵隔肿瘤切除术；术前禁食、备皮；留置胃管；术前补液；术前止血药物；术前抗菌药物；备血、配血	
护士 工作	□ 入院护理评估 □ 入院宣教，嘱咐限制剧烈活动，避免胸部受压 □ 执行各项医嘱，完成术前检查、术前准备 □ 术前宣教 □ 完成术前评估并填写手术患儿交接表 □ 完成护理记录	□ 做好交接工作 □ 完成护理记录
患儿 监护 人工 作	□ 参与诊疗方案决策，完成知情同意 □ 配合完成各项术前检查、术前准备 □ 学习宣教内容 □ 配合限制患儿剧烈活动，避免胸部受压 □ 观察患儿变化，必要时告知医护人员	□ 参与完成手术部位标记 □ 陪同患儿至手术室门口 □ 手术结束后查看标本并护送患儿去ICU □ 准备好ICU内使用物品 □ 整理好普通病房床单位内个人物品
病情 变异 记录	□ 无　□ 有，原因： 1. 2.	□ 无　□ 有，原因： 1. 2.

时间	入院第4~9d （术后阶段）	入院第7~10d （出院日）
医生 工作	□ ICU查房，和ICU医生一起判断患儿是否具有出ICU指征 □ 开具转入医嘱，书写转入记录 □ 对患儿情况进行再次评估（血气分析、营养、疼痛等），制订下一步诊疗计划 □ 观察患儿胸腔引流等情况，进行评估，确定有无手术并发症 □ 按照规定完成三级查房并记录；病情变化及时记录并进行必要的复查 □ 追踪病理及检查结果；危急值分析及处理 □ 指导患儿逐渐恢复饮食，评估患儿恢复情况，评估手术效果确定是否预出院 □ 详细解读患儿病理报告 □ 完成预出院准备（开具预出院医嘱等）	□ 评估患儿情况，是否符合出院标准，确定能否出院 □ 开具出院医嘱和诊断证明 □ 交代出院后注意事项，给予随访指导 □ 预约门诊复诊 □ 完善出院记录、病案首页并归档病历
	长期医嘱： □ 按全麻下纵隔肿瘤切除术后常规护理 □ 可选项目：心电监护、血氧饱和度监测、吸氧；一级护理、二级护理；禁食、饮水、流质饮食；留置胃管、尿管、胸腔引流管并计量；非限制级抗菌药物、限制级抗菌药物（参照《抗菌药物分级管理目录》清单选择具体常用药物）；止血药物；静脉营养支持 临时医嘱： □ 血常规、C反应蛋白、胸部X线正侧位 □ 可选项目：按出入量补充液体和电解质、其他特殊医嘱（如退热药物）、拔除胃管、拔除胸腔引流管、拔除尿管、伤口换药 □ 预出院及出院带药	临时医嘱： □ 今日出院

续表

时间	入院第 4~9d (术后阶段)	入院第 7~10d (出院日)
护士 工作	□ 做好交接工作,完成护理记录 □ 执行各种医嘱,观察患儿生命体征、胸部体征及伤口情况 □ 术后伤口、引流管、发热、心理与生活护理 □ 完成疼痛、营养、跌倒等评估并给予指导 □ 术后健康宣教:药物、伤口、引流管护理要点,手术情况、术后注意事项及监护仪使用等 □ 观察并调节补液速度,观察药物不良反应 □ 指导并督促患儿术后活动 □ 对患儿监护人进行出院准备指导	□ 出院宣教:复查时间、饮食指导、用药指导、伤口护理等 □ 向患儿监护人提供出院小结、诊断证明书和出院指引,协助患儿监护人办理出院手续
患儿 监护 人工 作	□ 参与诊疗方案决策,完成知情同意 □ 观察患儿生命体征、伤口及胸部情况,必要时及时告知医护人员 □ 护理好患儿各管道,防止脱落、折叠等 □ 照顾患儿日常饮食、排便、睡眠,安抚患儿 □ 了解患儿病理结果 □ 认真学习出院流程及相关注意事项	□ 认真学习出院宣教内容 □ 办理出院
病情 变异 记录	□ 无　□ 有,原因: 1. 2.	□ 无　□ 有,原因: 1. 2.

注:AFP. 甲胎蛋白;CT. 计算机断层扫描;ICU. 重症监护病房;NSE. 神经元特异性烯醇化酶;VMA. 香草基扁桃酸;PET/CT. 正电子发射计算机体层显像仪。

3. 出院标准

(1)无发热,血常规正常。

(2)术前症状消失。

(3)伤口愈合良好;疼痛评估 <2 分。

(4)胸部 X 线示无气胸、胸腔积液。

(5)无其他需要住院处理的并发症。

(六) 变异及原因分析

1. 出现围手术期并发症需要对症处理,可能延长住院时间,增加住院费用。

2. 术中出现严重并发症需要转 ICU,可能延长住院时间,增加住院费用。

二、临床路径流程图(图 3-3)

三、随访指导

术后 1 周常规血液肿瘤专科门诊复诊(了解病理、基因检查等结果,决定是否需要进一步化疗);以后要求每 1 年复查一次,以便了解肿瘤是否复发。

四、宣教

宣教时间:出院当天。

宣教内容:

1. 3 个月内避免剧烈活动,注意气候的变化,防止受凉或过热。

2. 伤口避免湿水,保持伤口清洁干燥,每 2~3d 换药 1 次,共需换药 2 次。

3. 紧急医疗指导　出现以下紧急情况需及时返院或到当地医院治疗:

（1）伤口红肿、触痛，有渗液、流脓等。

（2）术后出现发热（>38℃、胸部疼痛、伤口红肿）或者严重皮下气肿、呼吸困难等。

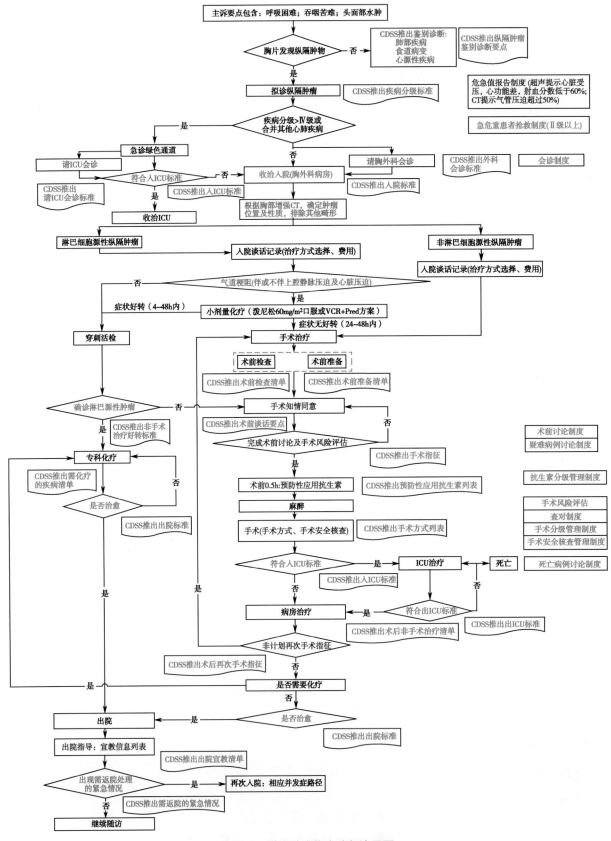

图 3-3 纵隔肿瘤临床路径流程图

CDSS.临床决策支持系统；CT.计算机断层扫描；ICU.重症监护病房。

第四节 包裹性脓胸临床路径

一、包裹性脓胸临床路径标准流程

（一）适用对象

第一诊断为包裹性脓胸（ICD-10：J86.902），行胸膜剥脱术（ICD-9-CM3：34.5101）。

（二）诊断依据

根据《临床诊疗指南：小儿外科学分册》及《临床技术操作规范：小儿外科学分册》进行诊断。

1. **病史** 反复发热、咳嗽，胸部 X 线提示胸腔积液。

2. **体征** 患侧胸腔较饱满，听诊呼吸音明显减弱，叩诊为浊音。

3. **辅助检查**

(1)胸部正侧位片：患侧大量胸腔积液，心脏和纵隔往健侧移位。

(2)胸部增强 CT 可见胸膜增厚，包裹性积液伴分隔。

（三）进入临床路径标准

1. 第一诊断必须符合包裹性脓胸（ICD-10：J86.902）。

2. 当患儿同时具有其他疾病诊断，但在住院期间不需要特殊处理也不影响第一诊断的临床路径实施时，可进入临床路径。

（四）门诊表单

包裹性脓胸临床路径表单（门诊）

患儿姓名：_____ 性别：_____ 年龄：_____ 门诊号：_____

诊次	初诊	复诊
医生工作	□ 询问病史和体格检查，完善相关检查，如胸部 X 线、CT 平扫＋增强、血常规等 □ 告知本次检查的目的、费用及出报告时间；告知复诊时间 □ 告知注意事项，如拍背排痰、观察体温、呼吸情况等	□ 根据病史、体征、检查检验结果初步诊断：包裹性脓胸 □ 告知治疗过程和住院指征，开具住院证和预约住院日期 □ 告知等待住院期间注意事项和病情突变时的处理方法
护士工作	□ 评估、安排就诊顺序，推送信息给医生和患儿监护人 □ 对患儿监护人进行缴费、检查检验、取药等方面的指引	□ 评估、安排就诊顺序，推送信息给医生和患儿监护人 □ 对患儿监护人进行办理入院手续的指引
患儿监护人工作	□ 预约门诊，准备好病历资料和检验、检查结果 □ 接收指引单，完成就诊、检查 □ 参与诊疗方案决策 □ 享受知情同意权利 □ 接受健康教育	□ 预约门诊，准备好病历资料和检查、检验结果（胸部 X 线、CT 平扫＋增强、血常规等） □ 做好入院准备 □ 参与诊疗方案决策 □ 享受知情同意权利 □ 接受健康教育
病情变异记录	□ 无 □ 有,原因： 1. 2.	□ 无 □ 有,原因： 1. 2.

注：CT. 计算机断层扫描。

（五）住院流程

1. **入院标准**

(1)明确诊断包裹性脓胸，年龄 <18 岁，患儿监护人同意进行手术。

(2)手术指征明确，无明显手术禁忌证。

2. 临床路径表单

包裹性脓胸临床路径表单(住院)

患儿姓名:_____ 性别:_____ 年龄:_____ 门诊号:_____ 住院号:_____

住院日期: 年 月 日 出院日期: 年 月 日 标准住院日:6~10d

时间	入院第 1~2d (术前阶段)	入院第 2~3d (手术日)
医生 工作	□ 询问病史与体格检查 □ 上级医师查房与术前评估,确定诊断 □ 完成术前检查及术前准备,异常者分析处理后复查 □ 完成术前讨论,评估术前检查结果是否符合诊断和手术条件 □ 与患儿监护人共同完成诊疗决策,并签署手术、输血等知情同意书 □ 麻醉科医师探望患儿并完成麻醉前书面评估 长期医嘱: □ 小儿外科常规护理 □ 普通饮食 □ 补充维生素,营养支持治疗 □ 二级护理(可选)或一级护理(可选) □ 抗菌药物 □ 雾化药物 临时医嘱: □ 血常规、血型、尿液分析、大便常规、凝血功能、肝肾功能、感染性疾病筛查、血气分析、电解质分析(可选) □ 心电图、胸部 X 线(正侧位)检查、胸部 CT 平扫 + 增强、胸腔超声 □ 可选项目:麻醉科会诊(疼痛评估 >7 分)、营养科会诊 □ 术前医嘱:拟送手术室麻醉下行胸膜剥脱术;术前禁食、备皮;留置胃管;术前补液;术前止血药物;术前抗菌药物;备血、配血	□ 按手术分级及手术授权完成手术 □ 向监护人展示标本、交代手术中情况和术后注意事项 □ 出手术室前主刀医师完成手术记录、术后首次病程记录(特殊情况下由第一助手完成) □ 开具术后医嘱(含转科医嘱)和病理检查单 □ 书写转出记录 □ 主刀医师术后 24h 内 ICU 查房 临时医嘱: □ 转入 ICU □ 开具病理检查单
护士 工作	□ 入院护理评估 □ 入院宣教,嘱咐多拍背排痰 □ 执行各项医嘱,完成术前检查、术前准备 □ 术前宣教 □ 完成术前评估并填写手术患儿交接表 □ 完成护理记录	□ 做好交接工作 □ 完成护理记录
患儿 监护 人工 作	□ 参与诊疗方案决策,完成知情同意 □ 配合完成各项术前检查、术前准备 □ 学习宣教内容 □ 配合限制患儿剧烈活动,避免胸部受压 □ 观察患儿变化,必要时告知医护人员	□ 参与完成手术部位标记 □ 陪同患儿至手术室门口 □ 手术结束后查看标本并护送患儿去 ICU □ 准备好 ICU 内使用物品 □ 整理好普通病房床单位内个人物品
病情 变异 记录	□ 无 □ 有,原因: 1. 2.	□ 无 □ 有,原因: 1. 2.

时间	入院第 3~9d (术后阶段)	入院第 6~10d (出院日)
医生 工作	□ ICU 查房,和 ICU 医生一起判断患儿是否具有出 ICU 指征 □ 开具转入医嘱,书写转入记录 □ 对患儿情况进行再次评估(血气分析、营养、疼痛等),制订下一步诊疗计划	□ 评估患儿情况,是否符合出院标准,确定能否出院 □ 开具出院医嘱和诊断证明 □ 交代出院后注意事项,给予随访指导

时间	入院第3~9d （术后阶段）	入院第6~10d （出院日）
医生 工作	□ 观察患儿胸腔引流等情况进行评估,确定有无手术并发症 □ 按照规定完成三级查房并记录;病情变化及时记录并进行必要的复查 □ 追踪病理及检查结果;危急值分析及处理 □ 指导患儿逐渐恢复饮食,评估患儿恢复情况,评估手术效果确定是否预出院 □ 详细解读患儿病理报告 □ 完成预出院准备(开具预出院医嘱等) **长期医嘱:** □ 按全麻下胸膜剥脱术后常规护理 □ 可选项目:心电监护、血氧饱和度监测、吸氧;一级护理、二级护理;流质饮食、普通饮食;胸腔引流管并计量;非限制级抗菌药物、限制级抗菌药物(参照《抗菌药物分级管理目录》清单选择具体常用药物);止血药物;静脉营养支持 **临时医嘱:** □ 血常规、C反应蛋白、胸部X线正侧位 □ 可选项目:按出入量补充液体和电解质、其他特殊医嘱(如退热药物)、拔除胃管、拔除胸腔引流管、拔除尿管、伤口换药 □ 预出院及出院带药	□ 预约门诊复诊 □ 完善出院记录、病案首页并归档病历 **临时医嘱:** □ 今日出院
护士 工作	□ 做好交接工作,完成护理记录 □ 执行各种医嘱,观察患儿生命体征、胸部体征及伤口情况 □ 术后伤口、引流管、发热、心理与生活护理 □ 完成疼痛、营养、跌倒等评估并给予指导 □ 术后健康宣教:药物、伤口、引流管护理要点,手术情况、术后注意事项及监护仪使用等 □ 观察并调节补液速度,观察药物不良反应 □ 指导并督促患儿术后活动 □ 对患儿监护人进行出院准备指导	□ 出院宣教:复查时间、饮食指导、用药指导、伤口护理等 □ 向患儿监护人提供出院小结、诊断证明书和出院指引,协助患儿监护人办理出院手续
患儿 监护 人工 作	□ 参与诊疗方案决策,完成知情同意 □ 观察患儿生命体征、伤口及胸部情况,必要时及时告知医护人员 □ 护理好患儿各管道,防止脱落、折叠等 □ 照顾患儿日常饮食、排便、睡眠,安抚患儿 □ 了解患儿病理结果 □ 认真学习出院流程及相关注意事项	□ 认真学习出院宣教内容 □ 办理出院
病情 变异 记录	□ 无　□ 有,原因: 1. 2.	□ 无　□ 有,原因: 1. 2.

注:CT.计算机断层扫描;ICU.重症监护病房。

3. 出院标准

(1)无发热、气促,血常规基本正常。

(2)术前症状消失。

(3)伤口愈合良好;疼痛评估<2分。

(4)胸部X线示无气胸、胸腔积液。

(5)无其他需要住院处理的并发症。

（六）变异及原因分析

1. 出现围手术期并发症需要对症处理，可能延长住院时间，增加住院费用。

2. 术中出现严重并发症需要转 ICU，可能延长住院时间，增加住院费用。

二、临床路径流程图（图 3-4）

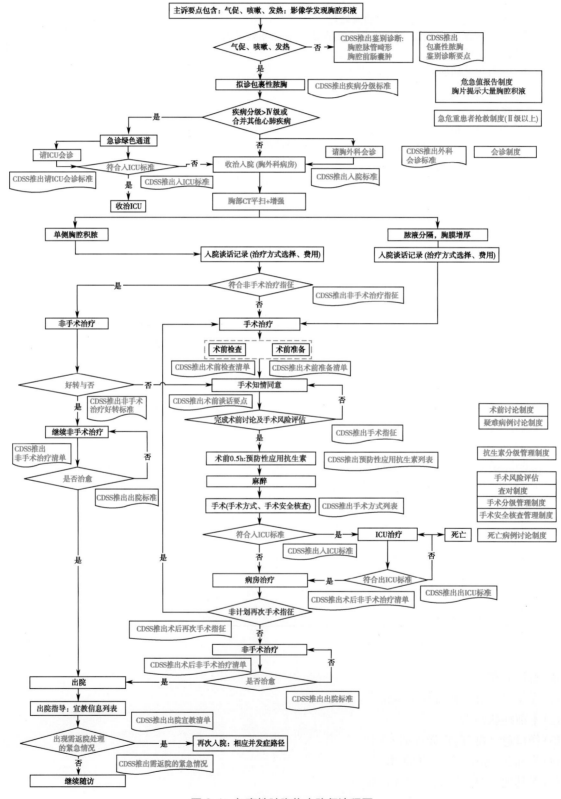

图 3-4 包裹性脓胸临床路径流程图

CT. 计算机断层扫描；CDSS. 临床决策支持系统；ICU. 重症监护病房。

三、随访指导

门诊治疗系统定期自动发送随访问卷调查表。术后 2 周常规专科门诊复诊,此后第 1、3、6、12 个月复诊 1 次,要求随诊 1 年以上。

四、宣教

宣教时间:出院当天。

宣教内容:

1. 术后口服抗生素 1~2 周,妥善保管药物,按医嘱合理用药;3 个月内避免剧烈活动,注意气候的变化,防止受凉或过热。

2. 伤口避免湿水,保持伤口清洁干燥,每 2~3d 换药 1 次,共需换药 2 次。

3. 紧急医疗指导 出现以下紧急情况需及时返院或到当地医院治疗:

(1)伤口红肿、触痛,有渗液、流脓等。

(2)术后出现发热(>38℃、胸部疼痛、伤口红肿)或者严重皮下气肿、呼吸困难等。

第五节 先天性肺囊性病变临床路径

一、先天性肺囊性病变临床路径标准流程

(一)适用对象

第一诊断为先天性肺囊性病变(ICD-10:Q33.001),行胸腔镜下肺病损切除术(ICD-9-CM3:32.2003)、肺病损切除术(ICD-9-CM3:32.2901)、胸腔镜肺叶节段切除术(ICD-9-CM3:32.3000)、肺叶切除术(ICD-9-CM3:32.4902)、胸腔镜下肺叶切除术(ICD-9-CM3:32.4100)。

(二)诊断依据

根据《临床诊疗指南:小儿外科学分册》及《临床技术操作规范:小儿外科学分册》进行诊断。

1. **病史** 产前超声发现肺囊性病变,或因其他原因行胸部 X 线检查发现肺部异常阴影。大部分肺囊性病变无明显症状,巨大型肺囊肿或合并严重肺气肿患儿可有气促症状。

2. **体征** 大部分肺囊性病变患儿无明显体征,巨大型肺囊肿或合并严重肺气肿患儿可有患侧胸腔饱满、肋间隙增宽、叩诊可有鼓音、呼吸音较健侧弱等体征。

3. **辅助检查**

(1)胸部正侧位片:可见肺局部密度异常影。

(2)胸部增强 CT:可见囊肿位置、大小等。

(三)进入临床路径标准

1. 第一诊断必须符合先天性肺囊性病变(ICD-10:Q33.001)。

2. 当患儿同时具有其他疾病诊断,但在住院期间不需要特殊处理也不影响第一诊断的临床路径实施时,可进入临床路径。

(四) 门诊表单

先天性肺囊性病变临床路径表单 (门诊)

患儿姓名:_____ 性别:_____ 年龄:_____ 门诊号:_____

诊次	初诊	复诊
医生工作	□ 询问病史和体格检查,完善相关检查,如胸部 X 线、CT 平扫+增强等 □ 告知本次检查的目的、费用及出报告时间;告知复诊时间 □ 告知注意事项,如注意保温、减少呼吸道感染、注意呼吸情况等	□ 根据病史、体征、检查检验结果初步诊断:先天性肺囊性病变 □ 告知治疗过程和住院指征,开具住院证和预约住院日期 □ 告知等待住院期间注意事项和病情突变时的处理方法
护士工作	□ 评估、安排就诊顺序,推送信息给医生和患儿监护人 □ 对患儿监护人进行缴费、检查检验、取药等方面的指引	□ 评估、安排就诊顺序,推送信息给医生和患儿监护人 □ 对患儿监护人进行办理入院手续的指引
患儿监护人工作	□ 预约门诊,准备好病历资料和检验、检查结果 □ 接收指引单,完成就诊、检查 □ 参与诊疗方案决策 □ 享受知情同意权利 □ 接受健康教育	□ 预约门诊,准备好病历资料和检查、检验结果(胸部 X 线、CT 平扫+增强等) □ 做好入院准备 □ 参与诊疗方案决策 □ 享受知情同意权利 □ 接受健康教育
病情变异记录	□ 无　□ 有,原因: 1. 2.	□ 无　□ 有,原因: 1. 2.

注:CT. 计算机断层扫描。

(五) 住院流程

1. 入院标准

(1) 明确诊断先天性肺囊性病变,年龄 <18 岁,患儿监护人同意进行手术。

(2) 手术指征明确,无明显手术禁忌证。

2. 临床路径表单

先天性肺囊性病变临床路径表单 (住院)

患儿姓名:_____ 性别:_____ 年龄:_____ 门诊号:_____ 住院号:_____

住院日期:___年___月___日　出院日期:___年___月___日　标准住院日:6~8d

时间	入院第 1~2d (术前阶段)	入院第 2~3d (手术日)
医生工作	□ 询问病史与体格检查 □ 上级医师查房与术前评估,确定诊断 □ 完成术前检查及术前准备,异常者分析处理后复查 □ 完成术前讨论,评估术前检查结果是否符合诊断和手术条件 □ 与患儿监护人共同完成诊疗决策,并签署手术、输血等知情同意书 □ 麻醉科医师探望患儿并完成麻醉前书面评估	□ 按手术分级及手术授权完成手术 □ 向监护人展示标本、交代手术中情况和术后注意事项 □ 出手术室前主刀医师完成手术记录、术后首次病程记录(特殊情况下由第一助手完成) □ 开具术后医嘱(含转科医嘱)和病理检查单 □ 书写转出记录 □ 主刀医师术后 24h 内 ICU 查房

续表

时间	入院第 1~2d （术前阶段）	入院第 2~3d （手术日）
医生 工作	长期医嘱： □ 小儿外科常规护理 □ 普通饮食 □ 补充维生素,营养支持治疗 □ 二级护理(可选)或一级护理(可选) □ 抗菌药物(合并感染可选) □ 雾化药物 临时医嘱： □ 血常规、血型、尿液分析、大便常规、凝血功能、肝肾功能、感染性 　疾病筛查、血气分析、电解质分析(可选) □ 心电图、胸部 X 线(正侧位)检查、胸部 CT 平扫＋增强 □ 可选项目:肺功能、营养科会诊 □ 术前医嘱:拟送手术室麻醉下行胸腔镜肺病损切除术;术前禁 　食、备皮;留置胃管;术前补液;术前止血药物;术前抗菌药物;备 　血、配血	临时医嘱： □ 转入 ICU □ 开具病理检查单 (备注:叶外型隔离肺,术后可考虑返普通病 房)
护士 工作	□ 入院护理评估 □ 入院宣教,嘱咐多注意保温,避免呼吸道感染等 □ 执行各项医嘱,完成术前检查、术前准备 □ 术前宣教 □ 完成术前评估并填写手术患儿交接表 □ 完成护理记录	□ 做好交接工作 □ 完成护理记录
患儿 监护 人工 作	□ 参与诊疗方案决策,完成知情同意 □ 配合完成各项术前检查、术前准备 □ 学习宣教内容 □ 观察患儿变化,必要时告知医护人员	□ 参与完成手术部位标记 □ 陪同患儿至手术室门口 □ 手术结束后查看标本并护送患儿去 ICU □ 准备好 ICU 内使用物品 □ 整理好普通病房床单位内个人物品
病情 变异 记录	□ 无　　□ 有,原因: 1. 2.	□ 无　　□ 有,原因: 1. 2.

时间	入院第 3~7d （术后阶段）	入院第 6~8d （出院日）
医生 工作	□ ICU 查房,和 ICU 医生一起判断患儿是否具有出 ICU 指征 □ 开具转入医嘱,书写转入记录 □ 对患儿情况进行再次评估(血气分析、营养、疼痛等),制订下一 　步诊疗计划 □ 观察患儿胸腔引流等情况,进行评估,确定有无手术并发症 □ 按照规定完成三级查房并记录;病情变化及时记录并进行必要 　的复查 □ 追踪病理及检查结果;危急值分析及处理 □ 指导患儿逐渐恢复饮食,评估患儿恢复情况,评估手术效果确定 　是否预出院 □ 详细解读患儿病理报告 □ 完成预出院准备(开具预出院医嘱等)	□ 评估患儿情况,是否符合出院标准,确定 　能否出院 □ 开具出院医嘱和诊断证明 □ 交代出院后注意事项、给予随访指导 □ 预约门诊复诊 □ 完善出院记录、病案首页并归档病历

时间	入院第3~7d（术后阶段）	入院第6~8d（出院日）
医生工作	**长期医嘱：** □ 按全麻下胸膜剥脱术后常规护理 □ 可选项目：心电监护、血氧饱和度监测、吸氧；一级护理、二级护理；流质饮食、普通饮食；胸腔引流管并计量；非限制级抗菌药物（参照《抗菌药物分级管理目录》清单选择具体常用药物）；止血药物；静脉营养支持 **临时医嘱：** □ 血常规、C反应蛋白、胸部X线正侧位 □ 可选项目：按出入量补充液体和电解质、其他特殊医嘱（如退热药物）、拔除胃管、拔除胸腔引流管、拔除尿管、伤口换药 □ 预出院及出院带药	**临时医嘱：** □ 今日出院
护士工作	□ 做好交接工作，完成护理记录 □ 执行各种医嘱，观察患儿生命体征、胸部体征及伤口情况 □ 术后伤口、引流管、发热、心理与生活护理 □ 完成疼痛、营养、跌倒等评估并给予指导 □ 术后健康宣教：药物、伤口、引流管护理要点、手术情况、术后注意事项及监护仪使用等 □ 观察并调节补液速度，观察药物不良反应 □ 指导并督促患儿术后活动 □ 对患儿监护人进行出院准备指导	□ 出院宣教：复查时间、饮食指导、用药指导、伤口护理等 □ 向患儿监护人提供出院小结、诊断证明书和出院指引，协助患儿监护人办理出院手续
患儿监护人工作	□ 参与诊疗方案决策，完成知情同意 □ 观察患儿生命体征、伤口及胸部情况，必要时及时告知医护人员 □ 护理好患儿各管道，防止脱落、折叠等 □ 照顾患儿日常饮食、排便、睡眠，安抚患儿 □ 了解患儿病理结果 □ 认真学习出院流程及相关注意事项	□ 认真学习出院宣教内容 □ 办理出院
病情变异记录	□ 无　□ 有，原因： 1. 2.	□ 无　□ 有，原因： 1. 2.

注：CT. 计算机断层扫描；ICU. 重症监护病房。

3. 出院标准

(1) 无发热、气促，血常规基本正常。

(2) 伤口愈合良好；疼痛评估 <2 分。

(3) 胸部 X 线示无气胸、胸腔积液。

(4) 无其他需要住院处理的并发症。

（六）变异及原因分析

1. 出现围手术期并发症需要对症处理，可能延长住院时间，增加住院费用。

2. 术中出现严重并发症需要转 ICU，可能延长住院时间，增加住院费用。

二、临床路径流程图（图 3-5）

三、随访指导

术后 1 个月常规专科门诊复诊，此后第 3、6、12 个月复诊 1 次，要求随诊 1 年以上。

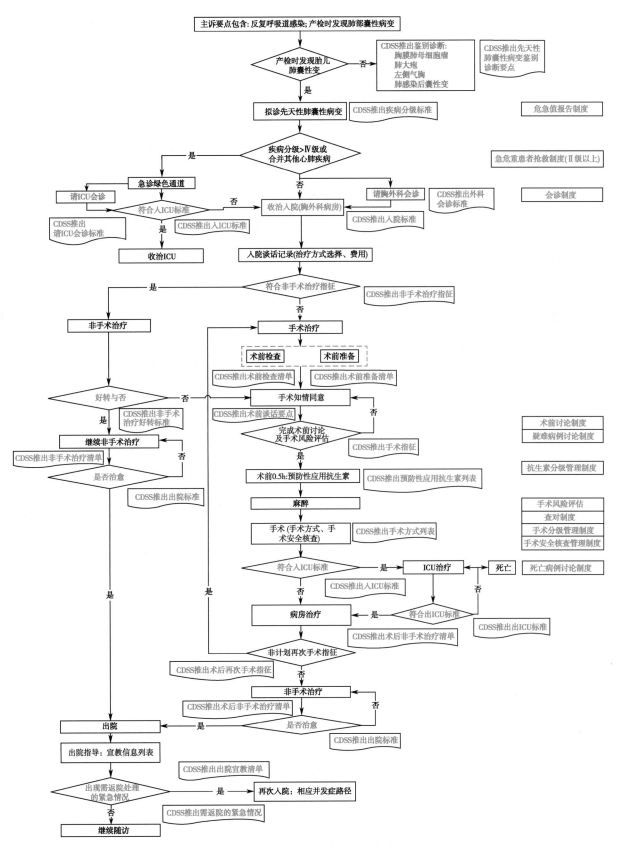

图 3-5 先天性肺囊性病变临床路径流程图

CDSS. 临床决策支持系统；ICU. 重症监护病房。

四、宣教

宣教时间:出院当天。

宣教内容:

1. 3个月内避免剧烈活动,注意气候的变化,防止受凉或过热。

2. 伤口避免湿水,保持伤口清洁干燥,每2~3d换药1次,共需换药2次。

3. 紧急医疗指导　出现以下紧急情况需及时返院或到当地医院治疗:

(1)伤口红肿、触痛,有渗液、流脓等。

(2)术后出现发热(>38℃、胸部疼痛、伤口红肿)或者严重皮下气肿、呼吸困难等。

第六节　先天性膈膨升临床路径

一、先天性膈膨升临床路径标准流程

(一) 适用对象

第一诊断为先天性膈膨升(ICD-10:Q79.102),行胸腔镜膈肌折叠术(ICD-9-CM3:53.8100x004)、膈肌折叠术(ICD-9-CM3:53.8100x001)。

(二) 诊断依据

根据《临床诊疗指南:小儿外科学分册》及《临床技术操作规范:小儿外科学分册》进行诊断。

1. **病史**　新生儿期即有呼吸窘迫,婴幼儿和儿童期有反复呼吸道感染或呕吐表现,往往因其他疾病行X线检查时被发现。

2. **体征**　患侧胸听诊呼吸音减弱。

3. **辅助检查**

(1)胸腹正侧位片:可见膈肌膨起,较健侧膈面高。

(2)上消化道造影:通过置入胃管或口服造影剂,可见肠管均位于膈下。

(三) 进入临床路径标准

1. 第一诊断必须符合先天性膈膨升(ICD-10:Q79.102)。

2. 当患儿同时具有其他疾病诊断,但在住院期间不需要特殊处理也不影响第一诊断的临床路径实施时,可进入临床路径。

(四) 门诊表单

先天性膈膨升临床路径表单(门诊)

患儿姓名:_____ 性别:_____ 年龄:_____ 门诊号:_____

诊次	初诊	复诊
医生工作	□ 询问病史和体格检查,完善相关检查,如胸部X线、CT平扫、消化道造影等 □ 告知本次检查的目的、费用及出报告时间;告知复诊时间 □ 告知注意事项,注意饮食情况,尽量减少呼吸道感染	□ 根据病史、体征、检查检验结果初步诊断:先天性膈膨升 □ 告知治疗过程和住院指征,开具住院证和预约住院日期 □ 告知等待住院期间注意事项和病情突变时的处理方法
护士工作	□ 评估、安排就诊顺序,推送信息给医生和患儿监护人 □ 对患儿监护人进行缴费、检查检验、取药等方面的指引	□ 评估、安排就诊顺序,推送信息给医生和患儿监护人 □ 对患儿监护人进行办理入院手续的指引

诊次	初诊	复诊
患儿监护人工作	□ 预约门诊,准备好病历资料和检验、检查结果 □ 接收指引单,完成就诊、检查 □ 参与诊疗方案决策 □ 享受知情同意权利 □ 接受健康教育	□ 预约门诊,准备好病历资料和检查、检验结果(胸部X线、消化道造影等) □ 做好入院准备 □ 参与诊疗方案决策 □ 享受知情同意权利 □ 接受健康教育
病情变异记录	□ 无　□ 有,原因: 1. 2.	□ 无　□ 有,原因: 1. 2.

注:CT.计算机断层扫描。

(五) 住院流程

1. 入院标准

(1)明确诊断先天性膈膨升,年龄<18岁,患儿监护人同意进行手术。

(2)手术指征明确,无明显手术禁忌证。

2. 临床路径表单

先天性膈膨升临床路径表单(住院)

患儿姓名:＿＿＿＿＿性别:＿＿＿年龄:＿＿＿＿门诊号:＿＿＿＿＿住院号:＿＿＿＿＿

住院日期:　　年　　月　　日　　出院日期:　　年　　月　　日　　标准住院日:4~5d

时间	入院第 1d (术前阶段)	入院第 2d (手术日)
医生工作	□ 询问病史与体格检查 □ 上级医师查房与术前评估,确定诊断 □ 完成术前检查及术前准备,异常者分析处理后复查 □ 完成术前讨论,评估术前检查结果是否符合诊断和手术条件 □ 与患儿监护人共同完成诊疗决策,并签署手术、输血等知情同意书 □ 麻醉科医师探望患儿并完成麻醉前书面评估 **长期医嘱:** □ 小儿外科常规护理 □ 普通饮食(或流质饮食) □ 二级护理 **临时医嘱:** □ 血常规、血型、大便常规、凝血功能、肝肾功能、感染性疾病筛查 □ 心电图、胸部X线(正侧位)检查、胸部CT平扫、消化道造影 □ 可选项目:肺功能、心脏彩超、营养科会诊 □ 术前医嘱:拟送手术室麻醉下行胸腔镜下膈肌折叠术;留置胃管;术前禁食、备皮;术前补液;术前抗生素;术前止血药物;备血、配血(可选)	□ 按手术分级及手术授权完成手术 □ 向监护人交代手术中情况和术后注意事项 □ 出手术室前主刀医师完成手术记录、术后首次病程记录(特殊情况下由第一助手完成) □ 开具术后医嘱 □ 主刀医师术后24h内查房 **长期医嘱:** □ 小儿外科常规护理 □ 术后禁食 □ 一级护理 □ 心电监护 □ 血氧饱和度检测 □ 吸氧 □ 术后止痛药物、止血药物 **临时医嘱:** □ 按需要补充液体和电解质 □ 术后止痛药物、止血药物
护士工作	□ 入院护理评估 □ 入院宣教,嘱咐注意保温,避免呼吸道感染 □ 执行各项医嘱,完成术前检查、术前准备 □ 术前宣教 □ 完成术前评估并填写手术患儿交接表 □ 完成护理记录	□ 做好交接工作 □ 完成护理记录 □ 术后健康宣教:药物、伤口,手术情况、术后注意事项及监护仪使用等 □ 观察并调节补液速度,观察药物不良反应

续表

时间	入院第 1d （术前阶段）	入院第 2d （手术日）
患儿监护人工作	□ 参与诊疗方案决策，完成知情同意 □ 配合完成各项术前检查、术前准备 □ 学习宣教内容 □ 注意患儿保温，避免呼吸道感染 □ 观察患儿呼吸情况变化，必要时告知医护人员	□ 参与完成手术部位标记 □ 陪同患儿至手术室门口 □ 手术结束后查看标本并护送患儿返回病房 □ 配合护士整理床边心电监护及个人物品
病情变异记录	□ 无　□ 有，原因： 1. 2.	□ 无　□ 有，原因： 1. 2.

时间	入院第 3~4d （术后阶段）	入院第 4~5d （出院日）
医生工作	□ 对患儿情况进行再次评估(疼痛、营养等)，制订下一步诊疗计划 □ 观察患儿呼吸、血氧饱和度等情况，进行评估，确定有无手术并发症 □ 按照规定完成三级查房并记录；病情变化及时记录并进行必要的复查 □ 指导患儿逐渐恢复饮食，评估患儿恢复情况，评估手术效果确定是否预出院 □ 指导患儿监护人帮助患儿起床及下床活动等 □ 完成预出院准备(开具预出院医嘱等) **长期医嘱：** □ 小儿外科常规护理 □ 半流饮食 □ 二级护理 □ 术后止痛药物、止血药物 **临时医嘱：** □ 血常规、胸部 X 线正侧位 □ 预出院	□ 评估患儿情况，是否符合出院标准，确定能否出院 □ 开具出院医嘱和诊断证明 □ 交代出院后注意事项、给予随访指导 □ 预约门诊复诊 □ 完善出院记录、病案首页并归档病历 **临时医嘱：** □ 今日出院
护士工作	□ 做好交接工作，完成护理记录 □ 执行各种医嘱，观察患儿生命体征、胸部体征及伤口情况 □ 术后伤口、疼痛、发热、心理与生活护理 □ 完成疼痛、营养、跌倒等评估并给予指导 □ 指导并督促患儿术后活动 □ 对患儿监护人进行出院准备指导	□ 出院宣教：复查时间、饮食指导、伤口护理等 □ 向患儿监护人提供出院小结、诊断证明书和出院指引，协助患儿监护人办理出院手续
患儿监护人工作	□ 参与诊疗方案决策，完成知情同意 □ 观察患儿生命体征、伤口及胸部情况，必要时及时告知医护人员 □ 护理好患儿各管道，防止脱落、折叠等 □ 照顾患儿日常饮食、排便、睡眠，安抚患儿 □ 配合护士帮助患儿下床活动 □ 认真学习出院流程及相关注意事项	□ 认真学习出院宣教内容 □ 办理出院
病情变异记录	□ 无　□ 有，原因： 1. 2.	□ 无　□ 有，原因： 1. 2.

注：CT. 计算机断层扫描。

（六）变异及原因分析

1. 出现围手术期并发症需要对症处理，可能延长住院时间，增加住院费用。

2. 术中出现严重并发症需要转 ICU，可能延长住院时间，增加住院费用。

二、临床路径流程图（图 3-6）

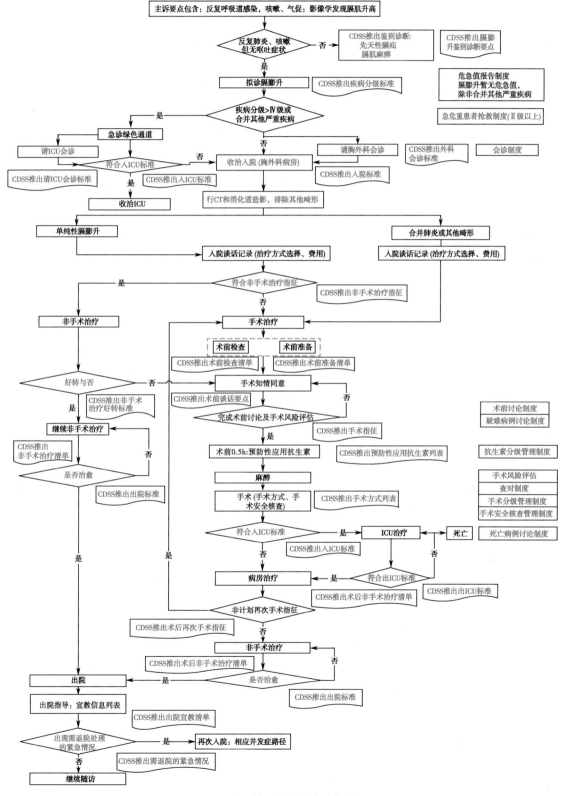

图 3-6 先天性膈膨升临床路径流程图

CT. 计算机断层扫描；CDSS. 临床决策支持系统；ICU. 重症监护病房。

三、随访指导

门诊治疗系统定期自动发送随访问卷调查表。术后 1 个月常规专科门诊复诊,3 个月内避免剧烈活动,此后第 3、6、12 个月复诊 1 次,要求随诊 1 年以上,以便了解膈膨升是否复发。

四、宣教

宣教时间:出院当天。

宣教内容:

1. 3 个月内避免剧烈活动,注意气候的变化,防止受凉或过热。

2. 伤口避免湿水,保持伤口清洁干燥,每 2~3d 换药 1 次,共需换药 2 次。

3. 紧急医疗指导　出现以下紧急情况需及时返院或到当地医院治疗:

(1)伤口红肿、触痛,有渗液、流脓等。

(2)术后出现发热(>38℃、胸部疼痛、伤口红肿)或者严重皮下气肿、呼吸困难等。

第四章

腹部疾病

第一节　腹股沟斜疝临床路径

一、腹股沟斜疝临床路径标准流程

(一) 适用对象

第一诊断为腹股沟斜疝(ICD-10:K40),行腹股沟斜疝修补术治疗,含传统和腹腔镜手术、单侧和双侧手术(ICD-9-CM3:53.0201、53.0203、53.1201、53.1203)。

(二) 诊断依据

根据《小儿外科学》(第5版)及《临床诊疗指南:小儿外科学分册》进行诊断。

1. **病史**　腹股沟区/阴囊可复性肿块。

2. **体征**　腹压增加时可见腹股沟区/阴囊肿块,透光试验阴性。

3. **辅助检查**　腹股沟和阴囊超声提示腹股沟斜疝。

其中1为必备,具备1、3可确诊。

(三) 进入临床路径标准

1. 第一诊断符合腹股沟斜疝(ICD-10:K40)。

2. 当患儿同时具有其他疾病诊断,但在住院期间不需要特殊处理也不影响第一诊断的临床路径流程实施时,可进入路径。

(四) 门诊流程

腹股沟斜疝临床路径表单(门诊)

患儿姓名:_____　性别:_____年龄:_____门诊号:_____

诊次	初诊	复诊
医生工作	□ 询问病史和体格检查,完善相关检查,如超声等 □ 告知本次检查的目的、费用及出报告时间;告知复诊时间 □ 告知注意事项,如避免哭闹、避免用力按压腹部、避免剧烈运动	□ 根据病史、体征、检查检验结果初步诊断:腹股沟斜疝 □ 告知治疗过程和住院指征,开具住院证和预约住院日期 □ 告知等待住院期间注意事项和病情突变时的处理方法

诊次	初诊	复诊
护士工作	□ 评估、安排就诊顺序,推送信息给医生和患儿监护人 □ 对患儿监护人进行缴费、检查检验、取药、抽血治疗等方面的指引	□ 评估、安排就诊顺序,推送信息给医生和患儿监护人 □ 对患儿监护人进行办理入院手续的指引
患儿监护人工作	□ 预约门诊,准备好病历资料和检验、检查结果 □ 接收指引单,完成就诊、检查 □ 参与诊疗方案决策 □ 享受知情同意权利 □ 接受健康教育	□ 预约门诊,准备好病历资料和检查、检验结果(超声等) □ 做好入院准备 □ 参与诊疗方案决策 □ 享受知情同意权利 □ 接受健康教育
病情变异记录	□ 无　□ 有,原因: 1. 2.	□ 无　□ 有,原因: 1. 2.

(五)住院流程

1. 入院标准

(1)腹股沟斜疝拟行根治性手术治疗。

1)已明确诊断为腹股沟斜疝,且监护人同意进行手术。

2)已完成术前准备:皮肤无明显炎症、无手术禁忌证。

(2)确诊或疑似诊断为嵌顿性腹股沟斜疝的患儿,按照外科急症入院处理。

2. 临床路径表单

腹股沟斜疝临床路径表单(住院)

患儿姓名:_____ 性别:_____ 年龄:_____ 门诊号:_____ 住院号:_____

住院日期:　　年　　月　　日　　出院日期:　　年　　月　　日　　标准住院日:1~3d

时间	入院第 1~2d (术前阶段)	入院第 1~2d (手术日)
医生工作	□ 询问病史与体格检查 □ 上级医师查房与术前评估,确定诊断 □ 完成术前检查及术前准备,异常者分析处理后复查 □ 完成术前讨论,评估术前检查结果是否符合诊断和手术条件 □ 与患儿监护人共同完成诊疗决策,并签署手术等知情同意书 □ 麻醉科医师探望患儿并完成麻醉前书面评估 **长期医嘱:** □ 小儿外科常规护理 □ 流质饮食 □ 补充维生素,营养支持治疗 □ 二级护理(可选)或一级护理(可选) **临时医嘱:** □ 血常规、血型、尿液分析、大便常规＋潜血、凝血功能、肝肾功能、感染性疾病筛查、C 反应蛋白测定 □ 心电图、胸部 X 线(正位)检查、腹股沟超声 □ 可选项目:麻醉科会诊、营养科会诊	□ 按手术分级及手术授权完成手术 □ 向监护人交代手术中情况和术后注意事项 □ 出手术室前主刀医师完成手术记录、术后首次病程记录(特殊情况下由第一助手完成) □ 开具术后医嘱 **临时医嘱:** □ 开具止血药物等

续表

时间		入院第 1~2d (术前阶段)	入院第 1~2d (手术日)
医生 工作		□ 术前医嘱:拟送手术室麻醉下行腹股沟斜疝修补术(单侧/ 双侧,传统/腹腔镜);术前禁食、备皮;留置胃管(可选); 术前补液;术前止血药物(可选);肠道准备(可选);备血、 配血(可选)	
护士 工作		□ 入院护理评估 □ 入院宣教,嘱咐限制剧烈活动,避免腹部受压 □ 执行各项医嘱,完成术前检查、术前准备 □ 术前宣教 □ 完成术前评估并填写手术患儿交接表 □ 完成护理记录	□ 做好交接工作 □ 完成护理记录
患儿 监护 人工 作		□ 参与诊疗方案决策,完成知情同意 □ 配合完成各项术前检查、术前准备 □ 学习宣教内容 □ 配合限制患儿剧烈活动,避免腹部受压 □ 观察患儿变化,必要时告知医护人员	□ 参与完成手术部位标记 □ 陪同患儿至手术室门口 □ 手术结束 □ 整理好普通病房床单位内个人物品
病情 变异 记录		□ 无 □ 有,原因: 1. 2.	□ 无 □ 有,原因: 1. 2.

时间		入院第 1~2d (术后阶段)	入院第 1~3d (出院日)
医生 工作		□ 对患儿情况进行再次评估(营养、疼痛等),制订下一步诊 疗计划 □ 观察患儿腹股沟等情况,进行评估,确定有无手术并发症 □ 按照规定完成三级查房并记录;病情变化及时记录并进 行必要的复查 □ 追踪病理及检查结果;危急值分析及处理 □ 指导患儿逐渐恢复饮食,评估患儿恢复情况,评估手术效 果确定是否预出院 □ 完成预出院准备(开具预出院医嘱等)	□ 评估患儿情况,是否符合出院标准,确定能否 出院 □ 开具出院医嘱和诊断证明 □ 交代出院后注意事项、给予随访指导 □ 预约门诊复诊 □ 完善出院记录、病案首页并归档病历
		长期医嘱: □ 按全麻下腹股沟斜疝修补术后常规护理 □ 可选项目:心电监护、血氧饱和度监测、吸氧;一级护理、 二级护理;禁食、饮水、流质饮食;止血药物 **临时医嘱:** □ 血常规、C 反应蛋白、血气分析、电解质分析(可选) □ 可选项目:按出入量补充液体和电解质、其他特殊医嘱(如 退热药物)、伤口换药 □ 预出院及出院带药	**临时医嘱:** □ 今日出院

时间	入院第1~2d (术后阶段)	入院第1~3d (出院日)
护士 工作	□ 做好交接工作,完成护理记录 □ 执行各种医嘱,观察患儿生命体征、腹部体征及伤口情况 □ 术后伤口、发热、心理与生活护理 □ 完成疼痛、营养、跌倒等评估并给予指导 □ 术后健康宣教:药物、伤口护理要点、手术情况、术后注意事项及监护仪使用等 □ 观察并调节补液速度,观察药物不良反应 □ 指导并督促患儿术后活动 □ 对患儿监护人进行出院准备指导	□ 出院宣教:复查时间、饮食指导、用药指导、伤口护理等 □ 向患儿监护人提供出院小结、诊断证明书和出院指引,协助患儿监护人办理出院手续
患儿 监护 人工 作	□ 参与诊疗方案决策,完成知情同意 □ 观察患儿生命体征、伤口及腹部情况,必要时及时告知医护人员 □ 护理好患儿各管道,防止脱落、折叠等 □ 照顾患儿日常饮食、排便、睡眠,安抚患儿 □ 了解患儿病理结果 □ 认真学习出院流程及相关注意事项	□ 认真学习出院宣教内容 □ 办理出院
病情 变异 记录	□ 无　□ 有,原因: 1. 2.	□ 无　□ 有,原因: 1. 2.

3. 出院标准

(1)一般情况良好,可正常饮食,无发热、腹泻,营养状况明显改善。

(2)腹股沟伤口愈合良好,无出血、感染、瘘等。

(3)无其他需要住院处理的并发症。

(六) 变异及原因分析

1. 手术困难,术后恢复慢,导致住院时间延长和费用增加。

2. 围手术期并发症如术后肺部感染、伤口感染等造成住院时间延长和费用增加。

二、临床路径流程图(图 4-1)

三、随访指导

门诊治疗系统定期自动发送随访问卷调查表。术后 1 个月专科门诊复诊,此后术后第 6、12 个月复查,要求随诊 1 年,以便观察术后恢复情况。

四、宣教

宣教时间:出院当天。

宣教内容:

1. 提供有关术后紧急情况警告标志的宣教。

2. 紧急医疗指导　出现以下紧急情况需及时返院或到当地医院治疗:术后出现发热(>38℃)、伤口红肿疼痛者以及伤口渗液、渗血或流脓、腹股沟/阴囊肿物再次突出等。

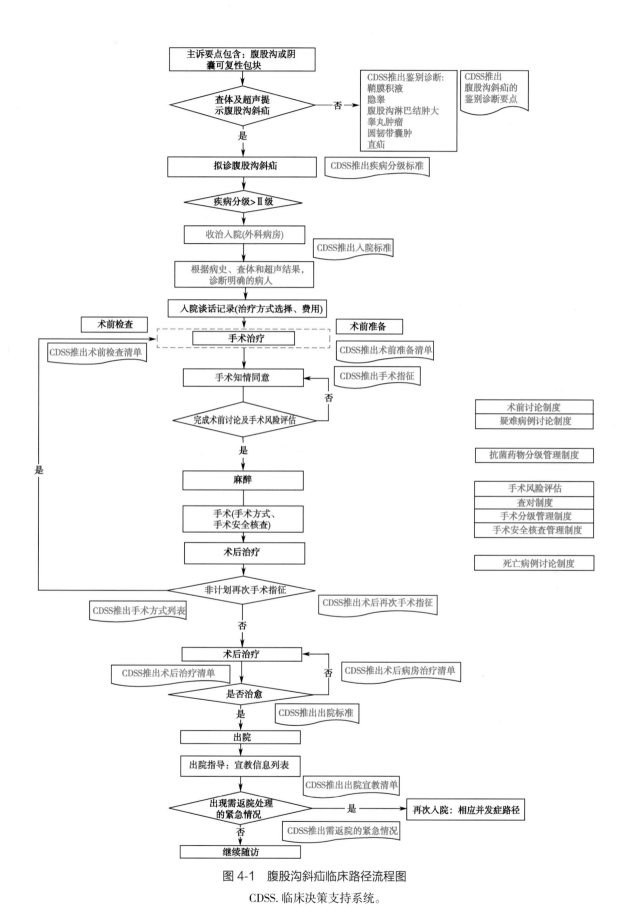

图 4-1 腹股沟斜疝临床路径流程图

CDSS.临床决策支持系统。

第二节 肠系膜囊肿临床路径

一、肠系膜囊肿临床路径标准流程

（一）适用对象

第一诊断为肠系膜囊肿（ICD-10：K66.802），无扭转、出血、感染、破裂或压迫致肠梗阻，行肠系膜病损切除术（ICD-9-CM3：54.4x06）或腹腔镜下肠系膜病损切除术（ICD-9-CM3：54.4x13）。

（二）诊断依据

根据《小儿外科学》（第5版）和《临床诊疗指南·小儿外科学分册》进行诊断。

1. **病史** 可无临床症状，或慢性腹痛、腹部膨隆等。

2. **体征** 腹部可及肿块，边界清楚，多无压痛，可向两侧推动，上下活动受限。

3. **辅助检查** 腹部X线检查/CT可见中腹或下腹有密度增高的阴影，肠管受压后肠管移向上腹部或侧腹部。超声可见清晰囊肿影像。

（三）进入路径标准

1. 第一诊断必须符合肠系膜囊肿（ICD-10：K66.802）。

2. 未合并有囊肿出血、破裂、扭转、未控制的感染及肠梗阻等紧急情况。

3. 当患儿同时具有其他疾病诊断，但在住院期间不需特殊处理或可予处理也不影响第一诊断的临床路径流程实施时，可进入路径。

（四）门诊流程

肠系膜囊肿临床路径表单（门诊）

患儿姓名：_____ 性别：_____ 年龄：_____ 门诊号：_____

诊次	初诊	复诊
医生工作	□ 询问病史和体格检查，完善相关检查，如腹部X线检查、超声、CT等 □ 告知本次检查的目的、费用及出报告时间；告知复诊时间 □ 告知注意事项，如避免腹部外伤、避免用力按压腹部	□ 根据病史、体征、检查检验结果初步诊断：肠系膜囊肿 □ 告知治疗过程和住院指征，开具住院证和预约住院日期 □ 告知等待住院期间注意事项和病情突变时的处理方法
护士工作	□ 评估、安排就诊顺序，推送信息给医生和患儿监护人 □ 对患儿监护人进行缴费、检查检验、取药、抽血治疗等方面的指引	□ 评估、安排就诊顺序，推送信息给医生和患儿监护人 □ 对患儿监护人进行办理入院手续的指引
患儿监护人工作	□ 预约门诊，准备好病历资料和检验、检查结果 □ 接收指引单，完成就诊、检查 □ 参与诊疗方案决策 □ 享受知情同意权利 □ 接受健康教育	□ 预约门诊，准备好病历资料和检查、检验结果（腹部X线检查、超声、CT等） □ 做好入院准备 □ 参与诊疗方案决策 □ 享受知情同意权利 □ 接受健康教育
病情变异记录	□ 无　□ 有，原因： 1. 2.	□ 无　□ 有，原因： 1. 2.

注：CT. 计算机断层扫描。

（五）住院流程

1. 入院标准

（1）肠系膜囊肿患儿拟行囊肿切除术治疗。

1）已明确诊断为肠系膜囊肿，无手术禁忌证，且患儿监护人同意进行手术。

2）对合并肠系膜囊肿感染的患儿，感染已经控制、症状缓解，无手术禁忌证。

（2）确诊或疑似诊断为肠系膜囊肿出血、破裂、扭转、感染未控制的患儿，按照外科急症入院处理。

2. 临床路径表单

肠系膜囊肿临床路径表单（住院）

患儿姓名：_____ 性别：_____ 年龄：_____ 门诊号：_____ 住院号：_____

住院日期：　　年　　月　　日　　出院日期：　　年　　月　　日　　标准住院日：6~11d

时间	入院第 1~3d （术前阶段）	入院第 2~4d （手术日）
医生工作	□ 询问病史与体格检查 □ 上级医师查房与术前评估，确定诊断 □ 完成手术部位标记 □ 完成术前检查及术前准备，异常者分析处理后复查 □ 完成术前讨论，评估术前检查结果是否符合诊断和手术条件 □ 与患儿监护人共同完成诊疗决策，并签署手术、输血等知情同意书 □ 麻醉科医师探望患儿并完成麻醉前书面评估 **长期医嘱：** □ 小儿外科常规护理 □ 流质饮食 □ 二级护理（可选）或一级护理（可选） □ 抗菌药物（可选） **临时医嘱：** □ 血常规、血型、尿液分析、大便常规＋潜血、凝血功能、肝肾功能、感染性疾病筛查、血气分析、电解质分析、C 反应蛋白测定 □ 心电图、胸部 X 线（正位）检查、腹部超声、腹部 CT 平扫＋增强＋血管四维重建 □ 可选项目：麻醉科会诊（疼痛评估 >7 分）、营养科会诊 □ 术前医嘱：拟送手术室麻醉下行肠系膜病损切除术或腹腔镜下肠系膜病损切除术；术前禁食、备皮；留置胃管；术前补液；术前止血药物；术前抗菌药物；配血（可选）；肠道准备；备血、配血（可选）	□ 按手术分级及手术授权完成手术 □ 向监护人展示标本、交代手术中情况和术后注意事项 □ 出手术室前主刀医师完成手术记录、术后首次病程记录（特殊情况下由第一助手完成） □ 开具术后医嘱（含转科医嘱）和病理检查单 □ 可选：书写转科记录 □ 可选：主刀医师术后 24h 内 ICU 查房 **临时医嘱：** □ 可选：转入 ICU □ 开具病理检查单
护士工作	□ 入院护理评估 □ 入院宣教，嘱咐限制剧烈活动，避免腹部受压 □ 执行各项医嘱，完成术前检查、术前准备 □ 术前宣教 □ 完成术前评估并填写手术患儿交接表 □ 完成护理记录	□ 做好交接工作 □ 完成护理记录

续表

时间	入院第 1~3d（术前阶段）	入院第 2~4d（手术日）
患儿监护人工作	□ 参与诊疗方案决策,完成知情同意 □ 配合完成各项术前检查、术前准备如灌肠等 □ 学习宣教内容 □ 配合限制患儿剧烈活动,避免腹部受压 □ 观察患儿变化,必要时告知医护人员	□ 参与完成手术部位标记 □ 陪同患儿至手术室门口 □ 可选:手术结束后查看标本并护送患儿去 ICU □ 可选:准备好 ICU 内使用物品 □ 可选:整理好普通病房床单位内个人物品
病情变异记录	□ 无 □ 有,原因: 1. 2.	□ 无 □ 有,原因: 1. 2.

时间	入院第 3~10d（术后阶段）	入院第 6~11d（出院日）
医生工作	□ 可选:ICU 查房,和 ICU 医生一起判断患儿是否具有出 ICU 指征 □ 可选:开具转入医嘱,书写转科记录 □ 对患儿情况进行再次评估(肝功能、营养、疼痛等),制订下一步诊疗计划 □ 观察患儿腹腔引流等情况,进行评估,确定有无手术并发症 □ 按照规定完成三级查房并记录;病情变化及时记录并进行必要的复查 □ 追踪病理及检查结果;危急值分析及处理 □ 指导患儿逐渐恢复饮食,评估患儿恢复情况,评估手术效果确定是否预出院 □ 详细解读患儿病理报告,判断病变性质 □ 完成预出院准备(开具预出院医嘱等)	□ 评估患儿情况,是否符合出院标准,确定能否出院 □ 开具出院医嘱和诊断证明 □ 交代出院后注意事项、给予随访指导 □ 预约门诊复诊 □ 完善出院记录、病案首页并归档病历
	长期医嘱: □ 按小儿全麻术后常规护理 □ 可选项目:心电监护、血氧饱和度监测、吸氧;一级护理、二级护理;禁食、饮水、流质饮食;留置胃管、尿管、腹腔引流管并计量;非限制级抗菌药物、限制级抗菌药物(参照《抗菌药物分级管理目录》清单选择具体常用药物);止血药物;静脉营养支持 临时医嘱: □ 血常规、C 反应蛋白、血气分析、电解质分析、腹部超声 □ 可选项目:按出入量补充液体和电解质、其他特殊医嘱(如退热药物)、拔除胃管、拔除腹腔引流管、拔除尿管、伤口换药 □ 预出院及出院带药	临时医嘱: □ 今日出院
护士工作	□ 做好交接工作,完成护理记录 □ 执行各种医嘱,观察患儿生命体征、腹部体征及伤口情况 □ 术后伤口、引流管、发热、心理与生活护理 □ 完成疼痛、营养、跌倒等评估并给予指导	□ 出院宣教:复查时间、饮食指导、用药指导、伤口护理等 □ 向患儿监护人提供出院小结、诊断证明书和出院指引,协助患儿监护人办理出院手续

续表

时间	入院第3~10d（术后阶段）	入院第6~11d（出院日）
护士工作	□ 术后健康宣教:药物、伤口、引流管护理要点,手术情况、术后注意事项及监护仪使用等 □ 观察并调节补液速度,观察药物不良反应 □ 指导并督促患儿术后活动 □ 对患儿监护人进行出院准备指导	
患儿监护人工作	□ 参与诊疗方案决策,完成知情同意 □ 观察患儿生命体征、伤口及腹部情况,必要时及时告知医护人员 □ 护理好患儿各管道,防止脱落、折叠等 □ 照顾患儿日常饮食、排便、睡眠,安抚患儿 □ 了解患儿病理结果 □ 认真学习出院流程及相关注意事项	□ 认真学习出院宣教内容 □ 办理出院
病情变异记录	□ 无 □ 有,原因: 1. 2.	□ 无 □ 有,原因: 1. 2.

注:CT.计算机断层扫描;ICU.重症监护病房。

3. 出院标准
(1)患儿一般情况良好,恢复正常饮食,无发热,大小便正常。
(2)术后复查血常规、电解质无明显异常,腹部超声无异常。
(3)伤口愈合良好,无红肿、渗液、裂开等。
(4)无其他需要住院处理的并发症。
(六)变异及原因分析
1. 实验室检查结果异常(常见的有血常规白细胞异常升高、生化肝酶异常升高等)。
2. 需要复查,导致术前住院时间延长。
3. 围手术期并发症等造成住院时间延长和费用增加。

二、临床路径流程图(图4-2)

三、随访指导

门诊治疗系统定期自动发送随访问卷调查表。术后第1、2、6个月及术后1年共随访4次。了解患儿术后恢复情况,建议每次复诊行超声检查,了解是否有囊肿复发。

四、宣教

宣教时间:出院当天。
宣教内容:
1. 清淡饮食,注意作息,避免剧烈运动。
2. 伤口避免湿水,保持伤口清洁干燥,每2~3d换药1次。
3. 紧急医疗指导 出现以下紧急情况需及时返院或到当地医院治疗:高热、腹痛、呕吐、腹胀、肛门停止排气排便等。

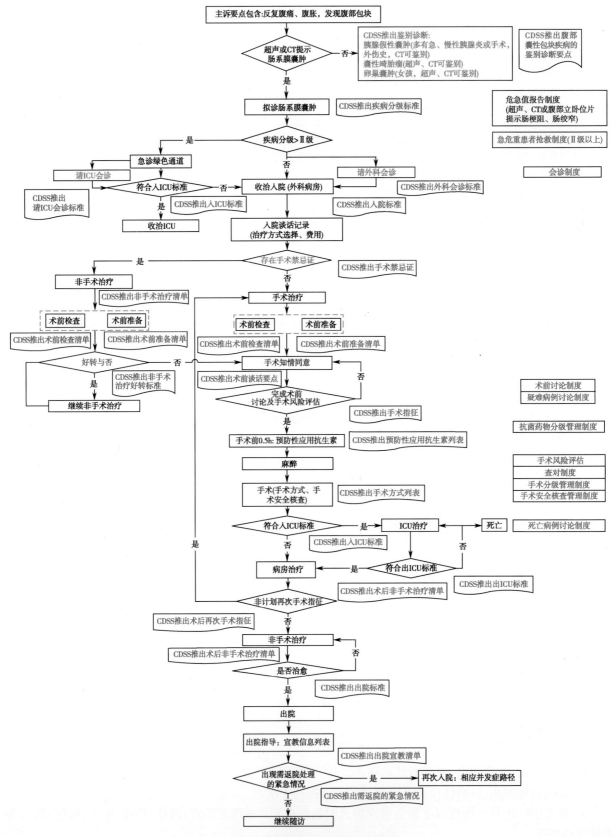

图 4-2　肠系膜囊肿临床路径流程图

CDSS. 临床决策支持系统；ICU. 重症监护病房；CT. 计算机断层扫描。

第三节 胆管闭锁临床路径

一、胆管闭锁临床路径标准流程

（一）适用对象

第一诊断为胆管闭锁（ICD-10：Q44.200），行腹腔镜胆道造影、开腹胆道造影备 Kasai 手术治疗（ICD-9-CM3：51.3700x007、87.5401、51.1105）。

（二）诊断依据

根据《小儿外科学》（第 5 版）及《临床诊疗指南：小儿外科学分册》进行诊断。

1. 病史 对于足月产儿出生后 2 周、早产儿出生后 3 周仍有黄疸，大便颜色偏白，尿色加深。

2. 辅助检查 肝功能提示梗阻性黄疸：中度的直接胆红素增高，占总胆红素水平的 50%~80%，转氨酶正常或轻度增高和明显的 γ- 谷氨酰转肽酶增高。

3. 辅助检查 影像学，如肝胆超声、MRCP 提示肝外胆道显示不清。

其中 1 为必备，2、3 具备一项即有住院治疗指征。

（三）进入临床路径标准

1. 高度怀疑胆管闭锁（ICD-10：Q44.200）。

2. 当患儿同时具有其他疾病诊断，但在住院期间不需要特殊处理也不影响第一诊断的临床路径流程实施时，可进入路径。

（四）门诊流程

胆管闭锁临床路径表单（门诊）

患儿姓名：_____ 性别：_____ 年龄：_____ 门诊号：_____

诊次	初诊	复诊
医生工作	□ 询问病史和体格检查，完善相关检查，如超声、肝功能、MRCP（可选）、CMV 和 EB 病毒检测（可选）等 □ 告知本次检查的目的、费用及出报告时间；告知复诊时间 □ 告知注意事项，如避免腹部外伤、避免用力按压腹部	□ 根据病史、体征、检查检验结果初步诊断：胆管闭锁 □ 告知治疗过程和住院指征，开具住院证和预约住院日期 □ 告知等待住院期间注意事项和病情突变时的处理方法
护士工作	□ 评估、安排就诊顺序，推送信息给医生和患儿监护人 □ 对患儿监护人进行缴费、检查检验、取药、抽血治疗等方面的指引	□ 评估、安排就诊顺序，推送信息给医生和患儿监护人 □ 对患儿监护人进行办理入院手续的指引
患儿监护人工作	□ 预约门诊，准备好病历资料和检验、检查结果 □ 接收指引单，完成就诊、检查 □ 参与诊疗方案决策 □ 享受知情同意权利 □ 接受健康教育	□ 预约门诊，准备好病历资料和检查、检验结果（超声、MRCP、肝功能、CMV 和 EB 病毒检测等） □ 做好入院准备 □ 参与诊疗方案决策 □ 享受知情同意权利 □ 接受健康教育
病情变异记录	□ 无 □ 有，原因： 1. 2.	□ 无 □ 有，原因： 1. 2.

注：MRCP. 磁共振胰胆管成像；CMV. 巨细胞病毒。

（五）住院流程

1. 入院标准

（1）高度怀疑为胆管闭锁，且监护人同意进行手术。

（2）无明显手术禁忌证或其他需优先治疗的疾病。

2. 临床路径表单

胆管闭锁临床路径表单（住院）

患儿姓名：_____ 性别：_____ 年龄：_____ 门诊号：_____ 住院号：_____

住院日期： 年 月 日 出院日期： 年 月 日 标准住院日：7~19d

时间	入院第 1~5d（术前阶段）	入院第 2~6d（手术日）
医生工作	□ 询问病史与体格检查 □ 上级医师查房与术前评估，确定诊断 □ 完成术前检查及术前准备，异常者分析处理后复查 □ 完成术前讨论，评估术前检查结果是否符合诊断和手术条件 □ 与患儿监护人共同完成诊疗决策，并签署手术、输血等知情同意书 □ 麻醉科医师探望患儿并完成麻醉前书面评估 **长期医嘱：** □ 小儿外科常规护理 □ 流质饮食 □ 补充维生素，营养支持治疗 □ 二级护理（可选）或一级护理（可选） □ 抗菌药物（可选） **临时医嘱：** □ 血常规、血型、尿液分析、大便常规＋潜血、凝血功能、肝肾功能、感染性疾病筛查、血气分析、电解质分析、C反应蛋白测定 □ 心电图、胸部 X 线（正位）检查、腹部大血管超声、腹部CT 平扫＋增强＋血管四维重建 □ 可选项目：CMV 和 EB 病毒检测、肝胆超声、MRCP、麻醉科会诊（疼痛评估 >7 分）、营养科会诊 □ 术前医嘱：拟送手术室麻醉下行腹腔镜／开腹胆道造影备 Kasai 手术治疗；术前禁食、备皮、留置胃管；术前补液；术前止血药物；术前抗菌药物；肠道准备（可选）；备血、配血（可选）	□ 按手术分级及手术授权完成手术 □ 向监护人展示标本、交代手术中情况和术后注意事项 □ 出手术室前主刀医师完成手术记录、术后首次病程记录（特殊情况下由第一助手完成） □ 开具术后医嘱（含转科医嘱）和病理检查单 □ 书写转出记录 □ 主刀医师术后 24h 内 ICU 查房（可选） **临时医嘱：** □ 转入 ICU（可选） □ 开具病理检查单
护士工作	□ 入院护理评估 □ 入院宣教，嘱咐限制剧烈活动，避免腹部受压 □ 执行各项医嘱，完成术前检查、术前准备 □ 术前宣教 □ 完成术前评估并填写手术患儿交接表 □ 完成护理记录	□ 做好交接工作 □ 完成护理记录
患儿监护人工作	□ 参与诊疗方案决策，完成知情同意 □ 配合完成各项术前检查、术前准备 □ 学习宣教内容 □ 配合限制患儿剧烈活动，避免腹部受压 □ 观察患儿变化，必要时告知医护人员	□ 参与完成手术部位标记 □ 陪同患儿至手术室门口 □ 手术结束后查看标本并护送患儿去 ICU（可选） □ 准备好 ICU 内使用物品（可选） □ 整理好普通病房床单位内个人物品

续表

时间	入院第 1~5d （术前阶段）	入院第 2~6d （手术日）
病情 变异 记录	□ 无 □ 有,原因: 1. 2.	□ 无 □ 有,原因: 1. 2.

时间	入院第 3~18d （术后阶段）	入院第 7~19d （出院日）
医生 工作	□ ICU 查房,和 ICU 医生一起判断患儿是否具有出 ICU 指征(可选) □ 开具转入医嘱,书写转入记录(可选) □ 对患儿情况进行再次评估(肝功能、营养、疼痛等),制订下一步诊疗计划 □ 观察患儿腹腔引流等情况进行评估,确定有无手术并发症 □ 按照规定完成三级查房并记录;病情变化及时记录并进行必要的复查 □ 追踪病理及检查结果;危急值分析及处理 □ 指导患儿逐渐恢复饮食,评估患儿恢复情况,评估手术效果确定是否预出院 □ 详细解读患儿病理报告 □ 完成预出院准备(开具预出院医嘱等) **长期医嘱:** □ 按全麻下行腹腔镜 / 开腹胆道造影备 Kasai 手术治疗后常规护理 □ 可选项目:心电监护、血氧饱和度监测、吸氧;一级护理、二级护理;禁食、饮水、流质饮食;留置胃管、尿管、腹腔引流管并计量;非限制级抗菌药物、限制级抗菌药物(参照《抗菌药物分级管理目录》清单选择具体常用药物);止血药物;静脉营养支持 **临时医嘱:** □ 血常规、C 反应蛋白、血气分析、电解质分析、肝功能、腹部超声 □ 可选项目:按出入量补充液体和电解质、激素静滴或口服、护肝药物静滴或口服、维生素 AD 口服、其他特殊医嘱(如退热药物)、拔除胃管、拔除腹腔引流管、拔除尿管、伤口换药 □ 预出院及出院带药	□ 评估患儿情况,是否符合出院标准,确定能否出院 □ 开具出院医嘱和诊断证明 □ 交代出院后注意事项、给予随访指导 □ 预约门诊复诊 □ 完善出院记录、病案首页并归档病历 **临时医嘱:** □ 今日出院
护士 工作	□ 做好交接工作,完成护理记录 □ 执行各种医嘱,观察患儿生命体征、腹部体征及伤口情况 □ 术后伤口、引流管、发热、心理与生活护理 □ 完成疼痛、营养、跌倒等评估并给予指导 □ 术后健康宣教:药物、伤口、引流管护理要点,手术情况、术后注意事项及监护仪使用等 □ 观察并调节补液速度,观察药物不良反应 □ 指导并督促患儿术后活动 □ 对患儿监护人进行出院准备指导	□ 出院宣教:复查时间、饮食指导、用药指导、伤口护理等 □ 向患儿监护人提供出院小结、诊断证明书和出院指引,协助患儿监护人办理出院手续

续表

时间	入院第 3~18d（术后阶段）	入院第 7~19d（出院日）
患儿监护人工作	□ 参与诊疗方案决策,完成知情同意 □ 观察患儿生命体征、伤口及腹部情况,必要时及时告知医护人员 □ 护理好患儿各管道,防止脱落、折叠等 □ 照顾患儿日常饮食、排便、睡眠,安抚患儿 □ 了解患儿病理结果 □ 认真学习出院流程及相关注意事项	□ 认真学习出院宣教内容 □ 办理出院
病情变异记录	□ 无　□ 有,原因: 1. 2.	□ 无　□ 有,原因: 1. 2.

注:CMV.巨细胞病毒;ICU.重症监护病房;MRCP.磁共振胰胆管成像。

3. 出院标准

(1) 一般情况良好,可正常饮食,无发热、腹泻,营养状况明显改善。

(2) 腹部伤口愈合良好,无出血、感染等。

(3) 出院前复查血常规、血电解质、C 反应蛋白等结果正常。

(4) 无其他需要住院处理的并发症。

(六) 变异及原因分析

1. 经手术证实排除胆管闭锁,下一步需转内科专科治疗,不符合路径要求。

2. 围手术期并发症如术后肺部感染、伤口感染等造成住院时间延长和费用增加。

二、临床路径流程图(图 4-3)

三、随访指导

门诊治疗系统定期自动发送随访问卷调查表。术后 1 个月专科门诊复诊,此后每月复诊 1 次至术后半年,其后可逐步延长至 3 个月、半年、1 年复查。

四、宣教

宣教时间:出院当天。

宣教内容:

1. 清淡饮食;妥善保管药物,按医嘱合理用药;避免剧烈活动,注意饮食卫生,注意气候的变化,防止受凉或过热。

2. 伤口避免湿水,保持伤口清洁干燥,每 2~3d 换药 1 次。

3. 提供有关术后紧急情况警告标志的宣教　出现以下紧急情况需及时返院或到当地医院治疗:反复发热,和 / 或伴有大便颜色变浅、食欲缺乏、精神萎靡、呕血或排黑便等消化道出血等。

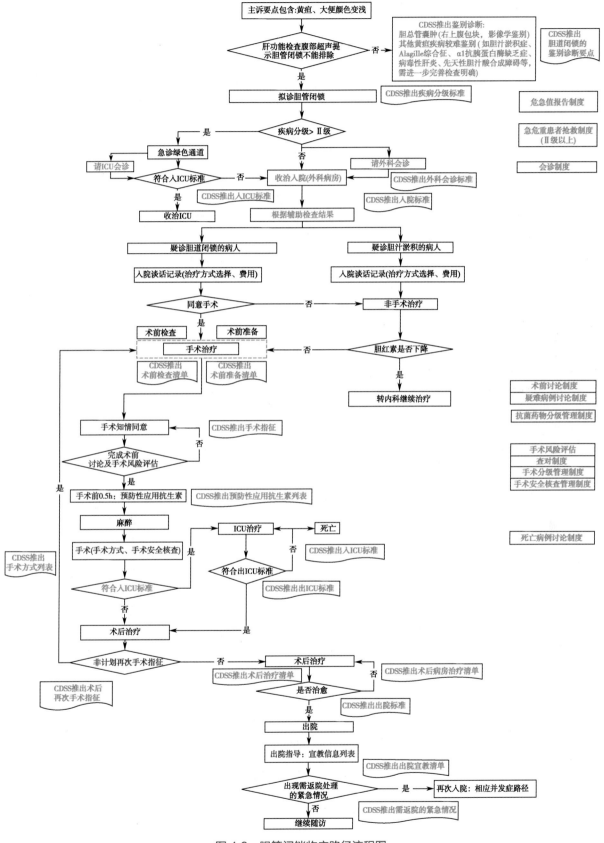

图 4-3 胆管闭锁临床路径流程图

CDSS. 临床决策支持系统；ICU. 重症监护病房。

第四节 门静脉高压症临床路径

一、门静脉高压症临床路径标准流程

（一）适用对象

第一诊断为门静脉高压症（ICD-10：K76.600），拟选择的治疗方案为脾静脉-肾静脉分流术（吻合术）或者肠系膜静脉-门静脉分流术（吻合术）（肠系膜上静脉—门静脉左支矢状部搭桥术，Meso-Rex bypass）+肝切开活组织检查（ICD-9-CM3：39.1x07 或 39.1x00+50.1200）。

（二）诊断依据

根据《小儿外科学》（第5版）、《临床诊疗指南：小儿外科学分册》《小儿肝胆外科学》（第2版）及《门静脉高压治疗——Baveno Ⅵ共识》进行诊断。

1. **病史** 胃肠道出血，可表现为大量呕血或者黑便，是最常见、最严重的的并发症，脾大脾亢，或体检影像学检查发现门静脉海绵样变。

2. **体征** 腹部膨隆，腹壁静脉曲张，脾大。肝内型门静脉高压症早期可出现肝大，晚期可出现肝脏缩小。可伴腹水，或无阳性体征。

3. **辅助检查** 血常规可显示血细胞单系或三系减少，钡餐或胃镜提示食管和/或胃底的静脉曲张。肝前型门静脉高压症肝功能一般正常，超声和CT可显示正常门静脉消失，代之为肝门部曲张的血管团块。肝内型门静脉高压症常伴肝功能损害，超声和CT显示门静脉正常。

（三）进入临床路径标准

1. 第一诊断必须符合门静脉高压症（ICD-10：K76.600）。

2. 当患儿同时具有其他疾病诊断，但在住院期间不需要特殊处理也不影响第一诊断的临床路径流程实施时，可进入路径。

（四）门诊流程

门静脉高压症临床路径表单（门诊）

患儿姓名：_____ 性别：_____ 年龄：_____ 门诊号：_____

诊次	初诊	复诊
医生工作	□ 询问病史和体格检查，完善相关检查，如血常规、肝功能、超声、CT等 □ 告知本次检查的目的、费用及出报告时间；告知复诊时间 □ 告知注意事项，如避免腹部碰撞、避免用力按压腹部	□ 根据病史、体征、检查检验结果初步诊断：门静脉高压症 □ 告知治疗过程和住院指征，开具住院证和预约住院日期 □ 告知等待住院期间注意事项和病情突变时的处理方法
护士工作	□ 评估、安排就诊顺序，推送信息给医生和患儿监护人 □ 对患儿监护人进行缴费、检查检验、取药、抽血治疗等方面的指引	□ 评估、安排就诊顺序，推送信息给医生和患儿监护人 □ 对患儿监护人进行办理入院手续的指引
患儿监护人工作	□ 预约门诊，准备好病历资料和检验、检查结果 □ 接收指引单，完成就诊、检查 □ 参与诊疗方案决策 □ 享受知情同意权利 □ 接受健康教育	□ 预约门诊，准备好病历资料和检查、检验结果（血常规、肝功能、超声、CT等） □ 做好入院准备 □ 参与诊疗方案决策 □ 享受知情同意权利 □ 接受健康教育
病情变异记录	□ 无 □ 有，原因： 1. 2.	□ 无 □ 有，原因： 1. 2.

注：CT. 计算机断层扫描。

（五）住院流程

1. 入院标准

(1)明确诊断门静脉高压症,伴有出血和/或脾亢,或无临床症状要求行预防性手术。

(2)无明确上呼吸道、消化道等手术禁忌证。

2. 临床路径表单

门静脉高压症临床路径表单(住院)

患儿姓名:_____ 性别:_____ 年龄:_____ 门诊号:_____ 住院号:_____

住院日期:　　年　月　日　　出院日期:　　　年　　月　　日　　标准住院日:14~20d

时间	入院第 1~5d (术前阶段)	入院第 5~6d (手术日,介入手术)
医生工作	□ 询问病史与体格检查 □ 上级医师查房与术前评估,确定诊断 □ 完成术前检查及术前准备,异常者分析处理后复查 □ 完成术前讨论,评估术前检查结果是否符合诊断和手术条件。评估是否需要行介入造影手术 □ 与患儿监护人共同完成诊疗决策,并签署手术、输血等知情同意书,完成手术标记 □ 麻醉科医师探望患儿并完成麻醉前书面评估	□ 按手术分级及手术授权完成手术 □ 向监护人交代手术中情况和术后注意事项 □ 出手术室前主刀医师完成手术记录、术后首次病程记录(特殊情况下由第一助手完成) □ 开具术后医嘱
	长期医嘱: □ 小儿外科常规护理 □ 流质、半流或普通饮食 □ 补充维生素,营养支持治疗(可选) □ 二级护理(可选)或一级护理(可选) **临时医嘱:** □ 血常规、血型、尿液分析、大便常规+潜血、凝血功能、肝肾功能、感染性疾病筛查、血气分析、电解质分析、C反应蛋白测定、血栓弹力图(普通)、抗凝系统优生优育组合、凝血因子全套、血氨、华法林基因 □ 心电图、胸部 X 线(正位)检查、腹部大血管超声、腹部 CT 平扫+增强+血管三维重建 □ 可选项目:腹部超声(肝胆胰脾、门静脉、双侧肾静脉血管彩超、双侧颈内静脉彩超、肝脏和脾脏弹性指数)、小儿心脏彩超、麻醉科会诊(疼痛评估 >7 分)、营养科会诊、介入科会诊、神经科会诊、消化科会诊 □ 若入院时已确诊为肝内型门静脉高压症,则不行以下检查,否则需要检查:视频脑电图、经颅多普勒、脑干听觉诱发电位、闪光视觉诱发电位、颅脑 MRI 平扫+增强、MRA、MRV □ 术前医嘱:拟送手术室麻醉下行肝动脉造影+肝静脉造影+血管内压力测量;术前禁食、备皮;术前补液;术前止血药物;备血、配血(可选);术前静脉用奥美拉唑	**长期医嘱:** □ 按全麻下介入术后常规护理 □ 可选项目:心电监护、血氧饱和度监测、吸氧;一级护理、二级护理;禁食、饮水、流质饮食;尿管、止血药物;抑酸药物、静脉营养支持 **临时医嘱:** □ 血常规、C 反应蛋白、血气分析、电解质分析、肝功能 □ 可选项目:按出入量补充液体和电解质、其他特殊医嘱(穿刺口压迫 24h,制动)、伤口换药

时间	入院第 1~5d （术前阶段）	入院第 5~6d （手术日,介入手术）
护士 工作	□ 入院护理评估 □ 入院宣教,嘱咐限制剧烈活动,避免腹部碰撞 □ 执行各项医嘱,完成术前检查、术前准备 □ 术前宣教 □ 完成术前评估并填写手术患儿交接表 □ 完成护理记录	□ 做好交接工作,完成护理记录 □ 执行各种医嘱,观察患儿生命体征、腹部体征及伤口情况 □ 术后伤口、发热、心理与生活护理 □ 完成疼痛、营养、跌倒等评估并给予指导 □ 术后健康宣教:药物、伤口、腹部情况护理要点,手术情况、术后注意事项及监护仪使用等 □ 观察并调节补液速度,观察药物不良反应 □ 指导并督促患儿术后穿刺口压迫、制动24h
患儿 监护 人工 作	□ 参与诊疗方案决策,完成知情同意 □ 配合完成各项术前检查、术前准备 □ 学习宣教内容 □ 配合限制患儿剧烈活动,避免腹部碰撞 □ 观察患儿变化,必要时告知医护人员 □ 参与完成手术部位标记	□ 陪同患儿至手术室门口 □ 整理好普通病房床单位内个人物品 □ 观察患儿生命体征、伤口及腹部情况,必要时及时告知医护人员 □ 照顾患儿日常饮食、排便、睡眠,安抚患儿
病情 变异 记录	□ 无　□ 有,原因: 1. 2.	□ 无　□ 有,原因: 1. 2.

时间	入院第 6~8d （介入术后,第二次术前阶段）	入院第 7~13d （第二次手术日）
医生 工作	□ 对患儿术后情况进行评估(血常规、肝功能、营养、疼痛等),确定有无手术并发症 □ 上级医师查房,根据介入造影的结果进行术前评估,确定下一步的手术方案 □ 完成术前准备,异常者分析处理后复查 □ 完成术前讨论,评估术前检查结果是否符合诊断和手术条件 □ 与患儿监护人共同完成诊疗决策,并签署手术、输血等知情同意书,完成手术标记 □ 麻醉科医师探望患儿并完成麻醉前书面评估 **长期医嘱:** □ 按全麻下介入术后常规护理 □ 二级护理 □ 流质、半流质普通饮食 □ 抑酸药物、止血药物;静脉营养支持 **临时医嘱:** □ 术前医嘱:预约术中胃镜检查。根据介入造影的结果决定手术方式。若为肝前型门静脉高压症,Rex 静脉开放,行肠系膜静脉—门静脉分流术(吻合术)+肝切开活组织检查;若为肝前型门静脉高压症,但 Rex 静脉闭塞或为肝内型门静脉高压症,则行脾静脉—肾静脉分流术(吻合术)+肝切开活组织检查;术前禁食、备皮;留置胃管;术前补液;术前静脉用奥美拉唑;术前抗菌药物;肠道准备(可选);备血、配血(可选);术中造影(可选)	□ 按手术分级及手术授权完成手术 □ 向监护人交代病理标本、手术中情况和术后注意事项 □ 出手术室前主刀医师完成手术记录、术后首次病程记录(特殊情况下由第一助手完成) □ 开具术后医嘱(含转科医嘱)和病理检查单 □ 书写转出记录 □ 主刀医师术后24h内ICU查房,决定抗凝药物的使用(普通肝素抗凝) **临时医嘱:** □ 转入 ICU □ 开具病理检查单

续表

时间	入院第 6~8d（介入术后,第二次术前阶段）	入院第 7~13d（第二次手术日）
护士工作	□ 执行各项医嘱,完成术前准备 □ 术前宣教 □ 完成术前评估并填写手术患儿交接表 □ 完成护理记录	□ 做好交接工作 □ 完成护理记录
患儿监护人工作	□ 参与诊疗方案决策,完成知情同意 □ 配合完成术前准备 □ 学习宣教内容 □ 参与完成手术部位标记	□ 陪同患儿至手术室门口 □ 手术结束后查看标本并护送患儿去 ICU □ 准备好 ICU 内使用物品 □ 整理好普通病房床单位内个人物品
病情变异记录	□ 无 □ 有,原因: 1. 2.	□ 无 □ 有,原因: 1. 2.

时间	入院第 8~19d（第二次术后阶段）	入院第 14~20d（出院日）
医生工作	□ ICU 查房,和 ICU 医生一起判断患儿是否具有出 ICU 指征 □ 开具转入医嘱,书写转入记录 □ 对患儿情况进行再次评估(血常规、肝功能、凝血功能、营养、疼痛等),制订下一步诊疗计划(包括抗凝药物的使用) □ 观察患儿腹腔引流等情况进行评估,确定有无手术并发症 □ 按照规定完成三级查房并记录;病情变化及时记录并进行必要的复查 □ 追踪病理及检查结果;危急值分析及处理 □ 术后定期检查超声,术后 1 周复查超声和上腹部 CT 平扫＋增强、CT 门脉血管重建 □ 指导患儿逐渐恢复饮食,评估患儿恢复情况,评估手术效果确定是否预出院 □ 详细解读患儿病理、超声报告及 CT □ 完成预出院准备(开具预出院医嘱等) 长期医嘱: □ 按全麻下脾静脉-肾静脉分流术(吻合术)或者肠系膜静脉-门静脉分流术(吻合术)＋肝切开活组织检查后常规护理 □ 可选项目:心电监护、血氧饱和度监测、吸氧;一级护理、二级护理;禁食、饮水、流质饮食;留置胃管、尿管、腹腔引流管并计量;非限制级抗菌药物、限制级抗菌药物(参照《抗菌药物分级管理目录》清单选择具体常用药物);抑酸药物,低分子量肝素)5d 静脉营养支持 临时医嘱: □ 血常规、C 反应蛋白、血气分析、电解质分析、肝功能、凝血功能、腹部超声、上腹部 CT 平扫＋增强、CT 门脉血管重建(上述检验、检查可重复选择) □ 可选项目:按出入量补充液体和电解质、其他特殊医嘱(如口服华法林或者拜阿司匹林＋潘生丁抗凝治疗)、拔除胃管、拔除腹腔引流管、拔除尿管、伤口换药 □ 预出院及出院带药	□ 评估患儿情况,是否符合出院标准,确定能否出院 □ 开具出院医嘱和诊断证明 □ 交代出院后注意事项,给予随访指导 □ 预约门诊复诊 □ 完善出院记录、病案首页并归档病历 临时医嘱: □ 今日出院

续表

时间	入院第 8~19d （第二次术后阶段）	入院第 14~20d （出院日）
护士 工作	□ 做好交接工作,完成护理记录 □ 执行各种医嘱,观察患儿生命体征、腹部体征及伤口情况 □ 术后伤口、引流管、发热、心理与生活护理 □ 完成疼痛、营养、跌倒等评估并给予指导 □ 术后健康宣教:药物、伤口、引流管护理要点,手术情况、术后注意事项及监护仪使用等 □ 观察并调节补液速度,观察药物不良反应 □ 指导并督促患儿术后活动 □ 对患儿监护人进行出院准备指导	□ 出院宣教:复查时间、饮食指导、用药指导、伤口护理等 □ 向患儿监护人提供出院小结、诊断证明书和出院指引,协助患儿监护人办理出院手续
患儿 监护 人工 作	□ 参与诊疗方案决策,完成知情同意 □ 观察患儿生命体征、伤口及腹部情况,必要时及时告知医护人员 □ 护理好患儿各管道,防止脱落、折叠等 □ 照顾患儿日常饮食、排便、睡眠,安抚患儿 □ 了解患儿病理结果、吻合血管通畅情况、监测凝血功能 □ 认真学习出院流程及相关注意事项	□ 认真学习出院宣教内容 □ 办理出院
病情 变异 记录	□ 无　□ 有,原因: 1. 2.	□ 无　□ 有,原因: 1. 2.

注:CT.计算机断层扫描;MRI.磁共振成像;MRV.磁共振静脉成像;MRA.磁共振血管成像;ICU.重症监护病房。

3. 出院标准

(1)一般情况良好,可正常饮食,无发热、小便正常。伤口愈合良好,无出血、渗出等。

(2)口服华法林的患儿,INR 维持在 1.5~2.0 之间。术后超声及 CT 显示吻合血管通畅。

(3)无其他需要住院处理的并发症。

(六) 变异及原因分析

1. 入院检查排除门静脉高压症,不符合路径要求。

2. 对于手术患儿,围手术期并发症如术后肺部感染、伤口感染等造成住院时间延长和费用增加。

3. 出现围手术期并发症需对症处理。

二、临床路径流程图(图 4-4)

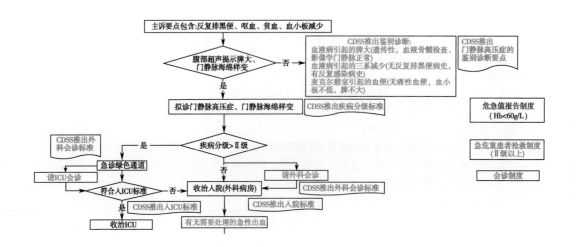

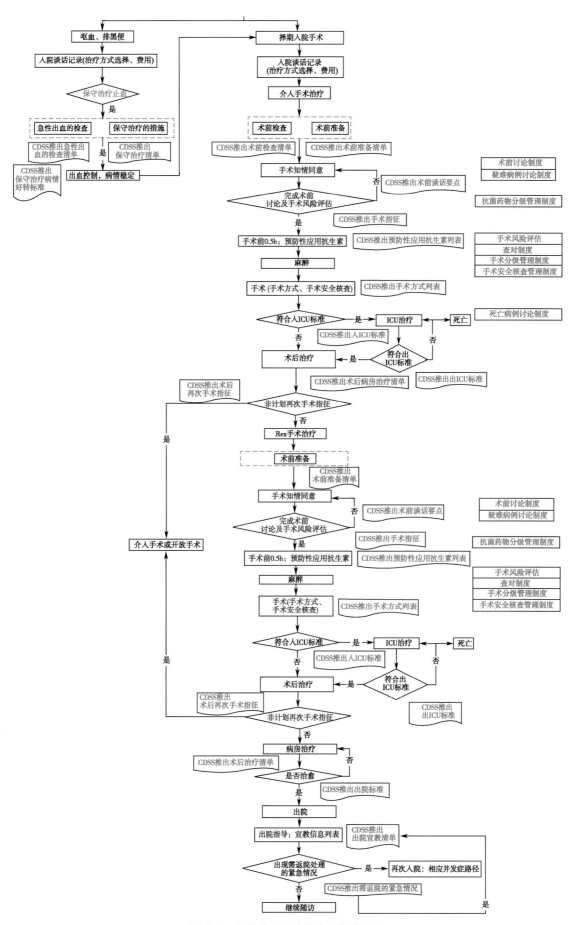

图 4-4　门静脉高压症临床路径流程图

CDSS. 临床决策支持系统；ICU. 重症监护病房。

三、随访指导

门诊治疗系统定期自动发送随访问卷调查表。定期门诊随访:术后 1、2、3、6、9、12 个月时专科门诊复查,之后每年复查 1 次,复查内容包括观察有无并发症发生的情况,血常规、肝功能、凝血功能、血氨(必要时)等,以及腹部超声(肝脾弹性测定复查时间为术后 1、3、6、12、24 个月)、腹部 CT。

四、宣教

宣教时间:出院当天。

宣教内容:

1. 合理饮食,避免粗糙刺激性干硬食物,禁止口服非甾体类抗炎止痛药物。发热时可考虑中成药退热或对乙酰氨基酚退热栓塞肛退热。

2. 术后口服华法林或阿司匹林肠溶片 + 潘生丁抗凝治疗半年,定期监测凝血功能(若为阿司匹林 + 潘生丁则不需要),维持 INR 在 1.5~2.0 之间。

3. 术后 1 年需要入院复查 超声、腹部 CT,胃镜检查,经颅多普勒超声。

4. 紧急医疗指导 出现以下紧急情况需及时返院或到当地医院治疗:呕血、黑便、脸色苍白、反应差等。

第五节 急性肠套叠临床路径

一、急性肠套叠临床路径标准流程

(一) 适用对象

第一诊断为急性肠套叠(灌肠复位失败)(ICD-10:K56.100),行肠套叠手术复位治疗(ICD-9-CM3:46.8102、46.8202、96.2901)。

(二) 诊断依据

根据《小儿外科学》(第 5 版)及《临床诊疗指南:小儿外科学分册》进行诊断。

1. **病史** 阵发性哭闹或伴有呕吐、果酱样大便。

2. **体征** 腹部包块。

3. **辅助检查** 超声提示"同心圆"或"靶环"征。

(三) 进入临床路径标准

1. 第一诊断必须符合急性肠套叠(ICD-10:K56.100)。

2. 当患儿同时具有其他疾病诊断,但在住院期间不需要特殊处理也不影响第一诊断的临床路径流程实施时,可进入路径。

(四) 门诊流程

急性肠套叠临床路径表单(门诊)

患儿姓名:_____ 性别:_____ 年龄:_____ 门诊号:_____

诊次	初诊
医生工作	□ 询问病史和体格检查,必要时急诊完善相关检查,如超声、X 线空气灌肠等 □ 告知本次检查的目的、费用及出报告时间 □ 对患儿进行病情评估,根据患儿的病情、年龄、一般状况、营养状况、经济条件等制订诊疗方案 □ 初步诊断:急性肠套叠 □ 告知患儿监护人住院指征,开具住院证和住院指引,告知注意事项

诊次	初诊
护士工作	□ 评估、安排就诊顺序,推送信息给医生和患儿监护人 □ 对患儿监护人进行缴费、检查检验、取药、抽血治疗等方面的指引 □ 指导患儿监护人如何进行预约检查或登记,等待期间注意事项及如何获得紧急处理措施 □ 提供监护人需要了解的疾病治疗相关信息
患儿监护人工作	□ 预约门诊,准备好病历资料和检验、检查结果 □ 接收指引单,完成就诊、检查 □ 参与诊疗方案决策 □ 享受知情同意权利 □ 接受健康教育
病情变异记录	□ 无　□ 有,原因: 1. 2.

(五) 住院流程

1. 入院标准

(1)已明确诊断为急性肠套叠。

(2)空气灌肠整复不成功,且患儿监护人同意进行手术。

(3)手术指征明确,无明显手术禁忌证。

2. 临床路径表单

急性肠套叠临床路径表单(住院)

患儿姓名:＿＿＿＿＿＿性别:＿＿＿年龄:＿＿＿＿住院号:＿＿＿＿＿

住院日期:　　年　月　日　　出院日期:　　年　月　日　　标准住院日:5~7d

时间	入院第 1d (术前阶段)	入院第 1~2d (手术日)
医生工作	□ 询问病史与体格检查 □ 上级医师查房与术前评估,确定诊断 □ 完成术前检查及术前准备,异常者分析处理后复查 □ 完成术前讨论,评估术前检查结果是否符合诊断和手术条件 □ 与患儿监护人共同完成诊疗决策,并签署手术、输血等知情同意书 □ 麻醉科医师探望患儿并完成麻醉前书面评估 **长期医嘱:** □ 小儿外科常规护理 □ 禁食 □ 二级护理(可选)或一级护理(可选) □ 抗菌药物(可选) **临时医嘱:** □ 血常规、血型、尿液分析、大便常规＋潜血、凝血功能、肝肾功能、感染性疾病筛查、血气分析、电解质分析、C 反应蛋白测定 □ 心电图、胸部 X 线(正位)检查 □ 可选项目:CT 或 MRI 检查、麻醉科会诊(疼痛评估 >7 分)、营养科会诊 □ 术前医嘱:拟送手术室麻醉下行肠套叠手术复位术;术前禁食、备皮;留置胃管;术前补液;术前止血药物;术前抗菌药物;肠道准备(可选);备血、配血(可选)	□ 按手术分级及手术授权完成手术 □ 向监护人展示标本、交代手术中情况和术后注意事项 □ 出手术室前主刀医师完成手术记录、术后首次病程记录(特殊情况下由第一助手完成) □ 开具术后医嘱(含转科医嘱)和病理检查单 **临时医嘱:** □ 转入 ICU(可选) □ 开具病理检查单

续表

时间	入院第 1d (术前阶段)	入院第 1~2d (手术日)
护士 工作	□ 入院护理评估、入院宣教 □ 执行各项医嘱,完成术前检查、术前准备 □ 术前宣教 □ 完成术前评估并填写手术患儿交接表 □ 完成护理记录	□ 做好交接工作 □ 完成护理记录
患儿 监护 人工 作	□ 参与诊疗方案决策,完成知情同意 □ 配合完成各项术前检查、术前准备 □ 学习宣教内容 □ 配合限制患儿剧烈活动 □ 观察患儿变化,必要时告知医护人员	□ 参与完成手术部位标记 □ 陪同患儿至手术室门口 □ 手术结束后查看标本并护送患儿入病房 □ 整理好病房床单位内个人物品
病情 变异 记录	□ 无　□ 有,原因: 1. 2.	□ 无　□ 有,原因: 1. 2.

时间	入院第 2~6d (术后阶段)	入院第 5~7d (出院日)
医生 工作	□ ICU 查房,和 ICU 医生一起判断患儿是否具有出 ICU 指征(可选) □ 开具转入医嘱,书写转入记录(可选) □ 对患儿情况进行再次评估(营养、疼痛等),制订下一步诊疗计划 □ 观察患儿腹部情况及手术伤口有无渗血等情况,确定有无手术并发症 □ 按照规定完成三级查房并记录;病情变化及时记录并进行必要的复查 □ 追踪病理及检查结果;危急值分析及处理 □ 指导患儿恢复饮食,评估患儿恢复情况,评估手术效果确定是否预出院 □ 详细解读患儿病理报告 □ 完成预出院准备(开具预出院医嘱等) **长期医嘱:** □ 按全麻下肠套叠切开复位术后常规护理 □ 可选项目:心电监护、血氧饱和度监测、吸氧;一级护理、二级护理;禁食、饮水、流质饮食;留置胃管、尿管并计量;抗菌药物;止血药物;静脉营养支持 **临时医嘱:** □ 血常规、C 反应蛋白、血气分析、电解质分析 □ 可选项目:按出入量补充液体和电解质、其他特殊医嘱(如退热药物)、拔除胃管、拔除尿管、伤口换药 □ 预出院及出院带药	□ 评估患儿情况,是否符合出院标准,确定能否出院 □ 开具出院医嘱和诊断证明 □ 交代出院后注意事项,给予随访指导 □ 预约门诊复诊 □ 完善出院记录、病案首页并归档病历 **临时医嘱:** □ 今日出院 □ 出院带药(可选)
护士 工作	□ 做好交接工作,完成护理记录 □ 执行各种医嘱,观察患儿生命体征、腹部体征及伤口情况 □ 术后伤口、发热、心理与生活护理 □ 完成疼痛、营养、跌倒等评估并给予指导 □ 术后健康宣教:药物、伤口护理要点,手术情况、术后注意事项及监护仪使用等 □ 观察并调节补液速度,观察药物不良反应 □ 指导并督促患儿术后活动 □ 对患儿监护人进行出院准备指导	□ 出院宣教:复查时间、饮食指导、用药指导、伤口护理等 □ 向患儿监护人提供出院小结、诊断证明书和出院指引,协助患儿监护人办理出院手续

时间	入院第 2~6d （术后阶段）	入院第 5~7d （出院日）
患儿监护人工作	□ 参与诊疗方案决策,完成知情同意 □ 观察患儿生命体征、伤口情况,必要时及时告知医护人员 □ 护理好患儿各管道,防止脱落、折叠等 □ 照顾患儿日常饮食、排便、睡眠,安抚患儿 □ 了解患儿病理结果 □ 认真学习出院流程及相关注意事项	□ 认真学习出院宣教内容 □ 办理出院
病情变异记录	□ 无　□ 有,原因: 1. 2.	□ 无　□ 有,原因: 1. 2.

注:CT. 计算机断层扫描;MRI. 磁共振成像;ICU. 重症监护病房。

3. 出院标准

(1)一般情况良好,可正常饮食,无发热、腹泻,营养状况明显改善。

(2)腹痛、血便症状消失。

(3)伤口愈合良好,无出血、感染、裂开等。

(4)出院前复查血常规、血电解质、C 反应蛋白、腹部超声等结果正常。

(5)无其他需要住院处理的并发症。

（六）变异及原因分析

1. 肠套叠致肠管坏死,手术困难,术后恢复慢,导致住院时间延长和费用增加。

2. 围手术期并发症等造成住院时间延长和费用增加。

3. 出现手术并发症需对症处理。

二、临床路径流程图（图 4-5）

三、随访指导

出院 1 周门诊治疗系统自动发送随访问卷调查表。术后 2~4 周后回院复诊。

四、宣教

宣教时间:出院当天。

宣教内容:

1. **饮食、营养**　给予平衡饮食,保证蛋白质及维生素的供应,注意补充新鲜蔬菜和水果。多进食汤类及富含铁质、易消化的食物,忌暴饮暴食。

2. **劳逸结合**　注意休息,活动量逐渐增加。

3. **腹部伤口护理**　保持伤口清洁、干燥,术后 1 周可淋浴,如发现伤口红肿、渗液、渗血、疼痛加重则不适宜沐浴并建议及时就诊。

4. **紧急医疗指导**　出现以下紧急情况需及时返院或到当地医院治疗:阵发性哭闹、腹痛、呕吐、腹胀、肛门停止排气排便、发热、血便、伤口红肿、裂开等。

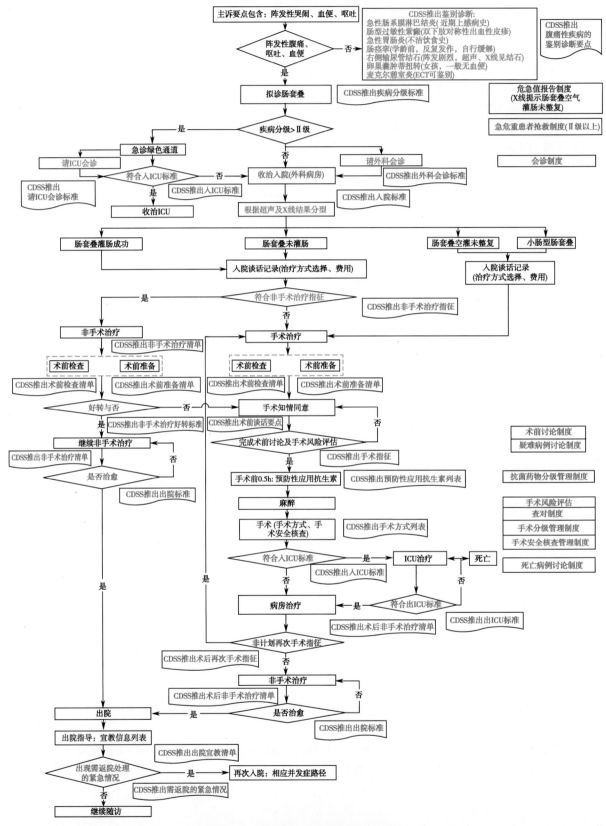

图 4-5　急性肠套叠临床路径流程图

CDSS. 临床决策支持系统;ICU. 重症监护病房;ECT. 发射型计算机断层成像。

第六节 急性化脓性阑尾炎临床路径

一、急性化脓性阑尾炎临床路径标准流程

（一）适用对象

第一诊断为急性化脓性阑尾炎（ICD-10：K35.901），行阑尾切除术或腹腔镜下阑尾切除术（ICD-9-CM3：47.0901、47.0101）。

（二）诊断依据

根据《临床诊疗指南：小儿外科学分册》《临床技术操作规范：小儿外科学分册》及《小儿外科学》（第5版）进行诊断。

1. **病史** 转移性/持续性右下腹痛，伴食欲减退、恶心或呕吐，可有发热。

2. **体征** 右下腹有固定压痛，伴肌紧张。

3. **辅助检查**

(1) 血白细胞总数和中性粒细胞增多，尿便常规一般无异常，C反应蛋白可升高。

(2) 超声显示阑尾肿胀，阑尾周围有渗液积聚。必要时CT亦可用于检查。

（三）进入临床路径标准

1. 第一诊断必须符合急性化脓性阑尾炎（ICD-10：K35.901）。

2. 当患儿同时具有其他疾病诊断，但在住院期间不需要特殊处理也不影响第一诊断的临床路径实施时，可进入临床路径。

（四）门诊流程

急性化脓性阑尾炎临床路径表单（门诊）

患儿姓名：_____ 性别：_____ 年龄：_____ 门诊号：_____

诊次	初诊
医生工作	□ 询问病史和体格检查，必要时急诊完善相关检查，如血常规、腹部超声（女孩加做子宫、附件超声）或CT等 □ 告知本次检查的目的、费用及出报告时间 □ 对患儿进行病情评估，根据患儿的病情、年龄、一般状况、营养状况、经济条件等制订诊疗方案 □ 初步诊断：急性化脓性阑尾炎 □ 告知患儿监护人住院指征，开具住院证和住院指引，告知注意事项
护士工作	□ 评估、安排就诊顺序，推送信息给医生和患儿监护人 □ 对患儿监护人进行缴费、检查检验、取药、抽血治疗等方面的指引 □ 指导患儿监护人如何进行预约检查或登记，等待期间注意事项及如何获得紧急处理措施 □ 提供监护人需要了解的疾病治疗相关信息
患儿监护人工作	□ 预约门诊，准备好病历资料和检验、检查结果 □ 接收指引单，完成就诊、检查 □ 参与诊疗方案决策 □ 享受知情同意权利 □ 接受健康教育
病情变异记录	□ 无 □ 有，原因： 1. 2.

（五）住院流程

1. **入院标准**

(1) 明确诊断急性化脓性阑尾炎，且患儿监护人同意进行手术。

(2) 手术指征明确，无明显手术禁忌证。

2. 临床路径表单

急性化脓性阑尾炎临床路径表单(住院)

患儿姓名:＿＿＿＿＿＿性别:＿＿＿年龄:＿＿＿＿住院号:＿＿＿＿＿＿

住院日期: 年 月 日 出院日期: 年 月 日 标准住院日:5~7d

时间	入院第 1d (术前阶段)	入院第 1~2d (手术日)
医生 工作	□ 询问病史与体格检查 □ 上级医师查房与术前评估,确定诊断 □ 完成术前检查及术前准备,异常者分析处理后复查 □ 完成术前讨论,评估术前检查结果是否符合诊断和手术条件 □ 与患儿监护人共同完成诊疗决策,并签署手术、输血等知情同意书 □ 麻醉科医师探视患儿并完成麻醉前书面评估 **长期医嘱:** □ 小儿外科常规护理 □ 禁食 □ 二级护理(可选)或一级护理(可选) □ 抗菌药物 **临时医嘱:** □ 抗生素:三代头孢＋甲硝唑／奥硝唑 □ 血常规、血型、尿液分析、大便常规＋潜血、凝血功能、肝肾功能、感染性疾病筛查、血气分析、电解质分析、C反应蛋白测定 □ 心电图、胸部 X 线(正位)＋腹部立卧位 X 线检查 □ 可选项目:CT 检查、麻醉科会诊(疼痛评估 >7 分)、营养科会诊 □ 术前医嘱:拟送手术室麻醉下行阑尾切除术;术前禁食、备皮;留置胃管;术前补液;术前止血药物;术前腹腔镜抗菌药物;肠道准备(可选);备血、配血(可选)	□ 按手术分级及手术授权完成手术 □ 向监护人展示标本、交代手术中情况和术后注意事项 □ 出手术室前主刀医师完成手术记录、术后首次病程记录(特殊情况下由第一助手完成) □ 开具术后医嘱(含转科医嘱)和病理检查单 **临时医嘱:** □ 转入 ICU(可选) □ 开具病理检查单
护士 工作	□ 入院护理评估、入院宣教 □ 执行各项医嘱,完成术前检查、术前准备 □ 术前宣教 □ 完成术前评估并填写手术患儿交接表 □ 完成护理记录	□ 做好交接工作 □ 完成护理记录
患儿 监护 人工 作	□ 参与诊疗方案决策,完成知情同意 □ 配合完成各项术前检查、术前准备 □ 学习宣教内容 □ 配合限制患儿剧烈活动 □ 观察患儿变化,必要时告知医护人员	□ 参与完成手术部位标记 □ 陪同患儿至手术室门口 □ 手术结束后查看标本并护送患儿入病房 □ 整理好病房床单位内个人物品
病情 变异 记录	□ 无 □ 有,原因: 1. 2.	□ 无 □ 有,原因: 1. 2.

时间	入院第 2~6d (术后阶段)	入院第 5~7d (出院日)
医生 工作	□ ICU 查房,和 ICU 医生一起判断患儿是否具有出 ICU 指征(可选) □ 开具转入医嘱,书写转入记录(可选) □ 对患儿情况进行再次评估(营养、疼痛等),制订下一步诊疗计划 □ 观察患儿腹部手术伤口有无渗血等情况进行评估,确定有无手术并发症 □ 按照规定完成三级查房并记录;病情变化及时记录并进行必要的复查	□ 评估患儿情况,是否符合出院标准,确定能否出院 □ 开具出院医嘱和诊断证明 □ 交代出院后注意事项、给予随访指导 □ 预约门诊复诊 □ 完善出院记录、病案首页并归档病历

时间	入院第 2~6d (术后阶段)	入院第 5~7d (出院日)
医生 工作	□ 追踪病理及检查结果;危急值分析及处理 □ 指导患儿恢复饮食,评估患儿恢复情况,评估手术效果确定是 　否预出院 □ 详细解读患儿病理报告 □ 完成预出院准备(开具预出院医嘱等) **长期医嘱:** □ 按全麻下阑尾切除术后常规护理 □ 可选项目:心电监护、血氧饱和度监测、吸氧;一级护理、二级护 　理;禁食、饮水、流质饮食;留置胃管、尿管、腹腔引流管并计量; 　抗菌药物、止血药物;静脉营养支持 **临时医嘱:** □ 血常规、C 反应蛋白、血气分析、电解质分析、腹水 + 胃肠道超声 □ 可选项目:按出入量补充液体和电解质、其他特殊医嘱(如退热 　药物)、拔除胃管、拔除尿管、拔除腹腔引流管、伤口换药 □ 预出院及出院带药	**临时医嘱:** □ 今日出院 □ 出院带药(可选)
护士 工作	□ 做好交接工作,完成护理记录 □ 执行各种医嘱,观察患儿生命体征、腹部体征及伤口情况 □ 术后伤口、发热、心理与生活护理 □ 完成疼痛、营养、跌倒等评估并给予指导 □ 术后健康宣教:药物、伤口、引流管护理要点,手术情况、术后注 　意事项及监护仪使用等 □ 观察并调节补液速度,观察药物不良反应 □ 指导并督促患儿术后活动 □ 对患儿监护人进行出院准备指导	□ 出院宣教:复查时间、饮食指导、用药指导、 　伤口护理等 □ 向患儿监护人提供出院小结、诊断证明书和 　出院指引,协助患儿监护人办理出院手续
患儿 监护 人工 作	□ 参与诊疗方案决策,完成知情同意 □ 观察患儿生命体征、伤口情况,必要时及时告知医护人员 □ 护理好患儿各管道,防止脱落、折叠等 □ 照顾患儿日常饮食、排便、睡眠,安抚患儿 □ 了解患儿病理结果 □ 认真学习出院流程及相关注意事项	□ 认真学习出院宣教内容 □ 办理出院
病情 变异 记录	□ 无　□ 有,原因: 1. 2.	□ 无　□ 有,原因: 1. 2.

注:CT. 计算机断层扫描;ICU. 重症监护病房。

3. 出院标准

(1)一般情况良好,可正常饮食,无发热、腹泻,营养状况明显改善。

(2)腹痛、发热症状消失。伤口愈合良好,无出血、感染、裂开等。

(3)出院前复查血常规、血电解质、C 反应蛋白、腹部超声等结果正常。

(4)无其他需要住院处理的并发症。

(六) 变异及原因分析

1. 术前检查或术中排除急性化脓性阑尾炎或合并穿孔、弥漫性腹膜炎等,不符合路径要求。

2. 围手术期并发症等需要对症处理,造成住院时间延长和费用增加。

二、临床路径流程图(图4-6)

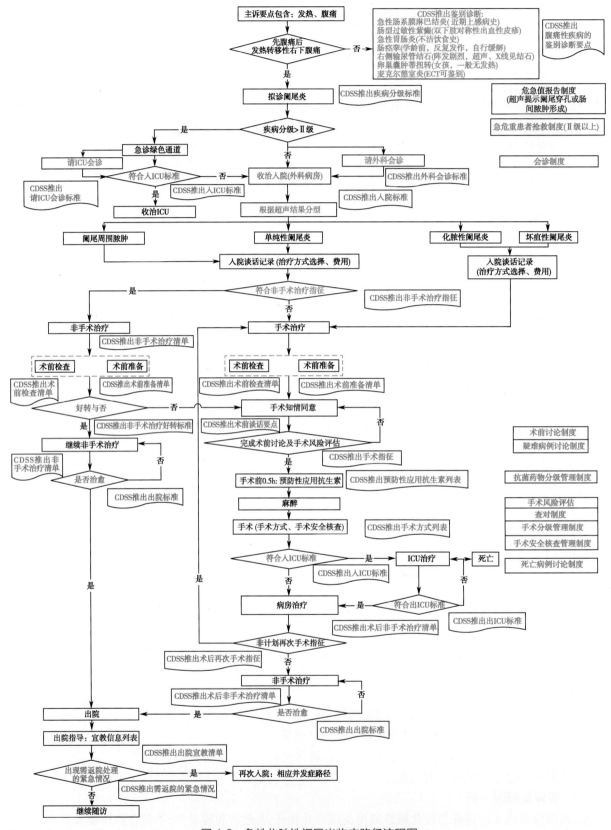

图4-6 急性化脓性阑尾炎临床路径流程图

CDSS.临床决策支持系统;ICU.重症监护病房;ECT.发射型计算机断层成像。

三、随访指导

出院1周门诊治疗系统自动发送随访问卷调查表。术后1个月回院复诊。

四、宣教

宣教时间:出院当天。

宣教内容:

1. **饮食、营养** 给予平衡饮食,保证蛋白质及维生素的供应,注意补充新鲜蔬菜和水果。多进食汤类及富含铁质、易消化的食物,忌暴饮暴食。

2. **劳逸结合** 注意休息,活动量逐渐增加。

3. **腹部伤口护理** 保持伤口清洁、干燥,坚持伤口护理,每2~3d一次,有伤口渗液等特殊情况随时更换。术后1周可淋浴,如发现伤口红肿、渗液、渗血、疼痛加重则不适宜沐浴并建议及时就诊。

4. **就医情形** 如出现腹痛、发热、血便、伤口红肿、裂开等及时返院或就近就医。

第七节 麦克尔憩室临床路径

一、麦克尔憩室临床路径标准流程

(一) 适用对象

第一诊断为麦克尔憩室(ICD-10:Q43.000),行麦克尔憩室切除术或腹腔镜下麦克尔憩室切除术(ICD-9-CM3:45.3302);肠切除肠吻合术或腹腔镜下肠切除肠吻合术(ICD-9-CM3:45.9100、45.6208)。

(二) 诊断依据

根据《小儿外科学》(第5版)、《临床诊疗指南:小儿外科学分册》及《诸福棠实用儿科学》(第8版)进行诊断。

1. **病史** 以无痛性血便、肠梗阻或炎症三者为主要表现,便血者大便呈鲜红、暗红或褐色,大量出血时可发生休克;肠梗阻与炎症者与其他原因引起的机械性肠梗阻及阑尾炎的临床表现相似。

2. **体征** 便血者腹部多无阳性体征,大量出血者呈贫血貌;肠梗阻与炎症者体征与其他机械性肠梗阻及阑尾炎相似。

3. **辅助检查** 麦克尔憩室核素显像检查:^{99m}Tc同位素扫描可见中腹部或偏下存在异常浓聚灶。

(三) 进入临床路径标准

1. 第一诊断必须符合麦克尔憩室(ICD-10:Q43.000)。

2. 对麦克尔憩室合并感染的患儿,需要先控制感染,待患儿症状缓解,一般情况纠正后可进入该路径。

3. 对于急性大出血、憩室合并穿孔或肠梗阻者不进入路径。

4. 当患儿同时具有其他疾病诊断时,但在住院期间不需特殊处理也不影响第一诊断的临床路径流程实施时,可进入路径。

(四) 门诊流程

麦克尔憩室临床路径表单(门诊)

患儿姓名:_____ 性别:_____ 年龄:_____ 门诊号:_____

诊次	初诊	复诊
医生工作	☐ 询问病史和体格检查,完善相关检查,如超声、^{99m}TC同位素扫描等 ☐ 告知本次检查的目的、费用及出报告时间;告知复诊时间 ☐ 告知注意事项,嘱咐监护人密切观察患儿有无血便	☐ 根据病史、体征、检查检验结果初步诊断:麦克尔憩室 ☐ 告知治疗过程和住院指征,开具住院证和预约住院日期 ☐ 告知等待住院期间注意事项和病情突变时的处理方法

诊次	初诊	复诊
护士工作	□ 评估、安排就诊顺序,推送信息给医生和患儿监护人 □ 对患儿监护人进行缴费、检查检验、取药、抽血治疗等方面的指引	□ 评估、安排就诊顺序,推送信息给医生和患儿监护人 □ 对患儿监护人进行办理入院手续的指引
患儿监护人工作	□ 预约门诊,准备好病历资料和检验、检查结果 □ 接收指引单,完成就诊、检查 □ 参与诊疗方案决策 □ 享受知情同意权利 □ 接受健康教育	□ 预约门诊,准备好病历资料和检查、检验结果(超声等) □ 做好入院准备 □ 参与诊疗方案决策 □ 享受知情同意权利 □ 接受健康教育
病情变异记录	□ 无 □ 有,原因: 1. 2.	□ 无 □ 有,原因: 1. 2.

(五) 住院流程

1. 入院标准

(1)临床疑诊麦克尔憩室需入院行手术探查者。

(2)手术指征明确,无明显手术禁忌证且监护人同意手术治疗。

2. 临床路径表单

麦克尔憩室临床路径表单(住院)

患儿姓名:_____ 性别:_____ 年龄:_____ 门诊号:_____ 住院号:_____

住院日期:　　年　　月　　日　　出院日期:　　年　　月　　日　　标准住院日:7~10d

时间	入院第1~3d (术前阶段)	入院第2~4d (手术日)
医生工作	□ 询问病史与体格检查 □ 上级医师查房与术前评估,确定诊断 □ 完成术前检查及术前准备,异常者分析处理后复查 □ 完成术前讨论,评估术前检查结果是否符合诊断和手术条件 □ 与患儿监护人共同完成诊疗决策,并签署手术、输血等知情同意书 □ 麻醉科医师探望患儿并完成麻醉前书面评估 **长期医嘱:** □ 小儿外科常规护理 □ 普通饮食 □ 补充维生素,营养支持治疗 □ 二级护理(可选)或一级护理(可选) □ 抗菌药物(可选) **临时医嘱:** □ 血常规、血型、尿液分析、大便常规 + 潜血试验、凝血功能、肝肾功能、感染性疾病筛查、血气分析、电解质分析、C 反应蛋白测定 □ 心电图、胸部 X 线(正位)检查、腹部超声 □ 可选项目:超声心动图、腹部 CT、麻醉科会诊(疼痛评估 >7分)、营养科会诊 □ 术前医嘱:拟送手术室行经腹腔镜探查 + 麦克尔憩室切除术;术前禁食、备皮;肠道准备;留置胃管;术前补液;术前止血药物;术前抗菌药物;备血、配血(可选)	□ 按手术分级及手术授权完成手术 □ 向监护人展示标本、交代手术中情况和术后注意事项 □ 出手术室前主刀医师完成手术记录、术后首次病程记录(特殊情况下由第一助手完成) □ 开具术后医嘱(含转科医嘱)和病理检查单 **临时医嘱:** □ 开具病理检查单

续表

时间	入院第 1~3d (术前阶段)	入院第 2~4d (手术日)
护士 工作	□ 入院护理评估 □ 入院宣教,嘱咐监护人观察患儿有无血便 □ 执行各项医嘱,完成术前检查、术前准备 □ 术前宣教 □ 完成术前评估并填写手术患儿交接表 □ 完成护理记录	□ 做好交接工作 □ 完成护理记录
患儿 监护 人工 作	□ 参与诊疗方案决策,完成知情同意 □ 配合完成各项术前检查、术前准备 □ 学习宣教内容 □ 配合观察患儿有无血便 □ 观察患儿变化,必要时告知医护人员	□ 参与完成手术部位标记 □ 陪同患儿至手术室门口 □ 手术结束后查看标本 □ 整理好普通病房床单位内个人物品
病情 变异 记录	□ 无 □ 有,原因: 1. 2.	□ 无 □ 有,原因: 1. 2.

时间	入院第 3~9d (术后阶段)	入院第 7~10d (出院日)
医生 工作	□ 对患儿情况进行再次评估(营养、疼痛等),制订下一步诊疗计划 □ 观察患儿腹腔伤口等情况进行评估,确定有无手术并发症 □ 按照规定完成三级查房并记录;病情变化及时记录并进行必要的复查 □ 追踪病理及检查结果;危急值分析及处理 □ 指导患儿逐渐恢复饮食,评估患儿恢复情况,评估手术效果确定是否预出院 □ 完成预出院准备(开具预出院医嘱等) **长期医嘱:** □ 按全麻下经腹腔镜探查＋麦克尔憩室切除术后常规护理 □ 可选项目:心电监护、血氧饱和度监测、吸氧;一级护理、二级护理;禁食、饮水、流质饮食;留置胃管、尿管并计量;非限制级抗菌药物、限制级抗菌药物(参照《抗菌药物分级管理目录》清单选择具体常用药物);止血药物;静脉营养支持 **临时医嘱:** □ 血常规、C 反应蛋白、血气分析、电解质分析、肝功能、腹部超声 □ 可选项目:按出入量补充液体和电解质、其他特殊医嘱(如退热药物)、拔除胃管、拔除尿管、伤口换药 □ 预出院及出院带药	□ 评估患儿情况,是否符合出院标准,确定能否出院 □ 开具出院医嘱和诊断证明 □ 交代出院后注意事项、给予随访指导 □ 预约门诊复诊 □ 完善出院记录、病案首页并归档病历 **临时医嘱:** □ 今日出院
护士 工作	□ 做好交接工作,完成护理记录 □ 执行各种医嘱,观察患儿生命体征、腹部体征及伤口情况 □ 术后伤口、引流管、发热、心理与生活护理 □ 完成疼痛、营养、跌倒等评估并给予指导 □ 术后健康宣教:药物、伤口、引流管护理要点,手术情况、术后注意事项及监护仪使用等	□ 出院宣教:复查时间、饮食指导、用药指导、伤口护理等 □ 向患儿监护人提供出院小结、诊断证明书和出院指引,协助患儿监护人办理出院手续

时间	入院第 3~9d （术后阶段）	入院第 7~10d （出院日）
护士工作	□ 观察并调节补液速度,观察药物不良反应 □ 指导并督促患儿术后活动 □ 对患儿监护人进行出院准备指导	
患儿监护人工作	□ 参与诊疗方案决策,完成知情同意 □ 观察患儿生命体征、伤口及腹部情况,必要时及时告知医护人员 □ 护理好患儿各管道,防止脱落、折叠等 □ 照顾患儿日常饮食、排便、睡眠,安抚患儿 □ 了解患儿病理结果 □ 认真学习出院流程及相关注意事项	□ 认真学习出院宣教内容 □ 办理出院
病情变异记录	□ 无　□ 有,原因: 1. 2.	□ 无　□ 有,原因: 1. 2.

注:CT. 计算机断层扫描。

3. 出院标准

(1)一般情况良好,可正常饮食,无发热、腹泻,无腹痛、血便等。

(2)伤口愈合良好,无渗血、渗液、感染等。

(3)出院前复查血常规、血电解质、C 反应蛋白等结果正常。

(4)无其他需要住院处理的并发症。

(六) 变异及原因分析

1. 经手术证实为其他先天性胃肠道畸形,与术前诊断不符合。

2. 麦克尔憩室合并感染的患儿治疗时间、方案、费用的不确定性。

3. 对于急性大出血、憩室合并穿孔或肠梗阻者不进入路径。

4. 围手术期并发症等造成住院时间延长和费用增加。

二、临床路径流程图(图 4-7)

三、随访指导

门诊治疗系统定期自动发送随访问卷调查表。术后 2 周常规专科门诊复诊。定期观察患儿症状、体征缓解情况及继续治疗。

四、宣教

宣教时间:出院当天。

宣教内容:

1. 膳食说明,活动级别和限制。

2. 出院带药及伤口护理宣教。

3. 紧急医疗指导　出现以下紧急情况需及时返院或到当地医院治疗:发热(>38℃)、腹胀、呕吐、腹痛、腹泻、血便、饮食不耐受、肛门停止排气、排便;伤口愈合不良、渗液、裂开等。

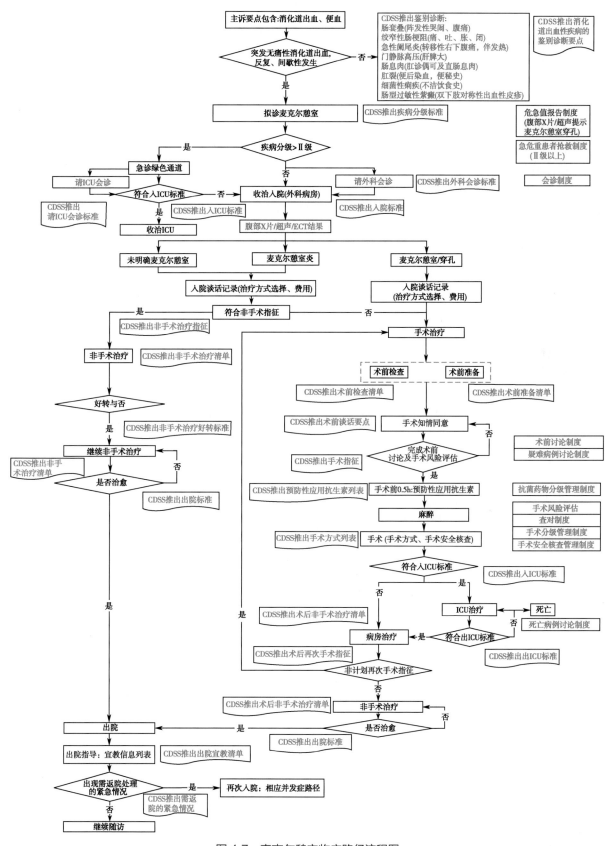

图 4-7 麦克尔憩室临床路径流程图

CDSS. 临床决策支持系统；ICU. 重症监护病房；ECT. 发射型计算机断层成像。

第八节　肠无神经节细胞症临床路径

一、肠无神经节细胞症临床路径标准流程

（一）适用对象

第一诊断为肠无神经节细胞症（ICD-10：Q43.1），行根治手术治疗（ICD-9-CM3：48.4100）。

（二）诊断依据

根据《小儿外科学》（第5版）及《临床诊疗指南·小儿外科学分册》进行诊断。

1. 临床表现

（1）症状：出生后出现便秘症状且日益加重。

（2）体征：最突出表现为腹胀，多数病例中可见肠型，部分患儿可触及粪石，肠鸣音常表现为亢进，直肠指检发现壶腹空虚，排便激惹试验阳性，即手指拔出后有爆破性排气排便。

2. 辅助检查

（1）X线钡灌肠显示有肠管狭窄、移行和扩张的表现。

（2）肛管直肠测压检查显示无内括约肌松弛反射。

（3）直肠壁组织学检查呈肠无神经节细胞症的病理改变。

其中1为必备，2（1）、2（2）、2（3）具备两项可确诊。

（三）进入临床路径标准

1. 第一诊断必须符合肠无神经节细胞症（ICD-10：Q43.1）。

2. 符合短段型、常见型、长段型肠无神经节细胞症诊断的病例，进入临床路径。

3. 当患儿同时具有其他疾病诊断，但在治疗期间不影响该诊断的临床路径流程实施时，可进入路径。

（四）门诊流程

肠无神经节细胞症临床路径表单（门诊）

患儿姓名：_____　性别：_____年龄：_____门诊号：_____

诊次	初诊	复诊
医生工作	□ 询问病史和体格检查，完善相关检查：影像学（X线钡灌肠），肛管直肠测压，病理（直肠壁组织学检查）等 □ 告知本次检查的目的、费用及出报告时间；告知复诊时间 □ 评估是否符合手术指征，符合者告知注意事项、预约下次就诊时间、告知需提前复诊或急诊情况	□ 根据病史、体征、检查检验结果初步诊断：肠无神经节细胞症 □ 告知治疗过程和住院指征，开具住院证和预约住院日期 □ 告知等待住院期间注意事项和病情突变时的处理方法
护士工作	□ 评估、安排就诊顺序，推送信息给医生和患儿监护人 □ 对患儿监护人进行缴费、检查检验、取药、抽血治疗等方面的指引 □ 指导患儿监护人预约复诊和病情变化时的处理方法 □ 教导患儿监护人学会回流灌肠	□ 评估、安排就诊顺序，推送信息给医生和患儿监护人 □ 对患儿监护人进行办理入院手续的指引
患儿监护人工作	□ 预约门诊，准备好病历资料和检验、检查结果 □ 接收指引单，完成就诊、检查 □ 参与诊疗方案决策 □ 享受知情同意权利 □ 接受健康教育	□ 预约门诊，准备好病历资料和检查、检验结果，自行回流灌肠 □ 做好入院准备 □ 居家观察病情出现需提前复诊或急诊情况立即就诊 □ 参与诊疗方案决策 □ 享受知情同意权利 □ 接受健康教育
病情变异记录	□ 无　□ 有，原因： 1. 2.	□ 无　□ 有，原因： 1. 2.

(五) 住院流程

1. 入院标准

(1)肠无神经节细胞症拟行根治手术治疗。

1)已明确诊断为肠无神经节细胞症,且监护人同意进行手术。

2)已完成术前准备:患儿监护人自行在家回流洗肠 2 周以上,或在我院普通外科专科门诊经专科护士回流洗肠 5~7d,洗肠效果良好,要求将结肠内陈旧积粪和粪块清洗干净,达到肠道通畅,腹胀解除,营养改善。

(2)确诊或疑似诊断为肠无神经节细胞症合并小肠结肠炎的患儿,按照外科急症入院处理。

2. 临床路径表单

肠无神经节细胞症临床路径表单(住院)

患儿姓名:＿＿＿＿＿＿＿　性别:＿＿＿＿　年龄:＿＿＿＿＿＿　住院号:＿＿＿＿＿＿＿

住院日期:　　年　　月　　日　　出院日期:　　　年　　月　　日　　标准住院日:10~14d

时间	入院第 1~6d (术前阶段)	入院第 2~7d (手术日)
医生 工作	□ 询问病史与体格检查 □ 上级医师查房与术前评估,确定诊断 □ 完成术前检查及术前准备,异常者分析处理后复查 □ 完成术前讨论,评估术前检查结果是否符合诊断和手术条件 □ 与患儿监护人共同完成诊疗决策,并签署手术、输血等知情同意书 □ 麻醉科医师探望患儿并完成麻醉前书面评估	□ 按手术分级及手术授权完成手术 □ 向监护人展示标本、交代手术中情况和术后注意事项 □ 出手术室前主刀医师完成手术记录、术后首次病程记录(特殊情况下由第一助手完成) □ 开具术后医嘱(含转科医嘱)和病理检查单
	长期医嘱: □ 小儿外科常规护理 □ 流质饮食 □ 回流灌肠 □ 二级护理(可选)或一级护理(可选) □ 抗菌药物(可选) **临时医嘱:** □ 血常规、血型、尿液分析、大便常规＋潜血、凝血功能、肝肾功能、感染性疾病筛查、血气分析、电解质分析、C 反应蛋白测定 □ 心电图、胸部 X 线(正位)检查 □ 可选项目:肛管直肠测压、骶尾部 X 线检查、MRI 检查、麻醉科会诊(疼痛评估 >7 分)、营养科会诊 □ 术前医嘱:拟送手术室麻醉下行根治手术;术前禁食、备皮;留置胃管;术前补液;术前止血药物;术前抗菌药物;肠道准备(可选);备血、配血(可选)	**临时医嘱:** □ 转入 ICU(可选) □ 开具病理检查单
护士 工作	□ 入院护理评估、入院宣教 □ 执行各项医嘱,完成术前检查、术前准备 □ 术前宣教 □ 完成术前评估并填写手术患儿交接表 □ 完成护理记录	□ 做好交接工作 □ 完成护理记录

续表

时间	入院第1~6d （术前阶段）	入院第2~7d （手术日）
患儿监护人工作	□ 参与诊疗方案决策,完成知情同意 □ 配合完成各项术前检查、术前准备 □ 学习宣教内容 □ 配合给患儿回流灌肠 □ 观察患儿变化,必要时告知医护人员	□ 参与完成手术部位标记 □ 陪同患儿至手术室门口 □ 手术结束后查看标本并护送患儿入病房 □ 整理好病房床单位内个人物品
病情变异记录	□ 无　□ 有,原因: 1. 2.	□ 无　□ 有,原因: 1. 2.

时间	入院第3~13d （术后阶段）	入院第10~14d （出院日）
医生工作	□ ICU查房,和ICU医生一起判断患儿是否具有出ICU指征(可选) □ 开具转入医嘱,书写转入记录(可选) □ 对患儿情况进行再次评估(营养、疼痛等),制订下一步诊疗计划 □ 观察患儿腹部手术伤口或肛周有无渗血等情况进行评估,确定有无手术并发症 □ 按照规定完成三级查房并记录;病情变化及时记录并进行必要的复查 □ 追踪病理及检查结果;危急值分析及处理 □ 指导患儿恢复饮食,评估患儿恢复情况,评估手术效果确定是否预出院 □ 详细解读患儿病理报告 □ 完成预出院准备(开具预出院医嘱等)	□ 评估患儿情况,是否符合出院标准,确定能否出院 □ 开具出院医嘱和诊断证明 □ 交代出院后注意事项、给予随访指导 □ 预约门诊复诊 □ 完善出院记录、病案首页并归档病历
	长期医嘱: □ 按全麻下根治手术后常规护理 □ 可选项目:心电监护、血氧饱和度监测、吸氧;一级护理、二级护理;禁食、饮水、流质饮食;留置胃管、尿管、腹腔引流管并计量;抗菌药物;止血药物;静脉营养支持 **临时医嘱:** □ 血常规、C反应蛋白、血气分析、电解质分析 □ 可选项目:按出入量补充液体和电解质、其他特殊医嘱(如退热药物)、拔除胃管、拔除尿管、拔除腹腔引流管、伤口换药 □ 预出院及出院带药	**临时医嘱:** □ 今日出院 □ 出院带药(可选)
护士工作	□ 做好交接工作,完成护理记录 □ 执行各种医嘱,观察患儿生命体征、腹部体征及伤口情况 □ 术后伤口、发热、心理与生活护理 □ 完成疼痛、营养、跌倒等评估并给予指导 □ 术后健康宣教:药物、伤口、引流管护理要点,手术情况、术后注意事项及监护仪使用等 □ 观察并调节补液速度,观察药物不良反应 □ 指导并督促患儿术后活动 □ 对患儿监护人进行出院准备指导	□ 出院宣教:复查时间、饮食指导、用药指导、伤口护理等 □ 向患儿监护人提供出院小结、诊断证明书和出院指引,协助患儿监护人办理出院手续

时间	入院第 3~13d （术后阶段）	入院第 10~14d （出院日）
患儿监护人工作	□ 参与诊疗方案决策,完成知情同意 □ 观察患儿生命体征、伤口情况,必要时及时告知医护人员 □ 护理好患儿各管道,防止脱落、折叠等 □ 照顾患儿日常饮食、排便、睡眠,安抚患儿,学习清洗伤口 □ 了解患儿病理结果 □ 认真学习出院流程及相关注意事项	□ 认真学习出院宣教内容 □ 办理出院
病情变异记录	□ 无　□ 有,原因: 1. 2.	□ 无　□ 有,原因: 1. 2.

注:MRI. 磁共振成像;ICU. 重症监护病房。

3. 出院标准

(1)一般情况良好,可正常饮食,无发热、腹泻,营养状况明显改善。

(2)便秘症状消失。

(3)肛门伤口愈合良好,无出血、感染、瘘等。如为腹腔镜或开腹经肛门肠无神经节细胞症根治术,腹部伤口愈合良好,无红肿、渗出等。

(4)出院前复查血常规、电解质、C 反应蛋白等结果正常。

(5)无其他需要住院处理的并发症。

（六）变异及原因分析

1. 经手术证实为特殊类型先天性巨结肠(如全结肠型),手术困难,术后恢复慢,导致住院时间延长和费用增加。

2. 围手术期并发症如严重小肠结肠炎等造成住院时间延长和费用增加。

二、临床路径流程图（图 4-8）

三、随访指导

门诊治疗系统定期自动发送随访问卷调查表。术后 2 周常规专科门诊复诊,必要时指导人工扩肛治疗,此后每 3~4 周复诊 1 次,手术 1 年后每 6 个月复诊一次,要求随诊至 18 岁,以便了解排便及术后恢复情况。

四、宣教

宣教时间:出院当天。

宣教内容:

1. 提供有关术后紧急情况警告标志的宣教。

2. 饮食、出院带药、伤口护理、人工扩肛等宣教。

3. 紧急医疗指导　出现以下紧急情况需及时返院或到当地医院治疗:

(1)出现发热(>38℃)、腹胀、腹泻、粪汁带有恶臭、结回流灌肠无缓解。

(2)出现腹胀、腹痛、呕吐、肛门停止排气或排便,X 线检查腹部直立位平片提示小肠与结肠扩张,伴有液平面。

(3)人工扩肛治疗中出现大量血便,或扩肛后突然出现腹胀、腹痛、发热等。

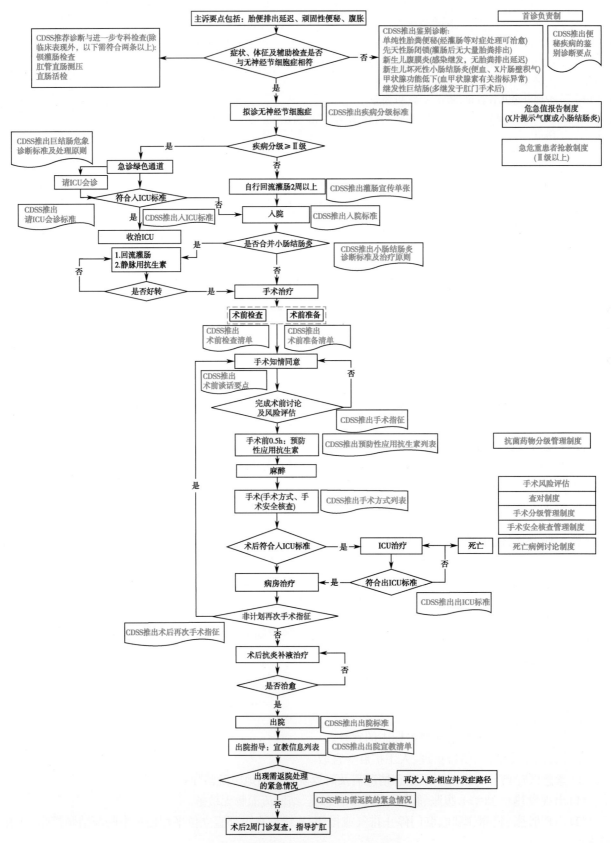

图 4-8　肠无神经节细胞症临床路径流程图

CDSS. 临床决策支持系统；ICU. 重症监护病房。

第九节 鞘膜积液临床路径

一、鞘膜积液临床路径标准流程

（一）适用对象

第一诊断为鞘膜积液、睾丸 / 精索鞘膜积液患儿（ICD-10：N43.300、N43.301、N43.302），行睾丸鞘状突高位结扎术或腹腔镜下鞘状突高位结扎术（ICD-9-CM3：61.4901、61.4905）。

（二）诊断依据

根据《小儿外科学》（第 5 版）、《临床诊疗指南：小儿外科学分册》及《临床技术操作规范：小儿外科学分册》进行诊断。

1. **病史**　腹股沟或阴囊可复或不可复性包块，少量积液可无症状，当积液量逐渐增多，患侧阴囊可有下坠感、牵拉感或胀痛。

2. **体征**　腹股沟或阴囊内无痛性肿物，透光试验阳性。

3. **辅助检查**　超声可提示鞘膜积液，鞘状突未闭。

（三）进入临床路径标准

1. 第一诊断必须符合鞘膜积液、睾丸 / 精索 / 鞘膜积液（ICD-10：N43.300、N43.301、N43.302）。

2. 当患儿同时具有其他疾病诊断，但在住院期间不需要特殊处理也不影响第一诊断的临床路径流程实施时，可进入路径。

（四）门诊流程

鞘膜积液、睾丸 / 精索 / 鞘膜积液临床路径表单（门诊）

患儿姓名：_____ 性别：_____ 年龄：_____ 门诊号：_____

诊次	初诊	复诊
医生 工作	□ 询问病史和体格检查，完善相关检查，如超声等 □ 告知本次检查的目的、费用及出报告时间；告知复诊时间 □ 告知注意事项，如碰撞阴囊。	□ 根据病史、体征、检查检验结果初步诊断：鞘膜积液、睾丸 / 精索 / 鞘膜积液 □ 告知治疗过程和住院指征，开具住院证和预约住院日期 □ 告知等待住院期间注意事项和病情突变时的处理方法
护士 工作	□ 评估、安排就诊顺序，推送信息给医生和患儿监护人 □ 对患儿监护人进行缴费、检查检验、抽血治疗等方面的指引	□ 评估、安排就诊顺序，推送信息给医生和患儿监护人 □ 对患儿监护人进行办理入院手续的指引
患儿监护人工作	□ 预约门诊，准备好病历资料和检验、检查结果 □ 接收指引单，完成就诊、检查 □ 参与诊疗方案决策 □ 享受知情同意权利 □ 接受健康教育	□ 预约门诊，准备好病历资料和检查、检验结果（超声等） □ 做好入院准备 □ 参与诊疗方案决策 □ 享受知情同意权利 □ 接受健康教育
病情变异记录	□ 无　□ 有，原因： 1. 2.	□ 无　□ 有，原因： 1. 2.

（五）住院流程

1. 入院标准

（1）明确诊断为鞘膜积液，年龄 >1 岁的病例。

（2）无明确上呼吸道、消化道等手术禁忌证。

2. 临床路径表单

鞘膜积液、睾丸／精索鞘膜积液临床路径表单(住院)

患儿姓名：_____ 性别：_____ 年龄：_____ 门诊号：_____ 住院号：_____

住院日期：　年　月　日　出院日期：　年　月　日　标准住院日：1~3d

时间	入院第 1~3d (术前阶段)	入院第 1~2d (手术日)
医生 工作	□ 询问病史与体格检查 □ 上级医师查房与术前评估,确定诊断 □ 完成术前检查及术前准备,异常者分析处理后复查 □ 完成术前讨论,评估术前检查结果是否符合诊断和手术条件 □ 与患儿监护人共同完成诊疗决策,并签署手术等知情同意书,完成手术部位标记 □ 麻醉科医师探望患儿并完成麻醉前书面评估 **长期医嘱:** □ 小儿外科常规护理 □ 流质饮食 二级护理 **临时医嘱:** □ 血常规、血型、尿液分析、大便常规＋潜血、凝血功能、肝肾功能、感染性疾病筛查 □ 心电图、胸部 X 线(正位)检查、腹股沟和阴囊超声 □ 可选项目:麻醉科会诊(疼痛评估 >7 分)、营养科会诊 □ 术前医嘱:拟送手术室麻醉下行鞘状突高位结扎术或鞘状突高位结扎术,经腹腔镜;术前禁食、备皮;术前补液;术前止血药物	□ 按手术分级及手术授权完成手术 □ 向监护人交代手术中情况和术后注意事项 □ 出手术室前主刀医师完成手术记录、术后首次病程记录(特殊情况下由第一助手完成) □ 开具术后医嘱 **临时医嘱:** □ 开具止血药医嘱
护士 工作	□ 入院护理评估 □ 入院宣教 □ 执行各项医嘱,完成术前检查、术前准备 □ 术前宣教 □ 完成术前评估并填写手术患儿交接表 □ 完成护理记录	□ 做好交接工作 □ 完成护理记录
患儿 监护 人工 作	□ 参与诊疗方案决策,完成知情同意 □ 配合完成各项术前检查、术前准备、参与完成手术部位标记 □ 学习宣教内容 □ 观察患儿变化,必要时告知医护人员	□ 陪同患儿至手术室门口 □ 整理好普通病房床单位内个人物品
病情 变异 记录	□ 无　□ 有,原因: 1. 2.	□ 无　□ 有,原因: 1. 2.

时间	入院第 1~3d (术后阶段)	入院第 1~3d (出院日)
医生 工作	□ 开具术后医嘱 □ 对患儿情况进行再次评估(营养、疼痛等),制订下一步诊疗计划 □ 观察患儿情况进行评估,确定有无手术并发症 □ 按照规定完成三级查房并记录;病情变化及时记录并进行必要的复查	□ 评估患儿情况,是否符合出院标准,确定能否出院 □ 开具出院医嘱和诊断证明 □ 交代出院后注意事项、给予随访指导 □ 预约门诊复诊 □ 完善出院记录、病案首页并归档病历

时间	入院第 1~3d （术后阶段）	入院第 1~3d （出院日）
医生 工作	□ 指导患儿逐渐恢复饮食,评估患儿恢复情况,评估手术效果确定是否预出院 □ 完成预出院准备(开具预出院医嘱等) **长期医嘱:** □ 按全麻下鞘状突高位结扎术或鞘状突高位结扎术,经腹腔镜术后常规护理 □ 可选项目:心电监护、血氧饱和度监测、吸氧;一级护理、二级护理;禁食、饮水、流质饮食;止血药物 **临时医嘱:** □ 可选项目:血常规、C反应蛋白、血气分析、电解质分析、肝功能、腹部超声 □ 可选项目:按出入量补充液体和电解质,其他特殊医嘱(如退热药物)、伤口换药 □ 预出院及出院带药	 **临时医嘱:** □ 今日出院
护士 工作	□ 做好交接工作,完成护理记录 □ 执行各种医嘱,观察患儿生命体征、腹部体征及伤口情况 □ 术后伤口、发热、心理与生活护理 □ 完成疼痛、营养、跌倒等评估并给予指导 □ 术后健康宣教:药物、伤口护理要点,手术情况、术后注意事项及监护仪使用等 □ 观察并调节补液速度,观察药物不良反应 □ 指导并督促患儿术后活动 □ 对患儿监护人进行出院准备指导	□ 出院宣教:复查时间、饮食指导、用药指导、伤口护理等 □ 向患儿监护人提供出院小结、诊断证明书和出院指引,协助患儿监护人办理出院手续
患儿 监护 人工 作	□ 参与诊疗方案决策,完成知情同意 □ 观察患儿生命体征、伤口及腹部阴囊情况,必要时及时告知医护人员 □ 护理好患儿各管道,防止脱落、折叠等 □ 照顾患儿日常饮食、排便、睡眠,安抚患儿 □ 了解患儿病理结果 □ 认真学习出院流程及相关注意事项	□ 认真学习出院宣教内容 □ 办理出院
病情 变异 记录	□ 无　□ 有,原因: 1. 2.	□ 无　□ 有,原因: 1. 2.

3. 出院标准

(1)一般情况良好,可正常饮食,无发热、小便正常。

(2)伤口愈合良好,无出血、渗出等。

(3)无其他需要住院处理的并发症。

(六) 变异及原因分析

1. 出现呼吸道感染症状。

2. 术中有特殊情况,手术困难,术后恢复慢,导致住院时间延长和费用增加。

3. 出现手术严重的并发症,需住院处理。

二、临床路径流程图(图4-9)

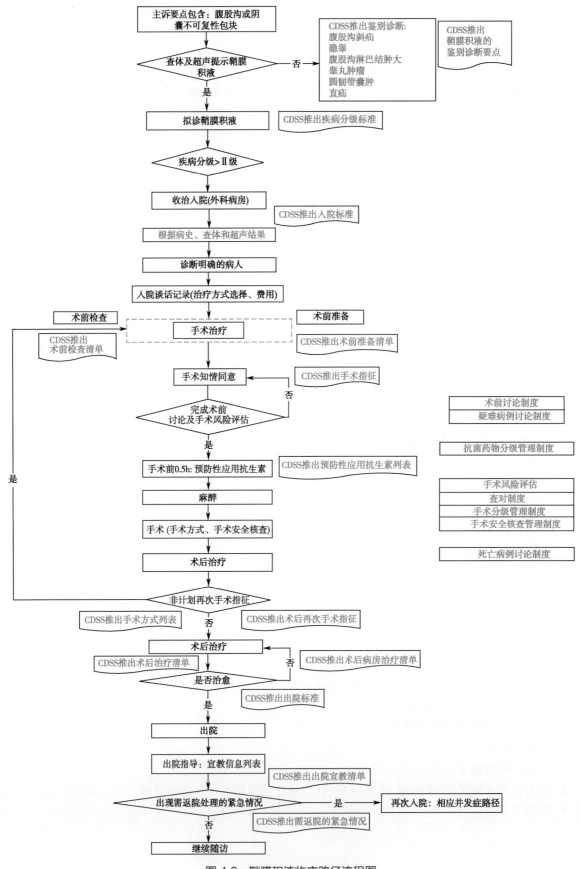

图4-9 鞘膜积液临床路径流程图

CDSS.临床决策支持系统。

三、随访指导

门诊治疗系统定期自动发送随访问卷调查表。术后 1 个月门诊复诊,了解术后恢复情况,必要时复查超声检查。

四、宣教

宣教时间:出院当天。

宣教内容:

1. 伤口定期每 3d 换药一次,一共 3 次。若伤口出现红肿,及时就诊。

2. 术后若出现疼痛,可分散注意力,若出现低到中度热,可物理降温处理,必要时口服非甾体抗炎药物退热。

3. 紧急医疗指导　出现以下紧急情况需及时返院或到当地医院治疗:高热、腹胀、呕吐、伤口渗血或渗液等。

第十节　先天性胆管扩张症临床路径

一、先天性胆管扩张症临床路径标准流程

（一）适用对象

第一诊断为先天性胆管扩张症（ICD-10:Q44.400、Q44.504）,拟行腹腔镜 / 开腹胆管病损切除 + 肝管空肠吻合手术治疗（ICD-9-CM3:51.6402/51.6301、51.3704）。

（二）诊断依据

根据《小儿外科学》（第 5 版）及《临床诊疗指南:小儿外科学分册》进行诊断。

1. **病史**　腹痛、黄疸或腹部包块为本病的 3 个典型症状。

2. **辅助检查**　常有不同程度的肝功能受损,可有高胆红素血症的表现,以直接胆红素增高为主。

3. **辅助检查**　影像学,如肝胆超声、MRCP 提示胆总管囊肿或肝内外胆管扩张。

其中 3 为必备,1、2 具备一项即有住院治疗指征。

（三）进入临床路径标准

1. 第一诊断符合先天性胆管扩张症（ICD-10:Q44.400、Q44.504）。

2. 当患儿同时具有其他疾病诊断,但在住院期间不需要特殊处理也不影响第一诊断的临床路径流程实施时,可进入路径。

（四）门诊流程

先天性胆管扩张症临床路径表单（门诊）

患儿姓名:_____　性别:_____年龄:_____门诊号:_____

诊次	初诊	复诊
医生工作	□ 询问病史和体格检查,完善相关检查,如超声、肝功能、MRCP 等 □ 告知本次检查的目的、费用及出报告时间;告知复诊时间 □ 告知注意事项,如避免腹部外伤、避免用力按压腹部	□ 根据病史、体征、检查检验结果初步诊断:先天性胆管扩张症 □ 告知治疗过程和住院指征,开具住院证和预约住院日期 □ 告知等待住院期间注意事项和病情突变时的处理方法

续表

诊次	初诊	复诊
护士工作	□ 评估、安排就诊顺序,推送信息给医生和患儿监护人 □ 对患儿监护人进行缴费、检查检验、取药、抽血治疗等方面的指引	□ 评估、安排就诊顺序,推送信息给医生和患儿监护人 □ 对患儿监护人进行办理入院手续的指引
患儿监护人工作	□ 预约门诊,准备好病历资料和检验、检查结果 □ 接收指引单,完成就诊、检查 □ 参与诊疗方案决策 □ 享受知情同意权利 □ 接受健康教育	□ 预约门诊,准备好病历资料和检查、检验结果(超声、肝功能、MRCP 等) □ 做好入院准备 □ 参与诊疗方案决策 □ 享受知情同意权利 □ 接受健康教育
病情变异记录	□ 无　□ 有,原因: 1. 2.	□ 无　□ 有,原因: 1. 2.

注:MRCP. 磁共振胰胆管成像。

(五) 住院流程

1. 入院标准

(1)入院诊断为先天性胆管扩张症,且监护人同意进行手术。

(2)无明显手术禁忌证或其他需优先治疗的疾病。

2. 临床路径表单

先天性胆管扩张症临床路径表单(住院)

患儿姓名:_____　性别:_____年龄:_____门诊号:_____住院号:_____

住院日期:　　年　月　日　出院日期:　　年　月　日　标准住院日:7~13d

时间	入院第 1~3d (术前阶段)	入院第 2~4d (手术日)
医生工作	□ 询问病史与体格检查 □ 上级医师查房与术前评估,确定诊断 □ 完成术前检查及术前准备,异常者分析处理后复查 □ 完成术前讨论,评估术前检查结果是否符合诊断和手术条件 □ 与患儿监护人共同完成诊疗决策,并签署手术、输血等知情同意书 □ 麻醉科医师探望患儿并完成麻醉前书面评估 **长期医嘱:** □ 小儿外科常规护理 □ 流质饮食 □ 补充维生素,营养支持治疗 □ 二级护理(可选)或一级护理(可选) □ 抗菌药物(可选) **临时医嘱:** □ 血常规、血型、尿液分析、大便常规＋潜血、凝血功能、肝肾功能、感染性疾病筛查、血气分析、电解质分析、C 反应蛋白测定 □ 心电图、胸部 X 线(正位)检查、肝胆超声、MRCP □ 可选项目:麻醉科会诊(疼痛评估 >7 分)、营养科会诊	□ 按手术分级及手术授权完成手术 □ 向监护人展示标本、交代手术中情况和术后注意事项 □ 出手术室前主刀医师完成手术记录、术后首次病程记录(特殊情况下由第一助手完成) □ 开具术后医嘱(含转科医嘱)和病理检查单 □ 书写转出记录 □ 主刀医师术后 24h 内 ICU 查房(可选) **临时医嘱:** □ 转入 ICU(可选) □ 开具病理检查单

续表

时间	入院第1~3d (术前阶段)	入院第2~4d (手术日)
医生 工作	□ 术前医嘱:拟送手术室麻醉下行腹腔镜/开腹胆管病损切除+肝管空肠吻合手术治疗;术前禁食、备皮;留置胃管;术前补液;术前止血药物;术前抗菌药物;肠道准备(可选);备血、配血(可选)	
护士 工作	□ 入院护理评估 □ 入院宣教,嘱咐限制剧烈活动,避免腹部受压 □ 执行各项医嘱,完成术前检查、术前准备 □ 术前宣教 □ 完成术前评估并填写手术患儿交接表 □ 完成护理记录	□ 做好交接工作 □ 完成护理记录
患儿 监护 人工 作	□ 参与诊疗方案决策,完成知情同意 □ 配合完成各项术前检查、术前准备 □ 学习宣教内容 □ 配合限制患儿剧烈活动,避免腹部受压 □ 观察患儿变化,必要时告知医护人员	□ 参与完成手术部位标记 □ 陪同患儿至手术室门口 □ 手术结束后查看标本并护送患儿去ICU(可选) □ 准备好ICU内使用物品(可选) □ 整理好普通病房床单位内个人物品
病情 变异 记录	□ 无 □ 有,原因: 1. 2.	□ 无 □ 有,原因: 1. 2.

时间	入院第3~12d (术后阶段)	入院第7~13d (出院日)
医生 工作	□ ICU查房,和ICU医生一起判断患儿是否具有出ICU指征(可选) □ 开具转入医嘱,书写转入记录 □ 对患儿情况进行再次评估(肝功能、营养、疼痛等),制订下一步诊疗计划 □ 观察患儿腹腔引流等情况进行评估,确定有无手术并发症 □ 按照规定完成三级查房并记录;病情变化及时记录并进行必要的复查 □ 追踪病理及检查结果;危急值分析及处理 □ 指导患儿逐渐恢复饮食,评估患儿恢复情况,评估手术效果确定是否预出院 □ 详细解读患儿病理报告 □ 完成预出院准备(开具预出院医嘱等) **长期医嘱:** □ 按全麻下腹腔镜/开腹胆管病损切除+肝管空肠吻合手术后常规护理 □ 可选项目:心电监护、血氧饱和度监测、吸氧;一级护理、二级护理;禁食、饮水、流质饮食;留置胃管、尿管、腹腔引流管并计量;非限制级抗菌药物、限制级抗菌药物(参照《抗菌药物分级管理目录》清单选择具体常用药物);止血药物;静脉营养支持 **临时医嘱:** □ 血常规、C反应蛋白、血气分析、电解质分析、肝功能、腹部超声 □ 可选项目:按出入量补充液体和电解质、护肝药物静滴或口服、其他特殊医嘱(如退热药物)、拔除胃管、拔除腹腔引流管、拔除尿管、伤口换药 □ 预出院及出院带药	□ 评估患儿情况,是否符合出院标准,确定能否出院 □ 开具出院医嘱和诊断证明 □ 交代出院后注意事项,给予随访指导 □ 预约门诊复诊 □ 完善出院记录、病案首页并归档病历 **临时医嘱:** □ 今日出院

续表

时间	入院第 3~12d （术后阶段）	入院第 7~13d （出院日）
护士 工作	□ 做好交接工作,完成护理记录 □ 执行各种医嘱,观察患儿生命体征、腹部体征及伤口情况 □ 术后伤口、引流管、发热、心理与生活护理 □ 完成疼痛、营养、跌倒等评估并给予指导 □ 术后健康宣教:药物、伤口、引流管护理要点,手术情况、术后注意事项及监护仪使用等 □ 观察并调节补液速度,观察药物不良反应 □ 指导并督促患儿术后活动 □ 对患儿监护人进行出院准备指导	□ 出院宣教:复查时间、饮食指导、用药指导、伤口护理等 □ 向患儿监护人提供出院小结、诊断证明书和出院指引,协助患儿监护人办理出院手续
患儿 监护 人工 作	□ 参与诊疗方案决策,完成知情同意 □ 观察患儿生命体征、伤口及腹部情况,必要时及时告知医护人员 □ 护理好患儿各管道,防止脱落、折叠等 □ 照顾患儿日常饮食、排便、睡眠,安抚患儿 □ 了解患儿病理结果 □ 认真学习出院流程及相关注意事项	□ 认真学习出院宣教内容 □ 办理出院
病情 变异 记录	□ 无　□ 有,原因: 1. 2.	□ 无　□ 有,原因: 1. 2.

注:ICU. 重症监护病房;MRCP. 磁共振胰胆管成像。

3. 出院标准

(1)一般情况良好,可正常饮食,无发热、腹泻,营养状况明显改善。

(2)腹部伤口愈合良好,无出血、感染等。

(3)出院前复查血常规、血电解质、C 反应蛋白等结果正常。

(4)无其他需要住院处理的并发症。

（六）变异及原因分析

1. 合并胆总管穿孔,急诊行外引流术,需二次手术治疗。

2. 围手术期并发症如胆源性胰腺炎、术后肺部感染、伤口感染等造成住院时间延长和费用增加。

二、临床路径流程图（图 4-10）

三、随访指导

门诊治疗系统定期自动发送随访问卷调查表。术后 1 个月专科门诊复诊,此后术后 6 个月、12 个月复查,以后每年复查 1 次,以便观察术后恢复情况。

四、宣教

宣教时间:出院当天。

宣教内容:

1. 清淡饮食,合理作息,坚持伤口护理,每 2~3d 一次至术后 7~10d,有伤口渗液等特殊情况随时更换。

2. 提供有关术后紧急情况警告标志的宣教。

3. 出现以下情况应及时返院或附近医院就诊　伤口红肿、渗液、流脓、裂开;反复发热和 / 或伴有腹痛、食欲缺乏、精神萎靡等,必要时复查肝功能和腹部超声。

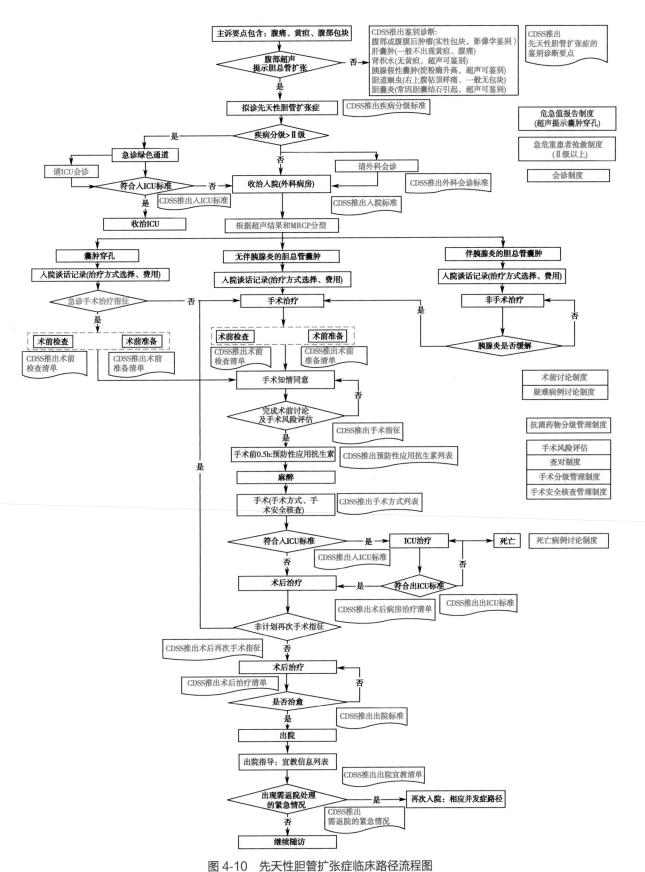

图 4-10　先天性胆管扩张症临床路径流程图

CDSS. 临床决策支持系统；ICU. 重症监护病房；MRCP. 磁共振胰胆管成像。

第十一节　直肠息肉临床路径

一、直肠息肉临床路径流程

（一）适用对象

第一诊断为直肠息肉（ICD-10：K62.100），行直肠息肉切除术治疗（ICD-9-CM3：48.3601）。

（二）诊断依据

根据《小儿外科学》（第 5 版）、《临床诊疗指南：小儿外科学分册》及《诸福棠实用儿科学》（第 8 版）进行诊断。

1. 病史　慢性便血，发生在大便结束时，鲜红色，量少。

2. 体征　直肠指检时在直肠后方可扪及息肉，带蒂，表面光滑。

3. 辅助检查

（1）气钡灌肠可见直肠及结肠息肉呈充盈缺损。

（2）结 / 直肠镜检可看到息肉。

（三）进入临床路径标准

1. 第一诊断必须符合直肠息肉（ICD-10：K62.100）。

2. 当患儿同时具有其他疾病诊断，但在住院期间不需要特殊处理也不影响第一诊断的临床路径实施时，可进入路径。

（四）门诊流程

直肠息肉临床路径表单（门诊）

患儿姓名：_____　性别：_____年龄：_____门诊号：_____

诊次	初诊	复诊
医生工作	□ 询问病史和体格检查，完善相关检查，如气钡灌肠检查；纤维结肠镜等 □ 告知本次检查的目的、费用及出报告时间；告知复诊时间 □ 评估是否符合手术指征，符合者告知注意事项、预约下次就诊时间、告知需提前复诊或急诊情况	□ 根据病史、体征、检查检验结果初步诊断：直肠息肉 □ 告知治疗过程和住院指征，开具住院证和预约住院日期 □ 告知等待住院期间注意事项和病情突变时的处理方法 □ 完善术前检查以及术前准备：必需的检查项目：血常规、血型、尿常规、大便常规＋隐血、生化检查、凝血功能、感染性疾病筛查、心电图、胸部 X 线（正位）等。术前进行充分肠道准备（术前 1d 晚上、术晨各应用开塞露 1 次）
护士工作	□ 评估、安排就诊顺序，推送信息给医生和患儿监护人 □ 对患儿监护人进行缴费、检查检验、取药、抽血治疗等方面的指引 □ 指导患儿监护人预约复诊和病情变化时的处理方法 □ 教导患儿监护人给予患儿易消化，少渣，高纤维素饮食	□ 评估、安排就诊顺序，推送信息给医生和患儿监护人 □ 对患儿监护人进行办理入院手续的指引
患儿监护人工作	□ 预约门诊，准备好病历资料和检验、检查结果 □ 接收指引单，完成就诊、检查 □ 参与诊疗方案决策 □ 享受知情同意权利 □ 接受健康教育	□ 预约门诊，准备好病历资料和检查、检验结果 □ 做好入院准备 □ 居家观察病情出现需提前复诊或急诊情况立即就诊 □ 参与诊疗方案决策 □ 享受知情同意权利 □ 接受健康教育
病情变异记录	□ 无　□ 有，原因： 1. 2.	□ 无　□ 有，原因： 1. 2.

（五）住院流程

1. 入院标准

（1）明确诊断为直肠息肉且监护人同意接受手术治疗。

（2）手术指征明确,无明显手术禁忌证。

2. 临床路径表单

直肠息肉临床路径表单（住院）

患儿姓名:_____性别:_____年龄:_____住院号:_____

住院日期: 年 月 日 出院日期: 年 月 日 标准住院日:1d（日间手术）

时间	入院第 1d （术前阶段）	入院第 1d （手术日）
医生 工作	□ 询问病史与体格检查 □ 完成术前检查及术前准备,异常者分析处理后复查 □ 完成术前小结,评估术前检查结果是否符合诊断和手术条件 □ 与患儿监护人共同完成诊疗决策,并签署手术、输血等知情同意书 □ 麻醉科医师探望患儿并完成麻醉前书面评估 **长期医嘱:** □ 小儿外科常规护理 □ 流质饮食 □ 二级护理 **临时医嘱:** □ 术前医嘱:拟送手术室麻醉下行息肉摘除手术;术前禁食、备皮;开塞露纳肛	□ 按手术分级及手术授权完成手术 □ 向监护人展示标本、交代手术中情况和术后注意事项 □ 出手术室前主刀医师完成手术记录、术后首次病程记录（特殊情况下由第一助手完成） □ 开具术后医嘱和病理检查单 **临时医嘱:** □ 开具病理检查单
护士 工作	□ 入院护理评估、入院宣教 □ 执行各项医嘱,完成术前准备 □ 术前宣教 □ 完成术前评估并填写手术患儿交接表 □ 完成护理记录	□ 做好交接工作 □ 完成护理记录
患儿 监护 人工 作	□ 参与诊疗方案决策,完成知情同意 □ 配合完成各项术前检查、术前准备 □ 学习宣教内容 □ 观察患儿变化,必要时告知医护人员	□ 参与完成手术部位标记 □ 陪同患儿至手术室门口 □ 手术结束后查看标本并护送患儿入病房
病情 变异 记录	□ 无 □ 有,原因: 1. 2.	□ 无 □ 有,原因: 1. 2.

时间	入院第 1d （术后阶段）	入院第 1d （出院日）
医生 工作	□ 观察患儿肛门有无渗血等情况进行评估,确定有无手术并发症 □ 按照规定完成三级查房并记录;病情变化及时记录并进行必要的复查 □ 指导患儿恢复饮食,评估患儿恢复情况,评估手术效果确定是否出院 □ 完成出院准备	□ 评估患儿情况,是否符合出院标准,确定能否出院 □ 开具出院医嘱和诊断证明 □ 交代出院后注意事项、给予随访指导 □ 预约门诊复诊 □ 完善出院记录、病案首页并归档病历

续表

时间		入院第 1d （术后阶段）	入院第 1d （出院日）
医生 工作		**长期医嘱：** □ 按全麻下息肉摘除术后常规护理 □ 可选项目：心电监护、血氧饱和度监测、吸氧；二级护理；流质饮食；止血药物 **临时医嘱：** □ 可选项目：血常规、按出入量补充液体和电解质 □ 出院及出院带药	**临时医嘱：** □ 今日出院 □ 出院带药（可选）
护士 工作		□ 做好交接工作，完成护理记录 □ 执行各种医嘱，观察患儿生命体征 □ 术后伤口、发热、心理与生活护理 □ 完成疼痛、营养、跌倒等评估并给予指导 □ 术后健康宣教：药物、伤口护理要点，手术情况、术后注意事项及监护仪使用等 □ 观察并调节补液速度，观察药物不良反应 □ 指导并督促患儿术后活动 □ 对患儿监护人进行出院准备指导	□ 出院宣教：复查时间、饮食指导、用药指导、伤口护理等 □ 向患儿监护人提供出院小结、诊断证明书和出院指引，协助患儿监护人办理出院手续
患儿 监护 人工 作		□ 参与诊疗方案决策，完成知情同意 □ 观察患儿生命体征、伤口情况，必要时及时告知医护人员 □ 照顾患儿日常饮食、排便、睡眠，安抚患儿，学习清洗伤口 □ 了解患儿病理结果 □ 认真学习出院流程及相关注意事项	□ 认真学习出院宣教内容 □ 办理出院
病情 变异 记录		□ 无　□ 有，原因： 1. 2.	□ 无　□ 有，原因： 1. 2.

3. 出院标准

(1) 一般情况好，无发热、腹痛等，饮食如常。

(2) 排黄色大便，无血便、黏液便等。

(3) 无其他需要住院治疗的并发症。

（六）变异及原因分析

1. 当患儿同时具有其他疾病诊断，在住院期间需要特殊处理，有手术禁忌证，影响第一诊断的临床路径实施时。

2. 围手术期并发症等造成住院时间延长和费用增加。

3. 出现手术并发症，如肠穿孔等需对症处理。

二、临床路径流程图（图 4-11）

三、随访指导

门诊治疗系统定期自动发送随访问卷调查表。术后 1 周常规随访，以后每 3~6 个月随访 1 次，随访 2 年。

四、宣教

宣教时间：出院当天

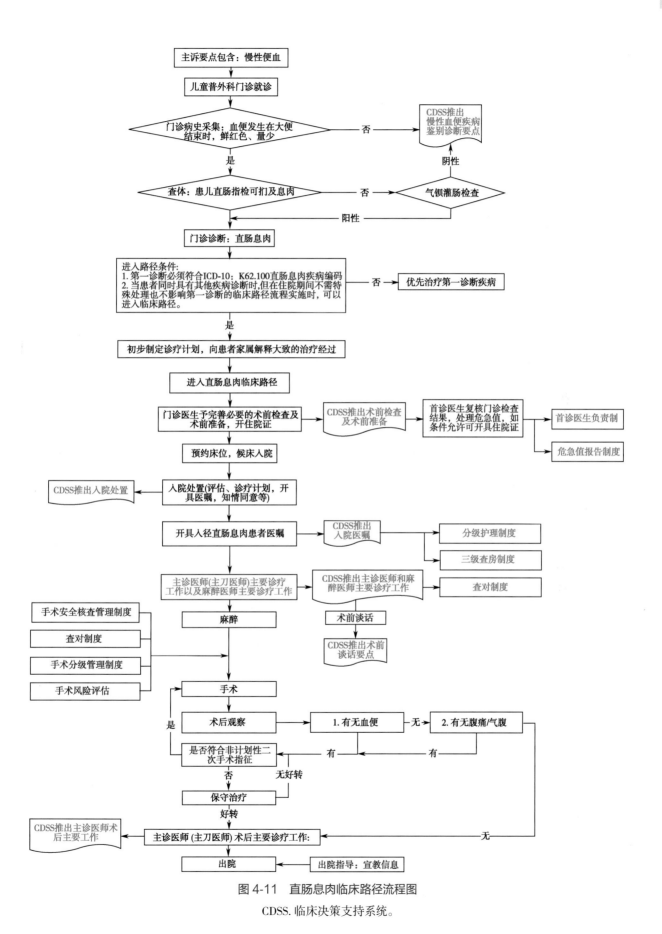

图 4-11　直肠息肉临床路径流程图

CDSS. 临床决策支持系统。

宣教内容：

1. 提供有关术后紧急情况警告标志的宣教。

2. 饮食、出院带药、伤口护理宣教。

3. 紧急医疗指导　出现以下紧急情况需及时返院或到当地医院治疗：发热（>38℃）、腹胀、呕吐、肛门停止排气、排便、便血等。

第五章

泌尿生殖系统疾病

第一节 阴茎部尿道下裂临床路径

一、阴茎部尿道下裂临床路径标准流程

（一）适用对象

第一诊断为阴茎部尿道下裂（ICD-10：Q54.100），行阴茎矫直术（ICD-9-CM3：64.4901）和尿道成形术（ICD-9-CM3：58.4901）。

（二）诊断依据

根据《小儿外科学》（第5版）、《临床诊疗指南：小儿外科学分册》及《临床技术操作规范：小儿外科学分册》进行诊断。

1. **病史** 出生后即发现阴茎外观异常。

2. **体征** 尿道开口于阴茎腹侧、阴茎下弯、包皮帽状分布于阴茎背侧、包皮系带缺如。

3. **辅助检查**

（1）血清血检查：染色体分析，性别决定基因，雄激素不敏感综合征基因，5α还原酶缺乏基因分析。

（2）超声检查：明确有无合并腹股沟斜疝、隐睾，了解盆腔有无子宫等异常结构存在。

（3）CT或检查：在超声检查不明确时可考虑行CT或MRI检查明确腹腔及盆腔内组织情况。

（三）进入临床路径标准

1. 第一诊断必须符合阴茎部尿道下裂（ICD-10：Q54.100）。

2. 无须使用游离移植物（或者非自体移植物）的尿道下裂患儿，可进入路径。

3. 已排除性发育畸形，尿道口位于阴茎体，可一期手术矫治的患儿，进入路径。

4. 当患儿同时具有其他疾病诊断，但在住院期间不需要特殊处理也不影响第一诊断的临床路径实施时，可进入路径。

(四) 门诊流程

阴茎部尿道下裂临床路径表单(门诊)

患儿姓名:_____ 性别:_____ 年龄:_____ 门诊号:_____

诊次		初诊	复诊
医生工作		□ 询问病史和体格检查,完善相关检查,如染色体检查、超声检查 □ 告知本次检查的目的、费用及出报告时间;告知复诊时间 □ 告知注意事项	□ 根据病史、体征、检查检验结果初步诊断:阴茎部尿道下裂 □ 告知治疗过程和住院指征,开具住院证和预约住院日期 □ 告知等待住院期间注意事项和病情突变时的处理方法
护士工作		□ 评估、安排就诊顺序,推送信息给医生和患儿监护人 □ 对患儿监护人进行缴费、检查检验、抽血治疗等方面的指引	□ 评估、安排就诊顺序,推送信息给医生和患儿监护人 □ 对患儿监护人进行办理入院手续的指引
患儿监护人工作		□ 预约门诊,准备好病历资料和检验、检查结果 □ 接收指引单,完成就诊、检查 □ 参与诊疗方案决策 □ 享受知情同意权 □ 接受健康教育	□ 预约门诊,准备好病历资料和检查、检验结果(染色体、超声等) □ 做好入院准备 □ 参与诊疗方案决策 □ 享受知情同意权 □ 接受健康教育
病情变异记录		□ 无　□ 有,原因: 1. 2.	□ 无　□ 有,原因: 1. 2.

(五) 住院流程

1. 入院标准

(1)明确诊断阴茎部尿道下裂,阴茎发育良好,年龄>6个月患儿。

(2)手术指征明确,无明确上呼吸道、消化道等手术禁忌证。

2. 临床路径表单

阴茎部尿道下裂临床路径表单(住院)

患儿姓名:_____ 性别:_____ 年龄:_____ 门诊号:_____ 住院号:_____

住院日期:　　年　月　日　　出院日期:　　年　月　日　　标准住院日:5~7d

时间	入院第 1~2d (术前阶段)	入院第 2~3d (手术日)
医生工作	□ 询问病史与体格检查 □ 上级医师查房与术前评估,确定诊断 □ 完成术前检查及术前准备,异常者分析处理后复查 □ 完成术前讨论,评估术前检查结果是否符合诊断和手术条件 □ 与患儿监护人共同完成诊疗决策,并签署手术知情同意书 □ 麻醉科医师探望患儿并完成麻醉前书面评估	□ 按手术分级及手术授权完成手术 □ 向监护人交代手术中情况和术后注意事项 □ 出手术室前主刀医师完成手术记录、术后首次病程记录(特殊情况下由第一助手完成) □ 开具术后医嘱 □ 主刀医师术后 24h 内查房
	长期医嘱: □ 小儿泌尿外科常规护理 □ 普通饮食 □ 二级护理	**长期医嘱:** □ 按小儿泌尿外科术后常规护理 □ 二级护理 □ 术后 6h 流质饮食

续表

时间	入院第 1~2d（术前阶段）	入院第 2~3d（手术日）
医生工作	**临时医嘱：** □ 血常规、血型、尿液分析、大便常规＋潜血、凝血功能、生化检查、感染性疾病筛查、血清激素水平检查 □ 心电图、胸部 X 线（正位）检查、阴囊超声（可选） □ 术前医嘱：拟送手术室麻醉下行阴茎矫直术＋尿道成形术；术前禁食、备皮；术前补液，术前止血药物，术前抗菌药物，肠道准备	□ 留置导尿护理 □ 术后长期补液，包括抗生素、止血药物、营养支持药物 **临时医嘱：** □ 术后临时补液，包括抗生素、止血药物、营养支持药物
护士工作	□ 入院护理评估 □ 入院宣教 □ 执行各项医嘱，完成术前检查、术前准备 □ 术前宣教 □ 完成术前评估并填写手术患儿交接表 □ 完成护理记录	□ 做好手术交接工作 □ 完成护理记录
患儿监护人工作	□ 参与诊疗方案决策，完成知情同意 □ 配合完成各项术前检查、术前准备 □ 学习宣教内容 □ 观察患儿变化，必要时告知医护人员	□ 陪同患儿至手术室门口 □ 手术结束后与主刀医师沟通手术情况 □ 术后安抚患儿情绪
病情变异记录	□ 无　□ 有，原因： 1. 2.	□ 无　□ 有，原因： 1. 2.

时间	入院第 3~6d（术后阶段）	入院第 5~7d（出院日）
医生工作	□ 按照规定完成三级查房并记录；了解伤口愈合及尿管情况 □ 对患儿情况进行再次评估，制订下一步诊疗计划 □ 术后 3d 拆除阴茎敷料，进一步评估阴茎伤口愈合情况 □ 评估患儿恢复情况，评估手术效果确定是否预出院 □ 完成预出院准备（开具预出院医嘱等） **长期医嘱：** □ 按泌尿外科术后常规护理 □ 二级护理 □ 可选项目：非限制级抗菌药物、止血药物、营养支持药物 **临时医嘱：** □ 可选项目：伤口换药、会阴冲洗、膀胱冲洗 □ 预出院及出院带药	□ 评估患儿情况，是否符合出院标准，确定能否出院 □ 开具出院医嘱和诊断证明 □ 交代出院后注意事项、给予随访指导 □ 预约门诊复诊 □ 完善出院记录、病案首页并归档病历 **临时医嘱：** □ 今日出院
护士工作	□ 做好交接工作，完成护理记录 □ 执行各种医嘱，观察患儿生命体征、尿管及伤口情况 □ 术后伤口疼痛、尿管、发热、心理与生活护理 □ 完成疼痛、营养、跌倒等评估并给予指导 □ 术后健康宣教：药物、尿管护理要点，手术情况、术后注意事项及监护仪使用等 □ 观察并调节补液速度，观察药物不良反应 □ 对患儿监护人进行出院准备指导	□ 出院宣教：复查时间、饮食指导、用药指导、伤口护理等 □ 向患儿监护人提供出院小结、诊断证明书和出院指引，协助患儿监护人办理出院手续

续表

时间	入院第3~6d (术后阶段)	入院第5~7d (出院日)
患儿监护人工作	□ 参与诊疗方案决策,完成知情同意 □ 观察患儿疼痛变化、会阴伤口及尿管情况,必要时及时告知医护人员 □ 护理好患儿尿管,防止脱落、折叠等 □ 照顾患儿日常饮食、排便、睡眠,安抚患儿 □ 认真学习出院流程及相关注意事项	□ 认真学习出院宣教内容 □ 办理出院
病情变异记录	□ 无　□ 有,原因: 1. 2.	□ 无　□ 有,原因: 1. 2.

3. 出院标准

(1) 一般情况良好,体温、饮食及排便正常。

(2) 无其他需要住院处理的并发症,如无伤口感染、无转移皮瓣坏死、尿管固定通畅。

(3) 出院前复查血尿常规正常。

(4) 无其他需要住院处理的并发症。

(六) 变异及原因分析

1. 住院治疗期间,发现染色体异常,合并性发育畸形患儿,进入其他路径。

2. 围术期并发症等造成住院日延长和费用增加。

3. 术后出现阴茎皮瓣坏死、伤口感染、尿道皮肤瘘,尿道狭窄等并发症。

二、临床路径流程图(图5-1)

三、随访指导

门诊治疗系统定期自动发送随访问卷调查表。

1. 术后10~14d专科门诊复查,拔除尿管,观察排尿情况,必要时行尿道扩张术。

2. 术后第3周行尿流率检查,无明确排尿困难及尿线细等尿道狭窄表现,也无尿道皮肤瘘,则1个月后复查。

3. 术后3个月、6个月回院复查阴茎外形、排尿及尿道情况。

四、宣教

宣教时间:出院当天。

宣教内容:

1. 提供有关术后紧急情况警告标志的宣教。

2. 饮食、出院带药、伤口护理、留置尿管护理等宣教。

3. 紧急医疗指导　出现以下紧急情况需及时返院或到当地医院治疗:阴茎伤口红肿、尿管堵塞、尿线细、排尿困难等。

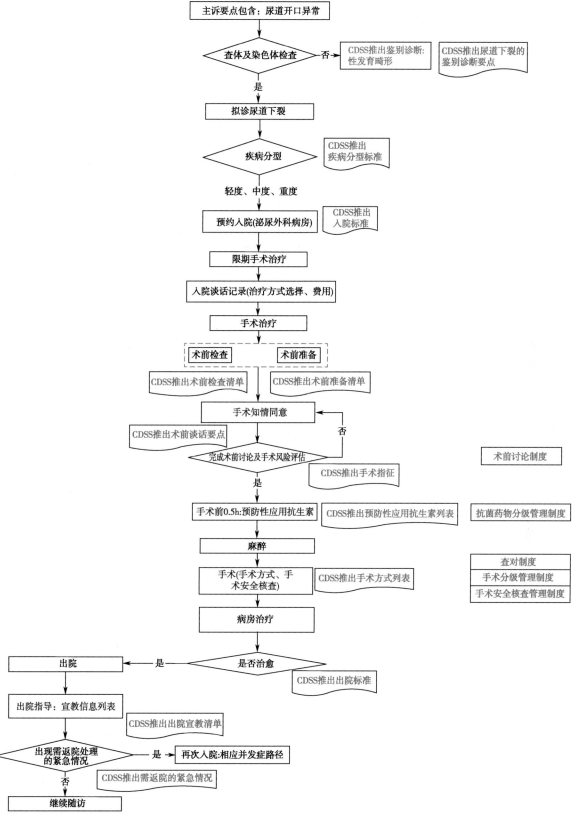

图 5-1　阴茎部尿道下裂临床路径流程图

CDSS. 临床决策支持系统。

第二节　隐睾临床路径

一、隐睾临床路径标准流程

（一）适用对象

第一诊断为隐睾（ICD-10：Q53），行睾丸固定术（ICD-9-CM3：62.5x00）或腹腔镜睾丸固定术（ICD-9-CM3：62.5x01）。年龄 >6 个月。

（二）诊断依据

根据《小儿外科学》（第 5 版）、《临床诊疗指南：小儿外科学分册》及《临床技术操作规范：小儿外科学分册》进行诊断。

1. 病史　患儿监护人多主诉患侧阴囊内未触及睾丸结构而来院就诊。

2. 体征　患儿取平卧位，检查者一手推挤腹股沟，另一只手于患侧腹股沟、阴囊仔细触诊，大多数可于腹股沟扪及睾丸结构，部分患儿因脂肪肥厚或不配合难以触及，需依靠超声检查辅助诊断。

3. 辅助检查　阴囊或腹股沟超声：可探及睾丸回声，位置可在腹股沟或腹腔近内环口处。如超声未检查发现睾丸者需行腹腔镜手术探查明确。

（三）进入临床路径标准

1. 第一诊断必须符合隐睾（ICD-10：Q53）。

2. 当患儿同时具有其他疾病诊断，但在治疗期间不影响该诊断的临床路径流程实施时，可进入路径。

（四）门诊流程

隐睾临床路径表单（门诊）

患儿姓名：_____　性别：_____　年龄：_____　门诊号：_____

诊次	初诊	复诊
医生工作	□ 询问病史和体格检查，完善相关检查，如阴囊超声检查 □ 告知本次检查的目的、费用及出报告时间；告知复诊时间 □ 告知注意事项	□ 根据病史、体征、检查检验结果初步诊断：隐睾 □ 告知治疗过程和住院指征，开具住院证和预约住院日期 □ 告知等待住院期间注意事项和病情突变时的处理方法
护士工作	□ 评估、安排就诊顺序，推送信息给医生和患儿监护人 □ 对患儿监护人进行缴费、检查检验、抽血治疗等方面的指引	□ 评估、安排就诊顺序，推送信息给医生和患儿监护人 □ 对患儿监护人进行办理入院手续的指引
患儿监护人工作	□ 预约门诊，准备好病历资料和检验、检查结果 □ 接收指引单，完成就诊、检查 □ 参与诊疗方案决策 □ 享受知情同意权 □ 接受健康教育	□ 预约门诊，准备好病历资料和检查、检验结果（阴囊超声） □ 做好入院准备 □ 参与诊疗方案决策 □ 享受知情同意权 □ 接受健康教育
病情变异记录	□ 无　□ 有，原因： 1. 2.	□ 无　□ 有，原因： 1. 2.

（五）住院流程

1. 入院标准

（1）年龄 >6 个月，睾丸仍未将入阴囊，观察 2~3 个月，推荐完成手术治疗年龄不超过 1 岁半，一经确诊后尽快手术。

（2）明确手术指征,排除手术禁忌证。

2. 临床路径表单

隐睾临床路径表单(住院)

患儿姓名:＿＿＿＿＿＿ 性别:＿＿＿ 年龄:＿＿＿ 门诊号:＿＿＿＿＿ 住院号:＿＿＿＿＿＿

住院日期: 年 月 日 出院日期: 年 月 日 标准住院日:3d

时间	入院第1d (术前阶段)	入院第1~2d (手术日)
医生 工作	□ 询问病史与体格检查 □ 上级医师查房与术前评估,确定诊断 □ 完成术前检查及术前准备,异常者分析处理后复查 □ 完成术前讨论,评估术前检查结果是否符合诊断和手术条件 □ 与患儿监护人共同完成诊疗决策,并签署手术知情同意书 □ 麻醉科医师探望患儿并完成麻醉前书面评估 **长期医嘱:** □ 小儿泌尿外科常规护理 □ 普通饮食 □ 二级护理 **临时医嘱:** □ 血常规、血型、尿液分析、大便常规＋潜血、凝血功能、生化检查、感染性疾病筛查、血清激素水平检查 □ 心电图、胸部X线(正位)检查、阴囊超声(可选) □ 术前医嘱:拟送手术室麻醉下行睾丸固定术或腹腔镜睾丸固定术;术前禁食、备皮;术前补液,术前止血药物	□ 按手术分级及手术授权完成手术 □ 向监护人交代手术中情况和术后注意事项 □ 出手术室前主刀医师完成手术记录、术后首次病程记录(特殊情况下由第一助手完成) □ 开具术后医嘱 □ 主刀医师术后24h内查房 **长期医嘱:** □ 按小儿泌尿外科术后常规护理 □ 二级护理 □ 术后6h流质饮食 **临时医嘱:** □ 术后临时补液,包括抗生素、止血药物、营养支持药物
护士 工作	□ 入院护理评估 □ 入院宣教 □ 执行各项医嘱,完成术前检查、术前准备 □ 术前宣教 □ 完成术前评估并填写手术患儿交接表 □ 完成护理记录	□ 做好手术交接工作 □ 完成护理记录 □ 术后宣教 □ 术后评估
患儿 监护 人工 作	□ 参与诊疗方案决策,完成知情同意 □ 配合完成各项术前检查、术前准备 □ 学习宣教内容 □ 观察患儿变化,必要时告知医护人员	□ 陪同患儿至手术室门口 □ 手术结束后与主刀医师沟通手术情况 □ 术后安抚患儿情绪
病情 变异 记录	□ 无 □ 有,原因: 1. 2.	□ 无 □ 有,原因: 1. 2.

时间	入院第2~3d (术后阶段)	入院第2~3d (出院日)
医生 工作	□ 按照规定完成三级查房并记录;了解伤口愈合情况 □ 对患儿情况进行再次评估,制订下一步诊疗计划 □ 评估患儿恢复情况,评估手术效果确定是否预出院 □ 完成预出院准备(开具预出院医嘱等)	□ 评估患儿情况,是否符合出院标准,确定能否出院 □ 开具出院医嘱和诊断证明 □ 交代出院后注意事项、给予随访指导 □ 预约门诊复诊 □ 完善出院记录、病案首页并归档病历

时间	入院第 2~3d (术后阶段)	入院第 2~3d (出院日)
医生工作	**长期医嘱:** □ 按泌尿外科术后常规护理 □ 二级护理 □ 流质饮食 **临时医嘱:** □ 可选项目:伤口换药 □ 预出院及出院带药	**临时医嘱:** □ 今日出院
护士工作	□ 做好交接工作,完成护理记录 □ 执行各种医嘱,观察患儿生命体征及伤口情况 □ 术后伤口疼痛、发热、心理与生活护理 □ 完成疼痛、营养、跌倒等评估并给予指导 □ 术后健康宣教:手术情况、术后注意事项及监护仪使用等 □ 观察并调节补液速度,观察药物不良反应 □ 对患儿监护人进行出院准备指导	□ 出院宣教:复查时间、饮食指导、用药指导、伤口护理等 □ 向患儿监护人提供出院小结、诊断证明书和出院指引,协助患儿监护人办理出院手续
患儿监护人工作	□ 参与诊疗方案决策,完成知情同意 □ 观察患儿疼痛变化及伤口情况,必要时及时告知医护人员 □ 照顾患儿日常饮食、排便、睡眠,安抚患儿 □ 认真学习出院流程及相关注意事项	□ 认真学习出院宣教内容 □ 办理出院
病情变异记录	□ 无　□ 有,原因: 1. 2.	□ 无　□ 有,原因: 1. 2.

3. 出院标准

(1)伤口愈合良好,无渗血、渗液。

(2)生命体征平稳,患儿一般状况良好,无发热。

(3)无其他需要住院处理的并发症。

(六) 变异及原因分析

1. 术前检查出现危机值,可能会造成严重手术并发症,则出径。

2. 术前患儿出现急性呼吸道疾病、急性胃肠炎等手术禁忌证,则出径。

3. 手术中出现不可预知的并发症,需转 ICU 治疗的患儿,考虑出径。

4. 术中发现性腺发育畸形,存在性别发育畸形可能的情况,则变异,可转入性别发育畸形临床路径。

5. 出现围手术期并发症需要对症治疗,导致住院时间延长,增加治疗费用等。

二、临床路径流程图(图 5-2)

三、随访指导

门诊治疗系统定期自动发送随访问卷调查表。通常为术后 1 个月、术后 3 个月、半年返院各复诊 1 次,此后每半年或 1 年复查阴囊彩超查看睾丸变化情况。

四、宣教

宣教时间:出院当天。

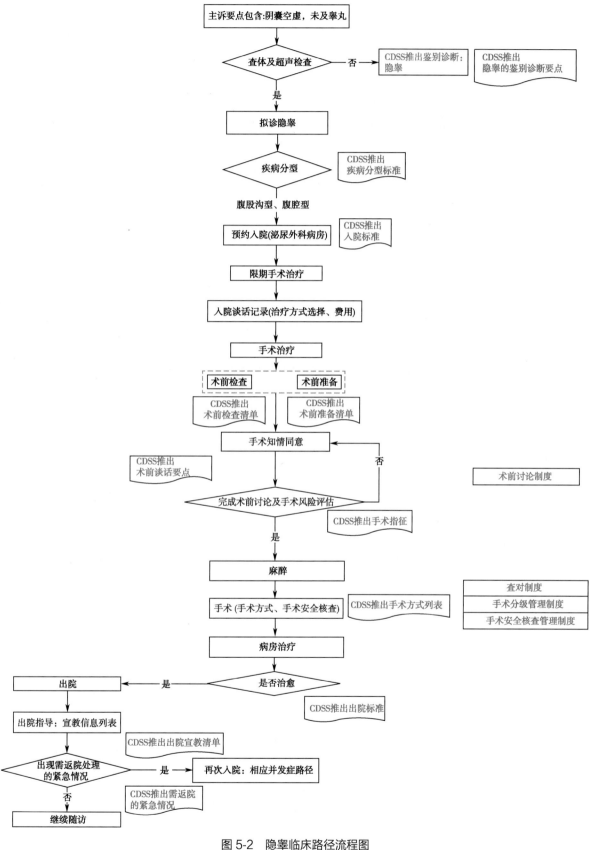

图 5-2　隐睾临床路径流程图

CDSS. 临床决策支持系统。

宣教内容:

1. 提供有关术后紧急情况警告标志的宣教。

2. 均衡清淡饮食、避免辛辣,术后 1 个月避免剧烈活动,伤口愈合前保持干燥,避免湿水,术后需在当地医院继续伤口清洁换药,约需换药 3~4 次。出院带药宣教等。

3. 紧急医疗指导 出现以下紧急情况需及时返院或到当地医院治疗:阴囊血肿、切口红肿裂开、精神萎靡等。

第三节 膀胱输尿管反流临床路径

一、膀胱输尿管反流临床路径标准流程

(一) 适用对象

第一诊断为膀胱输尿管反流(ICD-10:N13.701),经内科保守治疗无效,拟行输尿管膀胱吻合术(ICD-9-CM3:56.7400)治疗。

(二) 诊断依据

根据《小儿外科学》(第 5 版)、《临床诊疗指南:小儿外科学分册》及《临床技术操作规范:小儿外科学分册》进行诊断。

1. 病史 多有反复泌尿道感染的表现,如高热、排脓尿、泌尿系统疼痛、高血压等症状,仅作为临床早期诊断膀胱输尿管反流参考依据。

2. 体征 多无阳性体征,感染严重时可有肾区叩痛,但小龄患儿无法表达。

3. 辅助检查

(1)实验室检查:一般早期病变血生化检查无异常,晚期病变可有血肌酐异常表现;尿液常规:可有尿白细胞升高表现,可有尿蛋白(+)表现。

(2)泌尿系超声检查:可显示患侧输尿管不同程度的扩张,肾盂可有集合系统分离的表现。

(3)排尿性膀胱尿道造影检查

1) I 度:反流仅达下段输尿管。

2) II 度:反流至肾盂、肾盏,但无扩张。

3) III 度:输尿管轻度扩张和迂曲,肾盂轻度扩张和穹窿轻度变钝。

4) IV 度:输尿管中度扩张和迂曲,肾盂肾盏中度扩张,但多数肾盏仍维持乳头形态。

5) V 度:输尿管严重扩张和迂曲,肾盂肾盏严重扩张,多数肾盏乳头形态消失。

(三) 进入临床路径标准

1. 第一诊断必须符合膀胱输尿管反流(ICD-10:N13.701)。

2. 当患儿同时具有其他疾病诊断,但在治疗期间不影响该诊断的临床路径流程实施时,可进入路径。

3. 继发于下尿路功能障碍的膀胱输尿管反流不能入径。

(四) 门诊流程

膀胱输尿管反流临床路径表单(门诊)

患儿姓名:_____ 性别:_____ 年龄:_____ 门诊号:_____

诊次	初诊	复诊
医生工作	□ 询问病史和体格检查,完善相关检查,如排尿性膀胱尿道造影、双肾超声检查、核素扫描检查等 □ 告知本次检查的目的、费用及出报告时间;告知复诊时间 □ 告知注意事项	□ 根据病史、体征、检查检验结果初步诊断:膀胱输尿管反流 □ 告知治疗过程和住院指征,开具住院证和预约住院日期 □ 告知等待住院期间注意事项和病情突变时的处理方法

续表

诊次	初诊	复诊
护士工作	□ 评估、安排就诊顺序,推送信息给医生和患儿监护人 □ 对患儿监护人进行缴费、检查检验、抽血治疗等方面的指引	□ 评估、安排就诊顺序,推送信息给医生和患儿监护人 □ 对患儿监护人进行办理入院手续的指引
患儿监护人工作	□ 预约门诊,准备好病历资料和检验、检查结果 □ 接收指引单,完成就诊、检查 □ 参与诊疗方案决策 □ 享受知情同意权 □ 接受健康教育	□ 预约门诊,准备好病历资料和检查、检验结果 □ 做好入院准备 □ 参与诊疗方案决策 □ 享受知情同意权 □ 接受健康教育
病情变异记录	□ 无　□ 有,原因: 1. 2.	□ 无　□ 有,原因: 1. 2.

（五）住院流程

1. 入院标准

(1) 膀胱输尿管反流达到Ⅳ~Ⅴ度。

(2) 反复泌尿道感染经内科抗感染治疗无效,明确手术适应证且监护人同意手术治疗。

(3) 手术指征明确,无明显手术禁忌证。

2. 临床路径表单

膀胱输尿管反流临床路径表单(住院)

患儿姓名:_____ 性别:_____ 年龄:_____ 门诊号:_____ 住院号:_____

住院日期:　　年　　月　　日　出院日期:　　年　　月　　日　标准住院日:7~10d

时间	入院第1~3d (术前阶段)	入院第2~4d (手术日)
医生工作	□ 询问病史与体格检查 □ 上级医师查房与术前评估,确定诊断 □ 完成术前检查及术前准备,异常者分析处理后复查 □ 完成术前讨论,评估术前检查结果是否符合诊断和手术条件 □ 与患儿监护人共同完成诊疗决策,并签署手术、输血等知情同意书 □ 麻醉科医师探望患儿并完成麻醉前书面评估 **长期医嘱:** □ 小儿泌尿外科常规护理 □ 普通饮食 □ 二级护理 □ 抗生素(可选)、营养支持药物(可选) **临时医嘱:** □ 血常规、血型、尿液分析、大便常规＋潜血、凝血功能、生化检查、感染性疾病筛查、血气分析、电解质分析、C反应蛋白、尿肾功检查 □ 心电图、胸部X线(正位)检查、泌尿系超声 □ 可选项目:CT检查、核素检查、必要时复查排尿性膀胱尿道造影、麻醉科会诊(疼痛评估>7分)、营养科会诊 □ 术前医嘱:拟送手术室麻醉下行输尿管膀胱再植术;术前禁食、备皮;术前补液;术前止血药物;术前抗菌药物;肠道准备(可选);备血、配血(可选)	□ 按手术分级及手术授权完成手术 □ 向监护人展示标本、交代手术中情况和术后注意事项 □ 出手术室前主刀医师完成手术记录、术后首次病程记录(特殊情况下由第一助手完成) □ 开具术后医嘱和病理检查单(必要时) □ 主刀医师术后24h内查房 **长期医嘱:** □ 小儿泌尿外科术后常规护理 □ 禁食 □ 一级护理 □ 心电监测、吸氧、血氧饱和度监测 □ 留置导尿护理 □ 会阴抹洗 □ 引流管护理 □ 术后长期补液,包括抗生素、止血药物、营养支持药物 **临时医嘱:** □ 开具病理检查单(可选) □ 术后临时补液,包括全量静脉营养补液、抗生素、止血药物 □ 术后第2d的抽血复查,包括血气分析、电解质分析、血常规、C反应蛋白、生化检查

续表

时间	入院第1~3d （术前阶段）	入院第2~4d （手术日）
护士 工作	□ 入院护理评估 □ 入院宣教 □ 执行各项医嘱,完成术前检查、术前准备 □ 术前宣教 □ 完成术前评估并填写手术患儿交接表 □ 完成护理记录	□ 做好交接工作 □ 完成护理记录
患儿 监护 人工 作	□ 参与诊疗方案决策,完成知情同意 □ 配合完成各项术前检查、术前准备 □ 学习宣教内容 □ 观察患儿变化,必要时告知医护人员	□ 参与完成手术部位标记 □ 陪同患儿至手术室门口 □ 手术结束后查看标本并与主刀医师沟通病情 □ 术后安抚患儿情绪
病情 变异 记录	□ 无　□ 有,原因: 1. 2.	□ 无　□ 有,原因: 1. 2.

时间	入院第3~9d （术后阶段）	入院第7~10d （出院日）
医生 工作	□ 按照规定完成三级查房并记录;病情变化及时记录并进行 　必要的复查 □ 对患儿情况进行再次评估,观察患儿尿管、伤口等情况进 　行评估,确定有无手术并发症 □ 追踪复查结果及病理结果;危急值分析及处理 □ 指导患儿术后饮食,评估患儿恢复情况,评估手术效果确 　定是否预出院 □ 完成预出院准备(开具预出院医嘱等) **长期医嘱:** □ 按小儿泌尿外科术后常规护理 □ 可选项目:二级护理;普通饮食;尿管、伤口引流管并计 　量;非限制级抗菌药物、限制级抗菌药物(参照《抗菌药物 　分级管理目录》清单选择具体常用药物);止血药物;静脉 　营养支持 **临时医嘱:** □ 血常规、C反应蛋白、血气分析、电解质分析、生化检查、泌 　尿系超声 □ 可选项目:拔除伤口引流管、伤口换药 □ 预出院及出院带药	□ 评估患儿情况,是否符合出院标准,确定能否 　出院 □ 开具出院医嘱和诊断证明 □ 交代出院后注意事项、给予随访指导 □ 预约门诊复诊 □ 完善出院记录、病案首页并归档病历 **临时医嘱:** □ 今日出院
护士 工作	□ 做好交接工作,完成护理记录 □ 执行各种医嘱,观察患儿生命体征、伤口引流、尿管引流及 　伤口愈合情况 □ 术后伤口、引流管、发热、心理与生活护理 □ 完成疼痛、营养、跌倒等评估并给予指导 □ 术后健康宣教:药物、伤口、引流管护理、尿管护理等要点, 　手术情况、术后注意事项及监护仪使用等 □ 观察并调节补液速度,观察药物不良反应 □ 指导并督促患儿术后活动 □ 对患儿监护人进行出院准备指导	□ 出院宣教:复查时间、饮食指导、用药指导、伤口 　护理等 □ 向患儿监护人提供出院小结、诊断证明书和出 　院指引,协助患儿监护人办理出院手续

续表

时间	入院第3~9d (术后阶段)	入院第7~10d (出院日)
患儿监护人工作	□ 参与诊疗方案决策,完成知情同意 □ 观察患儿生命体征、伤口及尿管引流情况,必要时及时告知医护人员 □ 护理好患儿各管道,防止脱落、折叠等 □ 照顾患儿日常饮食、排便、睡眠,安抚患儿 □ 认真学习出院流程及相关注意事项	□ 认真学习出院宣教内容 □ 办理出院
病情变异记录	□ 无　□ 有,原因: 1. 2.	□ 无　□ 有,原因: 1. 2.

注:CT.计算机断层扫描。

3. 出院标准

(1)伤口愈合良好。

(2)生命体征平稳,患儿状况良好,无发热,尿管固定通畅。

(3)血、尿常规基本正常。

(4)无其他需要住院处理的并发症。

(六)变异及原因分析

1. 术前检查出现危急值,可能会造成严重手术并发症,则出径。

2. 术前患儿突然出现急性呼吸道疾病、急性胃肠炎等手术禁忌证,则出径。

3. 患儿膀胱输尿管反流经检查后明确为继发性,则考虑变异,根据具体病情详细讨论是否继续按路径治疗。

4. 手术中出现不可预知的并发症,需转ICU治疗的患儿考虑出径。

5. 出现围手术期并发症,需要对症处理,导致治疗时间延长,增加治疗费用等。

二、临床路径流程图(图5-3)

三、随访指导

门诊治疗系统定期自动发送随访问卷调查表。2周后返院复查拔除尿管,1~2个月后预约拔除体内双J管。通常为每个月回院复诊1次,至少维持1年,1年后改为2~3个月复查1次,定期观察患儿症状、体征缓解情况,定期复查尿液常规及泌尿系超声,1年后复查排尿性膀胱尿道造影。

四、宣教

宣教时间:出院当天。

宣教内容:

1. 清淡饮食,均衡营养,增加饮水量以增加尿液的排出,避免剧烈活动,做好会阴部清洁工作,注意皮肤清洁,注意伤口护理,保障伤口良好愈合。

2. 遵嘱服用出院带药,每周于当地医院检查尿液。

3. 紧急医疗指导　出现以下紧急情况需及时返院或到当地医院治疗:排脓尿、血尿、伤口化脓、尿管或双J管脱落等。

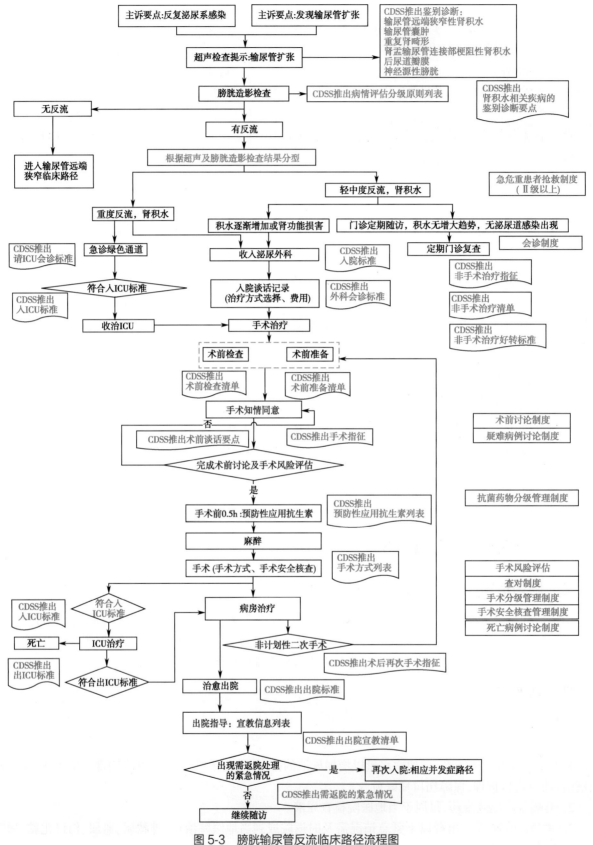

图 5-3　膀胱输尿管反流临床路径流程图

CDSS. 临床决策支持系统；ICU. 重症监护病房。

第四节　先天性肾盂输尿管连接部梗阻临床路径

一、先天性肾盂输尿管连接部梗阻临床路径标准流程

（一）适用对象

第一诊断为先天性肾盂输尿管连接部梗阻（ICD-10：Q62.101），行肾盂输尿管成形术（ICD-9-CM3：55.8702）。

（二）诊断依据

根据《小儿外科学》（第5版）、《临床诊疗指南：小儿外科学分册》及《临床技术操作规范：小儿外科学分册》进行诊断。

1. **病史**　多数新生儿及婴儿以孕期超声检查发现或无症状腹部肿块就诊，年龄较大儿童可出现上腹部或脐周腹痛伴恶心、呕吐。患儿可出现血尿、尿路感染。近来由于产前和生后超声广泛应用，无症状的肾积水病例显著增加。

2. **体征**　积水严重的患儿患侧腹部能触及肿块，多呈中度紧张的囊性感，表面光滑而无压痛，少数质地柔软，偶有波动感。经超声检查发现的患儿可无阳性体征。

3. **辅助检查**

（1）超声显示患肾的肾盂肾盏扩张，但同侧输尿管和膀胱形态正常。

（2）MRU能精确定位梗阻点的解剖部位，IVU或者CTU显示肾盂肾盏扩张，造影剂突然终止于肾盂输尿管连接部，输尿管不显影，或部分显影但无扩张。

（3）如有条件可行肾核素扫描检查，进一步明确分肾功能和梗阻肾引流情况。

（4）有尿路感染史者需行排尿性膀胱尿道造影以排除膀胱输尿管反流。

（三）进入临床路径标准

1. 第一诊断必须符合先天性肾盂输尿管连接部梗阻（ICD-10：Q62.101）。

2. 当患儿合并其他疾病，但住院期间不需特殊处理，也不影响第一诊断的临床路径实施时，可进入路径。

（四）门诊流程

先天性肾盂输尿管连接部梗阻临床路径表单（门诊）

患儿姓名：_____　性别：_____　年龄：_____　门诊号：_____

诊次	初诊	复诊
医生工作	□ 询问病史和体格检查，完善相关检查，必要时行排尿性膀胱尿道造影、双肾超声检查、核素扫描检查等 □ 告知本次检查的目的、费用及出报告时间；告知复诊时间 □ 告知注意事项	□ 根据病史、体征、检查检验结果初步诊断 □ 告知治疗过程和住院指征，开具住院证和预约住院日期 □ 告知等待住院期间注意事项和病情突变时的处理方法
护士工作	□ 评估、安排就诊顺序，推送信息给医生和患儿监护人 □ 对患儿监护人进行缴费、检查检验、抽血治疗等方面的指引	□ 评估、安排就诊顺序，推送信息给医生和患儿监护人 □ 对患儿监护人进行办理入院手续的指引
患儿监护人工作	□ 预约门诊，准备好病历资料和检验、检查结果 □ 接收指引单，完成就诊、检查 □ 参与诊疗方案决策 □ 享受知情同意权 □ 接受健康教育	□ 预约门诊，准备好病历资料和检查、检验结果 □ 做好入院准备 □ 参与诊疗方案决策 □ 享受知情同意权 □ 接受健康教育
病情变异记录	□ 无　□ 有，原因： 1. 2.	□ 无　□ 有，原因： 1. 2.

（五）住院流程

1. 入院标准

(1)明确诊断为先天性肾盂输尿管连接部梗阻。

(2)手术指征明确,排除手术禁忌证。

2. 临床路径表单

先天性肾盂输尿管连接部梗阻临床路径表单(住院)

患儿姓名:_____ 性别:_____ 年龄:_____ 门诊号:_____ 住院号:_____

住院日期: 年 月 日 出院日期: 年 月 日 标准住院:7~10d

时间	入院第 1~3d (术前阶段)	入院第 2~4d (手术日)
医生工作	□ 询问病史与体格检查 □ 上级医师查房与术前评估,确定诊断 □ 完成术前检查及术前准备,异常者分析处理后复查 □ 完成术前讨论,评估术前检查结果是否符合诊断和手术条件 □ 与患儿监护人共同完成诊疗决策,并签署手术、输血等知情同意书 □ 麻醉科医师探望患儿并完成麻醉前书面评估 **长期医嘱:** □ 小儿泌尿外科常规护理 □ 普通饮食 □ 二级护理 □ 抗生素(可选)、营养支持药物(可选) **临时医嘱:** □ 血常规、血型、尿液分析、大便常规＋潜血、凝血功能、生化检查、感染性疾病筛查、血气分析、电解质分析、C反应蛋白测定、尿肾功检查 □ 心电图、胸部X线(正位)检查、泌尿系超声 □ 可选项目:CT检查、MRU检查、核素检查、麻醉科会诊(疼痛评估>7分)、营养科会诊 □ 术前医嘱:拟送手术室麻醉下行肾盂输尿管成形术;术前禁食、备皮;术前补液;术前止血药物;术前抗菌药物;肠道准备(可选);备血、配血(可选)	□ 按手术分级及手术授权完成手术 □ 向监护人展示标本、交代手术中情况和术后注意事项 □ 出手术室前主刀医师完成手术记录、术后首次病程记录(特殊情况下由第一助手完成) □ 开具术后医嘱和病理检查单(必要时) □ 主刀医师术后24h内查房 **长期医嘱** □ 小儿泌尿外科术后常规护理 □ 禁食 □ 一级护理 □ 心电监测、吸氧、血氧饱和度监测 □ 留置导尿护理 □ 会阴抹洗 □ 引流管护理 □ 术后长期补液,包括抗生素、止血药物、营养支持药物 **临时医嘱:** □ 开具病理检查单(可选) □ 术后临时补液,包括全量静脉营养补液、抗生素、止血药物 □ 术后第2d的抽血复查,包括血气分析、电解质分析、血常规、C反应蛋白、生化检查
护士工作	□ 入院护理评估 □ 入院宣教 □ 执行各项医嘱,完成术前检查、术前准备 □ 术前宣教 □ 完成术前评估并填写手术患儿交接表 □ 完成护理记录	□ 做好交接工作 □ 完成护理记录
患儿监护人工作	□ 参与诊疗方案决策,完成知情同意 □ 配合完成各项术前检查、术前准备 □ 学习宣教内容 □ 观察患儿变化,必要时告知医护人员	□ 参与完成手术部位标记 □ 陪同患儿至手术室门口 □ 手术结束后查看标本并与主刀医师沟通病情 □ 术后安抚患儿情绪
病情变异记录	□ 无 □ 有,原因: 1. 2.	□ 无 □ 有,原因: 1. 2.

时间	入院第3~9d (术后阶段)	入院第7~10d (出院日)
医生 工作	□ 按照规定完成三级查房并记录;病情变化及时记录并 　进行必要的复查 □ 对患儿情况进行再次评估,观察患儿尿管、伤口等情 　况进行评估,确定有无手术并发症 □ 追踪复查结果及病理结果;危急值分析及处理 □ 指导患儿术后饮食,评估患儿恢复情况,评估手术效 　果确定是否预出院 □ 完成预出院准备(开具预出院医嘱等) **长期医嘱:** □ 按小儿泌尿外科术后常规护理 □ 可选项目:二级护理;普通饮食;尿管、伤口引流管并 　计量;非限制级抗菌药物、限制级抗菌药物(参照《抗 　菌药物分级管理目录》清单选择具体常用药物);止血 　药物;静脉营养支持 **临时医嘱:** □ 血常规、C反应蛋白、血气分析、电解质分析、生化检 　查、泌尿系超声 □ 可选项目:拔除伤口引流管、拔除尿管、伤口换药 □ 预出院及出院带药	□ 评估患儿情况,是否符合出院标准,确定能否出院 □ 开具出院医嘱和诊断证明 □ 交代出院后注意事项、给予随访指导 □ 预约门诊复诊 □ 完善出院记录、病案首页并归档病历 **临时医嘱:** □ 今日出院
护士 工作	□ 做好交接工作,完成护理记录 □ 执行各种医嘱,观察患儿生命体征、伤口引流、尿管引 　流及伤口愈合情况 □ 术后伤口、引流管、发热、心理与生活护理 □ 完成疼痛、营养、跌倒等评估并给予指导 □ 术后健康宣教:药物、伤口、引流管护理、尿管护理等 　要点,手术情况、术后注意事项及监护仪使用等 □ 观察并调节补液速度,观察药物不良反应 □ 指导并督促患儿术后活动 □ 对患儿监护人进行出院准备指导	□ 出院宣教:复查时间、饮食指导、用药指导、伤口护 　理等 □ 向患儿监护人提供出院小结、诊断证明书和出院指 　引,协助患儿监护人办理出院手续
患儿 监护 人工 作	□ 参与诊疗方案决策,完成知情同意 □ 观察患儿生命体征、伤口及尿管引流情况,必要时及 　时告知医护人员 □ 护理好患儿各管道,防止脱落、折叠等 □ 照顾患儿日常饮食、排便、睡眠,安抚患儿 □ 认真学习出院流程及相关注意事项	□ 认真学习出院宣教内容 □ 办理出院
病情 变异 记录	□ 无　□ 有,原因: 1. 2.	□ 无　□ 有,原因: 1. 2.

注:MRU.磁共振尿路成像;CT.计算机断层扫描。

3. 出院标准

(1)一般情况良好,体温、饮食及排便正常。

(2)无其他需要住院处理的并发症,如无伤口感染、排尿通畅。

(3)出院前复查血尿常规正常。

(4)无其他需要住院处理的并发症。

(六) 变异及原因分析

1. 围手术期并发症等造成住院日延长和费用增加。

2. 存在其他系统的先天性畸形或不能耐受手术的患儿,转入相应的路径治疗。

二、临床路径流程图(图5-4)

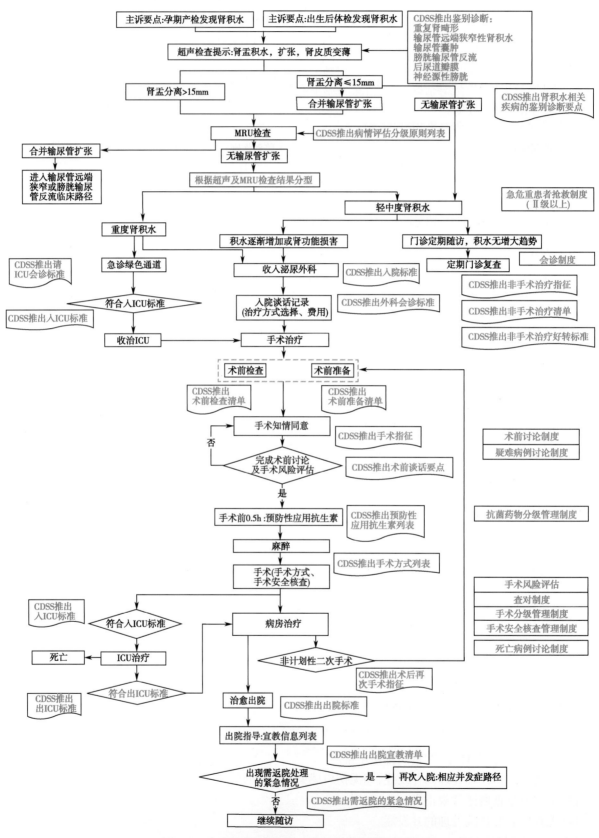

图 5-4 先天性肾盂输尿管连接部梗阻临床路径流程图

CDSS. 临床决策支持系统;MRU. 磁共振尿路成像;ICU. 重症监护病房。

三、随访指导

1. 留置双 J 管病例

(1)带双 J 管出院,并于术后 3~4 周预约日间手术膀胱镜下拔除双 J 管。

(2)拔除双 J 管之前及之后 1 个月每周复查尿液分析一次,尿中 WBC 超过(++),需口服抗生素。

2. 肾造瘘及输尿管支架管病例

(1)带肾造瘘管出院,1 周后专科门诊复诊,根据情况拔除造瘘管。

(2)拔除造瘘管之后 1 个月每周复查尿液分析一次,尿中白细胞超过(++),需口服抗生素。

3. 术后前半年每 6~8 周复查超声及尿常规,后半年每 8~12 周复查超声及尿常规,术后一年评估肾功能恢复情况。

4. 第二年半年复查一次,之后每年复查一次超声。

四、宣教

宣教时间:出院当天。

宣教内容:

1. 提供有关术后紧急情况警告标志的宣教。

2. 饮食、出院带药、伤口护理宣教。

3. 紧急医疗指导　出现以下紧急情况需及时返院或到当地医院治疗:

(1)腰腹部伤口红肿渗出;不明原因发热伴腰腹部肿胀明显。

(2)双 J 管部分脱出;每周查尿液分析,WBC 超过(++)。

(3)再次出现如腹部包块、腰腹部间歇性疼痛、血尿、尿路感染等情况。

第五节　隐匿性阴茎临床路径

一、隐匿性阴茎临床路径标准流程

(一)适用对象

第一诊断为隐匿性阴茎(ICD-10:Q55.606),行阴茎延长术(ICD-9-CM3:64.4902)。

(二)诊断依据

根据《小儿外科学》(第 5 版)、《临床诊疗指南:小儿外科学分册》及《临床技术操作规范:小儿外科学分册》进行诊断。

1. **病史**　外生殖器外观异常病史。

2. **体征**　典型的隐匿阴茎体征:阴茎外观短小,平卧时外观呈塔状突起,阴茎包皮腔空虚,阴茎海绵体回缩于脂肪垫下,向后推阴茎根部皮肤可触及大小正常的茎海绵体。包皮口狭窄,不能外翻显露阴茎头。

(三)进入临床路径标准

1. 第一诊断必须符合隐匿性阴茎(ICD-10:Q55.606)。

2. 已排除小阴茎畸形,可Ⅰ期手术矫治的患儿,进入路径。

3. 当患儿同时具有其他疾病诊断,但在住院期间不需要特殊处理也不影响第一诊断的临床路径实施时,可进入路径。

（四）门诊流程

隐匿性阴茎临床路径表单（门诊）

患儿姓名：_____ 性别：_____ 年龄：_____ 门诊号：_____

诊次	初诊	复诊
医生工作	□ 询问病史和体格检查，完善相关检查，如染色体检查、超声检查 □ 告知本次检查的目的、费用及出报告时间；告知复诊时间 □ 告知注意事项	□ 根据病史、体征、检查检验结果初步诊断：隐匿性阴茎 □ 告知治疗过程和住院指征，开具住院证和预约住院日期 □ 告知等待住院期间注意事项和病情突变时的处理方法
护士工作	□ 评估、安排就诊顺序，推送信息给医生和患儿监护人 □ 对患儿监护人进行缴费、检查检验、抽血治疗等方面的指引	□ 评估、安排就诊顺序，推送信息给医生和患儿监护人 □ 对患儿监护人进行办理入院手续的指引
患儿监护人工作	□ 预约门诊，准备好病历资料和检验、检查结果 □ 接收指引单，完成就诊、检查 □ 参与诊疗方案决策 □ 享受知情同意权 □ 接受健康教育	□ 预约门诊，准备好病历资料和检查、检验结果（染色体、超声等） □ 做好入院准备 □ 参与诊疗方案决策 □ 享受知情同意权 □ 接受健康教育
病情变异记录	□ 无　□ 有，原因： 1. 2.	□ 无　□ 有，原因： 1. 2.

（五）住院流程

1. 入院标准

（1）明确诊断为隐匿性阴茎，阴茎发育较好。

（2）无明确上呼吸道、消化道等手术禁忌证，且监护人同意手术治疗。

2. 临床路径表单

隐匿性阴茎临床路径表单（住院）

患儿姓名：_____ 性别：_____ 年龄：_____ 门诊号：_____ 住院号：_____

住院日期：　年　月　日　出院日期：　年　月　日　标准住院日：5~7d

时间	入院第1~2d （术前阶段）	入院第2~3d （手术日）
医生工作	□ 询问病史与体格检查 □ 上级医师查房与术前评估，确定诊断 □ 完成术前检查及术前准备，异常者分析处理后复查 □ 完成术前讨论，评估术前检查结果是否符合诊断和手术条件 □ 与患儿监护人共同完成诊疗决策，并签署手术知情同意书 □ 麻醉科医师探望患儿并完成麻醉前书面评估	□ 按手术分级及手术授权完成手术 □ 向监护人交代手术中情况和术后注意事项 □ 出手术室前主刀医师完成手术记录、术后首次病程记录（特殊情况下由第一助手完成） □ 开具术后医嘱 □ 主刀医师术后24h内查房

时间	入院第 1~2d（术前阶段）	入院第 2~3d（手术日）
医生工作	**长期医嘱：** □ 小儿泌尿外科常规护理 □ 普通饮食 □ 二级护理 **临时医嘱：** □ 血常规、血型、尿液分析、大便常规＋潜血、凝血功能、生化检查、感染性疾病筛查、血清激素水平检查 □ 心电图、胸部 X 线(正位)检查、阴囊超声(可选) □ 术前医嘱：拟送手术室麻醉下行阴茎延长术；术前禁食、备皮；术前补液，术前止血药物，术前抗菌药物，肠道准备	**长期医嘱：** □ 按小儿泌尿外科术后常规护理 □ 二级护理 □ 术后 6h 流质饮食 □ 留置导尿护理 □ 术后长期补液，包括抗生素、止血药物、营养支持药物 **临时医嘱：** □ 术后临时补液，包括抗生素、止血药物、营养支持药物
护士工作	□ 入院护理评估 □ 入院宣教 □ 执行各项医嘱，完成术前检查、术前准备 □ 术前宣教 □ 完成术前评估并填写手术患儿交接表 □ 完成护理记录	□ 做好手术交接工作 □ 完成护理记录
患儿监护人工作	□ 参与诊疗方案决策，完成知情同意 □ 配合完成各项术前检查、术前准备 □ 学习宣教内容 □ 观察患儿变化，必要时告知医护人员	□ 陪同患儿至手术室门口 □ 手术结束后与主刀医师沟通手术情况 □ 术后安抚患儿情绪
病情变异记录	□ 无　□ 有，原因： 1. 2.	□ 无　□ 有，原因： 1. 2.

时间	入院第 3~6d（术后阶段）	入院第 5~7d（出院日）
医生工作	□ 按照规定完成三级查房并记录；了解伤口愈合及尿管情况 □ 对患儿情况进行再次评估，制订下一步诊疗计划 □ 术后 3d 拆除阴茎敷料，进一步评估阴茎伤口愈合情况 □ 评估患儿恢复情况，评估手术效果确定是否预出院 □ 完成预出院准备(开具预出院医嘱等) **长期医嘱：** □ 按泌尿外科术后常规护理 □ 二级护理 □ 可选项目：非限制级抗菌药物、止血药物、营养支持药物 **临时医嘱：** □ 可选项目：伤口换药、会阴冲洗、拔除尿管 □ 预出院及出院带药	□ 评估患儿情况，是否符合出院标准，确定能否出院 □ 开具出院医嘱和诊断证明 □ 交代出院后注意事项，给予随访指导 □ 预约门诊复诊 □ 完善出院记录、病案首页并归档病历 **临时医嘱：** □ 今日出院

续表

时间	入院第 3~6d（术后阶段）	入院第 5~7d（出院日）
护士工作	□ 做好交接工作,完成护理记录 □ 执行各种医嘱,观察患儿生命体征、尿管及伤口情况 □ 术后伤口疼痛、尿管、发热、心理与生活护理 □ 完成疼痛、营养、跌倒等评估并给予指导 □ 术后健康宣教:药物、尿管护理要点,手术情况、术后注意事项及监护仪使用等 □ 观察并调节补液速度,观察药物不良反应 □ 对患儿监护人进行出院准备指导	□ 出院宣教:复查时间、饮食指导、用药指导、伤口护理等 □ 向患儿监护人提供出院小结、诊断证明书和出院指引,协助患儿监护人办理出院手续
患儿监护人工作	□ 参与诊疗方案决策,完成知情同意 □ 观察患儿疼痛变化、会阴伤口及尿管情况,必要时及时告知医护人员 □ 护理好患儿尿管,防止脱落、折叠等 □ 照顾患儿日常饮食、排便、睡眠,安抚患儿 □ 认真学习出院流程及相关注意事项	□ 认真学习出院宣教内容 □ 办理出院
病情变异记录	□ 无　□ 有,原因: 1. 2.	□ 无　□ 有,原因: 1. 2.

3. 出院标准

(1)一般情况良好,体温、饮食及排便正常。

(2)出院前复查血尿常规正常。

(3)无其他需要住院处理的并发症,如无伤口感染、无阴茎皮肤坏死、排尿通畅。

(六)变异及原因分析

1. 住院治疗期间,发现染色体异常,合并先天性小阴茎患儿,进入其他路径。

2. 出现阴茎皮肤坏死、伤口感染等围手术期并发症造成住院日延长和费用增加。

二、临床路径流程图(图 5-5)

三、随访指导

1. 术后 2 周专科门诊复查,查看伤口愈合情况。

2. 术后 3 个月、6 个月返院复查阴茎外形、排尿情况。

四、宣教

宣教时间:出院当天。

宣教内容:

1. 提供有关术后紧急情况警告标志的宣教。

2. 饮食、出院带药、伤口护理宣教。

3. 紧急医疗指导　出现以下紧急情况需及时返院或到当地医院治疗:阴茎伤口红肿、伤口感染、排尿困难等。

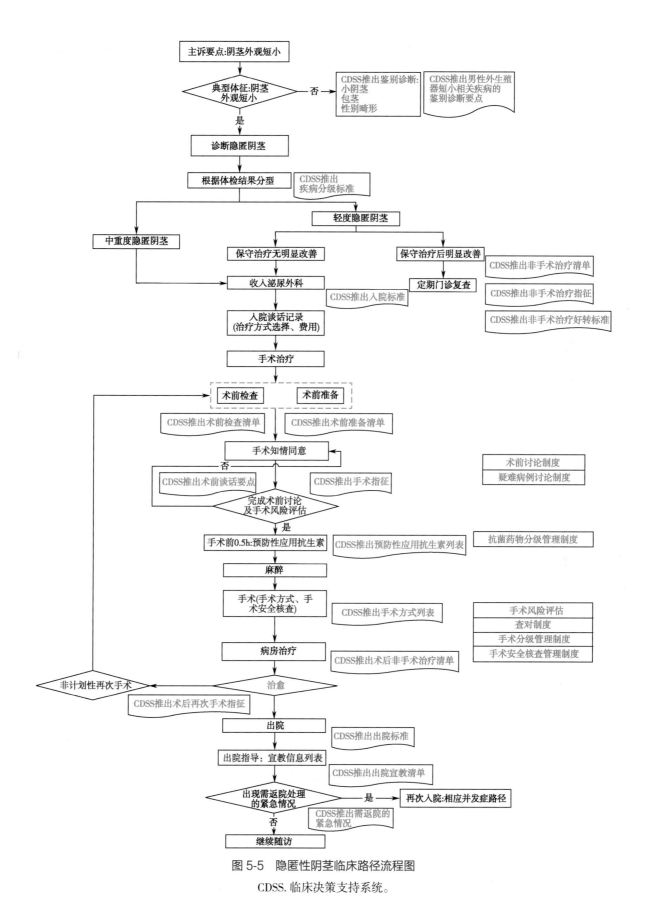

图 5-5　隐匿性阴茎临床路径流程图

CDSS. 临床决策支持系统。

第六节 取除输尿管支架临床路径

一、取除输尿管支架临床路径标准流程

(一) 适用对象

1. 第一诊断为取除输尿管支架(ICD-10:Z43.603),行膀胱镜 D-J 管取出术(ICD-9-CM3:97.6402)。

2. 既往行肾脏或输尿管手术,并留置输尿管支架于体内需要拔除的患儿。

(二) 诊断依据

根据《小儿外科学》(第 5 版)、《临床诊疗指南:小儿外科学分册》及《临床技术操作规范:小儿外科学分册》进行诊断。

1. **病史** 既往行肾脏或输尿管相关手术,留置输尿管内植入物如双 J 管等,到期需要拔除。

2. **体征** 一般无阳性体征,输尿管支架留置于体内,无体征表现。

3. **辅助检查**

(1)腹部立位片:可显示体内有支架管影,一般顺输尿管方向走行。

(2)泌尿系超声:可检查到肾盂、输尿管、膀胱内有支架回声。

(3)尿液分析:可能有尿白细胞升高表现。

(三) 进入临床路径标准

1. 第一诊断必须符合取除输尿管支架(ICD-10:Z43.603)。

2. 当患儿同时具有其他疾病诊断,但在治疗期间不影响该诊断的临床路径流程实施时,可进入路径。

(四) 门诊流程

取除输尿管支架临床路径表单(门诊)

患儿姓名:_____ 性别:_____ 年龄:_____ 门诊号:_____

诊次	初诊	复诊
医生工作	□ 询问病史和体格检查,完善术前相关检查 □ 告知本次检查的目的、费用及出报告时间;告知复诊时间 □ 告知注意事项	□ 根据病史、体征、检查检验结果初步诊断:取除输尿管支架 □ 查看术前检查,排除手术禁忌证 □ 告知治疗过程和住院指征,开具住院证和预约住院日期 □ 告知等待住院期间注意事项和病情突变时的处理方法
护士工作	□ 评估、安排就诊顺序,推送信息给医生和患儿监护人 □ 对患儿监护人进行缴费、检查检验、抽血治疗等方面的指引	□ 评估、安排就诊顺序,推送信息给医生和患儿监护人 □ 对患儿监护人进行办理入院手续的指引
患儿监护人工作	□ 预约门诊,准备好病历资料和检验、检查结果 □ 接收指引单,完成就诊、检查 □ 参与诊疗方案决策 □ 享受知情同意权 □ 接受健康教育	□ 预约门诊,准备好病历资料和检查、检验结果(染色体、超声等) □ 做好入院准备 □ 参与诊疗方案决策 □ 享受知情同意权 □ 接受健康教育
病情变异记录	□ 无 □ 有,原因: 1. 2.	□ 无 □ 有,原因: 1. 2.

(五) 住院流程(日间)

1. 入院标准

(1)明确诊断为取除输尿管支架,按期需要取除输尿管内支架。

(2)有明确手术指征,无明显手术禁忌证,且患儿监护人同意手术治疗。

2. 临床路径表单

取除输尿管支架临床路径表单(住院)

患儿姓名:_____ 性别:_____ 年龄:_____ 门诊号:_____ 住院号:_____

住院日期: 年 月 日 出院日期: 年 月 日 标准住院日:1d

时间	入院第 1d (术前阶段)	入院第 1d (手术日)
医生 工作	□ 询问病史与体格检查 □ 上级医师查房与术前评估,确定诊断 □ 完成术前检查及术前准备,异常者分析处理后复查 □ 完成术前讨论,评估术前检查结果是否符合诊断和手术条件 □ 与患儿监护人共同完成诊疗决策,并签署手术知情同意书 □ 麻醉科医师探望患儿并完成麻醉前书面评估 **长期医嘱:** □ 小儿外科常规护理 □ 禁食 □ 二级护理 **临时医嘱:** □ 术前医嘱:拟送手术室麻醉下行膀胱镜 D-J 管取出术;术前禁食、备皮	□ 按手术分级及手术授权完成手术 □ 向监护人交代手术中情况和术后注意事项 □ 出手术室前主刀医师完成手术记录(特殊情况下由第一助手完成) □ 开具术后医嘱 **长期医嘱:** □ 按小儿泌尿外科术后常规护理 □ 二级护理 □ 术后 2h 流质饮食 **临时医嘱:** □ 心电监测、吸氧、血氧饱和度监测
护士 工作	□ 入院护理评估 □ 入院宣教 □ 执行各项医嘱,完成术前检查、术前准备 □ 术前宣教 □ 完成术前评估并填写手术患儿交接表 □ 做好手术交接工作 □ 完成护理记录	□ 做好手术交接工作 □ 完成护理记录 □ 术后宣教 □ 术后评估
患儿 监护 人工 作	□ 参与诊疗方案决策,完成知情同意 □ 配合完成各项术前检查、术前准备 □ 学习宣教内容 □ 观察患儿变化,必要时告知医护人员 □ 术后安抚患儿情绪	□ 陪同患儿至手术室门口 □ 手术结束后与主刀医师沟通手术情况 □ 术后安抚患儿情绪
病情 变异 记录	□ 无 □ 有,原因: 1. 2.	□ 无 □ 有,原因: 1. 2.

时间	入院第 1d (术后阶段)	入院第 1d (出院日)
医生 工作	□ 主刀医师术后 2h 内查房 □ 评估患儿恢复情况,评估手术效果确定是否出院	□ 评估患儿情况,是否符合出院标准,确定能否出院 □ 开具出院医嘱和诊断证明 □ 交代出院后注意事项、给予随访指导 □ 预约门诊复诊 □ 完善出院记录、病案首页并归档病历 **临时医嘱:** □ 今日出院

时间	入院第 1d (术后阶段)	入院第 1d (出院日)
护士工作	□ 做好交接工作,完成护理记录 □ 执行各种医嘱,观察患儿生命体征及伤口情况 □ 术后伤口疼痛、发热、心理与生活护理 □ 完成疼痛、营养、跌倒等评估并给予指导 □ 术后健康宣教:手术情况、术后注意事项及监护仪使用等 □ 对患儿监护人进行出院准备指导	□ 出院宣教:复查时间、饮食指导、用药指导、伤口护理等 □ 向患儿监护人提供出院小结、诊断证明书和出院指引,协助患儿监护人办理出院手续
患儿监护人工作	□ 参与诊疗方案决策,完成知情同意 □ 观察患儿疼痛变化及伤口情况,必要时及时告知医护人员 □ 照顾患儿日常饮食、排便、睡眠,安抚患儿 □ 认真学习出院流程及相关注意事项	□ 认真学习出院宣教内容 □ 办理出院
病情变异记录	□ 无 □ 有,原因: 1. 2.	□ 无 □ 有,原因: 1. 2.

3. 出院标准

(1)生命体征平稳,一般状况良好。

(2)进食后无呕吐等不适。

(3)无其他需要住院处理的并发症。

（六）变异及原因分析

1. 输尿管支架无法通过输尿管镜去除,可能是输尿管支架在体内形成结石造成无法去除;或者输尿管支架管在术前的时间内出现上移的情况。

2. 一旦出现无法取除的情况,需进行积极处理,向监护人解释并告知病情,导致手术方式有变,需要通过其他方法去除输尿管支架,术后转专科病房继续观察,增加治疗费用等。

3. 围手术期并发症需要对症处理,可能延长治疗时间、增加治疗费用。

二、临床路径流程图(图 5-6)

三、随访指导

门诊治疗系统定期自动发送随访问卷调查表。通常为每个月回院复诊 1 次,至少 6 次,6 次之后可改为每 2~3 个月返院 1 次,定期复查泌尿系超声及尿液常规,关注患儿原发病恢复情况。

四、宣教

宣教时间:出院当天。

宣教内容:

1. 输尿管支架管拔除后患儿基本可恢复正常活动,但少部分患儿仍会有泌尿系感染发生,需出院 1 周后复查尿液常规。

2. 饮食、营养 增加饮水量或饮奶、粥水等以增加尿液的排出,尿液量多有助于排出浑浊尿液及血凝块,防止堵塞尿道。另外,患儿可适当加强营养,多食水果、蔬菜。

3. 遵嘱服用出院带药,每周于当地医院检查尿液常规。

4. 注意避免剧烈活动。

5. 门诊复查 遵医嘱门诊定期复查,如有排脓尿、血尿、排尿困难、发热等情况需立即返院。

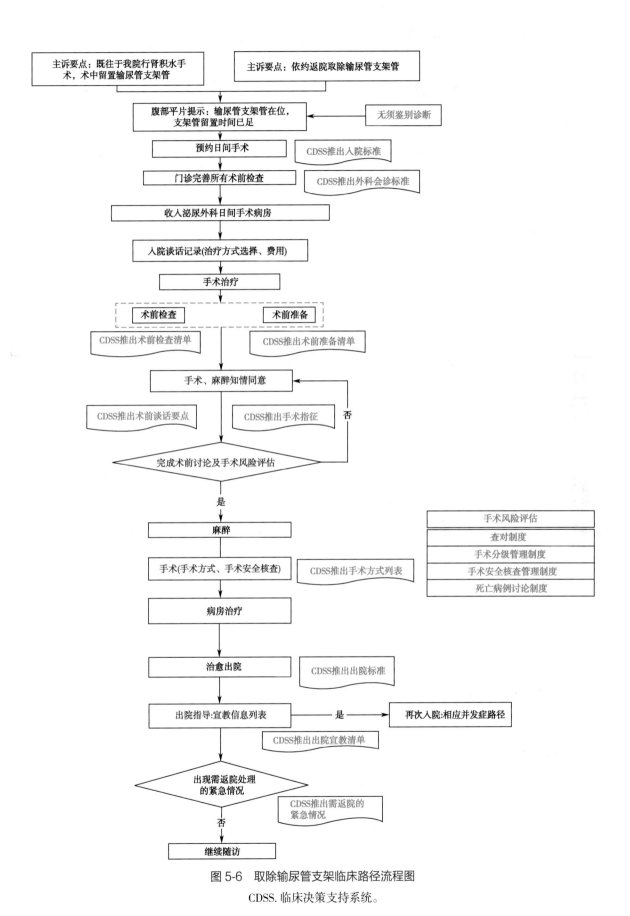

图 5-6 取除输尿管支架临床路径流程图
CDSS. 临床决策支持系统。

第七节 性发育畸形临床路径

一、性发育畸形临床路径标准流程

（一）适用对象

1. 第一诊断为性发育畸形（ICD-10：Q99.801），行腹腔镜检查术（ICD-9-CM3：54.2100）。

2. 先天性染色体、性腺和表型性别发育异常或不匹配的患儿均可诊断为性发育畸形。

（二）诊断依据

根据《小儿外科学》（第 5 版）、《临床诊疗指南：小儿外科学分册》及《临床技术操作规范：小儿外科学分册》进行诊断。

1. **病史** 无特异症状，多因外生殖器不发育或发育异常就诊。

2. **体征**

（1）严重尿道下裂合并阴囊分裂。

（2）有单侧或双侧隐睾合并尿道下裂。

（3）双侧不可触及睾丸的足月男婴。

（4）任何程度的阴蒂肥大，且无可触及的性腺。

（5）外阴只有一个开口。

（6）性别不确定。

（7）模糊的外生殖器。

3. **辅助检查**

（1）内分泌相关检测

1）性激素检测：促黄体生成激素、促卵泡激素、孕酮、睾酮、雌二醇、催乳素。

2）肾上腺素轴功能评估：促肾上腺皮质激素、血清皮质醇、睾酮、孕酮。

3）激发试验：运用促性腺激素释放激素激发试验检查下丘脑 - 垂体 - 性腺轴功能。

4）血清抗苗勒氏管激素（AMH）和抑制素 B（InhB）测定。

5）血清类固醇激素检测。

（2）泌尿系及生殖系统超声检查：探查性腺的位置与性状，评估有无尿路畸形、探查有无子宫与阴道。

（3）基因学检查：染色体、性别决定基因（SRY）、5α- 还原酶基因、雄激素受体基因等。

（4）尿生殖窦造影。

4. **家族史** 需详细询问家族史、母孕史及孕期用药史。

5. **MDT 讨论**

（三）进入临床路径标准

1. 第一诊断必须符合性发育畸形（ICD-10：Q99.801）。

2. 当患儿同时具有其他疾病诊断，但在治疗期间不影响该诊断的临床路径流程实施时，可进入路径。

（四）门诊流程

性发育畸形临床路径表单（门诊）

患儿姓名：_____ 性别：_____ 年龄：_____ 门诊号：_____

诊次	初诊	复诊
医生工作	□ 询问病史和体格检查，完善相关检查，如染色体检查、基因筛查、超声检查等 □ 告知本次检查的目的、费用及出报告时间；告知复诊时间 □ 告知注意事项	□ 根据病史、体征、检查检验结果初步诊断：性发育畸形 □ 告知治疗过程和住院指征，开具住院证和预约住院日期 □ 告知等待住院期间注意事项和病情突变时的处理方法

诊次	初诊	复诊
护士工作	□ 评估、安排就诊顺序,推送信息给医生和患儿监护人 □ 对患儿监护人进行缴费、检查检验、抽血治疗等方面的指引	□ 评估、安排就诊顺序,推送信息给医生和患儿监护人 □ 对患儿监护人进行办理入院手续的指引
患儿监护人工作	□ 预约门诊,准备好病历资料和检验、检查结果 □ 接收指引单,完成就诊、检查 □ 参与诊疗方案决策 □ 享受知情同意权 □ 接受健康教育	□ 预约门诊,准备好病历资料和检查、检验结果(染色体或基因检查、超声等) □ 做好入院准备 □ 参与诊疗方案决策 □ 享受知情同意权 □ 接受健康教育
病情变异记录	□ 无　□ 有,原因: 1. 2.	□ 无　□ 有,原因: 1. 2.

（五）住院流程

1. 入院标准

（1）需手术探查明确性腺性质、外生殖器发育情况,需要进行外生殖器矫形的患儿。

（2）手术指征明确,无明显手术禁忌证。

2. 临床路径表单

性发育畸形临床路径表单(住院)

患儿姓名:_____ 性别:_____ 年龄:_____ 门诊号:_____ 住院号:_____

住院日期:　　年　　月　　日　　出院日期:　　年　　月　　日　　标准住院日:5~7d

时间	入院第 1~2d (术前阶段)	入院第 2~3d (手术日)
医生工作	□ 询问病史与体格检查 □ 上级医师查房与术前评估,确定诊断 □ 完成术前检查及术前准备,异常者分析处理后复查 □ 完成术前讨论,评估术前检查结果是否符合诊断和手术条件 □ 与患儿监护人共同完成诊疗决策,并签署手术知情同意书 □ 麻醉科医师探望患儿并完成麻醉前书面评估 **长期医嘱:** □ 小儿泌尿外科常规护理 □ 普通饮食 □ 二级护理 **临时医嘱:** □ 血常规、血型、尿液分析、大便常规＋潜血、凝血功能、生化检查、感染性疾病筛查、血清激素水平检查 □ 心电图、胸部 X 线(正位)检查、排尿性膀胱尿道造影 □ 术前医嘱:拟送手术室麻醉下行腹腔镜检查术加尿道膀胱镜检查;术前禁食、备皮;术前补液,术前止血药物,术前抗菌药物,肠道准备	□ 按手术分级及手术授权完成手术 □ 向监护人交代手术中情况和术后注意事项 □ 出手术室前主刀医师完成手术记录、术后首次病程记录(特殊情况下由第一助手完成) □ 开具术后医嘱 □ 主刀医师术后 24h 内查房 **长期医嘱:** □ 按小儿泌尿外科术后常规护理 □ 二级护理 □ 术后 6h 流质饮食 □ 留置导尿护理 □ 术后长期补液,包括抗生素、止血药物、营养支持药物 **临时医嘱:** □ 术后临时补液,包括抗生素、止血药物、营养支持药物
护士工作	□ 入院护理评估 □ 入院宣教 □ 执行各项医嘱,完成术前检查、术前准备 □ 术前宣教 □ 完成术前评估并填写手术患儿交接表 □ 完成护理记录	□ 做好手术交接工作 □ 完成护理记录

续表

时间	入院第 1~2d (术前阶段)	入院第 2~3d (手术日)
患儿监护人工作	□ 参与诊疗方案决策,完成知情同意 □ 配合完成各项术前检查、术前准备 □ 学习宣教内容 □ 观察患儿变化,必要时告知医护人员	□ 陪同患儿至手术室门口 □ 手术结束后与主刀医师沟通手术情况 □ 术后安抚患儿情绪
病情变异记录	□ 无　□ 有,原因: 1. 2.	□ 无　□ 有,原因: 1. 2.

时间	入院第 3~6d (术后阶段)	入院第 5~7d (出院日)
医生工作	□ 按照规定完成三级查房并记录;了解伤口愈合及尿管情况 □ 对患儿情况进行再次评估,制订下一步诊疗计划 □ 评估手术伤口愈合情况 □ 评估患儿恢复情况,评估手术效果确定是否预出院 □ 完成预出院准备(开具预出院医嘱等) **长期医嘱:** □ 按泌尿外科术后常规护理 □ 二级护理 □ 可选项目:非限制级抗菌药物、止血药物、营养支持药物 **临时医嘱:** □ 可选项目:伤口换药、会阴冲洗、拔除尿管 □ 预出院及出院带药	□ 评估患儿情况,是否符合出院标准,确定能否出院 □ 开具出院医嘱和诊断证明 □ 交代出院后注意事项、给予随访指导 □ 预约门诊复诊 □ 完善出院记录、病案首页并归档病历 **临时医嘱:** □ 今日出院
护士工作	□ 做好交接工作,完成护理记录 □ 执行各种医嘱,观察患儿生命体征、尿管及伤口情况 □ 术后伤口疼痛、尿管、发热、心理与生活护理 □ 完成疼痛、营养、跌倒等评估并给予指导 □ 术后健康宣教:药物、尿管护理要点,手术情况、术后注意事项及监护仪使用等 □ 观察并调节补液速度,观察药物不良反应 □ 对患儿监护人进行出院准备指导	□ 出院宣教:复查时间、饮食指导、用药指导、伤口护理等 □ 向患儿监护人提供出院小结、诊断证明书和出院指引,协助患儿监护人办理出院手续
患儿监护人工作	□ 参与诊疗方案决策,完成知情同意 □ 观察患儿疼痛变化,会阴伤口及尿管情况,必要时及时告知医护人员 □ 护理好患儿尿管,防止脱落、折叠等 □ 照顾患儿日常饮食、排便、睡眠,安抚患儿 □ 认真学习出院流程及相关注意事项	□ 认真学习出院宣教内容 □ 办理出院
病情变异记录	□ 无　□ 有,原因: 1. 2.	□ 无　□ 有,原因: 1. 2.

3. **出院标准**

(1)伤口愈合良好,无渗血、渗液。

(2)生命体征平稳,患儿一般状况良好,无发热。

(3)血、尿常规基本正常。

(4)无其他需要住院处理的并发症。

（六）变异及原因分析

1. 术前检查出现危急值,可能会造成严重手术并发症,则出径。

2. 术前患儿突然出现急性呼吸道疾病、急性胃肠炎等手术禁忌证,则出径。

3. 手术中出现不可预知的并发症,需转 ICU 治疗的患儿考虑出径。

4. 出现围手术期并发症需要对症处理,可能导致治疗时间延长,增加治疗费用等。

二、临床路径流程图（图 5-7）

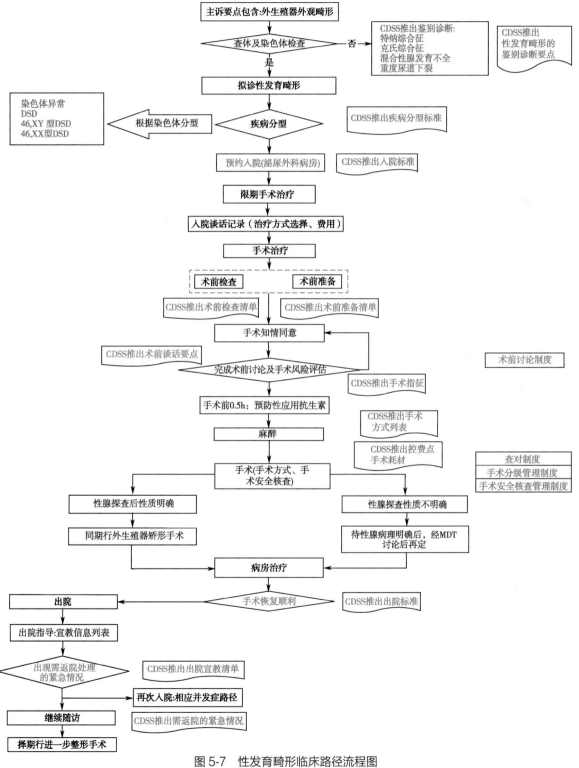

图 5-7　性发育畸形临床路径流程图

CDSS. 临床决策支持系统；DSD. 性发育障碍；MDT. 多学科诊疗。

三、随访指导

门诊治疗系统定期自动发送随访问卷调查表:出院后 2 周返泌尿外科门诊查看伤口愈合情况,术后 1 个月、3 个月、6 个月各返院复查 1 次,需要内分泌治疗的患儿继续定期内分泌门诊随诊进行内分泌治疗;半年后再次进行多学科诊疗(MDT)讨论,决定患儿下一步手术治疗计划。

四、宣教

宣教时间:出院当天。

宣教内容:

1. 出院后注意手术伤口、会阴伤口的清洁护理,2 周后返院查看伤口愈合情况。

2. 性发育畸形是一种先天性染色体、性腺和表型性别的发育异常或不匹配。这是一种非常复杂的疾病,包含一系列先天的代谢异常和畸形,主要表现为外生殖器的异常。手术根据患儿染色体及其表型异常而定,可能需要两次或多次手术矫正。术后也需要长期的随访观察患儿生殖腺及外生殖器的变化情况。

3. 性发育畸形患儿在手术及激素替代治疗后,不论对心理还是性腺功能都需要密切随访。青春期诱导期间,3~6 个月随访 1 次,主要监测患儿身高、骨龄、骨密度、性激素水平、性腺发育分期等指标。

4. 性发育畸形的患儿在后续随访期间需要重点关注性腺肿瘤风险。

5. 接受男性外生殖器整形术后随访要求同尿道下裂术后;接受女性外生殖器整形者,术后短期随访需关注有无排尿异常及阴蒂坏死萎缩,长期随访需关注阴道开口有无狭窄、阴蒂的感觉及性生活体验,必要时接受阴道扩张治疗。

6. 平时需关注患儿心理的健康成长,引导患儿积极向上心理发展。

第六章

先天性心脏病和大血管异常

第一节 房间隔缺损临床路径

一、房间隔缺损临床路径标准流程

（一）适用对象

第一诊断为房间隔缺损（ICD-10：Q21.100），行房间隔缺损修补术（ICD-9-CM3：35.7101，ICD-9-CM3：35.5101，ICD-9-CM3：35.6101），年龄在18岁以下。

（二）诊断依据

根据《临床诊疗指南：心血管外科学分册》及《小儿外科学》（第5版）进行诊断。

1. **病史** 早期无明显临床症状，逐渐可出现活动后心悸、气促等，严重者可能出现发绀。

2. **体征** 可出现胸骨左缘2~3肋间收缩期柔和杂音，肺动脉瓣区第二心音固定分裂等。

3. **辅助检查** 二维超声心动图可清楚显示右房、右室内径增大，肺动脉内径增宽，房间隔部分回声脱落，并能直接测量缺损大小。彩色多普勒超声可进一步观察到房水平左向右分流，同时排除完全型或部分型房室间隔缺损、完全性肺静脉异位引流等其他复杂心内畸形即可确诊。心电图、胸部X线检查可出现右房、右室扩大或肥厚的表现，但不具备诊断特异性。

（三）进入临床路径标准

1. 第一诊断必须符合房间隔缺损（ICD-10：Q21.100）。

2. 符合手术适应证。

3. 无合并艾森门格综合征等手术禁忌证。

4. 当患儿同时具有其他疾病诊断，但在住院期间不需要特殊处理也不影响第一诊断的临床路径流程实施时，可进入路径。

（四）门诊流程

房间隔缺损临床路径表单（门诊）

患儿姓名：_____ 性别：_____ 年龄：_____ 门诊号：_____

诊次	初诊	复诊
医生工作	□ 询问病史和体格检查，完善相关检查，如超声心动图、心电图及胸部X线检查（可选，有其他三级甲等医院30d内检查结果可免）等 □ 告知本次检查的目的、费用及出报告时间；告知复诊时间 □ 告知注意事项，如避免呼吸道感染、合理喂养等	□ 根据病史、体征、检查检验结果初步诊断：房间隔缺损 □ 告知治疗过程和住院指征，开具住院证和预约住院日期 □ 告知等待住院期间注意事项和病情突变时的处理方法

诊次	初诊	复诊
护士工作	□ 评估、安排就诊顺序,推送信息给医生和患儿监护人 □ 对患儿监护人进行缴费、检查检验、取药、抽血治疗等方面的指引	□ 评估、安排就诊顺序,推送信息给医生和患儿监护人 □ 对患儿监护人进行办理入院手续的指引
患儿监护人工作	□ 预约门诊,准备好病历资料和检验、检查结果 □ 接收指引单,完成就诊、检查 □ 参与诊疗方案决策 □ 享受知情同意权利 □ 接受健康教育	□ 预约门诊,准备好病历资料和检查、检验结果(超声心动图、心电图及胸部 X 线检查等) □ 做好入院准备 □ 参与诊疗方案决策 □ 享受知情同意权利 □ 接受健康教育
病情变异记录	□ 无　□ 有,原因: 1. 2.	□ 无　□ 有,原因: 1. 2.

(五)住院流程

1. 入院标准

(1)明确诊断房间隔缺损,且患儿监护人同意进行手术。

(2)确诊或疑似诊断为房间隔缺损合并支气管肺炎或者心力衰竭患儿,按照危重患儿,通过绿色通道,办理入院。

2. 临床路径表单

房间隔缺损临床路径表单(住院)

患儿姓名:_____　性别:_____年龄:_____门诊号:_____住院号:_____

住院日期:　　年　　月　　日　　出院日期:　　年　　月　　日　　标准住院日:10~15d

时间	入院第 1~6d (术前阶段)	入院第 4~7d (手术日)
医生工作	□ 询问病史和体格检查 □ 上级医师与术前评估,确定诊断 □ 完成术前检查及术前准备,异常者分析处理后复查 □ 完成术前讨论,评估术前检查结果是否符合诊断和手术条件 □ 与患儿监护人共同完成诊疗决策,并签署手术、输血等知情同意书 □ 麻醉科医师探望患儿并完成麻醉前书面评估 **长期医嘱:** □ 按先天性心脏病常规护理 □ 根据病情、年龄选择禁食、流质饮食、正常饮食 □ 补充维生素,营养支持治疗 □ 二级护理(可选)或一级护理(可选) □ 抗菌药物(合并肺炎可选) □ 雾化药物(可选) □ 患儿既往用药 **临时医嘱:** □ 血常规、血型、尿液分析、大便常规、凝血功能、肝肾功能、感染性疾病筛查、免疫功能、G-6-PD □ 心电图、24h 动态心电图、胸部 X 线检查、超声心动图 □ 可选项目:心肌酶、心脏 CT+ 增强、肺功能、营养科会诊	□ 按手术分级及手术授权完成手术 □ 向监护人交代手术中情况和术后注意事项 □ 出手术室前主刀医师完成手术记录、术后首次病程记录(特殊情况下由第一助手完成) □ 开具术后医嘱 □ 主刀医师术后 24h 内查房 **临时医嘱:** □ 转入心脏监护室

续表

时间	入院第 1~6d （术前阶段）	入院第 4~7d （手术日）
医生 工作	□ 术前医嘱:拟送手术室麻醉下行房间隔缺损修补术;术前 4~8h 禁食,3~4h 禁水;术前备皮;留置静脉针;术前补液;术前止血药物;术前 30min 静脉推注抗生素(头孢一代或二代),预计手术超过 3h,开两组抗生素,术中追加;肠道准备(可选);备血、配血(可选)	
护士 工作	□ 入院护理评估 □ 入院宣教,嘱咐限制剧烈活动,避免摔倒 □ 执行各项医嘱,完成术前检查、术前准备 □ 术前宣教 □ 完成术前评估并填写手术患儿交接表 □ 完成护理记录	□ 做好交接工作 □ 完成护理记录
患儿 监护 人工 作	□ 参与诊疗方案决策,完成知情同意 □ 配合完成各项术前检查、术前准备 □ 学习宣教内容 □ 配合限制患儿剧烈活动,避免摔倒 □ 观察患儿变化,必要时告知医护人员	□ 参与完成手术部位标记 □ 陪同患儿至手术室门口 □ 手术结束后护送患儿去心脏监护室 □ 准备好心脏监护室内使用物品 □ 整理好普通病房床单位内个人物品
病情 变异 记录	□ 无　□ 有,原因: 1. 2.	□ 无　□ 有,原因: 1. 2.

时间	入院第 5~14d （术后阶段）	入院第 10~15d （出院日）
医生 工作	□ 手术及麻醉医师向 SICU 医师床边交班 □ SICU 医师向监护人交代手术情况及术后注意事项 □ 开具转入医嘱,书写转入记录 □ 对患儿情况进行再次评估(血常规、血气分析、电解质分析、营养、疼痛等),制订下一步诊疗计划 □ 每日评估患儿是否具有转出 SICU 指征,并开具转出医嘱 □ 观察患儿胸腔引流等情况进行评估,确定有无手术并发症,根据病情拔除胸腔引流管 □ 按照规定完成三级查房并记录;病情变化及时记录并进行必要的复查 □ 追踪病理及检查结果;危急值分析及处理 □ 根据病情逐步撤除高级生命支持及药物支持 □ 指导患儿逐渐恢复饮食,评估患儿恢复情况,评估手术效果确定是否预出院 □ 详细解读患儿病理报告 □ 完成预出院准备(开具预出院医嘱等)	□ 评估患儿情况,是否符合出院标准,确定能否出院 □ 开具出院医嘱和诊断证明 □ 交代出院后注意事项,给予随访指导 □ 预约门诊复诊 □ 完善出院记录、病案首页并归档病历
	长期医嘱: □ 按先天性心脏病术后常规护理 □ 重症监护,一级护理,二级护理,心电监测、血氧饱和度监测,机械辅助通气,无创辅助通气、高流量吸氧、中流量吸氧、低流量吸氧;流质饮食、普通饮食;胸腔引流管并计量;非限制级抗菌药物(参照《抗菌药物分级管理目录》清单选择具体常用药物);止血药物;强心药物、利尿药物、营养心肌药物、抗凝药物、静脉营养支持等	临时医嘱: □ 今日出院

时间	入院第 5~14d （术后阶段）	入院第 10~15d （出院日）
医生 工作	临时医嘱： □ 床边心电图、胸部 X 线、颅脑超声、心脏彩超等 □ 静脉补液、止血药、血管活性药物 □ 血常规、C 反应蛋白、血气分析、电解质分析、凝血功能、生 化检查、细菌培养等 □ 可选项目：按出入量补充液体和电解质、其他特殊医嘱（如 退热药物）、拔除胃管、拔除胸腔引流管、拔除尿管、伤口换药 □ 预出院及出院带药	
护士 工作	□ 按医嘱心电监护、呼吸机辅助通气 □ 观察患儿生命体征 □ 观察胸部体征及伤口情况 □ 观察生命体征 □ 完成疼痛评估并给予指导 □ 引流管护理（观察引流管是否通畅、有无脱管）并按医嘱进 行计量 □ 跌倒评估及护理 □ 术后发热的护理 □ 心理护理 □ 对患儿监护人宣教：药物、伤口、引流管护理要点，手术情况 及术后注意事项 □ 观察补液速度，保证补液均衡输入 □ 药物不良反应观察 □ 完成护理记录 □ 指导并督促患儿术后活动 □ 对患儿监护人进行出院准备指导	□ 出院宣教：复查时间、饮食指导、用药指导、伤 口护理等 □ 向患儿监护人提供出院记录、诊断证明书和出 院指引，协助患儿监护人办理出院手续
患儿 监护 人工 作	□ 参与诊疗方案决策，完成知情同意 □ 知晓患儿病情的变化及医生的处理，表示认可 □ 观察患儿生命体征、穿刺点及肢体情况，必要时及时告知医 护人员 □ 照顾患儿日常饮食、排便、睡眠，安抚患儿 □ 认真学习出院流程及相关注意事项	□ 认真学习出院宣教内容 □ 办理出院
病情 变异 记录	□ 无　□ 有，原因： 1. 2.	□ 无　□ 有，原因： 1. 2.

注：SICU. 外科重症监护病房；CT. 计算机断层扫描。

3. 出院标准

（1）一般情况良好，体温正常，完成复查项目。

（2）引流管拔除，伤口愈合无感染。

（3）无其他需要住院处理的并发症。

（六）变异及原因分析

1. 术后出现心律失常、胸腔或心包积液等并发症，需继续住院治疗导致住院时间延长和费用增加。

2. 围手术期并发症等需要对症处理造成住院时间延长和费用增加。

二、临床路径流程图（图 6-1）

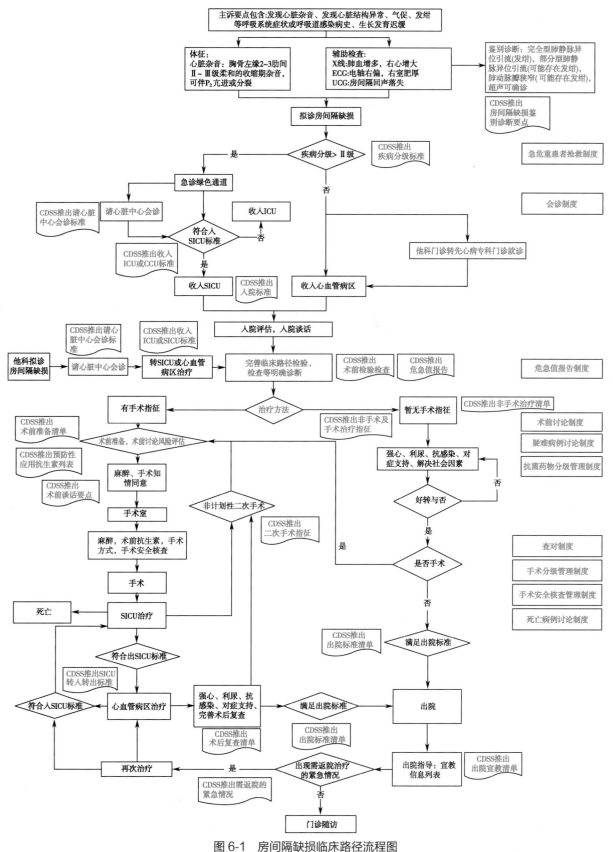

图 6-1　房间隔缺损临床路径流程图

SICU. 外科重症监护病房；CDSS. 临床决策支持系统；

ECG. 心电图；ICU. 重症监护病房；UCG. 超声心动图。

三、随访指导

门诊治疗系统定期自动发送随访问卷调查表。术后 1 个月、3 个月、6 个月、12 个月常规心脏专科门诊复诊,常规行心脏彩超、心电图、脑钠肽等检查,并指导用药。1 年后的复诊根据最后一次复诊情况决定下次复诊时间,至少每年复查一次。

四、宣教

宣教时间:出院当天。

宣教内容:

1. 清淡饮食,均衡营养。

2. 3~6 个月内低强度运动,出院 3 个月后可疫苗接种,适当休息,逐渐增加活动量,保证充足睡眠。

3. 注意保持伤口清洁,定时进行伤口换药,保持敷料干洁。

4. 出院带药宣教　按时服药、不得自行增减或停药。

5. 紧急医疗指导　出现以下紧急情况要立即返院就医或就近就医:伤口红肿、渗液、裂开;呼吸急促、发绀;心率突然变快或慢;排尿明显减少,活动变差等情况。

第二节　室间隔缺损临床路径

一、室间隔缺损临床路径标准流程

（一）适用对象

第一诊断为室间隔缺损（ICD-10：Q21.000），行室间隔缺损修补术（ICD-9-CM3：35.7201-35.7204，ICD-9-CM3：35.6201-35.6202，ICD-9-CM3：35.5301），年龄在 18 岁以下。

（二）诊断依据

根据《临床诊疗指南：心血管外科学分册》及《小儿外科学》(第 5 版)进行诊断。

1. **病史**　可有反复呼吸道感染、生长发育迟缓、发现心脏杂音等。

2. **体征**　可有胸骨左缘 3~4 肋间全收缩期粗糙杂音等。

3. **辅助检查**　超声心动图可见室间隔连续回声中断和心室、心房和肺动脉主干扩大情况,同时可排除合并其他心内畸形。心电图、胸部 X 线等检查无诊断特异性。

（三）进入临床路径标准

1. 第一诊断必须符合室间隔缺损（ICD-10：Q21.000）。

2. 有手术适应证;无其他合并复杂心内畸形。

3. 不合并艾森门格综合征等手术禁忌证。

4. 当患儿同时具有其他疾病诊断,但在住院期间不需要特殊处理也不影响第一诊断的临床路径流程实施时,可进入路径。

（四）门诊流程

室间隔缺损临床路径表单(门诊)

患儿姓名:_____　性别:_____　年龄:_____　门诊号:_____

诊次	初诊	复诊
医生工作	□ 询问病史和体格检查,完善相关检查,如超声心动图、心电图及胸部 X 线检查(可选,有其他三级甲等医院 30d 内检查结果可免)等 □ 告知本次检查的目的、费用及出报告时间;告知复诊时间 □ 告知注意事项,如避免呼吸道感染、合理喂养等	□ 根据病史、体征、检查检验结果初步诊断:室间隔缺损 □ 告知治疗过程和住院指征,开具住院证和预约住院日期 □ 告知等待住院期间注意事项和病情突变时的处理方法

诊次	初诊	复诊
护士工作	□ 评估、安排就诊顺序,推送信息给医生和患儿监护人 □ 对患儿监护人进行缴费、检查检验、取药、抽血治疗等方面的指引	□ 评估、安排就诊顺序,推送信息给医生和患儿监护人 □ 对患儿监护人进行办理入院手续的指引
患儿监护人工作	□ 预约门诊,准备好病历资料和检验、检查结果 □ 接收指引单,完成就诊、检查 □ 参与诊疗方案决策 □ 享受知情同意权利 □ 接受健康教育	□ 预约门诊,准备好病历资料和检查、检验结果(超声心动图、心电图及胸部X线检查等) □ 做好入院准备 □ 参与诊疗方案决策 □ 享受知情同意权利 □ 接受健康教育
病情变异记录	□ 无　□ 有,原因: 1. 2.	□ 无　□ 有,原因: 1. 2.

（五）住院流程

1. 入院标准

（1）明确诊断为室间隔缺损,且患儿监护人同意进行手术。

（2）确诊或疑似诊断为室间隔缺损合并支气管肺炎或者心力衰竭患儿,按照危重患儿,通过绿色通道,办理入院。

2. 临床路径表单

室间隔缺损临床路径表单（住院）

患儿姓名:_____　性别:_____　年龄:_____　门诊号:_____　住院号:_____

住院日期:　　年　　月　　日　　出院日期:　　年　　月　　日　　标准住院日:10~15d

时间	入院第1~6d （术前阶段）	入院第4~7d （手术日）
医生工作	□ 询问病史和体格检查 □ 上级医师与术前评估,确定诊断 □ 完成术前检查及术前准备,异常者分析处理后复查 □ 完成术前讨论,评估术前检查结果是否符合诊断和手术条件 □ 与患儿监护人共同完成诊疗决策,并签署手术、输血等知情同意书 □ 麻醉科医师探望患儿并完成麻醉前书面评估 **长期医嘱:** □ 按先天性心脏病常规护理 □ 根据病情、年龄选择禁食、流质饮食、正常饮食 □ 补充维生素,营养支持治疗 □ 二级护理(可选)或一级护理(可选) □ 抗菌药物(合并肺炎可选) □ 雾化药物(可选) □ 患儿既往用药 **临时医嘱:** □ 血常规、血型、尿液分析、大便常规、凝血功能、肝肾功能、感染性疾病筛查、免疫功能、G-6-PD □ 心电图、24h动态心电图、胸部X线检查、超声心动图 □ 可选项目:心肌酶、肺功能检查、心脏增强CT	□ 按手术分级及手术授权完成手术 □ 向监护人交代手术中情况和术后注意事项 □ 出手术室前主刀医师完成手术记录、术后首次病程记录(特殊情况下由第一助手完成) □ 开具术后医嘱 □ 主刀医师术后24h内查房 **临时医嘱:** □ 转入心脏监护室

时间	入院第 1~6d （术前阶段）	入院第 4~7d （手术日）
医生 工作	□ 术前医嘱：拟送手术室麻醉下行室间隔缺损修补术；术前 4~8h 禁食，3~4h 禁水；术前备皮；留置静脉针；术前补液；术前止血药物；术前 30min 静脉推注抗生素（头孢一代或二代）、预计手术超过 3h，开两组抗生素，术中追加；肠道准备（可选）；备血、配血（可选）	
护士 工作	□ 入院护理评估 □ 入院宣教，嘱咐限制剧烈活动，避免摔倒 □ 执行各项医嘱，完成术前检查、术前准备 □ 术前宣教 □ 完成术前评估并填写手术患儿交接表 □ 完成护理记录	□ 做好交接工作 □ 完成护理记录
患儿 监护 人工 作	□ 参与诊疗方案决策，完成知情同意 □ 配合完成各项术前检查、术前准备 □ 学习宣教内容 □ 配合限制患儿剧烈活动，避免摔倒 □ 观察患儿变化，必要时告知医护人员	□ 参与完成手术部位标记 □ 陪同患儿至手术室门口 □ 手术结束后护送患儿去心脏监护室 □ 准备好心脏监护室内使用物品 □ 整理好普通病房床单位内个人物品
病情 变异 记录	□ 无　□ 有，原因： 1. 2.	□ 无　□ 有，原因： 1. 2.

时间	入院第 5~14d （术后阶段）	入院第 10~15d （出院日）
医生 工作	□ 手术及麻醉医师向 SICU 医师床边交班 □ SICU 医师向监护人交代手术情况及术后注意事项 □ 开具转入医嘱，书写转入记录 □ 对患儿情况进行再次评估（血常规、血气分析、电解质分析、营养、疼痛等），制订下一步诊疗计划 □ 每日评估患儿是否具有转出 SICU 指征，并开具转出医嘱 □ 观察患儿胸腔引流等情况进行评估，确定有无手术并发症，根据病情拔除胸腔引流管 □ 按照规定完成三级查房并记录；病情变化及时记录并进行必要的复查 □ 追踪病理及检查结果；危急值分析及处理 □ 根据病情逐步撤除高级生命支持及药物支持 □ 指导患儿逐渐恢复饮食，评估患儿恢复情况，评估手术效果确定是否预出院 □ 详细解读患儿病理报告 □ 完成预出院准备（开具预出院医嘱等）	□ 评估患儿情况，是否符合出院标准，确定能否出院 □ 开具出院医嘱和诊断证明 □ 交代出院后注意事项、给予随访指导 □ 预约门诊复诊 □ 完善出院记录、病案首页并归档病历
	长期医嘱： □ 按先天性心脏病术后常规护理 □ 重症监护，一级护理，二级护理，心电监测、血氧饱和度监测，机械辅助通气，无创辅助通气、高流量吸氧、中流量吸氧、低流量吸氧；流质饮食、普通饮食；胸腔引流管并计量；非限制级抗菌药物（参照《抗菌药物分级管理目录》清单选择具体常用药物）；止血药物；强心药物、利尿药物、营养心肌药物、抗凝药物、静脉营养支持等	**临时医嘱：** □ 今日出院

续表

时间	入院第 5~14d (术后阶段)	入院第 10~15d (出院日)
医生 工作	**临时医嘱:** □ 床边心电图、胸部 X 线、颅脑超声、心脏彩超等 □ 静脉补液、止血药、血管活性药物 □ 血常规、C 反应蛋白、血气分析、电解质分析、凝血功能、生化检查、细菌培养等 □ 可选项目:按出入量补充液体和电解质、其他特殊医嘱(如退热药物)、拔除胃管、拔除胸腔引流管、拔除尿管、伤口换药 □ 预出院及出院带药	
护士 工作	□ 按医嘱心电监护、呼吸机辅助通气 □ 观察患儿生命体征 □ 观察胸部体征及伤口情况 □ 观察生命体征 □ 完成疼痛评估并给予指导 □ 引流管护理(观察引流管是否通畅、有无脱管)并按医嘱进行计量 □ 跌倒评估及护理 □ 术后发热的护理 □ 心理护理 □ 对患儿监护人宣教:药物、伤口、引流管护理要点,手术情况及术后注意事项 □ 观察补液速度,保证补液均衡输入 □ 药物不良反应观察 □ 完成护理记录 □ 指导并督促患儿术后活动 □ 对患儿监护人进行出院准备指导	□ 出院宣教:复查时间、饮食指导、用药指导、伤口护理等 □ 向患儿监护人提供出院记录、诊断证明书和出院指引,协助患儿监护人办理出院手续
患儿 监护 人工 作	□ 参与诊疗方案决策,完成知情同意 □ 知晓患儿病情的变化及医生的处理,表示认可 □ 观察患儿生命体征、穿刺点及肢体情况,必要时及时告知医护人员 □ 照顾患儿日常饮食、排便、睡眠,安抚患儿 □ 认真学习出院流程及相关注意事项	□ 认真学习出院宣教内容 □ 办理出院
病情 变异 记录	□ 无　□ 有,原因: 1. 2.	□ 无　□ 有,原因: 1. 2.

注:CT. 计算机断层扫描;SICU. 外科重症监护病房。

3. 出院标准

(1)一般情况良好,体温正常,完成复查项目。

(2)伤口愈合好:引流管拔除,伤口无感染。

(3)无其他需要住院处理的并发症。

(六) 变异及原因分析

1. 术后出现心律失常、残余分流等情况,导致住院时间延长和费用增加。

2. 围手术期并发症需要对症处理等造成住院时间延长和费用增加。

二、临床路径流程图（图 6-2）

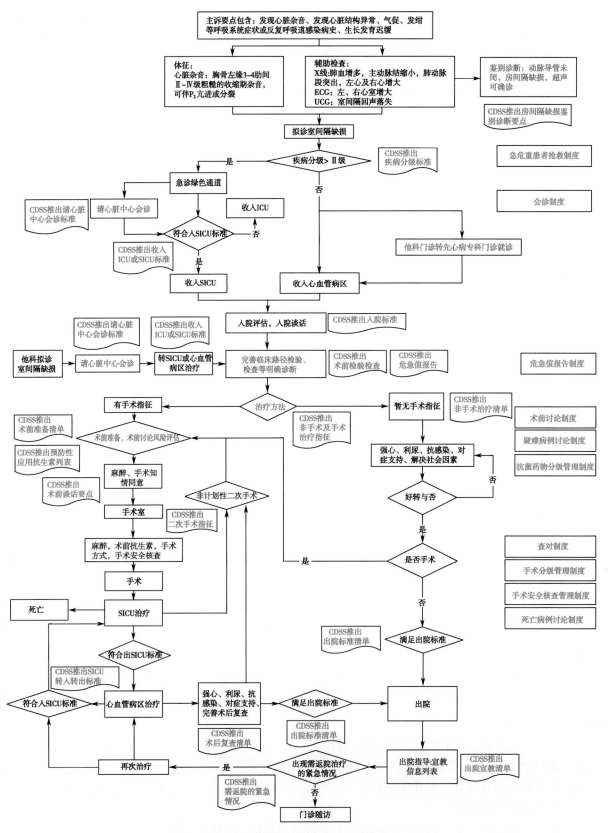

图 6-2　室间隔缺损临床路径流程图

CDSS.临床决策支持系统；ECG.心电图；ICU.重症监护病房；UCG.超声心动图；SICU.外科重症监护病房。

三、随访指导

门诊治疗系统定期自动发送随访问卷调查表。术后 1 个月、3 个月、6 个月、12 个月常规先天性心脏病专科门诊复诊,常规行心脏彩超、心电图、脑钠肽等检查,并指导用药。1 年后的复诊情况决定下次复诊时间,至少每年复查一次。

四、宣教

宣教时间:出院当天。

宣教内容:

1. 清淡饮食,均衡营养。

2. 3~6 个月内低强度运动,出院 3 个月后可疫苗接种,适当休息,逐渐增加活动量,保证充足睡眠。

3. 注意保持伤口清洁,定时进行伤口换药,保持敷料干洁。

4. 出院带药宣教　按时服药、不得自行增减或停药。

5. 紧急医疗指导　出现以下紧急情况要立即返院就医或就近就医:伤口红肿、渗液、裂开;呼吸急促、发绀;心率突然变快或变慢;排尿明显减少,活动变差等情况。

第三节　动脉导管未闭临床路径

一、动脉导管未闭临床路径标准流程

(一)适用对象

第一诊断为动脉导管未闭(ICD-10:Q25.000),动脉导管未闭结扎术(ICD-10-CM3:38.8501),年龄在 18 岁以下。

(二)诊断依据

根据《小儿外科学》(第 5 版)和《临床诊疗指南:心血管外科学分册》进行诊断。

1. **病史**　反复呼吸道感染、生长发育迟缓、发现心脏杂音、常规体检发现心影增大、心电图异常等。

2. **体征**　可有或无心脏杂音等。

3. **辅助检查**　心电图、胸部 X 线检查、超声心动图等。

(三)进入临床路径标准

1. 第一诊断必须符合动脉导管未闭(ICD-10:Q25.000)。

2. 当患儿同时具有其他疾病诊断,但在治疗期间不影响该诊断的临床路径流程实施时,可进入路径。

(四)门诊表单

动脉导管未闭临床路径表单(门诊)

患儿姓名:_____　性别:_____　年龄:_____　门诊号:_____

诊次	初诊	复诊
医生工作	□ 询问病史和体格检查,完善相关检查,如心脏彩超、心电图、胸部 X 线等(有其他三级甲等医院 30d 内检查结果可免) □ 告知本次检查的目的、费用及出报告时间;告知复诊时间 □ 告知注意事项,如尽量减少呼吸道感染、合理喂养等	□ 根据病史、体征、检查检验结果初步诊断:动脉导管未闭 □ 告知治疗过程和住院指征,开具住院证和预约住院日期 □ 告知等待住院期间注意事项和病情突变时的处理方法
护士工作	□ 评估、安排就诊顺序,推送信息给医生和患儿监护人 □ 对患儿监护人进行缴费、检查检验、取药等方面的指引	□ 评估、安排就诊顺序,推送信息给医生和患儿监护人 □ 对患儿监护人进行办理入院手续的指引

诊次	初诊	复诊
患儿监护人工作	□ 预约门诊,准备好病历资料和检验、检查结果 □ 接收指引单,完成就诊、检查 □ 参与诊疗方案决策 □ 享受知情同意权利 □ 接受健康教育	□ 预约门诊,准备好病历资料和检查、检验结果(心脏彩超、心电图、胸部 X 线等) □ 做好入院准备 □ 参与诊疗方案决策 □ 享受知情同意权利 □ 接受健康教育
病情变异记录	□ 无 □ 有,原因: 1. 2.	□ 无 □ 有,原因: 1. 2.

(五) 住院流程

1. 入院标准

(1)明确诊断为动脉导管未闭,且监护人同意手术治疗。

(2)有手术适应证,无明确手术禁忌证。

(3)确诊或疑似诊断为动脉导管未闭合并支气管肺炎或者心力衰竭患儿,按照危重患儿,通过绿色通道,办理入院。

2. 临床路径表单

动脉导管未闭临床路径表单(住院)

患儿姓名:_____ 性别:_____ 年龄:_____ 门诊号:_____ 住院号:_____

住院日期:　年　月　日　出院日期:　　年　月　日　标准住院日:10~15d

时间	入院第 1~3d (术前阶段)	入院第 2~4d (手术日)
医生工作	□ 询问病史与体格检查 □ 上级医师查房与术前评估,确定诊断 □ 完成术前检查及术前准备,异常者分析处理后复查 □ 完成术前讨论,评估术前检查结果是否符合诊断和手术条件 □ 与患儿监护人共同完成诊疗决策,并签署手术、输血等知情同意书 □ 麻醉科医师探望患儿并完成麻醉前书面评估 **长期医嘱:** □ 先天性心脏病常规护理 □ 普通饮食或流质饮食 □ 二级护理(可选)或一级护理(可选) □ 抗菌药物(合并肺炎可选) □ 雾化药物(可选) **临时医嘱:** □ 血常规、血型、尿液分析、大便常规、凝血功能、肝肾功能、感染性疾病筛查、免疫功能、G-6-PD □ 心电图、超声心动图、24h 动态心电图(可选)、胸部 X 线(正侧位)检查 □ 可选项目:血气分析、电解质分析、心肌酶、心脏 CT+增强、肺功能、营养科会诊 □ 术前医嘱:拟送手术室麻醉下行动脉导管结扎术;术前禁食、备皮;留置胃管;术前补液;术前止血药物;术前抗菌药物;备血、配血	□ 按手术分级及手术授权完成手术 □ 向监护人交代手术中情况和术后注意事项 □ 出手术室前主刀医师完成手术记录、术后首次病程记录(特殊情况下由第一助手完成) □ 开具术后医嘱 □ 主刀医师术后 24h 内 CCU 查房 **临时医嘱:** □ 转入 SICU □ 开具病理检查单(可选)

续表

时间		入院第 1~3d （术前阶段）	入院第 2~4d （手术日）
护士 工作		□ 入院护理评估 □ 入院宣教,嘱咐多注意保温,避免呼吸道感染等 □ 执行各项医嘱,完成术前检查、术前准备 □ 术前宣教 □ 完成术前评估并填写手术患儿交接表 □ 完成护理记录	□ 做好交接工作 □ 完成护理记录
患儿 监护 人工 作		□ 参与诊疗方案决策,完成知情同意 □ 配合完成各项术前检查、术前准备 □ 学习宣教内容 □ 观察患儿变化,必要时告知医护人员	□ 参与完成手术部位标记 □ 陪同患儿至手术室门口 □ 手术结束后了解手术情况并护送患儿去 SICU □ 准备好 SICU 内使用物品 □ 整理好普通病房床单位内个人物品
病情 变异 记录		□ 无　□ 有,原因: 1. 2.	□ 无　□ 有,原因: 1. 2.

时间		入院第 3~14d （术后阶段）	入院第 10~15d （出院日）
医生 工作		□ SICU 查房,和 SICU 医生一起判断患儿是否具有出 SICU 指征 □ 开具转入医嘱,书写转入记录 □ 对患儿情况进行再次评估(血常规、血气分析、电解质分析、营养、疼痛等),制订下一步诊疗计划 □ 观察患儿胸腔引流等情况进行评估,确定有无手术并发症 □ 按照规定完成三级查房并记录;病情变化及时记录并进行必要的复查 □ 追踪病理及检查结果;危急值分析及处理 □ 指导患儿逐渐恢复饮食,评估患儿恢复情况,评估手术效果确定是否预出院 □ 完成预出院准备(开具预出院医嘱等)	□ 评估患儿情况,是否符合出院标准,确定能否出院 □ 开具出院医嘱和诊断证明 □ 交代出院后注意事项、给予随访指导 □ 预约门诊复诊 □ 完善出院记录、病案首页并归档病历
		长期医嘱: □ 按全麻下动脉导管未闭术后常规护理 □ 可选项目:心电监护、血氧饱和度监测、吸氧;一级护理、二级护理;流质饮食、普通饮食;胸腔引流管并计量;非限制级抗菌药物(参照《抗菌药物分级管理目录》清单选择具体常用药物);止血药物;强心药物、利尿药物、营养心肌药物、抗凝药物、静脉营养支持等 **临时医嘱:** □ 血常规、C 反应蛋白、血气分析、电解质分析、胸部 X线(正侧位)检查 □ 可选项目:按出入量补充液体和电解质、其他特殊医嘱(如退热药物)、拔除胃管、拔除胸腔引流管、拔除尿管、伤口换药 □ 预出院及出院带药	**临时医嘱:** □ 今日出院

时间	入院第 3~14d (术后阶段)	入院第 10~15d (出院日)
护士工作	□ 做好交接工作,完成护理记录 □ 执行各种医嘱,观察患儿生命体征、胸部体征及伤口情况 □ 术后伤口、引流管、发热、心理与生活护理 □ 完成疼痛、营养、跌倒等评估并给予指导 □ 术后健康宣教:药物、伤口、引流管护理要点、手术情况、术后注意事项及监护仪使用等 □ 观察并调节补液速度,观察药物不良反应 □ 指导并督促患儿术后活动 □ 对患儿监护人进行出院准备指导	□ 出院宣教:复查时间、饮食指导、用药指导、伤口护理等 □ 向患儿监护人提供出院小结、诊断证明书和出院指引,协助患儿监护人办理出院手续
患儿监护人工作	□ 参与诊疗方案决策,完成知情同意 □ 观察患儿生命体征、伤口及胸部情况,必要时及时告知医护人员 □ 护理好患儿各管道,防止脱落、折叠等 □ 照顾患儿日常饮食、排便、睡眠,安抚患儿 □ 认真学习出院流程及相关注意事项	□ 认真学习出院宣教内容 □ 办理出院
病情变异记录	□ 无 □ 有,原因: 1. 2.	□ 无 □ 有,原因: 1. 2.

注:SICU. 外科重症监护病房;CT. 计算机断层扫描。

3. 出院标准

(1)心脏杂音消失。

(2)超声心动图提示动脉导管处无分流。

(3)复查胸部 X 线无明显异常。

(4)体温正常,创口愈合,血常规正常。

(5)无其他需要住院处理的并发症。

(六)变异及原因分析

1. 患儿术前检查异常延期手术。

2. 围手术期出现肺部感染、残余分流、伤口愈合不良等并发症导致住院时间延长,治疗费用增加。

二、临床路径流程图(图 6-3)

三、随访指导

门诊治疗系统定期自动发送随访问卷调查表。术后 1 个月先天性心脏病专科门诊复诊,指导用药。此后每 3 个月复诊 1 次,要求至少随诊 1 年。

四、宣教

宣教时间:出院当天。

宣教内容:

1. 饮食清淡易消化为主,避免进食煎炸油腻、辛辣、刺激性食物。

2. 3~6 个月内低强度运动,出院 3 个月后根据心脏恢复情况进行疫苗接种,适当休息,逐渐增加活动量,保证充足睡眠。

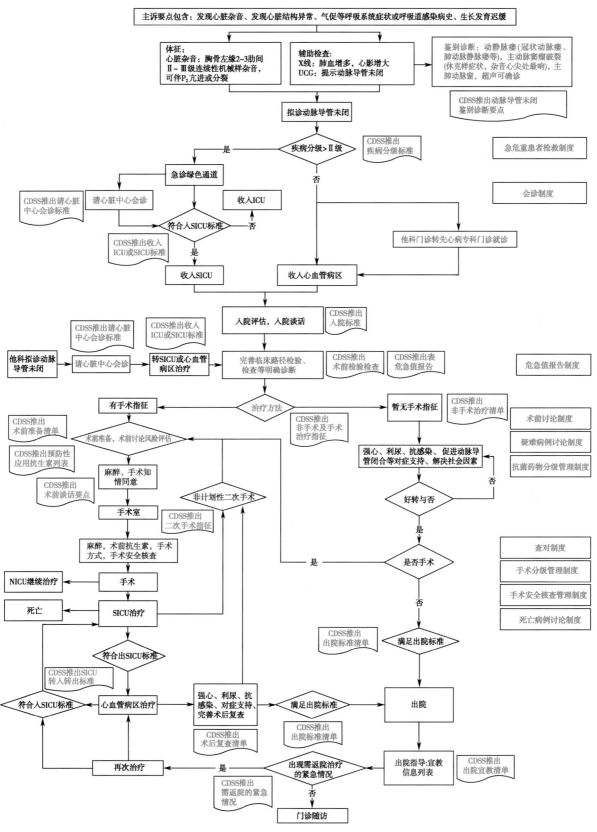

图 6-3 动脉导管未闭临床路径流程图

UCG. 超声心动图;CDSS. 临床决策支持系统;ICU. 重症监护病房;SICU. 外科重症监护病房;NICU. 新生儿重症监护病房。

3. 如医生开有口服药物,请严格按出院医嘱服药按时按量给予患儿服药。

4. 在伤口未愈合时注意保持伤口清洁,定时(每隔 2~3d)到医院进行伤口换药,保持敷料干洁,如有渗液或伤口红肿等情况,随时复诊。

5. **紧急医疗指导** 出现以下紧急情况要立即返院就医或就近就医:伤口红肿、渗液、裂开;呼吸急促、发绀;心跳突然变快或慢;排尿明显减少,活动变差等情况。

第四节 先天性肺动脉瓣狭窄临床路径

一、先天性肺动脉瓣狭窄临床路径标准流程

(一)适用对象

第一诊断为先天性肺动脉瓣狭窄(ICD-10:Q22.100),行肺动脉瓣成形术和/或右室流出道疏通术(ICD-9-CM3:35.3401 或 ICD-9-CM3:35.3402),年龄在 18 岁以下。

(二)诊断依据

根据《临床诊疗指南:心血管外科学分册》进行诊断。

1. **病史** 轻度狭窄可无症状,中重度狭窄可有发绀、心脏杂音、活动受限、气促、易疲劳。

2. **体征** 口唇青紫,胸骨左缘第 2 肋可闻及 Ⅱ~Ⅳ 级喷射性吹风样收缩期杂音,可向左颈部或左锁骨下区传导,肺动脉瓣区第 2 心音常减弱。

3. **辅助检查** 超声心动图提示右房、右室增大,肺动脉瓣开放受限,肺动脉与右心室之间跨瓣压差 >20mmHg,提示先天性肺动脉瓣狭窄。心电图可表现为电轴右偏、右房右室扩大;胸部 X 线检查表现为肺血减少、右房右室扩大等表现。

(三)进入临床路径标准

1. 第一诊断必须符合先天性肺动脉瓣狭窄(ICD-10:Q22.100)。

2. 有手术适应证,无明显禁忌证。

3. 当患儿同时具有其他疾病诊断,但住院期间不需要特殊处理也不影响第一诊断的临床路径流程实施时,可进入路径。

(四)门诊表单

先天性肺动脉瓣狭窄临床路径表单(门诊)

患儿姓名:_____ 性别:_____ 年龄:_____ 门诊号:_____

诊次	初诊	复诊
医生工作	□ 询问病史和体格检查,完善相关检查,如心脏彩超、心电图、胸部 X 线、心脏 CT(可选,有其他三级甲等医院 30d 内检查结果可免)等 □ 告知本次检查的目的、费用及出报告时间;告知复诊时间 □ 告知注意事项,避免剧烈活动,尽量减少呼吸道感染	□ 根据病史、体征、检查检验结果初步诊断:先天性肺动脉瓣狭窄 □ 告知治疗过程和住院指征,开具住院证和预约住院日期 □ 告知等待住院期间注意事项和病情突变时的处理方法
护士工作	□ 评估、安排就诊顺序,推送信息给医生和患儿监护人 □ 对患儿监护人进行缴费、检查检验、取药等方面的指引	□ 评估、安排就诊顺序,推送信息给医生和患儿监护人 □ 对患儿监护人进行办理入院手续的指引
患儿监护人工作	□ 预约门诊,准备好病历资料和检验、检查结果 □ 接收指引单,完成就诊、检查 □ 参与诊疗方案决策 □ 享受知情同意权利 □ 接受健康教育	□ 预约门诊,准备好病历资料和检查、检验结果(心脏彩超、心电图、胸部 X 线、心脏 CT 等) □ 做好入院准备 □ 参与诊疗方案决策 □ 享受知情同意权利 □ 接受健康教育

续表

诊次	初诊	复诊
病情 变异 记录	□ 无　□ 有,原因: 1. 2.	□ 无　□ 有,原因: 1. 2.

注:CT.计算机断层扫描。

(五) 住院流程

1. 入院标准

(1)明确先天性肺动脉瓣狭窄诊断,且监护人同意进行手术。

(2)确诊或疑似诊断为先天性肺动脉瓣狭窄合并严重并发症患儿,按照危重患儿,通过绿色通道,办理入院。

2. 临床路径表单

先天性肺动脉瓣狭窄临床路径表单(住院)

患儿姓名:_____ 性别:_____ 年龄:_____ 门诊号:_____ 住院号:_____

住院日期:　年　月　日　　出院日期:　年　月　日　　标准住院日:10~15d

时间	入院第 1~3d (术前阶段)	入院第 2~4d (手术日)
医生 工作	□ 询问病史与体格检查 □ 上级医师查房与术前评估,确定诊断 □ 完成术前检查及术前准备,异常者分析处理后复查 □ 完成术前讨论,评估术前检查结果是否符合诊断和手术条件 □ 与患儿监护人共同完成诊疗决策,并签署手术、输血等知情同意书 □ 麻醉科医师探望患儿并完成麻醉前书面评估 **长期医嘱:** □ 先天性心脏病常规护理 □ 根据病情、年龄选择禁食、流质饮食、普通饮食 □ 补充维生素,营养支持治疗 □ 二级护理(可选)或一级护理(可选) □ 抗菌药物(合并肺炎可选) □ 雾化药物(可选) □ 患儿既往用药 **临时医嘱:** □ 血常规、血型、尿液分析、大便常规、凝血功能、肝肾功能、感染性疾病筛查、免疫功能 □ 心电图、超声心动图、24h 动态心电图(可选)、胸部 X 线(正侧位)检查 □ 可选项目:血气分析、电解质分析、心肌酶、心脏 CT+ 增强、肺功能、营养科会诊 □ 术前医嘱:拟送手术室麻醉下行先天性肺动脉瓣狭窄矫治术;术前禁食、备皮;留置胃管;术前补液;术前止血药物;术前抗菌药物;备血、配血	□ 按手术分级及手术授权完成手术 □ 向监护人展示标本、交代手术中情况和术后注意事项 □ 出手术室前主刀医师完成手术记录、术后首次病程记录(特殊情况下由第一助手完成) □ 开具术后医嘱(含转科医嘱) □ 书写转出记录 □ 主刀医师术后 24h 内 SICU 查房 **临时医嘱:** □ 转入 SICU □ 开具病理检查单

续表

时间	入院第 1~3d （术前阶段）	入院第 2~4d （手术日）
护士 工作	□ 入院护理评估 □ 入院宣教，嘱咐多注意保温，避免呼吸道感染等 □ 执行各项医嘱，完成术前检查、术前准备 □ 术前宣教 □ 完成术前评估并填写手术患儿交接表 □ 完成护理记录	□ 做好交接工作 □ 完成护理记录
患儿 监护 人工 作	□ 参与诊疗方案决策，完成知情同意 □ 配合完成各项术前检查、术前准备 □ 学习宣教内容 □ 观察患儿变化，必要时告知医护人员	□ 参与完成手术部位标记 □ 陪同患儿至手术室门口 □ 手术结束后了解手术情况并护送患儿去 SICU □ 准备好 SICU 内使用物品 □ 整理好普通病房床单位内个人物品
病情 变异 记录	□ 无 □ 有，原因： 1. 2.	□ 无 □ 有，原因： 1. 2.

时间	入院第 3~14d （术后阶段）	入院第 10~15d （出院日）
医生 工作	□ 手术及麻醉医师向 SICU 医师床边交班，向监护人交代手术情况及术后注意事项 □ 开具转入医嘱，书写转入记录 □ 对患儿情况进行再次评估（血常规、血气分析、电解质分析、营养、疼痛等），制订下一步诊疗计划 □ 每日评估患儿是否具有转出 SICU 指征，并开具转出医嘱 □ 观察患儿胸腔引流等情况进行评估，确定有无手术并发症，根据病情拔除胸腔引流管按照规定完成三级查房并记录；病情变化及时记录并进行必要的复查 □ 追踪病理及检查结果；危急值分析及处理 □ 根据病情逐步撤除高级生命支持及药物支持 □ 指导患儿逐渐恢复饮食，评估患儿恢复情况，评估手术效果确定是否预出院 □ 详细解读患儿病理报告 □ 完成预出院准备（开具预出院医嘱等）	□ 评估患儿情况，是否符合出院标准，确定能否出院 □ 开具出院医嘱和诊断证明 □ 交代出院后注意事项、给予随访指导 □ 预约门诊复诊 □ 完善出院记录、病案首页并归档病历
	长期医嘱： □ 按全麻下先天性肺动脉瓣狭窄矫治术后常规护理 □ 可选项目：重症监护，心电监护、血氧饱和度监测、机械辅助通气，吸氧；一级护理、二级护理；流质饮食、普通饮食；胸腔引流管并计量；非限制级抗菌药物（参照《抗菌药物分级管理目录》清单选择具体常用药物）；止血药物；强心药物、利尿药物、营养心肌药物、抗凝药物、静脉营养支持等 **临时医嘱：** □ 心电图、胸部 X 线、颅脑超声、心脏彩超等 □ 静脉补液、止血药、血管活性药物 □ 血常规、C 反应蛋白、血气分析、电解质分析、凝血功能、生化检查、细菌培养等 □ 可选项目：按出入量补充液体和电解质、其他特殊医嘱（如退热药物）、拔除胃管、拔除胸腔引流管、拔除尿管、伤口换药 □ 预出院及出院带药	**临时医嘱：** □ 今日出院

时间	入院第 3~14d （术后阶段）	入院第 10~15d （出院日）
护士 工作	□ 做好交接工作,完成护理记录 □ 执行各种医嘱,观察患儿生命体征、胸部体征及伤口情况 □ 术后伤口、引流管、发热、心理与生活护理 □ 完成疼痛、营养、跌倒等评估并给予指导 □ 术后健康宣教:药物、伤口、引流管护理要点,手术情况、术后注意事项及监护仪使用等 □ 观察并调节补液速度,观察药物不良反应 □ 指导并督促患儿术后活动 □ 对患儿监护人进行出院准备指导	□ 出院宣教:复查时间、饮食指导、用药指导、伤口护理等 □ 向患儿监护人提供出院记录、诊断证明书和出院指引,协助患儿监护人办理出院手续
患儿 监护 人工 作	□ 参与诊疗方案决策,完成知情同意 □ 知晓患儿病情的变化及医生的处理,表示认可 □ 观察患儿生命体征、伤口及胸部情况,必要时及时告知医护人员 □ 护理好患儿各管道,防止脱落、折叠等 □ 照顾患儿日常饮食、排便、睡眠,安抚患儿 □ 了解患儿病理结果 □ 认真学习出院流程及相关注意事项	□ 认真学习出院宣教内容 □ 办理出院
病情 变异 记录	□ 无　□ 有,原因: 1. 2.	□ 无　□ 有,原因: 1. 2.

注:CT.计算机断层扫描;SICU.外科重症监护病房。

3. 出院标准

(1)一般情况良好,体温正常,完成复查项目。

(2)伤口愈合好:引流管拔除,伤口无感染。

(3)无其他需要住院处理的并发症。

(六) 变异及原因分析

1. 术后出现心律失常、胸腔或心包积液等情况,需继续住院治疗导致住院时间延长和费用增加。

2. 围手术期并发症等需要对症处理造成住院日延长和费用增加。

二、临床路径流程图(图 6-4)

三、随访指导

门诊治疗系统定期自动发送随访问卷调查表。术后 1 个月常规专科门诊复诊,指导用药。此后每 3 个月复诊 1 次,要求随诊 3 年。

四、宣教

宣教时间:出院当天。

宣教内容:

1. 清淡饮食,均衡营养。

2. 3~6 个月内低强度运动,出院 3 个月后可疫苗接种,适当休息,逐渐增加活动量,保证充足睡眠。

3. 出院带药宣教　按时服药、不得自行增减或停药。

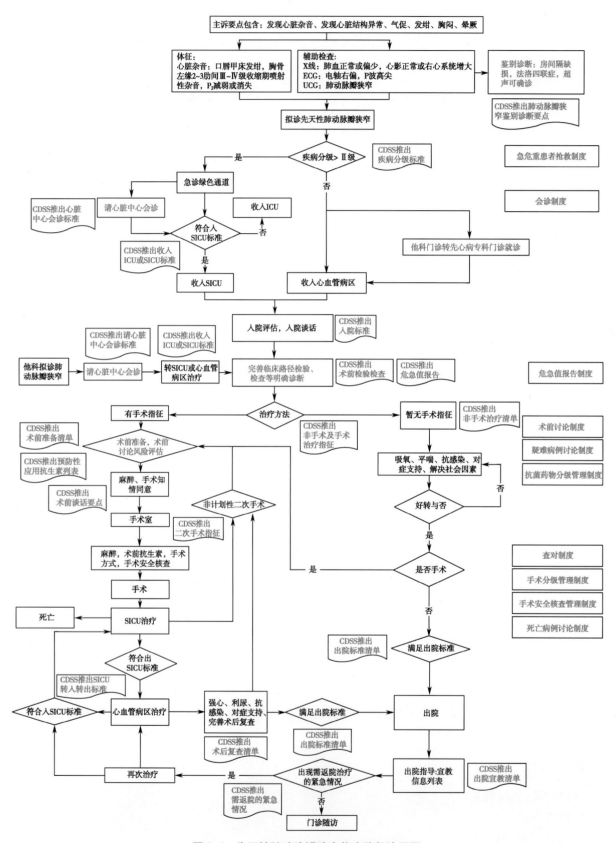

图 6-4　先天性肺动脉瓣狭窄临床路径流程图

CDSS. 临床决策支持系统；ECG. 心电图；UCG. 超声心动图；ICU. 重症监护病房；SICU. 外科重症监护病房。

4. 注意保持伤口清洁,定时进行伤口换药,保持敷料干洁。

5. **紧急医疗指导**　出现以下紧急情况要立即返院就医或就近就医:伤口红肿、渗液、裂开;呼吸急促、发绀;心率突然变快或慢;排尿明显减少,活动变差等情况。

第五节　法洛四联症临床路径

一、法洛四联症临床路径标准流程

（一）适用对象

第一诊断为法洛四联症（ICD-10:Q21.300),行法洛四联症根治术（ICD-9-CM3:35.8100x001),年龄在18岁以下。

（二）诊断依据

根据《临床诊疗指南:心血管外科学分册》进行诊断。

1. **病史**　可有心脏杂音、发绀、缺氧发作等。

2. **体征**　可出现胸骨左缘 3~4 肋间收缩期杂音,P_2 减弱。

3. **辅助检查**　超声心动图检查是确诊的主要手段,可见明确的室间隔缺损、右室流出的梗阻及肺动脉瓣狭窄、主动脉骑跨、右室肥厚等表现,并同时可评估肺动脉发育情况。心血管螺旋 CT 可更直观和准确地测量肺动脉发育情况并可明确侧枝血管的位置和大小,对手术方案制订有重要意义。胸部 X 线检查表现为肺血减少、心尖圆钝上翘、右室扩大等表现;心电图可发现电轴右偏、右房右室肥厚,但都不具备诊断特异性。

（三）进入临床路径标准

1. 第一诊断必须符合法洛四联症（ICD-10:Q21.300)。

2. 有明确手术指征,无明显禁忌证。

3. McGoon 指数 >1.2 或 Nakata 指数 >150mm^2/m^2,体肺侧枝无临床意义不须手术干预;对于少年、青少年及以上年龄阶段 LVEDVI>30ml/m^2;不合并重度肺动脉高压、左右心室发育不良的患儿;无冠状动脉畸形;无其他严重心内畸形。

4. 当患儿同时具有其他疾病诊断,但在住院期间不需要特殊处理也不影响第一诊断的临床路径流程实施时,可进入路径。

（四）门诊表单

法洛四联症临床路径表单（门诊）

患儿姓名:＿＿＿＿＿＿＿＿　性别:＿＿＿＿　年龄:＿＿＿＿＿＿　门诊号:＿＿＿＿＿＿

诊次	初诊	复诊
医生工作	□ 询问病史和体格检查,完善相关检查,如心脏彩超、心电图、胸部 X 线、心脏 CT(可选,有其他三级甲等医院 30d 内检查结果可免)等 □ 告知本次检查的目的、费用及出报告时间;告知复诊时间 □ 告知注意事项,注意保温,尽量减少呼吸道感染	□ 根据病史、体征、检查检验结果初步诊断:法洛四联症 □ 告知治疗过程和住院指征,开具住院证和预约住院日期 □ 告知等待住院期间注意事项和病情突变时的处理方法
护士工作	□ 评估、安排就诊顺序,推送信息给医生和患儿监护人 □ 对患儿监护人进行缴费、检查检验、取药等方面的指引	□ 评估、安排就诊顺序,推送信息给医生和患儿监护人 □ 对患儿监护人进行办理入院手续的指引

续表

诊次	初诊	复诊
患儿监护人工作	□ 预约门诊,准备好病历资料和检验、检查结果 □ 接收指引单,完成就诊、检查 □ 参与诊疗方案决策 □ 享受知情同意权利 □ 接受健康教育	□ 预约门诊,准备好病历资料和检查、检验结果(心脏彩超、心电图、胸部 X 线、心脏 CT 等) □ 做好入院准备 □ 参与诊疗方案决策 □ 享受知情同意权利 □ 接受健康教育
病情变异记录	□ 无 □ 有,原因: 1. 2.	□ 无 □ 有,原因: 1. 2.

注:CT.计算机断层扫描。

(五)住院流程

1. 入院标准

(1)已明确诊断为法洛四联症,且监护人同意进行手术治疗。

(2)无明显外科手术禁忌证。

2. 临床路径表单

法洛四联症临床路径表单(住院)

患儿姓名:＿＿＿＿＿＿性别:＿＿＿年龄:＿＿＿＿门诊号:＿＿＿＿住院号:＿＿＿＿

住院日期:　　年　　月　　日　　出院日期:　　年　　月　　日　　标准住院日:12~20d

时间	入院第 1~3d (术前阶段)	入院第 2~4d (手术日)
医生工作	□ 询问病史与体格检查 □ 上级医师查房与术前评估,确定诊断 □ 完成术前检查及术前准备,异常者分析处理后复查 □ 完成术前讨论,评估术前检查结果是否符合诊断和手术条件 □ 与患儿监护人共同完成诊疗决策,并签署手术、输血等知情同意书 □ 麻醉科医师探望患儿并完成麻醉前书面评估 **长期医嘱:** □ 小儿外科常规护理 □ 普通饮食 □ 补充维生素,营养支持治疗 □ 二级护理(可选)或一级护理(可选) □ 抗菌药物(合并肺炎可选) □ 雾化药物(可选) **临时医嘱:** □ 血常规、血型、尿液分析、大便常规、凝血功能、肝肾功能、感染性疾病筛查、免疫功能 □ 心电图、超声心动图、24h 动态心电图(可选)、胸部 X 线(正侧位)检查 □ 可选项目:血气分析、电解质分析、心肌酶、心脏 CT+增强、肺功能、营养科会诊 □ 术前医嘱:拟送手术室麻醉下行肺动脉瓣狭窄矫治术;术前禁食、备皮;留置胃管;术前补液;术前止血药物;术前抗菌药物;备血、配血	□ 按手术分级及手术授权完成手术 □ 向监护人展示标本,交代手术中情况和术后注意事项 □ 出手术室前主刀医师完成手术记录、术后首次病程记录(特殊情况下由第一助手完成) □ 开具术后医嘱(含转科医嘱) □ 书写转出记录 □ 主刀医师术后 24h 内 SICU 查房 **临时医嘱:** □ 转入 SICU

续表

时间	入院第 1~3d（术前阶段）	入院第 2~4d（手术日）
护士工作	□ 入院护理评估 □ 入院宣教,嘱咐多注意保温,避免呼吸道感染等 □ 执行各项医嘱,完成术前检查、术前准备 □ 术前宣教 □ 完成术前评估并填写手术患儿交接表 □ 完成护理记录	□ 做好交接工作 □ 完成护理记录
患儿监护人工作	□ 参与诊疗方案决策,完成知情同意 □ 配合完成各项术前检查、术前准备 □ 学习宣教内容 □ 观察患儿变化,必要时告知医护人员	□ 参与完成手术部位标记 □ 陪同患儿至手术室门口 □ 手术结束后了解手术情况并护送患儿去 SICU □ 准备好 SICU 内使用物品 □ 整理好普通病房床单位内个人物品
病情变异记录	□ 无　□ 有,原因: 1. 2.	□ 无　□ 有,原因: 1. 2.

时间	入院第 3~19d（术后阶段）	入院第 12~20d（出院日）
医生工作	□ SICU 查房,和 SICU 医生一起判断患儿是否具有出 SICU 指征 □ 开具转入医嘱,书写转入记录 □ 对患儿情况进行再次评估(血常规、血气分析、电解质分析、营养、疼痛等),制订下一步诊疗计划 □ 观察患儿胸腔引流等情况进行评估,确定有无手术并发症 □ 按照规定完成三级查房并记录;病情变化及时记录并进行必要的复查 □ 追踪病理及检查结果;危急值分析及处理 □ 指导患儿逐渐恢复饮食,评估患儿恢复情况,评估手术效果确定是否预出院 □ 详细解读患儿病理报告 □ 完成预出院准备(开具预出院医嘱等)	□ 评估患儿情况,是否符合出院标准,确定能否出院 □ 开具出院医嘱和诊断证明 □ 交代出院后注意事项,给予随访指导 □ 预约门诊复诊 □ 完善出院记录、病案首页并归档病历
	长期医嘱: □ 按全麻下法洛四联症矫治术后常规护理 □ 可选项目:心电监护、血氧饱和度监测、吸氧;一级护理、二级护理;流质饮食、普通饮食;胸腔引流管并计量;非限制级抗菌药物(参照《抗菌药物分级管理目录》清单选择具体常用药物);止血药物;强心药物、利尿药物、营养心肌药物、抗凝药物、静脉营养支持等 **临时医嘱:** □ 血常规、C 反应蛋白、血气分析、电解质分析、胸部 X 线(正侧位)检查 □ 可选项目:按出入量补充液体和电解质、其他特殊医嘱(如退热药物)、拔除胃管、拔除胸腔引流管、拔除尿管、伤口换药 □ 预出院及出院带药	**临时医嘱:** □ 今日出院

时间	入院第3~19d （术后阶段）	入院第12~20d （出院日）
护士 工作	□ 做好交接工作,完成护理记录 □ 执行各种医嘱,观察患儿生命体征、胸部体征及伤口情况 □ 术后伤口、引流管、发热、心理与生活护理 □ 完成疼痛、营养、跌倒等评估并给予指导 □ 术后健康宣教:药物、伤口、引流管护理要点,手术情况、术后注意事项及监护仪使用等 □ 观察并调节补液速度,观察药物不良反应 □ 指导并督促患儿术后活动 □ 对患儿监护人进行出院准备指导	□ 出院宣教:复查时间、饮食指导、用药指导、伤口护理等 □ 向患儿监护人提供出院小结、诊断证明书和出院指引,协助患儿监护人办理出院手续
患儿 监护 人工 作	□ 参与诊疗方案决策,完成知情同意 □ 观察患儿生命体征、伤口及胸部情况,必要时及时告知医护人员 □ 护理好患儿各管道,防止脱落、折叠等 □ 照顾患儿日常饮食、排便、睡眠,安抚患儿 □ 了解患儿病理结果 □ 认真学习出院流程及相关注意事项	□ 认真学习出院宣教内容 □ 办理出院
病情 变异 记录	□ 无　□ 有,原因: 1. 2.	□ 无　□ 有,原因: 1. 2.

注:SICU.外科重症监护病房;CT.计算机断层扫描。

3. 出院标准

(1)一般情况良好,体温正常,完成复查项目。

(2)引流管拔除,伤口愈合无感染。

(3)无其他住院处理的并发症。

(六) 变异及原因分析

1. 术后出现心律失常、胸腔或心包积液等情况,需继续住院治疗导致住院时间延长和费用增加。

2. 围手术期并发症等需要对症处理造成住院时间延长和费用增加。

二、临床路径流程图(图6-5)

三、随访指导

门诊治疗系统定期自动发送随访问卷调查表。术后1个月、3个月、6个月、12个月常规心脏专科门诊复诊,常规行心脏彩超、心电图、血气分析、电解质分析等。1年后的复诊根据最后一次复诊情况决定下次复诊时间。

四、宣教

宣教时间:出院当天。

宣教内容:

1. 清淡饮食,均衡营养。

2. 伤口护理。

3. 出院带药宣教　按时服药、不得自行增减或停药。

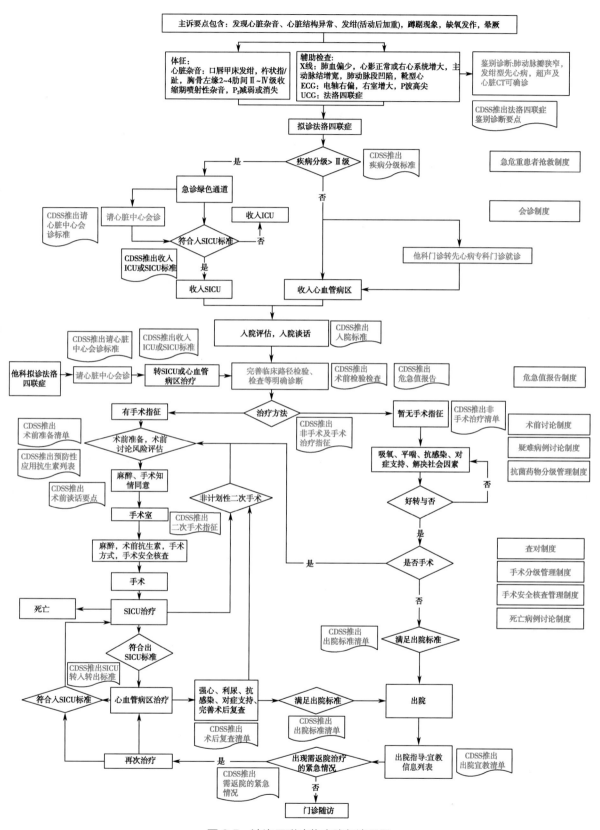

图 6-5　法洛四联症临床路径流程图

CDSS.临床决策支持系统；ECG.心电图；UCG.超声心动图；ICU.重症监护病房；
CT.计算机断层扫描；SICU.外科重症监护病房。

4. **紧急医疗指导** 出现以下紧急情况需及时返院或到当地医院治疗:术后出现气促,心慌,发绀,呼吸困难,腹胀,头面水肿,呼吸、循环功能障碍,伤口愈合不良等。

第六节 大动脉转位伴室间隔缺损临床路径

一、大动脉转位伴室间隔缺损临床路径标准流程

(一)适用对象

第一诊断为大动脉转位伴室间隔缺损(ICD-10:Q20.302 伴 Q21.000),行大血管转位矫正术(ICD-9-CM3:35.8401),年龄在 18 周岁以下。

(二)诊断依据

根据《临床诊疗指南:心血管外科学分册》进行诊断。

1. **病史** 可有青紫,生长发育迟缓,心脏杂音、心律异常等。

2. **体征** 可有或无心脏杂音等。

3. **辅助检查** 心电图、24h 动态心电图、胸部 X 线检查、超声心动图、心脏 CT 等。

(三)进入临床路径标准

1. 第一诊断必须符合大动脉转位伴室间隔缺损(ICD-10:Q20.302 伴 Q21.000)。

2. 当患儿同时具有其他疾病诊断,但在治疗期间不影响该诊断的临床路径流程实施时,可进入路径。

(四)门诊表单

大动脉转位伴室间隔缺损临床路径表单(门诊)

患儿姓名:_____ 性别:_____ 年龄:_____ 门诊号:_____

诊次	初诊	复诊
医生工作	□ 询问病史和体格检查,完善相关检查,如心脏彩超、心电图、胸部 X 线、心脏 CT(可选,有其他三级甲等医院 30d 内检查结果可免)等 □ 告知本次检查的目的、费用及出报告时间;告知复诊时间 □ 告知注意事项,如注意保温、尽量减少呼吸道感染	□ 根据病史、体征、检查检验结果初步诊断:大动脉转位伴室间隔缺损 □ 告知治疗过程和住院指征,开具住院证和预约住院日期 □ 告知等待住院期间注意事项和病情突变时的处理方法
护士工作	□ 评估、安排就诊顺序,推送信息给医生和患儿监护人 □ 对患儿监护人进行缴费、检查检验、取药等方面的指引	□ 评估、安排就诊顺序,推送信息给医生和患儿监护人 □ 对患儿监护人进行办理入院手续的指引
患儿监护人工作	□ 预约门诊,准备好病历资料和检验、检查结果 □ 接收指引单,完成就诊、检查 □ 参与诊疗方案决策 □ 享受知情同意权利 □ 接受健康教育	□ 预约门诊,准备好病历资料和检查、检验结果(心脏彩超、心电图、胸部 X 线、心脏 CT 等) □ 做好入院准备 □ 参与诊疗方案决策 □ 享受知情同意权利 □ 接受健康教育
病情变异记录	□ 无 □ 有,原因: 1. 2.	□ 无 □ 有,原因: 1. 2.

（五）住院流程

1. 入院标准

（1）已明确诊断为大动脉转位伴室间隔缺损，且患儿监护人同意进行手术。

（2）手术指征明确，无明显手术禁忌证。

（3）确诊或疑似诊断为大动脉转位伴室间隔缺损合并支气管肺炎或者心力衰竭患儿，按照危重患儿，通过绿色通道，办理入院。

2. 临床路径表单

大动脉转位伴室间隔缺损临床路径表单（住院）

患儿姓名：_____ 性别：_____ 年龄：_____ 门诊号：_____ 住院号：_____

住院日期：　　年　　月　　日　　出院日期：　　年　　月　　日　　标准住院日：14~21d

时间	入院第 1~3d（术前阶段）	入院第 2~4d（手术日）
医生工作	□ 询问病史与体格检查 □ 上级医师查房与术前评估，确定诊断 □ 完成术前检查及术前准备，异常者分析处理后复查 □ 完成术前讨论，评估术前检查结果是否符合诊断和手术条件 □ 与患儿监护人共同完成诊疗决策，并签署手术、输血等知情同意书 □ 麻醉科医师探望患儿并完成麻醉前书面评估 **长期医嘱：** □ 先天性心脏病常规护理 □ 普通饮食 □ 补充维生素，营养支持治疗 □ 二级护理（可选）或一级护理（可选） □ 抗菌药物（合并肺炎可选） □ 雾化药物（可选） **临时医嘱：** □ 血常规、血型、尿液分析、大便常规、凝血功能、肝肾功能、感染性疾病筛查、免疫功能 □ 心电图、超声心动图、24h 动态心电图（可选）、胸部 X 线（正侧位）检查 □ 可选项目：血气分析、电解质分析、心肌酶、心脏 CT+ 增强、肺功能、营养科会诊 □ 术前医嘱：拟送手术室麻醉大动脉调转术；术前禁食、备皮；留置胃管；术前补液；术前止血药物；术前抗菌药物；备血、配血	□ 按手术分级及手术授权完成手术 □ 向监护人展示标本、交代手术中情况和术后注意事项 □ 出手术室前主刀医师完成手术记录、术后首次病程记录（特殊情况下由第一助手完成） □ 开具术后医嘱（含转科医嘱） □ 书写转出记录 □ 主刀医师术后 24h 内 SICU 查房 **临时医嘱：** □ 转入 SICU
护士工作	□ 入院护理评估 □ 入院宣教，嘱咐多注意保温，避免呼吸道感染等 □ 执行各项医嘱，完成术前检查、术前准备 □ 术前宣教 □ 完成术前评估并填写手术患儿交接表 □ 完成护理记录	□ 做好交接工作 □ 完成护理记录

续表

时间	入院第 1~3d （术前阶段）	入院第 2~4d （手术日）
患儿监护人工作	□ 参与诊疗方案决策,完成知情同意 □ 配合完成各项术前检查、术前准备 □ 学习宣教内容 □ 观察患儿变化,必要时告知医护人员	□ 参与完成手术部位标记 □ 陪同患儿至手术室门口 □ 手术结束后了解手术情况并护送患儿去 SICU □ 准备好 SICU 内使用物品 □ 整理好普通病房床单位内个人物品
病情变异记录	□ 无　□ 有,原因: 1. 2.	□ 无　□ 有,原因: 1. 2.

时间	入院第 3~20d （术后阶段）	入院第 14~21d （出院日）
医生工作	□ SICU 查房,和 SICU 医生一起判断患儿是否具有出 SICU 指征 □ 开具转入医嘱 □ 对患儿情况进行再次评估(血常规、血气分析、电解质分析、营养、疼痛等),制订下一步诊疗计划 □ 观察患儿胸腔引流等情况进行评估,确定有无手术并发症 □ 按照规定完成三级查房并记录;病情变化及时记录并进行必要的复查 □ 追踪病理及检查结果;危急值分析及处理 □ 指导患儿逐渐恢复饮食,评估患儿恢复情况,评估手术效果确定是否预出院 □ 详细解读患儿病理报告 □ 完成预出院准备(开具预出院医嘱等) 长期医嘱: □ 按全麻下大动脉转位术后常规护理 □ 可选项目:心电监护、血氧饱和度监测、吸氧;一级护理、二级护理;流质饮食、普通饮食;胸腔引流管并计量;非限制级抗菌药物(参照《抗菌药物分级管理目录》清单选择具体常用药物);止血药物;强心药物、利尿药物、营养心肌药物、抗凝药物、静脉营养支持等 临时医嘱: □ 血常规、C 反应蛋白、血气分析、电解质分析、胸部 X 线(正侧位)检查 □ 可选项目:按出入量补充液体和电解质、其他特殊医嘱(如退热药物)、拔除胃管、拔除胸腔引流管、拔除尿管、伤口换药 □ 预出院及出院带药	□ 评估患儿情况,是否符合出院标准,确定能否出院 □ 开具出院医嘱和诊断证明 □ 交代出院后注意事项、给予随访指导 □ 预约门诊复诊 □ 完善出院记录、病案首页并归档病历 临时医嘱: □ 今日出院
护士工作	□ 做好交接工作,完成护理记录 □ 执行各种医嘱,观察患儿生命体征、胸部体征及伤口情况 □ 术后伤口、引流管、发热、心理与生活护理 □ 完成疼痛、营养、跌倒等评估并给予指导 □ 术后健康宣教:药物、伤口、引流管护理要点,手术情况、术后注意事项及监护仪使用等 □ 观察并调节补液速度,观察药物不良反应 □ 指导并督促患儿术后活动 □ 对患儿监护人进行出院准备指导	□ 出院宣教:复查时间、饮食指导、用药指导、伤口护理等 □ 向患儿监护人提供出院小结、诊断证明书和出院指引,协助患儿监护人办理出院手续

时间	入院第 3~20d (术后阶段)	入院第 14~21d (出院日)
患儿监护人工作	□ 参与诊疗方案决策,完成知情同意 □ 观察患儿生命体征、伤口及胸部情况,必要时及时告知医护人员 □ 护理好患儿各管道,防止脱落、折叠等 □ 照顾患儿日常饮食、排便、睡眠,安抚患儿 □ 了解患儿病理结果 □ 认真学习出院流程及相关注意事项	□ 认真学习出院宣教内容 □ 办理出院
病情变异记录	□ 无　□ 有,原因: 1. 2.	□ 无　□ 有,原因: 1. 2.

注:SICU.外科重症监护病房;CT.计算机断层扫描。

3. 出院标准

(1)心脏杂音消失。

(2)体温正常,创口愈合,血常规正常。

(3)超声心动图提示无明显残余分流,复查胸部 X 线无明显异常。

(4)无其他需要住院处理的并发症。

(六)变异及原因分析

1. 残余分流、伤口愈合不良等情况导致住院时间延长,费用增加。

2. 围手术期出现肺部感染等并发症需要对症处理造成住院时间延长和费用增加。

二、临床路径流程图(图 6-6)

三、随访指导

门诊治疗系统定期自动发送随访问卷调查表。术后 1 个月先天性心脏病专科门诊复诊,复查心脏彩超及心电图、抽血,指导用药。此后每 3 个月复诊 1 次,要求至少随诊 1 年。

四、宣教

宣教时间:出院当天。

宣教内容:

1. 饮食清淡易消化为主,避免进食煎炸油腻、辛辣、刺激性食物。

2. 3~6 个月内低强度运动,出院 6 个月后视复查情况进行疫苗接种,逐渐增加活动量,保证充足睡眠。

3. 如医生开有口服出院带药,严格按出院医嘱服药。

4. 在伤口未愈合时注意保持伤口清洁,定时(每隔 2~3d)到医院进行伤口换药,保持敷料干洁。

5. 紧急医疗指导　出现以下紧急情况应及时返院或就近就医:伤口红肿、有渗液;气促;心跳突然变快或慢;排尿明显减少,活动变差等。

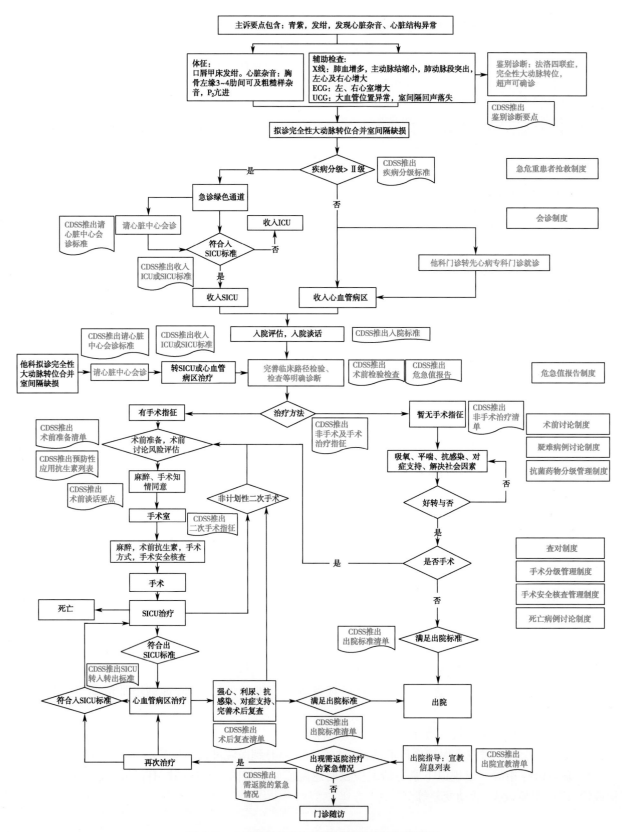

图 6-6　大动脉转位伴室间隔缺损临床路径流程图

CDSS. 临床决策支持系统；ICU. 重症监护病房；ECG. 心电图；UCG. 超声心动图；SICU. 外科重症监护病房。

第七节　肺动脉闭锁伴室间隔缺损临床路径

一、肺动脉闭锁伴室间隔缺损临床路径标准流程

（一）适用对象

第一诊断为肺动脉闭锁伴室间隔缺损（ICD-10：Q25.500 伴 Q21.000），行建立右心室和肺动脉通道术（ICD-9-CM3：35.9200）＋室间隔缺损组织补片修补术（ICD-9-CM3：35.6201），年龄在 18 岁以下。

（二）诊断依据

根据《临床诊疗指南：心血管外科学分册》进行诊断。

1. **病史**　可有心脏杂音、发绀、缺氧发作等。

2. **体征**　可出现胸骨左缘 3~4 肋间收缩期杂音，P_2 减弱。

3. **辅助检查**　超声心动图检查是确诊的主要手段，可见明确的室间隔缺损、肺动脉闭锁、主动脉骑跨、动脉导管未闭及体肺侧枝循环等表现，并同时可评估肺动脉发育情况。心血管螺旋 CT 及心导管造影可更直观和准确地测量肺动脉发育情况并可明确侧枝血管的位置和大小，对手术方案制订有重要意义。胸部 X 线检查表现为肺血减少、心尖圆钝上翘、右室扩大等表现；心电图可发现电轴右偏、右房右室肥厚，但都不具备诊断特异性。

（三）进入临床路径标准

1. 第一诊断必须符合肺动脉闭锁伴室间隔缺损（ICD-10：Q25.500 伴 Q21.000）。

2. McGoon 指数 >1.2 或 Nakata 指数 >150mm^2/m^2，心导管造影提示体肺侧枝无临床意义不须手术干预，存在一期根治指征；对于少年、青少年及以上年龄阶段 LVEDVI>30ml/m^2；无冠状动脉畸形；无其他严重心内畸形。

3. 当患儿同时具有其他疾病诊断，但在住院期间不需要特殊处理也不影响第一诊断的临床路径流程实施时，可进入路径。

（四）门诊表单

肺动脉闭锁伴室间隔缺损临床路径表单（门诊）

患儿姓名：＿＿＿＿＿＿　性别：＿＿＿　年龄：＿＿＿＿　门诊号：＿＿＿＿＿

诊次	初诊	复诊
医生工作	□ 询问病史和体格检查，完善相关检查，如心脏彩超、心电图、胸部 X 线、心脏 CT（可选，有其他三级甲等医院 30d 内检查结果可免）等 □ 告知本次检查的目的、费用及出报告时间；告知复诊时间 □ 告知注意事项，注意保温，尽量减少减少剧烈活动	□ 根据病史、体征、检查检验结果初步诊断：肺动脉闭锁伴室间隔缺损 □ 告知治疗过程和住院指征，开具住院证和预约住院日期 □ 告知等待住院期间注意事项和病情突变时的处理方法
护士工作	□ 评估、安排就诊顺序，推送信息给医生和患儿监护人 □ 对患儿监护人进行缴费、检查检验、取药等方面的指引	□ 评估、安排就诊顺序，推送信息给医生和患儿监护人 □ 对患儿监护人进行办理入院手续的指引
患儿监护人工作	□ 预约门诊，准备好病历资料和检验、检查结果 □ 接收指引单，完成就诊、检查 □ 参与诊疗方案决策 □ 享受知情同意权利 □ 接受健康教育	□ 预约门诊，准备好病历资料和检查、检验结果（心脏彩超、心电图、胸部 X 线、心脏 CT 等） □ 做好入院准备 □ 参与诊疗方案决策 □ 享受知情同意权利 □ 接受健康教育

诊次	初诊	复诊
病情 变异 记录	□ 无　□ 有,原因: 1. 2.	□ 无　□ 有,原因: 1. 2.

注:CT.计算机断层扫描。

(五)住院流程

1. 入院标准

(1)明确诊断肺动脉闭锁伴室间隔缺损,且监护人同意进行手术治疗。

(2)适应证明确,无明显手术禁忌证。

2. 临床路径表单

肺动脉闭锁伴室间隔缺损临床路径表单(住院)

患儿姓名:_____ 性别:_____ 年龄:_____ 门诊号:_____ 住院号:_____

住院日期:　　年　　月　　日　　出院日期:　　年　　月　　日　　标准住院日:15~25d

时间	入院第1~4d (术前阶段)	入院第3~5d (手术日)
医生 工作	□ 询问病史与体格检查 □ 上级医师查房与术前评估,确定诊断 □ 完成术前检查及术前准备,异常者分析处理后复查 □ 完成术前讨论,评估术前检查结果是否符合诊断和手术条件 □ 与患儿监护人共同完成诊疗决策,并签署手术、输血等知情同意书 □ 麻醉科医师探望患儿并完成麻醉前书面评估	□ 按手术分级及手术授权完成手术 □ 向监护人展示标本、交代手术中情况和术后注意事项 □ 出手术室前主刀医师完成手术记录、术后首次病程记录(特殊情况下由第一助手完成) □ 开具术后医嘱(含转科医嘱) □ 书写转出记录 □ 主刀医师术后24h内CCU查房
	长期医嘱: □ 小儿外科常规护理 □ 普通饮食 □ 补充维生素,营养支持治疗 □ 二级护理(可选)或一级护理(可选) □ 抗菌药物(合并肺炎可选) □ 雾化药物(可选) **临时医嘱:** □ 血常规、血型、尿液分析、大便常规、凝血功能、肝肾功能、感染性疾病筛查、免疫功能 □ 心电图、超声心动图、24h动态心电图(可选)、胸部X线(正侧位)检查 □ 可选项目:血气分析、电解质分析、心肌酶、心脏CT+增强、肺功能、营养科会诊 □ 术前医嘱:拟送手术室麻醉下行肺动脉闭锁伴室间隔缺损直视修补术;术前禁食、备皮;留置胃管;术前补液;术前止血药物;术前抗菌药物;备血、配血	**临时医嘱:** □ 转入CCU

时间	入院第 1~4d (术前阶段)	入院第 3~5d (手术日)
护士 工作	□ 入院护理评估 □ 入院宣教,嘱咐多注意保温,避免剧烈活动等 □ 执行各项医嘱,完成术前检查、术前准备 □ 术前宣教 □ 完成术前评估并填写手术患儿交接表 □ 完成护理记录	□ 做好交接工作 □ 完成护理记录
患儿 监护 人工 作	□ 参与诊疗方案决策,完成知情同意 □ 配合完成各项术前检查、术前准备 □ 学习宣教内容 □ 观察患儿变化,必要时告知医护人员	□ 参与完成手术部位标记 □ 陪同患儿至手术室门口 □ 手术结束后了解手术情况并护送患儿去 SICU □ 准备好 SICU 内使用物品 □ 整理好普通病房床单位内个人物品
病情 变异 记录	□ 无　□ 有,原因: 1. 2.	□ 无　□ 有,原因: 1. 2.

时间	入院第 4~24d (术后阶段)	入院第 15~25d (出院日)
医生 工作	□ SICU 查房,和 SICU 医生一起判断患儿是否具有出 　SICU 指征 □ 开具转入医嘱,书写转入记录 □ 对患儿情况进行再次评估(血常规、血气分析、电解质 　分析、营养、疼痛等),制订下一步诊疗计划 □ 观察患儿胸腔引流等情况进行评估,确定有无手术并 　发症 □ 按照规定完成三级查房并记录;病情变化及时记录并 　进行必要的复查 □ 追踪病理及检查结果;危急值分析及处理 □ 指导患儿逐渐恢复饮食,评估患儿恢复情况,评估手 　术效果确定是否预出院 □ 详细解读患儿病理报告 □ 完成预出院准备(开具预出院医嘱等) **长期医嘱:** □ 按全麻下肺动脉闭锁术后常规护理 □ 可选项目:心电监护、血氧饱和度监测、吸氧;一级护 　理、二级护理;流质饮食、普通饮食;胸腔引流管并计 　量;非限制级抗菌药物(参照《抗菌药物分级管理目 　录》清单选择具体常用药物);止血药物;强心药物、利 　尿药物、营养心肌药物、抗凝药物、静脉营养支持等 **临时医嘱:** □ 血常规、C 反应蛋白、血气分析、电解质分析、胸部 X 　线(正侧位)检查 □ 可选项目:按出入量补充液体和电解质、其他特殊医 　嘱(如退热药物)、拔除胃管、拔除胸腔引流管、拔除尿 　管、伤口换药 □ 预出院及出院带药	□ 评估患儿情况,是否符合出院标准,确定能否出院 □ 开具出院医嘱和诊断证明 □ 交代出院后注意事项、给予随访指导 □ 预约门诊复诊 □ 完善出院记录、病案首页并归档病历 **临时医嘱:** □ 今日出院

时间	入院第 4~24d （术后阶段）	入院第 15~25d （出院日）
护士 工作	□ 做好交接工作,完成护理记录 □ 执行各种医嘱,观察患儿生命体征、胸部体征及伤口情况 □ 术后伤口、引流管、发热、心理与生活护理 □ 完成疼痛、营养、跌倒等评估并给予指导 □ 术后健康宣教:药物、伤口、引流管护理要点,手术情况、术后注意事项及监护仪使用等 □ 观察并调节补液速度,观察药物不良反应 □ 指导并督促患儿术后活动 □ 对患儿监护人进行出院准备指导	□ 出院宣教:复查时间、饮食指导、用药指导、伤口护理等 □ 向患儿监护人提供出院小结、诊断证明书和出院指引,协助患儿监护人办理出院手续
患儿 监护 人工 作	□ 参与诊疗方案决策,完成知情同意 □ 观察患儿生命体征、伤口及胸部情况,必要时及时告知医护人员 □ 护理好患儿各管道,防止脱落、折叠等 □ 照顾患儿日常饮食、排便、睡眠,安抚患儿 □ 了解患儿病理结果 □ 认真学习出院流程及相关注意事项	□ 认真学习出院宣教内容 □ 办理出院
病情 变异 记录	□ 无　□ 有,原因: 1. 2.	□ 无　□ 有,原因: 1. 2.

注:SICU.外科重症监护病房;CT.计算机断层扫描。

3. 出院标准

(1)患儿一般情况良好,体温正常,完成复查项目。

(2)引流管拔除,伤口愈合无感染。

(3)无其他需要住院处理的并发症。

（六）变异及原因分析

1. 术后出现心律失常、胸腔或心包积液等情况,需继续住院治疗导致住院时间延长和费用增加。

2. 围手术期并发症等需要对症处理造成住院时间延长和费用增加。

二、临床路径流程图(图 6-7)

三、随访指导

门诊治疗系统定期自动发送随访问卷调查表。术后 1 个月、3 个月、6 个月、12 个月常规心脏专科门诊复诊,常规行心脏彩超、心电图、血气分析、电解质分析等。1 年后的复诊根据最后一次复诊情况决定下次复诊时间。

四、宣教

宣教时间:出院当天。

宣教内容:

1. 清淡饮食,均衡营养。

2. 伤口护理。

3. 出院带药宣教　按时服药、不得自行增减或停药。

4. 紧急医疗指导　出现以下紧急情况需及时返院或到当地医院治疗:无明显诱因的气促、心慌、发绀、呼吸困难、腹胀、头面水肿、呼吸、循环功能障碍;伤口愈合不良等。

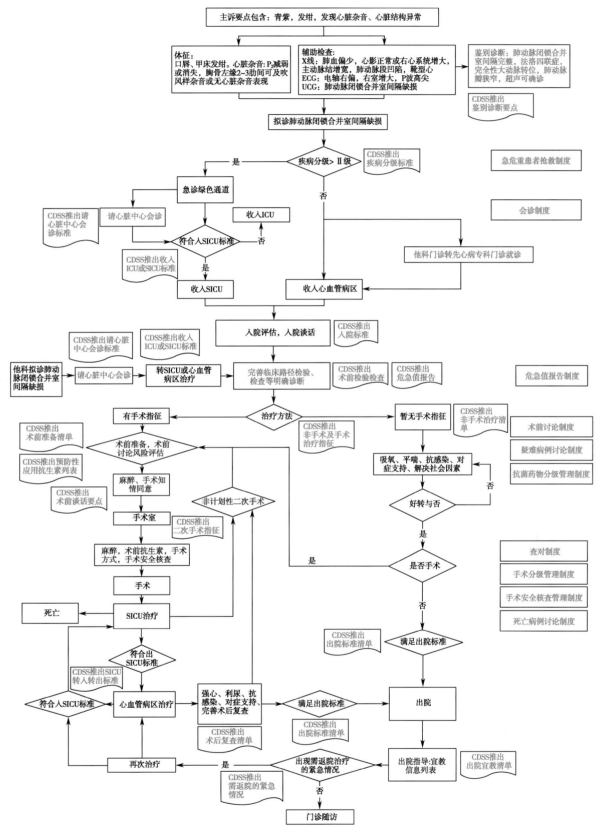

图 6-7　肺动脉闭锁伴室间隔缺损临床路径流程图

CDSS.临床决策支持系统;ICU.重症监护病房;ECG.心电图;UCG.超声心动图;SICU.外科重症监护病房。

第八节 完全性肺静脉异位引流临床路径

一、完全性肺静脉异位引流临床路径标准流程

(一) 适用对象

第一诊断为完全性肺静脉异位引流(ICD-10:Q26.200),行完全肺静脉异位引流矫正术(ICD-9-CM3:35.8201),年龄在 18 岁以下。

(二) 诊断依据

根据《临床诊疗指南:心血管外科学分册》进行诊断。

1. **病史** 口唇青紫、生长发育迟缓、呼吸急促、呼吸道感染、心脏杂音等。

2. **体征** 口唇青紫,可有或无心脏杂音,肺动脉瓣听诊区可有Ⅱ级收缩期杂音,胸骨左缘下部及剑突附近可有三尖瓣反流的舒张期杂音,肝脏增大时可见颈静脉怒张和周围水肿等。

3. **辅助检查** 心电图可表现为电轴右偏,右房增大和右室肥厚,胸部 X 线检查表现为:肺血增多,右房、右室增大,肺动脉干突出,左房、左室不大;超声心动图提示:未见明显肺静脉引流入左房,而在左房后方可见肺静脉总汇腔并经异常通道直接或间接引流入右房,房水平呈右向左分流,右心增大左心减小等。

(三) 进入临床路径标准

1. 第一诊断必须符合完全性肺静脉异位引流(ICD-10:Q26.200)。

2. 有手术适应证,无体外循环手术禁忌证。

3. 不合并单心室等其他复杂畸形的患儿。

4. 当患儿同时具有其他疾病诊断,但在住院期间不需要特殊处理也不影响第一诊断的临床路径流程实施时,可进入路径。

(四) 门诊表单

完全性肺静脉异位引流临床路径表单(门诊)

患儿姓名:_____ 性别:_____ 年龄:_____ 门诊号:_____

诊次	初诊	复诊
医生工作	□ 询问病史和体格检查,完善相关检查,如心脏彩超、心电图、胸部 X 线、心脏 CT(可选,有其他三级甲等医院 30d 内检查结果可免)等 □ 告知本次检查的目的、费用及出报告时间;告知复诊时间 □ 告知注意事项,注意保温,尽量减少呼吸道感染	□ 根据病史、体征、检查检验结果初步诊断:完全性肺静脉异位引流 □ 告知治疗过程和住院指征,开具住院证和预约住院日期 □ 告知等待住院期间注意事项和病情突变时的处理方法
护士工作	□ 评估、安排就诊顺序,推送信息给医生和患儿监护人 □ 对患儿监护人进行缴费、检查检验、取药等方面的指引	□ 评估、安排就诊顺序,推送信息给医生和患儿监护人 □ 对患儿监护人进行办理入院手续的指引
患儿监护人工作	□ 预约门诊,准备好病历资料和检验、检查结果 □ 接收指引单,完成就诊、检查 □ 参与诊疗方案决策 □ 享受知情同意权利 □ 接受健康教育	□ 预约门诊,准备好病历资料和检查、检验结果(心脏彩超、心电图、胸部 X 线、心脏 CT 等) □ 做好入院准备 □ 参与诊疗方案决策 □ 享受知情同意权利 □ 接受健康教育
病情变异记录	□ 无 □ 有,原因: 1. 2.	□ 无 □ 有,原因: 1. 2.

注:CT.计算机断层扫描。

（五）住院流程

1. 入院标准

（1）明确完全性肺静脉异位引流诊断,且监护人同意进行手术。

（2）确诊或疑似诊断为完全性肺静脉异位引流合并支气管肺炎或者心力衰竭患儿,按照危重患儿,通过绿色通道,办理入院。

2. 临床路径表单

完全性肺静脉异位引流临床路径表单（住院）

患儿姓名:_____ 性别:_____ 年龄:_____ 门诊号:_____ 住院号:_____

住院日期:　　年　　月　　日　　出院日期:　　年　　月　　日　　标准住院日:10~15d

时间	入院第 1~3d（术前阶段）	入院第 3~4d（手术日）
医生工作	□ 询问病史与体格检查 □ 上级医师查房与术前评估,确定诊断 □ 完成术前检查及术前准备,异常者分析处理后复查 □ 完成术前讨论,评估术前检查结果是否符合诊断和手术条件 □ 与患儿监护人共同完成诊疗决策,并签署手术、输血等知情同意书 □ 麻醉科医师探望患儿并完成麻醉前书面评估	□ 按手术分级及手术授权完成手术 □ 向监护人展示标本、交代手术中情况和术后注意事项 □ 出手术室前主刀医师完成手术记录、术后首次病程记录（特殊情况下由第一助手完成） □ 开具术后医嘱（含转科医嘱） □ 书写转出记录 □ 主刀医师术后 24h 内 SICU 查房
	长期医嘱: □ 先天性心脏病常规护理 □ 根据病情、年龄选择禁食、流质饮食、普通饮食 □ 补充维生素,营养支持治疗 □ 二级护理（可选）或一级护理（可选） □ 抗菌药物（合并肺炎可选） □ 雾化药物（可选） □ 患儿既往用药 **临时医嘱:** □ 血常规、血型、尿液分析、大便常规、凝血功能、肝肾功能、感染性疾病筛查、免疫功能 □ 心电图、超声心动图、24h 动态心电图（可选）、胸部 X 线（正侧位）检查 □ 可选项目:血气分析、电解质分析、心肌酶、心脏 CT+ 增强、肺功能、营养科会诊 □ 术前医嘱:拟送手术室麻醉下行肺静脉畸形引流矫正术;术前禁食、备皮;留置静脉针;术前补液;术前止血药物;术前抗菌药物;备血、配血	**临时医嘱:** □ 转入 SICU
护士工作	□ 入院护理评估 □ 入院宣教,嘱咐多注意保温,避免剧烈活动等 □ 执行各项医嘱,完成术前检查、术前准备 □ 术前宣教 □ 完成术前评估并填写手术患儿交接表 □ 完成护理记录	□ 做好交接工作 □ 完成护理记录

续表

时间	入院第 1~3d（术前阶段）	入院第 3~4d（手术日）
患儿监护人工作	□ 参与诊疗方案决策,完成知情同意 □ 配合完成各项术前检查、术前准备 □ 学习宣教内容 □ 观察患儿变化,必要时告知医护人员	□ 参与完成手术部位标记 □ 陪同患儿至手术室门口 □ 手术结束后了解手术情况并护送患儿去 SICU □ 准备好 SICU 内使用物品 □ 整理好普通病房床单位内个人物品
病情变异记录	□ 无　□ 有,原因: 1. 2.	□ 无　□ 有,原因: 1. 2.

时间	入院第 4~14d（术后阶段）	入院第 10~15d（出院日）
医生工作	□ 手术及麻醉医师向 SICU 医师床边交班 □ 向监护人交代手术情况及术后注意事项 □ 开具转入医嘱,书写转入记录 □ 对患儿情况进行再次评估(血常规、血气分析、电解质分析、营养、疼痛等),制订下一步诊疗计划 □ 每日评估患儿是否具有转出 SICU 指征,并开具转出医嘱 □ 观察患儿胸腔引流等情况进行评估,确定有无手术并发症,根据病情拔除胸腔引流管 □ 按照规定完成三级查房并记录;病情变化及时记录并进行必要的复查 □ 追踪病理及检查结果;危急值分析及处理 □ 根据病情逐步撤除高级生命支持及药物支持指导患儿逐渐恢复饮食,评估患儿恢复情况,评估手术效果确定是否预出院 □ 详细解读患儿病理报告 □ 完成预出院准备(开具预出院医嘱等)	□ 评估患儿情况,是否符合出院标准,确定能否出院 □ 开具出院医嘱和诊断证明 □ 交代出院后注意事项、给予随访指导 □ 预约门诊复诊 □ 完善出院记录、病案首页并归档病历
	长期医嘱: □ 按全麻下肺静脉异位引流术后常规护理 □ 可选项目:重症监护,心电监护、血氧饱和度监测、机械辅助通气,吸氧;一级护理、二级护理;流质饮食、普通饮食;胸腔引流管并计量;非限制级抗菌药物(参照《抗菌药物分级管理目录》清单选择具体常用药物);止血药物;强心药物、利尿药物、营养心肌药物、抗凝药物、静脉营养支持等 **临时医嘱:** □ 心电图、胸部 X 线、颅脑超声、心脏彩超等 □ 静脉补液,止血药,血管活性药物 □ 血常规、C 反应蛋白、血气分析、电解质分析、凝血功能、生化检查、细菌培养等 □ 可选项目:按出入量补充液体和电解质、其他特殊医嘱(如退热药物)、拔除胃管、拔除胸腔引流管、拔除尿管、伤口换药 □ 预出院及出院带药	**临时医嘱:** □ 今日出院

续表

时间	入院第 4~14d (术后阶段)	入院第 10~15d (出院日)
护士 工作	□ 做好交接工作,完成护理记录 □ 执行各种医嘱,观察患儿生命体征、胸部体征及伤口情况 □ 术后伤口、引流管、发热、心理与生活护理 □ 完成疼痛、营养、跌倒等评估并给予指导 □ 术后健康宣教:药物、伤口、引流管护理要点,手术情况、术后注意事项及监护仪使用等 □ 观察并调节补液速度,观察药物不良反应 □ 指导并督促患儿术后活动 □ 对患儿监护人进行出院准备指导	□ 出院宣教:复查时间、饮食指导、用药指导、伤口护理等 □ 向患儿监护人提供出院小结、诊断证明书和出院指引,协助患儿监护人办理出院手续
患儿 监护 人工 作	□ 参与诊疗方案决策,完成知情同意 □ 知晓患儿病情的变化及医生的处理,表示认可 □ 观察患儿生命体征、伤口及胸部情况,必要时及时告知医护人员 □ 护理好患儿各管道,防止脱落、折叠等 □ 照顾患儿日常饮食、排便、睡眠,安抚患儿 □ 了解患儿病理结果 □ 认真学习出院流程及相关注意事项	□ 认真学习出院宣教内容 □ 办理出院
病情 变异 记录	□ 无　□ 有,原因: 1. 2.	□ 无　□ 有,原因: 1. 2.

注:SICU.外科重症监护病房;CT.计算机断层扫描。

3. 出院标准

(1)一般情况良好,体温正常,完成复查项目。

(2)伤口愈合好:引流管拔除,伤口无感染。

(3)无其他住院处理的并发症。

(六)变异及原因分析

1. 术后出现心律失常、胸腔或心包积液等情况,需继续住院治疗导致住院时间延长和费用增加。

2. 围手术期并发症需要对症处理造成住院日延长和费用增加。

二、临床路径流程图(图 6-8)

三、随访指导

门诊治疗系统定期自动发送随访问卷调查表。术后 1 个月常规专科门诊复诊,指导用药。此后每 3 个月复诊 1 次,要求随诊 3 年。

四、宣教

宣教时间:出院当天。

宣教内容:

1. 清淡饮食,均衡营养。

2. 3~6 个月内低强度运动,出院 3 个月后可疫苗接种,适当休息,逐渐增加活动量,保证充足睡眠。

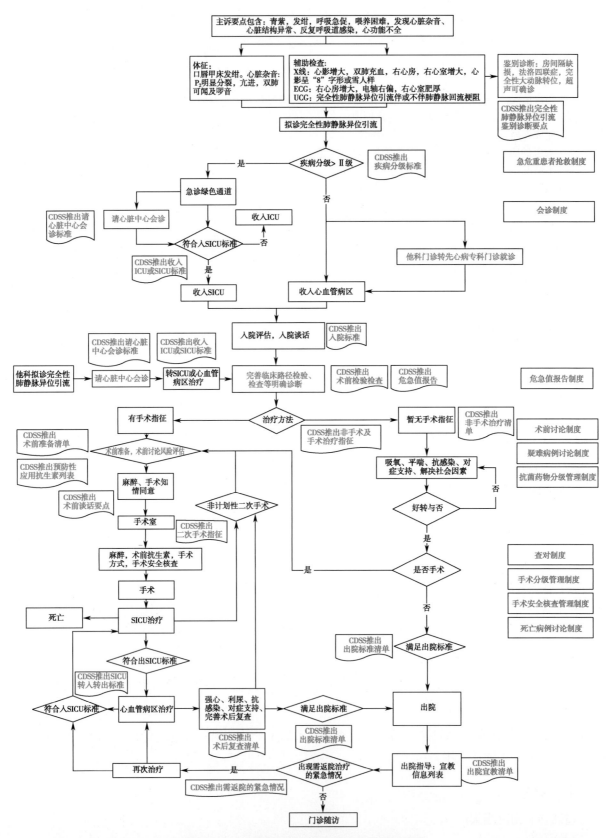

图 6-8　完全性肺静脉异位引流临床路径流程图

CDSS. 临床决策支持系统；ICU. 重症监护病房；ECG. 心电图；UCG. 超声心动图；SICU. 外科重症监护病房。

3. 出院带药宣教　按时服药、不得自行增减或停药。

4. 注意保持伤口清洁,定时进行伤口换药,保持敷料干洁。

5. 紧急医疗指导　出现以下紧急情况要立即返院就医或就近就医:伤口红肿、渗液、裂开;呼吸急促、发绀;心率突然变快或慢;排尿明显减少,活动变差等情况。

第九节　主动脉缩窄伴室间隔缺损临床路径

一、主动脉缩窄伴室间隔缺损临床路径标准流程

(一)适用对象

第一诊断为主动脉缩窄伴室间隔缺损(ICD-10:Q25.100 伴 Q21.000),行主动脉部分切除伴吻合术(ICD-9-CM3:38.3401)伴室间隔缺损修补术(ICD-9-CM3:35.7201~35.7204,ICD-9-CM3:35.6201~35.6202,ICD-9-CM3:35.5301),年龄在 18 岁以下。

(二)诊断依据

根据《临床诊疗指南:心血管外科学分册》及《心脏外科学》(第 2 版)进行诊断。

1. **病史**　婴幼儿可有呼吸急促、喂养困难、多汗,甚至出现心力衰竭,反复呼吸道感染,生长发育迟缓,发现心脏杂音等;年长儿可诉头痛、头晕,活动后心悸、气促等。

2. **体征**　可有胸骨左缘 3~4 肋间全收缩期粗糙杂音等,下肢血压低于上肢血压。

3. **辅助检查**　二维超声心动图胸骨上窝主动脉长轴切面可显示弓后峡部主动脉局限性狭窄,管壁回声增强。彩色多普勒超声在缩窄部位的近端可见血流在接近缩窄部位时加速而形成的血流汇聚区;缩窄部位血流呈五彩镶嵌状,血流变细加速;远端多彩镶嵌的湍流信号,通过缩窄后血流呈扩散状。同时可见室间隔连续回声中断和心室、心房和肺动脉主干扩大情况,排除合并其他心内畸形。心脏 CT 可进一步明确病变的位置、范围和侧枝循环情况。心电图、胸部 X 线等检查无诊断特异性。

(三)进入临床路径标准

1. 第一诊断必须符合主动脉缩窄伴室间隔缺损(ICD-10:Q25.100 伴 ICD-10:Q21.000)。

2. 有手术适应证;无其他合并复杂心内畸形。

3. 不合并艾森门格综合征等手术禁忌证。

4. 当患儿同时具有其他疾病诊断,但在住院期间不需要特殊处理也不影响第一诊断的临床路径流程实施时,可进入路径。

(四)门诊流程

主动脉缩窄伴室间隔缺损临床路径表单(门诊)

患儿姓名:_____　性别:_____　年龄:_____　门诊号:_____

诊次	初诊	复诊
医生工作	□ 询问病史和体格检查,完善相关检查,如超声心动图、心电图及胸部 X 线检查(可选,有其他三级甲等医院 30d 内检查结果可免)等 □ 告知本次检查的目的、费用及出报告时间;告知复诊时间 □ 告知注意事项,如避免呼吸道感染、合理喂养等	□ 根据病史、体征、检查检验结果初步诊断:主动脉缩窄伴室间隔缺损 □ 告知治疗过程和住院指征,开具住院证和预约住院日期 □ 告知等待住院期间注意事项和病情突变时的处理方法
护士工作	□ 评估、安排就诊顺序,推送信息给医生和患儿监护人 □ 对患儿监护人进行缴费、检查检验、取药、抽血治疗等方面的指引	□ 评估、安排就诊顺序,推送信息给医生和患儿监护人 □ 对患儿监护人进行办理入院手续的指引

诊次	初诊	复诊
患儿监护人工作	□ 预约门诊,准备好病历资料和检验、检查结果 □ 接收指引单,完成就诊、检查 □ 参与诊疗方案决策 □ 享受知情同意权利 □ 接受健康教育	□ 预约门诊,准备好病历资料和检查、检验结果(超声心动图、心电图及胸部 X 线检查等) □ 做好入院准备 □ 参与诊疗方案决策 □ 享受知情同意权利 □ 接受健康教育
病情变异记录	□ 无　□ 有,原因: 1. 2.	□ 无　□ 有,原因: 1. 2.

(五) 住院流程

1. 入院标准

(1)手术指征明确,无明显禁忌证且患儿监护人同意进行手术。

(2)确诊或疑似诊断为主动脉缩窄伴室间隔缺损合并支气管肺炎或者心力衰竭患儿,按照危重患儿,通过绿色通道,办理入院。

2. 临床路径表单

主动脉缩窄伴室间隔缺损临床路径表单(住院)

患儿姓名:_____ 性别:_____ 年龄:_____ 门诊号:_____ 住院号:_____

住院日期:　年　月　日　　出院日期:　年　月　日　　标准住院日:14~21d

时间	入院第 1~6d (术前阶段)	入院第 4~10d (手术日)
医生工作	□ 询问病史和体格检查 □ 上级医师与术前评估,确定诊断 □ 完成术前检查及术前准备,异常者分析处理后复查 □ 完成术前讨论,评估术前检查结果是否符合诊断和手术条件 □ 与患儿监护人共同完成诊疗决策,并签署手术,输血等知情同意书 □ 麻醉科医师探望患儿并完成麻醉前书面评估	□ 按手术分级及手术授权完成手术 □ 向监护人交代手术中情况和术后注意事项 □ 出手术室前主刀医师完成手术记录、术后首次病程记录(特殊情况下由第一助手完成) □ 开具术后医嘱 □ 主刀医师术后 24h 内查房
	长期医嘱: □ 按先天性心脏病常规护理 □ 根据病情、年龄选择禁食、流质饮食、正常饮食 □ 补充维生素,营养支持治疗 □ 二级护理(可选)或一级护理(可选) □ 抗菌药物(合并肺炎可选) □ 雾化药物(可选) □ 患儿既往用药 **临时医嘱:** □ 血常规、血型、尿液分析、大便常规、凝血功能、肝肾功能、感染性疾病筛查、免疫功能、G-6-PD □ 心电图、24h 动态心电图、胸部 X 线检查、超声心动图、心脏 CT □ 可选项目:心肌酶、肺功能检查等 □ 术前医嘱:拟送手术室麻醉下行主动脉缩窄矫治,室间隔缺损修补术;术前 4~8h 禁食,3~4h 禁水;术前备皮;留置静脉针;术前补液;术前止血药物;术前 30min 静脉推注抗生素(头孢一代或二代)、预计手术超过 3h,开两组抗生素,术中追加;肠道准备(可选);备血、配血(可选)	**临时医嘱:** □ 转入 SICU

续表

时间	入院第 1~6d (术前阶段)	入院第 4~10d (手术日)
护士 工作	□ 入院护理评估 □ 入院宣教,嘱咐限制剧烈活动,避免摔倒 □ 执行各项医嘱,完成术前检查、术前准备 □ 术前宣教 □ 完成术前评估并填写手术患儿交接表 □ 完成护理记录	□ 做好交接工作 □ 完成护理记录
患儿 监护 人工 作	□ 参与诊疗方案决策,完成知情同意 □ 配合完成各项术前检查、术前准备 □ 学习宣教内容 □ 配合限制患儿剧烈活动,避免摔倒 □ 观察患儿变化,必要时告知医护人员	□ 参与完成手术部位标记 □ 陪同患儿至手术室门口 □ 手术结束后护送患儿去心脏监护室 □ 准备好心脏监护室内使用物品 □ 整理好普通病房床单位内个人物品
病情 变异 记录	□ 无　□ 有,原因: 1. 2.	□ 无　□ 有,原因: 1. 2.

时间	入院第 7~15d (术后阶段)	入院第 11~21d (出院日)
医生 工作	□ 手术及麻醉医师向 SICU 医师床边交班 □ SICU 医师向监护人交代手术情况及术后注意事项 □ 开具转入医嘱,书写转入记录 □ 对患儿情况进行再次评估(血常规、血气分析、电解质分析、营养、疼痛等),制订下一步诊疗计划 □ 每日评估患儿是否具有转出 SICU 指征,并开具转出医嘱 □ 观察患儿胸腔引流等情况进行评估,确定有无手术并发症,根据病情拔除胸腔引流管 □ 按照规定完成三级查房并记录;病情变化及时记录并进行必要的复查 □ 追踪病理及检查结果;危急值分析及处理 □ 根据病情逐步撤除高级生命支持及药物支持 □ 指导患儿逐渐恢复饮食,评估患儿恢复情况,评估手术效果确定是否预出院 □ 详细解读患儿病理报告 □ 完成预出院准备(开具预出院医嘱等)	□ 评估患儿情况,是否符合出院标准,确定能否出院 □ 开具出院医嘱和诊断证明 □ 交代出院后注意事项、给予随访指导 □ 预约门诊复诊 □ 完善出院记录、病案首页并归档病历
	长期医嘱: □ 按先天性心脏病术后常规护理 □ 重症监护,一级护理,二级护理,心电监测、血氧饱和度监测,机械辅助通气,无创辅助通气、高流量吸氧、中流量吸氧、低流量吸氧;流质饮食、普通饮食;胸腔引流管并计量;非限制级抗菌药物(参照《抗菌药物分级管理目录》清单选择具体常用药物);止血药物;强心药物、利尿药物、营养心肌药物、抗凝药物、静脉营养支持等 **临时医嘱:** □ 床边心电图、胸部 X 线、颅脑超声、心脏彩超等 □ 静脉补液,止血药,血管活性药物 □ 血常规、C 反应蛋白、血气分析、电解质分析、凝血功能、生化检查、细菌培养等	**临时医嘱:** □ 今日出院

续表

时间	入院第 7~15d （术后阶段）	入院第 11~21d （出院日）
医生 工作	□ 可选项目:按出入量补充液体和电解质、其他特殊医嘱(如退 　热药物)、拔除胃管、拔除胸腔引流管、拔除尿管、伤口换药 □ 预出院及出院带药	
护士 工作	□ 按医嘱心电监护、呼吸机辅助通气 □ 观察患儿生命体征 □ 观察胸部体征及伤口情况 □ 观察生命体征 □ 完成疼痛评估并给予指导 □ 引流管护理(观察引流管是否通畅、有无脱管)并按医嘱进行计量 □ 跌倒评估及护理 □ 术后发热的护理 □ 心理护理 □ 对患儿监护人宣教:药物、伤口、引流管护理要点,手术情况及 　术后注意事项 □ 观察补液速度,保证补液均衡输入 □ 药物不良反应观察 □ 完成护理记录 □ 指导并督促患儿术后活动 □ 对患儿监护人进行出院准备指导	□ 出院宣教:复查时间、饮食指导、用药指导、伤 　口护理等 □ 向患儿监护人提供出院记录、诊断证明书和 　出院指引,协助患儿监护人办理出院手续
患儿 监护 人工 作	□ 参与诊疗方案决策,完成知情同意 □ 知晓患儿病情的变化及医生的处理,表示认可 □ 观察患儿生命体征、穿刺点及肢体情况,必要时及时告知医护 　人员 □ 照顾患儿日常饮食、排便、睡眠,安抚患儿 □ 认真学习出院流程及相关注意事项	□ 认真学习出院宣教内容 □ 办理出院
病情 变异 记录	□ 无　□ 有,原因: 1. 2.	□ 无　□ 有,原因: 1. 2.

注:SICU.外科重症监护病房。

3. 出院标准

(1)一般情况良好,体温正常,完成复查项目。

(2)伤口愈合好:引流管拔除,伤口无感染。

(3)无其他住院处理的并发症。

(六)变异及原因分析

1. 围手术期并发症等需要对症处理造成住院时间延长和费用增加。

2. 术后出现心律失常、胸腔或心包积液等情况,需继续住院治疗导致住院时间延长和费用增加。

二、临床路径流程图(图 6-9)

三、随访指导

门诊治疗系统定期自动发送随访问卷调查表。术后 1 个月、3 个月、6 个月、12 个月常规心脏专科门诊复诊,常规行心脏彩超、心电图、脑钠肽等检查,并指导用药。1 年后的复诊根据最后一次复诊情况决定下次复诊时间,至少每年复查一次。

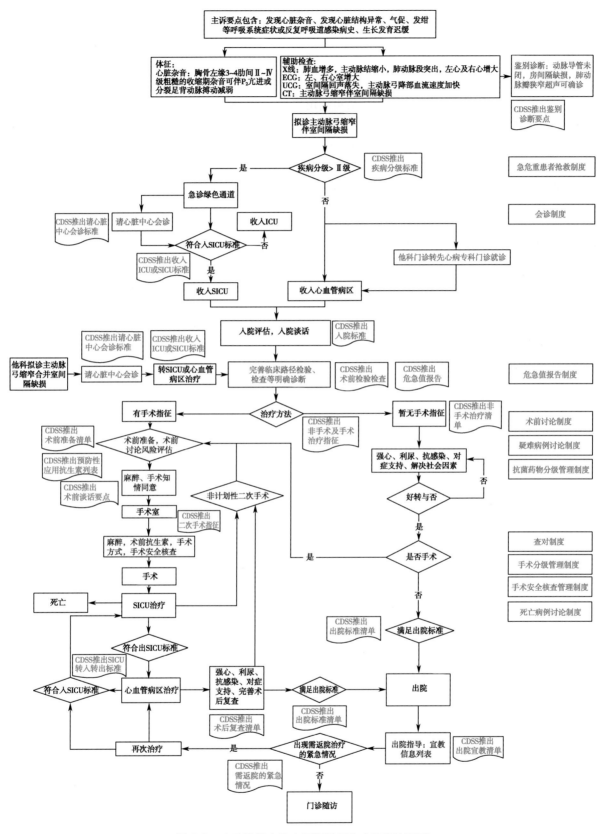

图 6-9　主动脉缩窄伴室间隔缺损临床路径流程图

CDSS. 临床决策支持系统；ECG. 心电图；ICU. 重症监护病房；UCG. 超声心动图；

CT. 计算机断层扫描；SICU. 外科重症监护病房。

四、宣教

宣教时间：出院当天。

宣教内容：

1. 清淡饮食，均衡营养。

2. 3~6个月内低强度运动，出院3个月后可疫苗接种，适当休息，逐渐增加活动量，保证充足睡眠。

3. 注意保持伤口清洁，定时进行伤口换药，保持敷料干洁。

4. 出院带药宣教　按时服药、不得自行增减或停药。

5. 紧急医疗指导　出现以下紧急情况要立即返院就医或就近就医：伤口红肿、渗液、裂开；呼吸急促、发绀；心率突然变快或慢；排尿明显减少，活动变差等情况。

第七章

运动系统疾病

第一节 先天性肌性斜颈临床路径

一、先天性肌性斜颈临床路径标准流程

（一）适用对象

第一诊断为先天性胸锁乳突肌性斜颈（ICD-10：Q68.001）、肌性斜颈患儿（ICD-10：M43.601），行胸锁乳突肌切断术（ICD-9-CM3：83.1903）。

（二）诊断依据

根据《实用小儿骨科学》及《坎贝尔骨科手术学》（第12版）进行诊断。

1. **病史** 头颈歪斜，出生后2周左右发现颈部包块。

2. **体征** 头向患侧歪斜，下颌转向健侧，患侧胸锁乳突肌明显增粗挛缩或触及条索感。

3. **辅助检查** 颈部超声检查提示肌性斜颈。

（三）进入临床路径标准

1. 第一诊断必须符合胸锁乳突肌性斜颈（ICD-10：Q68.001）、肌性斜颈（ICD-10：M43.601）。

2. 患儿>1岁。

3. 当患儿合并其他疾病，但住院期间不需特殊处理，也不影响第一诊断的临床路径实施时，可进入路径。

（四）门诊流程

先天性肌性斜颈临床路径表单（门诊）

患儿姓名：_____ 性别：_____ 年龄：_____ 门诊号：_____

诊次	初诊	复诊
医生工作	□ 询问病史和体格检查，完善超声检查 □ 告知本次检查的目的、费用及出报告时间；告知复诊时间 □ 告知注意事项，如避免感冒、皮疹等影响手术的情况	□ 根据病史、体征、检查检验结果初步诊断：先天性肌性斜颈 □ 告知治疗过程和住院指征，开具住院证和预约住院日期 □ 告知等待住院期间注意事项和病情突变时的处理方法

续表

诊次	初诊	复诊
护士工作	□ 评估、安排就诊顺序,推送信息给医生和患儿监护人 □ 对患儿监护人进行缴费、检查检验、取药、抽血治疗等方面的指引	□ 评估、安排就诊顺序,推送信息给医生和患儿监护人 □ 对患儿监护人进行办理入院手续的指引
患儿监护人工作	□ 预约门诊,准备好病历资料和检验、检查结果 □ 接收指引单,完成就诊、检查 □ 参与诊疗方案决策 □ 享受知情同意权利 □ 接受健康教育	□ 预约门诊,准备好病历资料和检查、检验结果(超声) □ 做好入院准备 □ 参与诊疗方案决策 □ 享受知情同意权利 □ 接受健康教育
病情变异记录	□ 无　□ 有,原因: 1. 2.	□ 无　□ 有,原因: 1. 2.

(五) 住院流程

1. 入院标准

(1) 明确诊断先天性肌性斜颈,且监护人同意进行手术。

(2) 经手法治疗无效且年龄超过 1 岁者,或肌性斜颈术后复发者。

(3) 排除眼源性和耳源性疾病或颈椎疾病引起的斜颈。

(4) 手术指征明确,无明显手术禁忌证。

2. 临床路径表单

先天性肌性斜颈临床路径表单(住院)

患儿姓名:＿＿＿＿＿＿ 性别:＿＿＿ 年龄:＿＿＿＿ 门诊号:＿＿＿＿＿ 住院号:＿＿＿＿＿

住院日期:　　年　　月　　日　　出院日期:　　年　　月　　日　　标准住院日:3~4d

时间	入院第 1d (术前阶段)	入院第 2d (手术日)
医生工作	□ 询问病史与体格检查 □ 上级医师查房与术前评估,确定诊断 □ 完成术前检查及术前准备,异常者分析处理后复查 □ 完成术前讨论,评估术前检查结果是否符合诊断和手术条件 □ 与患儿监护人共同完成诊疗决策,并签署手术知情同意书 □ 麻醉科医师探望患儿并完成麻醉前书面评估 **长期医嘱:** □ 小儿外科常规护理 □ 普通饮食 □ 二级护理 **临时医嘱:** □ 血常规、血型、尿液分析、大便常规 + 潜血、凝血功能、肝肾功能、传染性疾病筛查、C 反应蛋白测定 □ 心电图、胸部正位、颈椎正侧位 X 线检查	□ 按手术分级及手术授权完成手术 □ 向监护人展示标本、交代手术中情况和术后注意事项 □ 出手术室前主刀医师完成手术记录、术后首次病程记录 □ 开具术后医嘱和病理检查单 □ 主刀医师术后 24h 内查房 **长期医嘱:** □ 小儿外科术后常规护理 □ 术后 6h 软食 □ 二级护理 □ 可选项目:心电监护、血氧饱和度监测、吸氧;一级护理 **临时医嘱:** □ 术后补液;术后止血药物 □ 开具病理检查单

时间	入院第 1d （术前阶段）	入院第 2d （手术日）
医生 工作	□ 可选项目：胸锁乳突肌超声（如门诊未完成），眼科、神经内科会诊 □ 术前医嘱：拟送手术室麻醉下行胸锁乳突肌切断术；术前禁食、备皮；术前补液；术前止血药物	
护士 工作	□ 入院护理评估 □ 入院宣教，嘱咐限制剧烈活动，避免受伤 □ 执行各项医嘱，完成术前检查、术前准备 □ 术前宣教 □ 完成术前评估并填写手术患儿交接表 □ 完成护理记录	□ 做好交接工作 □ 完成护理记录 □ 术后宣教
患儿 监护 人工 作	□ 参与诊疗方案决策，完成知情同意 □ 配合完成各项术前检查、术前准备 □ 学习宣教内容 □ 观察患儿变化，必要时告知医护人员	□ 参与完成手术部位标记 □ 陪同患儿至手术室门口 □ 学习宣教内容 □ 观察术后病情变化
病情 变异 记录	□ 无 □ 有，原因： 1. 2.	□ 无 □ 有，原因： 1. 2.

时间	入院第 3~4d （术后阶段）	入院第 3~4d （出院日）
医生 工作	□ 对患儿情况进行再次评估（生命体征、意识、伤口、疼痛、喂养等），制订下一步诊疗计划 □ 观察伤口情况和呼吸情况，确定有无手术并发症 □ 按照规定完成三级查房并记录；病情变化及时记录并进行必要的复查 □ 追踪病理及检查结果；危急值分析及处理 □ 指导患儿逐渐恢复饮食，评估患儿恢复情况，评估手术效果确定是否预出院 □ 完成预出院准备（开具预出院医嘱等）	□ 评估患儿情况，是否符合出院标准，确定能否出院 □ 开具出院医嘱和诊断证明 □ 交代出院后注意事项、给予随访指导 □ 预约门诊复诊 □ 完善出院记录、病案首页并归档病历
	长期医嘱： □ 小儿外科常规护理 □ 软食 □ 二级护理 **临时医嘱：** □ 可选项目：按出入量补充液体和电解质、其他特殊医嘱（如退热药物、雾化）、伤口换药 □ 预出院	**临时医嘱：** □ 今日出院

时间	入院第 3~4d (术后阶段)	入院第 3~4d (出院日)
护士 工作	□ 做好交接工作,完成护理记录 □ 执行各种医嘱,观察患儿生命体征、意识、伤口、疼痛情况 □ 术后伤口、发热、心理与生活护理 □ 完成疼痛、营养、跌倒等评估并给予指导 □ 术后健康宣教:伤口护理要点,手术情况、术后注意事项等 □ 观察并调节补液速度,观察药物不良反应 □ 指导并督促患儿术后活动 □ 对患儿监护人进行出院准备指导	□ 出院宣教:复查时间、饮食指导、用药指导、伤口护理等 □ 向患儿监护人提供出院小结、诊断证明书和出院指引,协助患儿监护人办理出院手续
患儿 监护 人工 作	□ 观察患儿生命体征、意识、伤口、疼痛和喂养情况,必要时及时告知医护人员 □ 照顾患儿日常饮食、排便、睡眠,安抚患儿 □ 认真学习出院流程及相关注意事项	□ 认真学习出院宣教内容 □ 办理出院
病情 变异 记录	□ 无　□ 有,原因: 1. 2.	□ 无　□ 有,原因: 1. 2.

3. 出院标准

(1)一般情况良好,可正常饮食,无发热。

(2)伤口对合良好,无出血、感染等。

(3)斜颈明显改善,头部倾斜、旋转活动受限明显改善。

(4)无其他需要住院处理的并发症。

(六) 变异及原因分析

1. 患儿入院后出现上呼吸道感染,不宜麻醉和手术时需出院,待呼吸道感染痊愈后再返院手术。

2. 如术中出现颈部大血管损伤、出血较多时可能要输血,术后住院时间需要延长。

二、临床路径流程图(图 7-1)

三、随访指导

门诊治疗系统定期自动发送随访问卷调查表。术后 2 周骨科门诊复查。指导颈部功能锻炼,术后继续予手法锻炼 3~6 个月,其间骨科门诊随诊。

四、宣教

宣教时间:出院当天。

宣教内容:

1. 出院后每 2~3d 门诊换药 1 次,术后 10d 可自行去除伤口敷料。

2. 均衡饮食,注意避免饮水呛咳。

3. 医疗紧急指导　出现以下紧急情况时请及时返院或就近就诊:颈部血肿形成压迫气管导致呼吸困难;手术伤口渗血不止,经压迫止血无效,需返院手术止血;颈部伤口裂开、感染等。

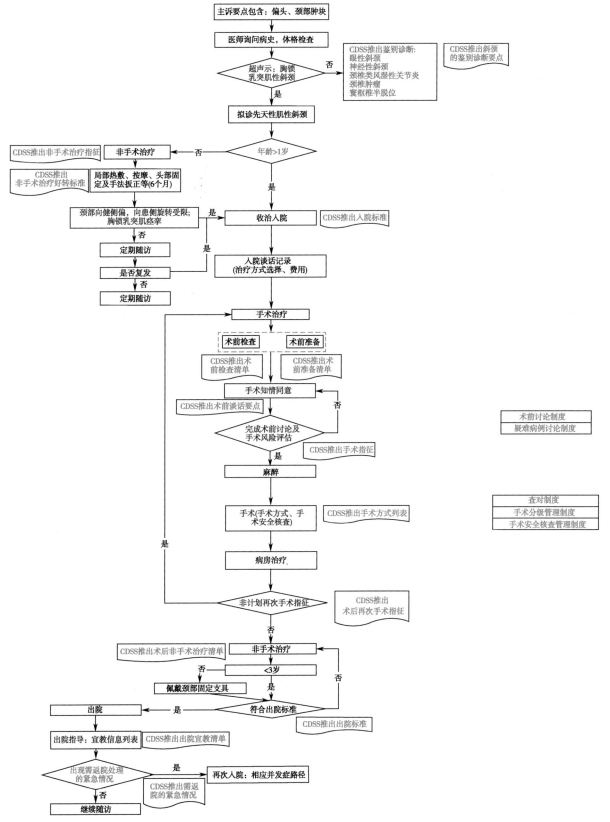

图 7-1　先天性肌性斜颈临床路径流程图

CDSS.临床决策支持系统。

第二节 先天性马蹄内翻足临床路径

一、先天性马蹄内翻足临床路径标准流程

(一)适用对象

第一诊断为先天性马蹄足(ICD-10:Q66.803)、马蹄内翻足(ICD-10:Q66.000),行跟腱切断术(ICD-9-CM3:83.1100)+其他石膏管型的应用(ICD-9-CM3:93.5300)。

(二)诊断依据

根据《实用小儿骨科学》及《坎贝尔骨科手术学》(第12版)进行诊断。

1. **病史** 生后即发现足内翻、内收畸形。
2. **体征** 足内收、内翻、跖屈畸形,跟腱紧张,踝背伸受限。
3. **辅助检查** 足背伸应力下X线(正侧位)检查提示跟距角度减小。

(三)进入临床路径标准

1. 第一诊断必须符合先天性马蹄足编码(ICD-10:Q66.803)、马蹄内翻足编码(ICD-10:Q66.000)。

2. 门诊已经行Ponseti石膏矫形治疗4~6次,患儿足部高弓、内收、内翻畸形已经矫正,足外展70°以上。

3. 当患儿合并其他疾病,但住院期间不需特殊处理,也不影响第一诊断的临床路径实施时,可进入路径。

(四)门诊流程

先天性马蹄内翻足临床路径表单(门诊)

患儿姓名:_____ 性别:_____ 年龄:_____ 门诊号:_____

诊次	初诊	复诊
医生工作	□ 询问病史和体格检查,初步诊断:先天性马蹄内翻足 □ 完成初次石膏矫形 □ 告知本次治疗的目的、风险、费用;告知复诊时间 □ 告知注意事项,如观察足趾血运、抬高患肢、拆除石膏方法等	□ 完成Ponseti序列石膏矫形 □ 告知治疗过程和住院指征,开具住院证和预约住院日期 □ 告知等待住院期间注意事项和病情突变时的处理方法
护士工作	□ 评估、安排就诊顺序,推送信息给医生和患儿监护人 □ 对患儿监护人进行缴费、检查检验、取药、抽血治疗等方面的指引	□ 评估、安排就诊顺序,推送信息给医生和患儿监护人 □ 对患儿监护人进行办理入院手续的指引
患儿监护人工作	□ 预约门诊,准备好病历资料和检验、检查结果 □ 接收指引单,完成就诊、检查 □ 参与诊疗方案决策 □ 享受知情同意权利 □ 接受健康教育	□ 预约门诊,准备好病历资料和检查、检验结果 □ 做好入院准备 □ 参与诊疗方案决策 □ 享受知情同意权利 □ 接受健康教育
病情变异记录	□ 无 □ 有,原因: 1. 2.	□ 无 □ 有,原因: 1. 2.

(五)住院流程

1. 入院标准

(1)明确诊断先天性马蹄足(ICD-10:Q66.803)或马蹄内翻足(ICD-10:Q66.000),且监护人同意进行手术。

（2）门诊已经行 Ponseti 石膏矫形治疗 4~6 次，患儿足部高弓、内收、内翻畸形已经矫正，足外展 60°以上。

（3）背伸 <10°，手术指征明确，无明显手术禁忌证。

2. 临床路径表单

先天性马蹄内翻足临床路径表单（住院）

患儿姓名：_____ 性别：_____ 年龄：_____ 门诊号：_____ 住院号：_____

住院日期：　　年　　月　　日　出院日期：　　年　　月　　日　标准住院日：3~4d

时间	入院第 1d（术前阶段）	入院第 2d（手术日）
医生工作	□ 询问病史与体格检查 □ 上级医师查房与术前评估,确定诊断 □ 完成术前检查及术前准备,异常者分析处理后复查 □ 完成术前讨论,评估术前检查结果是否符合诊断和手术条件 □ 与患儿监护人共同完成诊疗决策,并签署手术知情同意书 □ 麻醉科医师探望患儿并完成麻醉前书面评估 **长期医嘱:** □ 小儿外科常规护理 □ 饮奶 □ 二级护理 **临时医嘱:** □ 血常规、血型、尿液分析、大便常规 + 潜血、凝血功能、肝肾功能、传染性疾病筛查、C 反应蛋白测定 □ 心电图、胸部正位 X 线检查 □ 可选项目:双足背伸应力正侧位 X 线检查 □ 术前医嘱:拟送手术室麻醉下行跟腱切断术 + 其他石膏管型的应用;术前禁食、备皮;术前补液;术前止血药物	□ 按手术分级及手术授权完成手术 □ 向监护人交代手术中情况和术后注意事项 □ 出手术室前主刀医师完成手术记录、术后首次病程记录 □ 开具术后医嘱 □ 主刀医师术后 24h 内查房 **长期医嘱:** □ 小儿外科术后常规护理 □ 术后 4~6h 饮奶 □ 二级护理 □ 可选项目:心电监护、血氧饱和度监测、吸氧;一级护理 **临时医嘱:** □ 术后补液;术后止血药物
护士工作	□ 入院护理评估 □ 入院宣教 □ 执行各项医嘱,完成术前检查、术前准备 □ 术前宣教 □ 完成术前评估并填写手术患儿交接表 □ 完成护理记录	□ 做好交接工作 □ 完成护理记录 □ 术后宣教
患儿监护人工作	□ 参与诊疗方案决策,完成知情同意 □ 配合完成各项术前检查、术前准备 □ 学习宣教内容 □ 观察患儿变化,必要时告知医护人员	□ 参与完成手术部位标记 □ 陪同患儿至手术室门口 □ 学习宣教内容 □ 观察术后病情变化
病情变异记录	□ 无　□ 有,原因: 1. 2.	□ 无　□ 有,原因: 1. 2.

时间	入院第 3~4d （术后阶段）	入院第 3~4d （出院日）
医生工作	□ 对患儿情况进行再次评估(生命体征、意识、伤口、疼痛、喂养等)，制订下一步诊疗计划 □ 观察伤口情况和呼吸情况，确定有无手术并发症 □ 按照规定完成三级查房并记录;病情变化及时记录并进行必要的复查 □ 指导患儿逐渐恢复饮食，评估患儿恢复情况，评估手术效果确定是否预出院 □ 完成预出院准备(开具预出院医嘱等)	□ 评估患儿情况，是否符合出院标准，确定能否出院 □ 开具出院医嘱和诊断证明 □ 交代出院后注意事项、给予随访指导 □ 预约门诊复诊 □ 完善出院记录、病案首页并归档病历
	长期医嘱: □ 小儿外科常规护理 □ 饮奶 □ 二级护理 **临时医嘱:** □ 可选项目:按出入量补充液体和电解质、其他特殊医嘱(如退热药物、雾化) □ 预出院	**临时医嘱:** □ 今日出院
护士工作	□ 做好交接工作，完成护理记录 □ 执行各种医嘱，观察患儿生命体征、肢端血运、意识、伤口、疼痛情况 □ 术后伤口、发热、心理与生活护理 □ 完成疼痛、营养、跌倒等评估并给予指导 □ 术后健康宣教:石膏护理要点、手术情况、术后注意事项等 □ 观察并调节补液速度，观察药物不良反应 □ 对患儿监护人进行出院准备指导	□ 出院宣教:复查时间、饮食指导、用药指导、伤口护理等 □ 向患儿监护人提供出院小结、诊断证明书和出院指引，协助患儿监护人办理出院手续
患儿监护人工作	□ 观察患儿生命体征、肢端血运、意识、伤口、疼痛和喂养情况，必要时及时告知医护人员 □ 照顾患儿日常饮食、排便、睡眠，安抚患儿 □ 认真学习出院流程及相关注意事项	□ 认真学习出院宣教内容 □ 办理出院
病情变异记录	□ 无　□ 有,原因: 1. 2.	□ 无　□ 有,原因: 1. 2.

3. 出院标准

(1)一般情况良好，可正常饮食，无发热、腹泻。

(2)伤口无出血;石膏固定牢靠，无松脱、断裂，肢端血运良好。

(3)无其他需要住院处理的并发症。

(六)变异及原因分析

1. 患儿入院后出现上呼吸道感染，不宜麻醉和手术时需出院，待呼吸道感染痊愈后再返院手术。

2. 术后伤口渗血、术后肢端血运不佳、术后喉头水肿等造成的治疗时间延长，增加治疗费用等。

二、临床路径流程图（图 7-2）

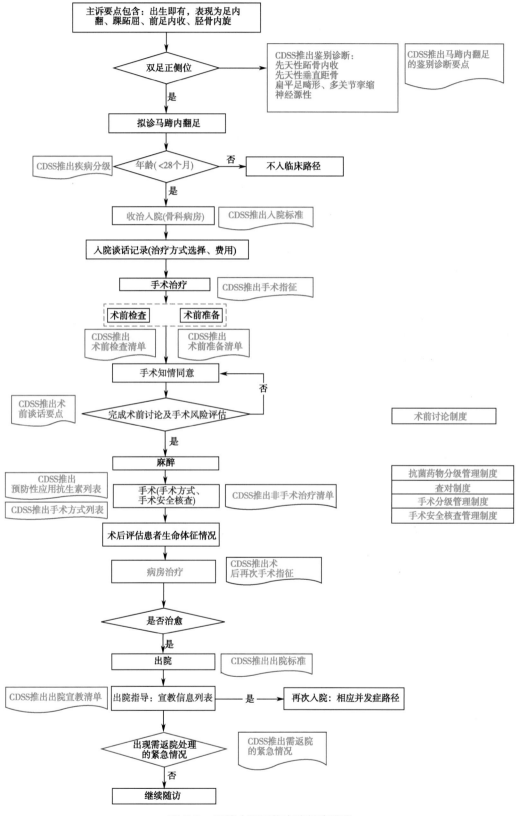

图 7-2 马蹄内翻足临床路径流程图

CDSS. 临床决策支持系统。

三、随访指导

门诊治疗系统定期自动发送随访问卷调查表。3周后门诊复查,拆除石膏,穿矫形鞋;3个月内全天23h内佩戴矫正鞋及横杆。3个月后夜间佩戴横杆12h/d,直至4岁,其间定期复查。

四、宣教

宣教时间:出院当天。

宣教内容:

1. 术后常见并发症处理

(1)皮肤压疮:通常拆除石膏后才能评估情况,如有压疮,根据程度采取消毒换药、清创、甚至植皮。

(2)骨筋膜室综合征:立即拆除石膏,如无改善,必要时切开减压。

(3)下肢缺血、坏死:抬高患肢,如观察无短期改善,立即拆除石膏。

(4)伤口出血不止:评估石膏渗血范围和患儿唇色、面色,应用止血药物,如不能止血,拆除石膏按压止血,必要时手术止血。

2. 出院后患儿监护人注意观察患足趾血运情况。

3. 紧急医疗指导　出现以下紧急情况需及时返院或到当地医院治疗:石膏松脱、足趾血运不良等。

第三节　先天性多指／趾畸形临床路径

一、先天性多指／趾畸形临床路径标准流程

(一) 适用对象

第一诊断为多指／趾畸形(ICD-10:Q69.900)、副指畸形(ICD-10:Q69.000)、副拇指畸形(ICD-10:Q69.100)、副趾畸形(ICD-10:Q69.200),行多指截指术(ICD-9-CM3:84.0100x001)或多趾截除术(ICD-9-CM3:84.1102)。

(二) 诊断依据

根据《实用小儿骨科学》及《坎贝尔骨科手术学》(第12版)进行诊断。

1. **病史**　出生后即发现手／足外观异常。

2. **体征**　单个或多个手／足多一指／趾。

(三) 进入临床路径标准

1. 第一诊断必须符合多指／趾畸形(ICD-10:Q69.900)、副指畸形(ICD-10:Q69.000)、副拇指畸形(ICD-10:Q69.100)或副趾畸形(ICD-10:Q69.200)。

2. 患儿>1岁。

3. 当患儿合并其他疾病,但住院期间不需特殊处理,也不影响第一诊断的临床路径实施时,可进入路径。

（四）门诊流程

先天性多指/趾畸形临床路径表单（门诊）

患儿姓名：_____ 性别：_____ 年龄：_____ 门诊号：_____

诊次	初诊	复诊
医生工作	□ 询问病史和体格检查,完善多指/趾 X 线检查 □ 告知本次检查的目的、费用及出报告时间;告知复诊时间 □ 告知注意事项,如避免感冒、皮疹等影响手术的情况	□ 根据病史、体征、检查检验结果初步诊断:先天性多指/趾畸形 □ 告知治疗过程和住院指征,开具住院证和预约住院日期 □ 告知等待住院期间注意事项和病情突变时的处理方法
护士工作	□ 评估、安排就诊顺序,推送信息给医生和患儿监护人 □ 对患儿监护人进行缴费、检查检验、取药、抽血治疗等方面的指引	□ 评估、安排就诊顺序,推送信息给医生和患儿监护人 □ 对患儿监护人进行办理入院手续的指引
患儿监护人工作	□ 预约门诊,准备好病历资料和检验、检查结果 □ 接收指引单,完成就诊、检查 □ 参与诊疗方案决策 □ 享受知情同意权利 □ 接受健康教育	□ 预约门诊,准备好病历资料和检查、检验结果 □ 做好入院准备 □ 参与诊疗方案决策 □ 享受知情同意权利 □ 接受健康教育
病情变异记录	□ 无　□ 有,原因: 1. 2.	□ 无　□ 有,原因: 1. 2.

（五）住院流程

1. 入院标准

（1）明确诊断先天性多指/趾畸形,且监护人同意进行手术。

（2）年龄 12 个月以上。

（3）手术指征明确,无明显手术禁忌证。

2. 临床路径表单

先天性多指/趾畸形临床路径表单（住院）

患儿姓名：_____ 性别：_____ 年龄：_____ 门诊号：_____ 住院号：_____
住院日期：___ 年 ___ 月 ___ 日 出院日期：___ 年 ___ 月 ___ 日 标准住院日:3~4d

时间	入院第 1d （术前阶段）	入院第 2d （手术日）
医生工作	□ 询问病史与体格检查 □ 上级医师查房与术前评估,确定诊断 □ 完成术前检查及术前准备,异常者分析处理后复查 □ 完成术前讨论,评估术前检查结果是否符合诊断和手术条件 □ 与患儿监护人共同完成诊疗决策,并签署手术知情同意书 □ 麻醉科医师探望患儿并完成麻醉前书面评估	□ 按手术分级及手术授权完成手术 □ 向监护人展示标本、交代手术中情况和术后注意事项 □ 出手术室前主刀医师完成手术记录、术后首次病程记录 □ 开具术后医嘱和病理检查单 □ 主刀医师术后 24h 内查房

续表

时间	入院第 1d （术前阶段）	入院第 2d （手术日）
医生 工作	**长期医嘱：** □ 小儿外科常规护理 □ 普通饮食 □ 二级护理 **临时医嘱：** □ 血常规、血型、尿液分析、大便常规＋潜血、凝血功能、肝肾功能、传染性疾病筛查、C 反应蛋白测定 □ 心电图、胸部正位 X 线检查 □ 可选项目：多指/趾正侧位 X 线（如门诊未完成） □ 术前医嘱：拟送手术室麻醉下行多指截指术（或多趾截除术）；术前禁食、备皮；术前补液；术前止血药物	**长期医嘱：** □ 小儿外科术后常规护理 □ 术后 6h 普通饮食 □ 二级护理 □ 可选项目：心电监护、血氧饱和度监测、吸氧；一级护理 **临时医嘱：** □ 术后补液；术后止血药物 □ 可选项目：开具病理检查单
护士 工作	□ 入院护理评估 □ 入院宣教，嘱咐限制剧烈活动，避免受伤 □ 执行各项医嘱，完成术前检查、术前准备 □ 术前宣教 □ 完成术前评估并填写手术患儿交接表 □ 完成护理记录	□ 做好交接工作 □ 完成护理记录 □ 术后宣教
患儿 监护 人工 作	□ 参与诊疗方案决策，完成知情同意 □ 配合完成各项术前检查、术前准备 □ 学习宣教内容 □ 观察患儿变化，必要时告知医护人员	□ 参与完成手术部位标记 □ 陪同患儿至手术室门口 □ 学习宣教内容 □ 观察术后病情变化
病情 变异 记录	□ 无 □ 有，原因： 1. 2.	□ 无 □ 有，原因： 1. 2.

时间	入院第 3~4d （术后阶段）	入院第 3~4d （出院日）
医生 工作	□ 对患儿情况进行再次评估（生命体征、肢端运动感觉和血运、意识、伤口、疼痛、喂养等），制订下一步诊疗计划 □ 观察伤口情况和肢端运动感觉和血运，确定有无手术并发症 □ 按照规定完成三级查房并记录；病情变化及时记录并进行必要的复查 □ 指导患儿逐渐恢复饮食，评估患儿恢复情况，评估手术效果确定是否预出院 □ 完成预出院准备（开具预出院医嘱等） **长期医嘱：** □ 小儿外科常规护理 □ 普通饮食 □ 二级护理 **临时医嘱：** □ 可选项目：按出入量补充液体和电解质；其他特殊医嘱（如退热药物）、伤口换药 □ 预出院	□ 评估患儿情况，是否符合出院标准，确定能否出院 □ 开具出院医嘱和诊断证明 □ 交代出院后注意事项、给予随访指导 □ 预约门诊复诊 □ 完善出院记录、病案首页并归档病历 **临时医嘱：** □ 今日出院

续表

时间	入院第 3~4d（术后阶段）	入院第 3~4d（出院日）
护士工作	□ 做好交接工作,完成护理记录 □ 执行各种医嘱,观察患儿生命体征、肢端运动感觉和血运、意识、伤口、疼痛情况 □ 术后伤口、发热、心理与生活护理 □ 完成疼痛、营养、跌倒等评估并给予指导 □ 术后健康宣教:伤口护理要点、手术情况、术后注意事项等 □ 观察并调节补液速度,观察药物不良反应 □ 指导并督促患儿术后活动 □ 对患儿监护人进行出院准备指导	□ 出院宣教:复查时间、饮食指导、用药指导、伤口护理等 □ 向患儿监护人提供出院小结、诊断证明书和出院指引,协助患儿监护人办理出院手续
患儿监护人工作	□ 观察患儿生命体征、肢端运动感觉和血运、意识、伤口、疼痛和喂养情况,必要时及时告知医护人员 □ 照顾患儿日常饮食、排便、睡眠,安抚患儿 □ 认真学习出院流程及相关注意事项	□ 认真学习出院宣教内容 □ 办理出院
病情变异记录	□ 无　□ 有,原因: 1. 2.	□ 无　□ 有,原因: 1. 2.

3. 出院标准

(1)一般情况良好,可正常饮食,无发热。

(2)伤口对合良好,无裂开出血、感染等。

(3)肢端运动感觉和血运良好,必要时复查 X 线检查确认多指/趾完整切除,无副损伤。

(4)无其他需要住院处理的并发症。

(六) 变异及原因分析

1. 患儿入院后出现上呼吸道感染,不宜麻醉和手术时需出院,待呼吸道感染痊愈后再返院手术。

2. 术后伤口渗血或术后出现肢端血运不佳等情况导致治疗时间延长,增加治疗费用等。

二、临床路径流程图(图 7-3)

三、随访指导

门诊治疗系统定期自动发送随访问卷调查表。术后每 3d 门诊换药,2 周后专科门诊复查。

四、宣教

宣教时间:出院当天。

宣教内容:

1. 术后并发症的处理

(1)伤口感染:定期消毒换药,口服或静脉抗感染治疗,必要时清创缝合。

(2)手指缺血、坏死:立即拆除敷料观察,如无好转必要时拆除伤口缝线。

(3)关节瘢痕挛缩:术后锻炼指关节活动,预防瘢痕挛缩,如已发生瘢痕挛缩关节活动严重受限,必要时手术松解瘢痕。

2. 紧急医疗指导　出现以下紧急情况需及时返院或到当地医院治疗:指/趾端血运不良,伤口感染等。

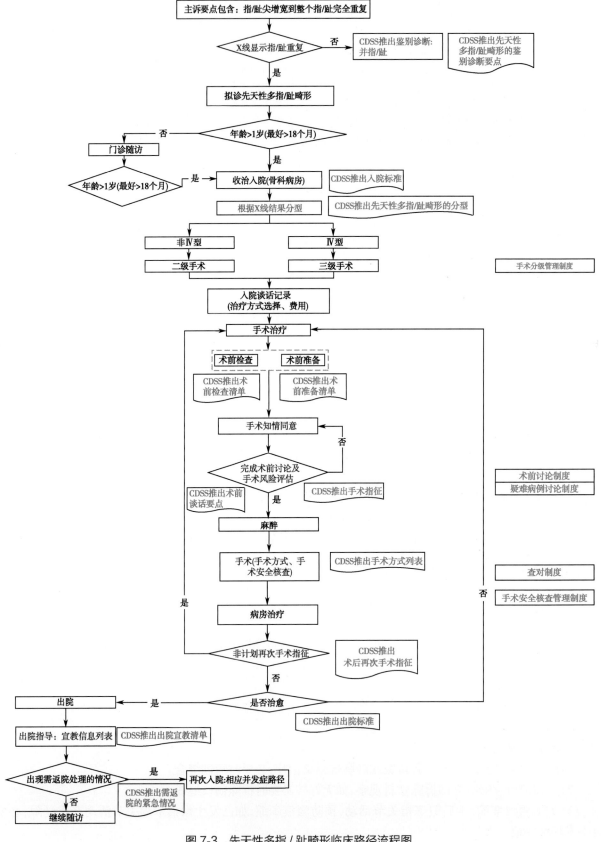

图 7-3　先天性多指／趾畸形临床路径流程图

CDSS.临床决策支持系统。

第四节 先天性髋关节脱位(闭合复位)临床路径

一、先天性髋关节脱位(闭合复位)临床路径标准流程

(一)适用对象

1. 第一诊断为先天性髋脱位,单侧(ICD-10:Q65.000);先天性髋脱位,双侧(ICD-10:Q65.100);先天性髋脱位(ICD-10:Q65.200)。行髋脱位闭合性复位术(ICD-9-CM3:79.7500)+关节造影(ICD-9-CM3:88.3200x001)+髋内收肌腱切断术(ICD-9-CM3:83.1200)+其他石膏管型的应用(ICD-9-CM3:93.5300)。

2. 年龄在 6 个月以上,18 个月以下。

(二)诊断依据

根据《实用小儿骨科学》及《坎贝尔骨科手术学》(第 12 版)进行诊断。

1. **病史** 肢体不等长、步态异常、双侧大腿皮纹、臀纹不对称。

2. **体征** 内收肌紧张、Allis 征阳性(单侧病变),患肢外展试验阳性。

3. **辅助检查** 骨盆正位片提示股骨头向外侧或上方脱出,髋臼指数大。

(三)进入临床路径标准

1. 第一诊断必须符合先天性髋脱位,单侧(ICD-10:Q65.000)、先天性髋脱位,双侧(ICD-10:Q65.100)、先天性髋脱位(ICD-10:Q65.200)。

2. 患儿年龄在 6 个月以上,18 个月以下。

3. 当患儿合并其他疾病,但住院期间不需特殊处理,也不影响第一诊断的临床路径实施时,可进入路径。

(四)门诊流程

先天性髋关节脱位(闭合复位)临床路径表单(门诊)

患儿姓名:_____ 性别:_____ 年龄:_____ 门诊号:_____

诊次	初诊	复诊
医生工作	□ 询问病史和体格检查,完善双髋正位、蛙位 X 线检查 □ 告知本次检查的目的、费用及出报告时间;告知复诊时间 □ 告知注意事项,如避免感冒、皮疹等影响手术的情况	□ 根据病史、体征、检查检验结果初步诊断:先天性髋关节脱位 □ 告知治疗过程和住院指征,开具住院证和预约住院日期 □ 告知等待住院期间注意事项和病情突变时的处理方法
护士工作	□ 评估、安排就诊顺序,推送信息给医生和患儿监护人 □ 对患儿监护人进行缴费、检查检验、取药、抽血治疗等方面的指引	□ 评估、安排就诊顺序,推送信息给医生和患儿监护人 □ 对患儿监护人进行办理入院手续的指引
患儿监护人工作	□ 预约门诊,准备好病历资料和检验、检查结果 □ 接收指引单,完成就诊、检查 □ 参与诊疗方案决策 □ 享受知情同意权利 □ 接受健康教育	□ 预约门诊,准备好病历资料和检查、检验结果 □ 做好入院准备 □ 参与诊疗方案决策 □ 享受知情同意权利 □ 接受健康教育
病情变异记录	□ 无 □ 有,原因: 1. 2.	□ 无 □ 有,原因: 1. 2.

（五）住院流程

1. 入院标准

（1）明确诊断先天性髋脱位，且监护人同意进行手术。

（2）手术指征明确，无明显手术禁忌证。

2. 临床路径表单

先天性髋脱位(闭合复位)临床路径表单(住院)

患儿姓名：_____ 性别：_____ 年龄：_____ 门诊号：_____ 住院号：_____

住院日期： 年 月 日 出院日期： 年 月 日 标准住院日：4~6d

时间		入院第 1d （术前阶段）	入院第 2~4d （手术日）
医生工作		□ 询问病史与体格检查 □ 上级医师查房与术前评估，确定诊断 □ 完成术前检查及术前准备，异常者分析处理后复查 □ 完成术前讨论，评估术前检查结果是否符合诊断和手术条件 □ 与患儿监护人共同完成诊疗决策，并签署手术知情同意书 □ 麻醉科医师探望患儿并完成麻醉前书面评估	□ 按手术分级及手术授权完成手术 □ 向监护人交代手术中情况和术后注意事项 □ 出手术室前主刀医师完成手术记录、术后首次病程记录 □ 开具术后医嘱和病理检查单 □ 主刀医师术后 24h 内查房
		长期医嘱： □ 小儿外科常规护理 □ 普通饮食 □ 二级护理 **临时医嘱：** □ 血常规、血型、尿液分析、大便常规＋潜血、凝血功能、肝肾功能、传染性疾病筛查、C 反应蛋白测定 □ 心电图、胸部正位 X 线检查、髋关节 MRI □ 可选项目：髋关节正位、蛙位 X 线检查（如门诊未完成），髋关节 CT □ 术前医嘱：拟送手术室麻醉下行髋脱位闭合性复位术＋关节造影＋髋内收肌腱切断术＋其他石膏管型的应用；术前禁食、备皮；术前补液	**长期医嘱：** □ 小儿外科术后常规护理 □ 术后 6h 普通饮食 □ 二级护理 □ 可选项目：心电监护、血氧饱和度监测、吸氧 **临时医嘱：** □ 术后补液
护士工作		□ 入院护理评估 □ 入院宣教，嘱咐限制剧烈活动，避免受伤 □ 执行各项医嘱，完成术前检查、术前准备 □ 术前宣教 □ 完成术前评估并填写手术患儿交接表 □ 完成护理记录	□ 做好交接工作 □ 完成护理记录 □ 术后宣教
患儿监护人工作		□ 参与诊疗方案决策，完成知情同意 □ 配合完成各项术前检查、术前准备 □ 学习宣教内容 □ 观察患儿变化，必要时告知医护人员	□ 参与完成手术部位标记 □ 陪同患儿至手术室门口 □ 学习宣教内容 □ 观察术后病情变化
病情变异记录		□ 无 □ 有，原因： 1. 2.	□ 无 □ 有，原因： 1. 2.

时间	入院第 3~5d （术后阶段）	入院第 4~6d （出院日）
医生 工作	□ 对患儿情况进行再次评估(生命体征、肢端运动感觉和血运、意识、伤口、疼痛、喂养等)，制订下一步诊疗计划 □ 观察伤口情况和肢端运动感觉和血运，确定有无手术并发症 □ 按照规定完成三级查房并记录；病情变化及时记录并进行必要的复查 □ 指导患儿逐渐恢复饮食，评估患儿恢复情况，评估手术效果确定是否预出院 □ 完成预出院准备(开具预出院医嘱等)	□ 评估患儿情况，是否符合出院标准，确定能否出院 □ 开具出院医嘱和诊断证明 □ 交代出院后注意事项、给予随访指导 □ 预约门诊复诊 □ 完善出院记录、病案首页并归档病历
	长期医嘱： □ 小儿外科常规护理 □ 普通饮食 □ 二级护理 **临时医嘱：** □ 复查髋关节 X 线检查、髋关节 MRI □ 可选项目：按出入量补充液体和电解质；其他特殊医嘱(如退热药物、雾化)、伤口换药 □ 预出院	**临时医嘱：** □ 今日出院
护士 工作	□ 做好交接工作，完成护理记录 □ 执行各种医嘱，观察患儿生命体征、肢端运动感觉和血运、意识、伤口、疼痛情况 □ 术后伤口、发热、心理与生活护理 □ 完成疼痛、营养、跌倒等评估并给予指导 □ 术后健康宣教：石膏护理要点、手术情况、术后注意事项等 □ 观察并调节补液速度，观察药物不良反应 □ 指导并督促患儿术后活动 □ 对患儿监护人进行出院准备指导	□ 出院宣教：复查时间、饮食指导、用药指导、伤口护理等 □ 向患儿监护人提供出院小结、诊断证明书和出院指引，协助患儿监护人办理出院手续
患儿 监护 人工 作	□ 观察患儿生命体征、肢端运动感觉和血运、意识、伤口、疼痛和喂养情况，必要时及时告知医护人员 □ 照顾患儿日常饮食、排便、睡眠，安抚患儿 □ 认真学习出院流程及相关注意事项	□ 认真学习出院宣教内容 □ 办理出院
病情 变异 记录	□ 无　□ 有，原因： 1. 2.	□ 无　□ 有，原因： 1. 2.

注：CT. 计算机断层扫描；MRI. 磁共振成像。

3. 出院标准

(1)一般情况良好，可正常饮食，无发热。

(2)石膏固定牢固，肢端运动感觉血运良好，伤口无裂开、出血、感染等。

(3)复查髋关节正位、蛙位 X 线检查和髋关节 MRI 示髋关节无脱位。

(4)无其他需要住院处理的并发症。

（六）变异及原因分析

1. 术中闭合复位失败，需要改行开放复位。

2. 术后复查骨盆正位 X 线检查提示髋关节再脱位，需再次手术复位。

3. 住院期间患儿可能出现发热、感冒、咳嗽等情况。术前准备时间会延长。

4. 术后肢端血运不佳等情况导致治疗时间延长,增加治疗费用等。

二、临床路径流程图(图 7-4)

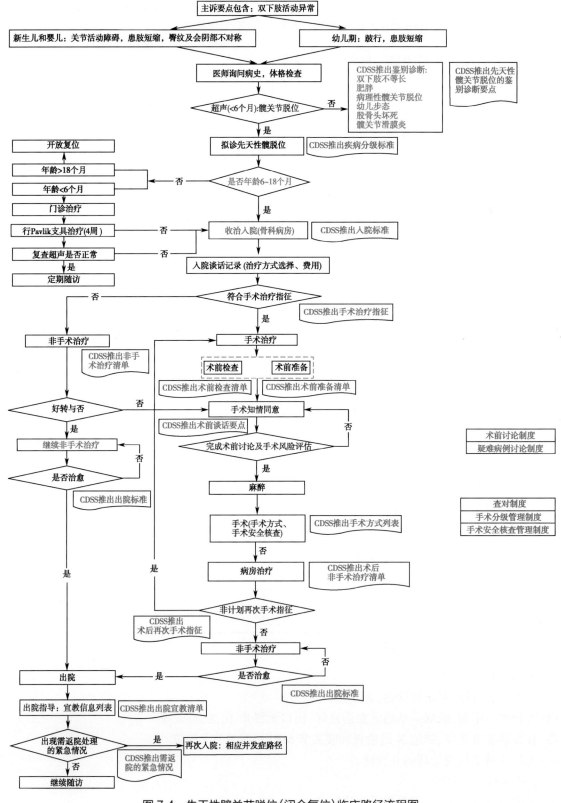

图 7-4　先天性髋关节脱位(闭合复位)临床路径流程图

CDSS.临床决策支持系统。

三、随访指导

门诊治疗系统定期自动发送随访问卷调查表。出院 2 周后门诊随访,复查骨盆蛙位 X 线片;6 周后入院更换石膏。其间定期复查。

四、宣教

宣教时间:出院当天。

宣教内容:

1. 术后常见并发症的处理

(1)术后股骨头坏死:观察,多数可自行恢复,严重病例需手术治疗。

(2)术后再脱位:再次手术复位,必要时切开复位。

(3)皮肤压疮:通常拆除石膏后才能评估情况,如有压疮,根据程度采取消毒换药、清创、甚至植皮。

(4)骨筋膜室综合征:立即拆除石膏,如无改善,必要时切开减压。

2. 定期伤口换药,注意观察肢端血运。

3. 紧急医疗指导 出现以下紧急情况需及时返院或到当地医院治疗:石膏松脱、肢体血运不佳等。

第五节 先天性髋关节脱位(开放复位)临床路径

一、先天性髋关节脱位(开放复位)临床路径标准流程

(一)适用对象

1. 第一诊断为先天性髋脱位,单侧(ICD-10:Q65.000);先天性髋脱位,双侧(ICD-10:Q65.100);先天性髋脱位(ICD-10:Q65.200)。行髋关节脱位切开复位内固定术(ICD-9-CM3:79.8500x001)+骨盆截骨术(ICD-9-CM3:77.2900x001)+股骨截骨术(ICD-9-CM3:77.2500x001)+其他石膏管型的应用(ICD-9-CM3:93.5300)。

2. 年龄在 18 个月以上。

(二)诊断依据

根据《实用小儿骨科学》及《坎贝尔骨科手术学》(第 12 版)进行诊断。

1. **病史** 肢体不等长、步态异常,双侧大腿皮纹、臀纹不对称。

2. **体征** 内收肌紧张、Allis 征阳性(单侧病变),患肢外展试验阳性。

3. **辅助检查** 骨盆正位片提示股骨头向外侧或上方脱出,髋臼指数大。

(三)进入临床路径标准

1. 第一诊断必须符合先天性髋脱位,单侧(ICD-10:Q65.000);先天性髋脱位,双侧(ICD-10:Q65.100);先天性髋脱位(ICD-10:Q65.200)。

2. 年龄在 18 个月以上。

3. 当患儿合并其他疾病,但住院期间不需特殊处理,也不影响第一诊断的临床路径实施时,可进入路径。

（四）门诊流程

先天性髋关节脱位（开放复位）临床路径表单（门诊）

患儿姓名：＿＿＿＿＿＿　性别：＿＿＿＿　年龄：＿＿＿＿＿　门诊号：＿＿＿＿＿＿

诊次	初诊	复诊
医生工作	□ 询问病史和体格检查,完善双髋正位、蛙位X线检查 □ 告知本次检查的目的、费用及出报告时间;告知复诊时间 □ 告知注意事项,如避免感冒、皮疹等影响手术的情况	□ 根据病史、体征、检查检验结果初步诊断:先天性髋关节脱位 □ 告知治疗过程和住院指征,开具住院证和预约住院日期 □ 告知等待住院期间注意事项和病情突变时的处理方法
护士工作	□ 评估、安排就诊顺序,推送信息给医生和患儿监护人 □ 对患儿监护人进行缴费、检查检验、取药、抽血治疗等方面的指引	□ 评估、安排就诊顺序,推送信息给医生和患儿监护人 □ 对患儿监护人进行办理入院手续的指引
患儿监护人工作	□ 预约门诊,准备好病历资料和检验、检查结果 □ 接收指引单,完成就诊、检查 □ 参与诊疗方案决策 □ 享受知情同意权利 □ 接受健康教育	□ 预约门诊,准备好病历资料和检查、检验结果 □ 做好入院准备 □ 参与诊疗方案决策 □ 享受知情同意权利 □ 接受健康教育
病情变异记录	□ 无　□ 有,原因: 1. 2.	□ 无　□ 有,原因: 1. 2.

（五）住院流程

1. 入院标准

（1）明确诊断先天性髋脱位,单侧（ICD-10:Q65.000）;先天性髋脱位,双侧（ICD-10:Q65.100）;先天性髋脱位（ICD-10:Q65.200）,且监护人同意进行手术。

（2）手术指征明确,无明显手术禁忌证。

2. 临床路径表单

先天性髋脱位（开放复位）临床路径表单（住院）

患儿姓名：＿＿＿＿＿＿　性别：＿＿＿＿　年龄：＿＿＿＿＿　门诊号：＿＿＿＿＿＿　住院号：＿＿＿＿＿＿

住院日期：　　年　月　日　出院日期：　　年　月　日　标准住院日:5~7d

时间	入院第1d （术前阶段）	入院第2~4d （手术日）
医生工作	□ 询问病史与体格检查 □ 上级医师查房与术前评估,确定诊断 □ 完成术前检查及术前准备,异常者分析处理后复查 □ 完成术前讨论,评估术前检查结果是否符合诊断和手术条件 □ 与患儿监护人共同完成诊疗决策,并签署手术知情同意书和输血同意书等 □ 麻醉科医师探望患儿并完成麻醉前书面评估	□ 按手术分级及手术授权完成手术 □ 向监护人交代手术中情况和术后注意事项 □ 出手术室前主刀医师完成手术记录、术后首次病程记录 □ 开具术后医嘱和病理检查单 □ 主刀医师术后24h内查房

续表

时间	入院第 1d (术前阶段)	入院第 2~4d (手术日)
医生 工作	**长期医嘱:** □ 小儿外科常规护理 □ 普通饮食 □ 二级护理 **临时医嘱:** □ 血常规、血型、尿液分析、大便常规＋潜血、凝血功能、肝肾功能、传染性疾病筛查、C 反应蛋白测定 □ 心电图、胸部正位 X 线检查、髋关节 MRI □ 可选项目:髋关节正位、蛙位 X 线检查(如门诊未完成) □ 术前医嘱:拟送手术室麻醉下行髋关节脱位切开复位内固定术＋骨盆截骨术＋股骨截骨术＋其他石膏管型的应用;术前禁食、备皮;术前补液;术前备血;术前抗菌药物	**长期医嘱:** □ 小儿外科术后常规护理 □ 术后 6h 普通饮食 □ 心电监护、血氧饱和度监测、吸氧;一级护理 □ 可选:留置引流管,留置尿管 **临时医嘱:** □ 术后补液、止血、抗菌药物 □ 可选项目:输血 □ 可选项目:转 ICU
护士 工作	□ 入院护理评估 □ 入院宣教,嘱咐限制剧烈活动,避免受伤 □ 执行各项医嘱,完成术前检查、术前准备 □ 术前宣教 □ 完成术前评估并填写手术患儿交接表 □ 完成护理记录	□ 做好交接工作 □ 完成护理记录 □ 术后宣教
患儿 监护 人工 作	□ 参与诊疗方案决策,完成知情同意 □ 配合完成各项术前检查、术前准备 □ 学习宣教内容 □ 观察患儿变化,必要时告知医护人员	□ 参与完成手术部位标记 □ 陪同患儿至手术室门口 □ 学习宣教内容 □ 观察术后病情变化
病情 变异 记录	□ 无　□ 有,原因: 1. 2.	□ 无　□ 有,原因: 1. 2.

时间	入院第 3~6d (术后阶段)	入院第 5~7d (出院日)
医生 工作	□ 对患儿情况进行再次评估(生命体征、肢端运动感觉和血运、意识、伤口、疼痛、喂养等),制订下一步诊疗计划 □ 观察伤口情况和肢端运动感觉和血运,观察引流管情况,确定有无手术并发症 □ 按照规定完成三级查房并记录;病情变化及时记录并进行必要的复查 □ 追踪复查血常规、血气分析、电解质分析结果,及时处理危急值 □ 指导患儿逐渐恢复饮食,评估患儿恢复情况,评估手术效果确定是否预出院 □ 完成预出院准备(开具预出院医嘱等)	□ 评估患儿情况,是否符合出院标准,确定能否出院 □ 开具出院医嘱和诊断证明 □ 交代出院后注意事项、给予随访指导 □ 预约门诊复诊 □ 完善出院记录、病案首页并归档病历

续表

时间	入院第 3~6d （术后阶段）	入院第 5~7d （出院日）
医生 工作	**长期医嘱：** □ 小儿外科常规护理 □ 普通饮食 □ 二级护理 **临时医嘱：** □ 复查血常规、血气分析、电解质分析、C 反应蛋白 □ 复查髋关节 X 线检查、髋关节 CT □ 拔除引流管；拔除尿管 □ 可选项目：按出入量补充液体和电解质；其他特殊医嘱（如退热药物、雾化）、伤口换药，输血 □ 预出院	**临时医嘱：** □ 今日出院
护士 工作	□ 做好交接工作，完成护理记录 □ 执行各种医嘱，观察患儿生命体征、肢端运动感觉和血运、意识、伤口、疼痛情况 □ 术后伤口、发热、心理与生活护理 □ 完成疼痛、营养、跌倒等评估并给予指导 □ 术后健康宣教：伤口和石膏护理要点，手术情况，术后注意事项等 □ 观察并调节补液速度，观察药物不良反应 □ 指导并督促患儿术后活动 □ 对患儿监护人进行出院准备指导	□ 出院宣教：复查时间、饮食指导、用药指导、伤口护理等 □ 向患儿监护人提供出院小结、诊断证明书和出院指引，协助患儿监护人办理出院手续
患儿 监护 人工 作	□ 观察患儿生命体征、肢端运动感觉和血运、意识、伤口、疼痛和喂养情况，必要时及时告知医护人员 □ 照顾患儿日常饮食、排便、睡眠，安抚患儿 □ 认真学习出院流程及相关注意事项	□ 认真学习出院宣教内容 □ 办理出院
病情 变异 记录	□ 无 □ 有，原因： 1. 2.	□ 无 □ 有，原因： 1. 2.

注：CT.计算机断层扫描。

3. 出院标准

（1）一般情况良好，可正常饮食，无发热，喂养好。

（2）引流管已拔除，石膏固定牢固，伤口无出血、感染等。肢端运动感觉血运良好。

（3）出院前复查血常规、血气分析、电解质分析、超敏 C 反应蛋白等结果正常。复查 X 线检查、CT 提示股骨头复位情况良好，内固定稳定，未见内固定物断裂或移位。

（4）无其他需要住院处理的并发症。

（六）变异及原因分析

1. 围手术期并发症（伤口感染、再脱位、石膏松脱等）可能造成住院时间的延长和费用的增加。

2. 术后复查骨盆 X 线检查或 CT 提示股骨头复位不佳，可能需要再次手术调整位置。

3. 住院期间患儿可能出现感冒、咳嗽等情况。术前准备时间会延长。

4. 术后肢端血运不佳等情况导致治疗时间延长，增加治疗费用等。

二、临床路径流程图（图 7-5）

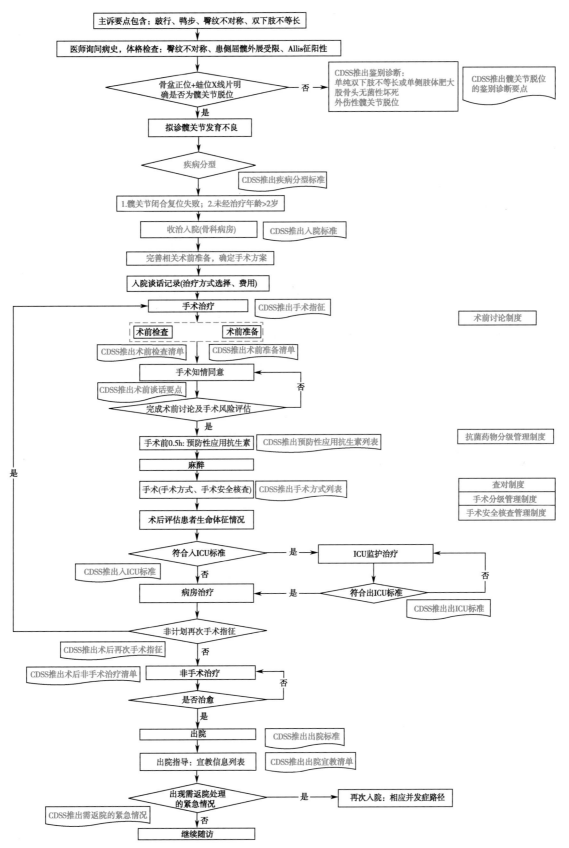

图 7-5　先天性髋关节脱位（开放复位）临床路径流程图

CDSS. 临床决策支持系统；ICU. 重症监护病房。

三、随访指导

门诊治疗系统定期自动发送随访问卷调查表。

1. 2周门诊复查骨盆正位片;术后3个月拆除石膏并再次复查骨盆X线检查,然后佩戴支具;术后半年后可下地行走。

2. 术后需随访时间5年以上,术后1年内每3个月复查1次,然后每半年复查1次。

3. 术后(年龄>2岁半)进行步态分析。

四、宣教

宣教时间:出院当天。

宣教内容:

1. 术后常见并发症及处理

(1)伤口感染:消毒,换药,必要时口服或静脉抗感染治疗。

(2)术后股骨头坏死:观察,延长固定时间,等待股骨头修复,必要时手术改善股骨头包容。

(3)术后再脱位:再次手术复位。

(4)内固定断裂或松动:观察,评估骨愈合情况,必要时提前取出内固定或重新固定。

(5)皮肤压疮:通常拆除石膏后才能评估情况,如有压疮,根据程度采取消毒换药、清创、甚至植皮。

(6)骨筋膜室综合征:立即拆除石膏,如无改善,必要时切开减压。

(7)截骨处不愈合:观察,延长固定时间,必要时再次手术植骨。

2. 紧急医疗指导　　出现以下紧急情况需及时返院或到当地医院治疗:石膏松脱、伤口感染、足趾血运不佳等。

第六节　肱骨髁上骨折临床路径

一、肱骨髁上骨折临床路径标准流程

(一) 适用对象

1. 第一诊断为肱骨髁上骨折(ICD-10:S42.401),行肱骨骨折闭合性复位术伴内固定(ICD-9-CM3:79.1100)+其他石膏管型的应用(ICD-9-CM3:93.5300);或肱骨骨折切开复位内固定术(ICD-9-CM3:79.3101)+其他石膏管型的应用(ICD-9-CM3:93.5300)。

2. Gartland分型Ⅱ型及以上。

(二) 诊断依据

根据《实用小儿骨科学》及《坎贝尔骨科手术学》(第12版)进行诊断。

1. **病史**　　上肢外伤史,伤后肘部肿胀、疼痛、功能障碍。

2. **体征**　　患侧肘部肿胀、畸形,肘关节屈伸受限,局部压痛明显。

3. **辅助检查**　　肘关节正侧位片提示骨折线位于肱骨髁上。

(三) 进入临床路径标准

1. 第一诊断必须符合肱骨髁上骨折(ICD-10:S42.401)。

2. 分型为Gartland Ⅱ型、Ⅲ型。

3. 当患儿合并其他疾病,但住院期间不需特殊处理,也不影响第一诊断的临床路径实施时,可进入路径。

(四)门诊流程

肱骨髁上骨折临床路径表单(门诊)

患儿姓名:＿＿＿＿＿＿＿＿　性别:＿＿＿＿　年龄:＿＿＿＿＿＿　门诊号:＿＿＿＿＿＿＿＿

诊次	初诊	复诊
医生工作	□ 询问病史和体格检查,完善肘关节 X 线检查 □ 告知本次检查的目的、费用及出报告时间;告知复诊方式 □ 告知注意事项,如患肢抬高、制动	□ 根据病史、体征、检查检验结果初步诊断:肱骨髁上骨折 □ 告知治疗过程和住院指征,开具住院证急诊入院 □ 告知等待住院期间注意事项和病情突变时的处理方法
护士工作	□ 评估、安排优先就诊,推送信息给医生和患儿监护人 □ 对患儿监护人进行缴费、检查检验、取药、抽血治疗等方面的指引	□ 评估、安排优先就诊,推送信息给医生和患儿监护人 □ 对患儿监护人进行办理入院手续的指引
患儿监护人工作	□ 急诊就诊,准备好病历资料和检验、检查结果 □ 接收指引单,完成就诊、检查 □ 参与诊疗方案决策 □ 享受知情同意权利 □ 接受健康教育	□ 急诊就诊,准备好病历资料和检查、检验结果 □ 做好入院准备 □ 参与诊疗方案决策 □ 享受知情同意权利 □ 接受健康教育
病情变异记录	□ 无　□ 有,原因: 1. 2.	□ 无　□ 有,原因: 1. 2.

(五)住院流程

1. 入院标准

(1)明确诊断肱骨髁上骨折,且监护人同意进行手术。

(2)分型为 Gartland Ⅱ型、Ⅲ型。

(3)手术指征明确,无明显手术禁忌证。

2. 临床路径表单

肱骨髁上骨折临床路径表单(住院)

患儿姓名:＿＿＿＿＿＿＿＿　性别:＿＿＿＿　年龄:＿＿＿＿＿＿　门诊号:＿＿＿＿＿＿＿＿　住院号:＿＿＿＿＿＿＿＿＿＿

住院日期:　　年　　月　　日　　出院日期:　　年　　月　　日　　标准住院日:3~4d

时间	入院第 1d (术前阶段)	入院第 1~2d (手术日)
医生工作	□ 询问病史与体格检查 □ 上级医师查房与术前评估,确定诊断 □ 完成术前检查及术前准备,异常者分析处理后复查 □ 完成术前讨论,评估术前检查结果是否符合诊断和手术条件 □ 与患儿监护人共同完成诊疗决策,并签署手术知情同意书 □ 麻醉科医师探望患儿并完成麻醉前书面评估	□ 按手术分级及手术授权完成手术 □ 向监护人交代手术中情况和术后注意事项 □ 出手术室前主刀医师完成手术记录、术后首次病程记录 □ 开具术后医嘱和病理检查单 □ 主刀医师术后 24h 内查房

时间	入院第 1d（术前阶段）	入院第 1~2d（手术日）
医生工作	**长期医嘱：** □ 小儿外科常规护理 □ 普通饮食 □ 二级护理 **临时医嘱：** □ 血常规、血型、尿液分析、大便常规＋潜血、凝血功能、肝肾功能、传染性疾病筛查、C 反应蛋白测定 □ 胸部正位 X 线检查 □ 可选项目：心电图、肘关节正侧位 X 线检查(如门诊未完成)，肘关节 CT □ 术前医嘱：拟送手术室麻醉下行肱骨骨折闭合性复位术伴内固定＋其他石膏管型的应用；或肱骨骨折切开复位内固定术＋其他石膏管型的应用；术前禁食、备皮；术前补液；术前抗感染治疗	**长期医嘱：** □ 小儿外科术后常规护理 □ 术后 6h 普通饮食 □ 二级护理 □ 可选项目：心电监护、血氧饱和度监测、吸氧 **临时医嘱：** □ 术后补液；术后抗感染治疗 □ 可选项目：术后止血药物
护士工作	□ 入院护理评估 □ 入院宣教，嘱咐限制剧烈活动，避免受伤 □ 执行各项医嘱，完成术前检查、术前准备 □ 术前宣教 □ 完成术前评估并填写手术患儿交接表 □ 完成护理记录	□ 做好交接工作 □ 完成护理记录 □ 术后宣教
患儿监护人工作	□ 参与诊疗方案决策，完成知情同意 □ 配合完成各项术前检查、术前准备 □ 学习宣教内容 □ 观察患儿变化，必要时告知医护人员	□ 参与完成手术部位标记 □ 陪同患儿至手术室门口 □ 学习宣教内容 □ 观察术后病情变化
病情变异记录	□ 无　□ 有，原因： 1. 2.	□ 无　□ 有，原因： 1. 2.

时间	入院第 2~3d（术后阶段）	入院第 3~4d（出院日）
医生工作	□ 对患儿情况进行再次评估(生命体征、肢端运动感觉和血运、意识、伤口、疼痛、喂养等)，制订下一步诊疗计划 □ 观察伤口情况和肢端运动感觉和血运，确定有无手术并发症 □ 按照规定完成三级查房并记录；病情变化及时记录并进行必要的复查 □ 指导患儿逐渐恢复饮食，评估患儿恢复情况，评估手术效果确定是否预出院 □ 完成预出院准备(开具预出院医嘱等)	□ 评估患儿情况，是否符合出院标准，确定能否出院 □ 开具出院医嘱和诊断证明 □ 交代出院后注意事项，给予随访指导 □ 预约门诊复诊 □ 完善出院记录、病案首页并归档病历

续表

时间	入院第 2~3d （术后阶段）	入院第 3~4d （出院日）
医生 工作	**长期医嘱：** ☐ 小儿外科常规护理 ☐ 普通饮食 ☐ 二级护理 **临时医嘱：** ☐ 复查肘关节正侧位 X 线检查 ☐ 可选项目：按出入量补充液体和电解质；其他特 　殊医嘱（如退热药物、雾化） ☐ 预出院	**临时医嘱：** ☐ 今日出院
护士 工作	☐ 做好交接工作，完成护理记录 ☐ 执行各种医嘱，观察患儿生命体征、肢端运动感 　觉和血运、意识、伤口、疼痛情况 ☐ 术后伤口、发热、心理与生活护理 ☐ 完成疼痛、营养、跌倒等评估并给予指导 ☐ 术后健康宣教：石膏护理要点，手术情况、术后注 　意事项等 ☐ 观察并调节补液速度，观察药物不良反应 ☐ 指导并督促患儿抬高患肢 ☐ 对患儿监护人进行出院准备指导	☐ 出院宣教：复查时间、饮食指导、用药指导、伤口护理等 ☐ 向患儿监护人提供出院小结、诊断证明书和出院指引，协 　助患儿监护人办理出院手续
患儿 监护 人工 作	☐ 观察患儿生命体征、肢端运动感觉和血运、意 　识、伤口、疼痛和喂养情况，必要时及时告知医 　护人员 ☐ 照顾患儿日常饮食、排便、睡眠，安抚患儿 ☐ 认真学习出院流程及相关注意事项	☐ 认真学习出院宣教内容 ☐ 办理出院
病情 变异 记录	☐ 无　☐ 有，原因： 1. 2.	☐ 无　☐ 有，原因： 1. 2.

注：CT. 计算机断层扫描。

3. 出院标准

（1）一般情况良好，可正常饮食，无发热。

（2）石膏固定牢固、肢端运动感觉和血运良好。

（3）出院前复查肘部 X 线检查，骨折端对位对线良好。

（4）无其他需要住院处理的并发症。

（六）变异及原因分析

1. 术前谈话时患儿监护人不愿意接受手术治疗，选择单纯石膏固定可出现路径提前终止。

2. 术中损伤桡神经、尺神经、肱动脉等情况时住院时间会延长。

二、临床路径流程图（图7-6）

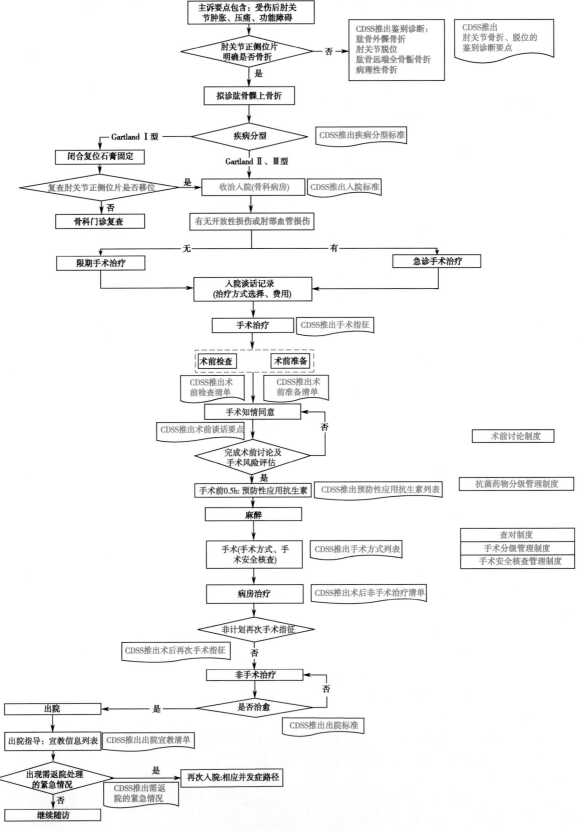

图 7-6　肱骨髁上骨折临床路径流程图

CDSS.临床决策支持系统。

三、随访指导

门诊治疗系统定期自动发送随访问卷调查表。术后 1~2 周门诊复查肘关节正侧位片；3~4 周后拆除石膏,拔除克氏针,并复查肘部 X 线检查。

四、宣教

宣教时间:出院当天。

宣教内容:

1. 术后常见并发症及处理

(1)神经损伤:包括桡神经、尺神经、正中神经损伤:观察,神经营养药物,必要时取出内固定和 / 或切开探查。

(2)肱动脉损伤:观察,如无改善,必要时取出内固定和 / 或切开探查。

(3)骨筋膜室综合征:立即拆除石膏,如无改善,切开减压。

(4)术后肘内翻或肘外翻畸形:术前充分告知,一旦出现,根据患儿及监护人要求,可观察或行肱骨截骨矫形。

(5)术后骨折不愈合或延迟愈合:要时切开清除骨痂,重新复位固定。

(6)克氏针断裂:出断裂的克氏针,必要时重新固定。

(7)皮肤压疮:常拆除石膏后才能评估情况,如有压疮,根据程度采取消毒换药、清创、甚至植皮。

(8)伤口或针道感染:怀疑针道感染,应拆除石膏评估,必要时拔出克氏针,消毒,换药,抗感染治疗。

2. 患儿监护人对患儿进行前臂及手部肌肉的功能锻炼。

3. 紧急医疗指导　出现以下紧急情况时请及时就诊:石膏松脱、患侧手指血运不佳、肘关节正侧位片提示骨折再移位等。

第七节　股骨干骨折临床路径

一、股骨干骨折临床路径标准流程

(一) 适用对象

1. 第一诊断为股骨干骨折(ICD-10:S72.300),行股骨骨折闭合性复位术伴内固定(ICD-9-CM3:79.1500)或股骨骨折切开复位内固定术(ICD-9-CM3:79.3501)。

2. 年龄 >3 岁。

(二) 诊断依据

根据《实用小儿骨科学》及《坎贝尔骨科手术学》(第 12 版)进行诊断。

1. **病史**　下肢外伤史,伤后大腿肿胀、疼痛、活动障碍。

2. **体征**　患肢肿胀、压痛,局部畸形,明显骨摩擦感,患肢活动受限。

3. **辅助检查**　股骨正侧位片提示骨折线位于股骨干。

(三) 进入临床路径标准

1. 第一诊断必须符合股骨干骨折(ICD-10:S72.300)。

2. 年龄 >3 岁,体重 <45kg 患儿,闭合性骨折。

3. 当患儿合并其他疾病,但住院期间不需特殊处理,也不影响第一诊断的临床路径实施时,可进入路径。

（四）门诊流程

股骨干骨折临床路径表单（门诊）

患儿姓名：_____ 性别：_____ 年龄：_____ 门诊号：_____

诊次	初诊	复诊
医生工作	□ 询问病史和体格检查,完善股骨正侧位 X 线检查 □ 告知本次检查的目的、费用及出报告时间;告知复诊方式 □ 告知注意事项,如患肢抬高、制动	□ 根据病史、体征、检查检验结果初步诊断:股骨干骨折 □ 告知治疗过程和住院指征,开具住院证急诊入院 □ 告知等待住院期间注意事项和病情突变时的处理方法
护士工作	□ 评估、安排优先就诊,推送信息给医生和患儿监护人 □ 对患儿监护人进行缴费、检查检验、取药、抽血治疗等方面的指引	□ 评估、安排优先就诊,推送信息给医生和患儿监护人 □ 对患儿监护人进行办理入院手续的指引
患儿监护人工作	□ 急诊就诊,准备好病历资料和检验、检查结果 □ 接收指引单,完成就诊、检查 □ 参与诊疗方案决策 □ 享受知情同意权利 □ 接受健康教育	□ 急诊就诊,准备好病历资料和检查、检验结果 □ 做好入院准备 □ 参与诊疗方案决策 □ 享受知情同意权利 □ 接受健康教育
病情变异记录	□ 无 □ 有,原因: 1. 2.	□ 无 □ 有,原因: 1. 2.

（五）住院流程

1. 入院标准

(1)明确诊断股骨干骨折,且监护人同意进行手术。

(2)年龄 >3 岁,体重 <45kg 患儿,闭合性骨折。

(3)手术指征明确,无明显手术禁忌证。

2. 临床路径表单

股骨干骨折临床路径表单（住院）

患儿姓名：_____ 性别：_____ 年龄：_____ 门诊号：_____ 住院号：_____
住院日期： 年 月 日 出院日期： 年 月 日 标准住院日:3~4d

时间	入院第 1d （术前阶段）	入院第 1~2d （手术日）
医生工作	□ 询问病史与体格检查 □ 上级医师查房与术前评估,确定诊断 □ 完成术前检查及术前准备,异常者分析处理后复查 □ 完成术前讨论,评估术前检查结果是否符合诊断和手术条件 □ 与患儿监护人共同完成诊疗决策,并签署手术知情同意书 □ 麻醉科医师探望患儿并完成麻醉前书面评估	□ 按手术分级及手术授权完成手术 □ 向监护人交代手术中情况和术后注意事项 □ 出手术室前主刀医师完成手术记录、术后首次病程记录 □ 开具术后医嘱和病理检查单 □ 主刀医师术后 24h 内查房
	长期医嘱: □ 小儿外科常规护理 □ 普通饮食 □ 二级护理	**长期医嘱:** □ 小儿外科术后常规护理 □ 术后 6h 普通饮食 □ 二级护理 □ 可选项目:心电监护、血氧饱和度监测、吸氧

时间		入院第 1d （术前阶段）	入院第 1~2d （手术日）
医生 工作		临时医嘱： □ 血常规、血型、尿液分析、大便常规＋潜血、凝血功能、 　肝肾功能、传染性疾病筛查、C 反应蛋白测定 □ 胸部正位 X 线检查 □ 可选项目：心电图、股骨正侧位 X 线检查（如门诊未 　完成）、股骨 CT □ 术前医嘱：拟送手术室麻醉下行股骨骨折闭合性复位 　术伴内固定，或股骨骨折切开复位内固定术；术前禁 　食、备皮；术前补液	临时医嘱： □ 术后补液 □ 可选项目：术后止血药物 □ 可选项目：转 ICU
护士 工作		□ 入院护理评估 □ 入院宣教，嘱咐限制剧烈活动，避免受伤 □ 执行各项医嘱，完成术前检查、术前准备 □ 术前宣教 □ 完成术前评估并填写手术患儿交接表 □ 完成护理记录	□ 做好交接工作 □ 完成护理记录 □ 术后宣教
患儿 监护 人工 作		□ 参与诊疗方案决策，完成知情同意 □ 配合完成各项术前检查、术前准备 □ 学习宣教内容 □ 观察患儿变化，必要时告知医护人员	□ 参与完成手术部位标记 □ 陪同患儿至手术室门口 □ 学习宣教内容 □ 观察术后病情变化
病情 变异 记录		□ 无　　□ 有，原因： 1. 2.	□ 无　　□ 有，原因： 1. 2.

时间		入院第 2~3d （术后阶段）	入院第 3~4d （出院日）
医生 工作		□ 对患儿情况进行再次评估（生命体征、肢端运动感觉和 　血运、意识、伤口、疼痛、喂养等），制订下一步诊疗计划 □ 患肢予支具固定 □ 观察伤口情况和肢端运动感觉和血运，确定有无手术 　并发症 □ 按照规定完成三级查房并记录；病情变化及时记录并 　进行必要的复查 □ 指导患儿逐渐恢复饮食，评估患儿恢复情况，评估手 　术效果确定是否预出院 □ 完成预出院准备（开具预出院医嘱等）	□ 评估患儿情况，是否符合出院标准，确定能否出院 □ 开具出院医嘱和诊断证明 □ 交代出院后注意事项、给予随访指导 □ 预约门诊复诊 □ 完善出院记录、病案首页并归档病历
		长期医嘱： □ 小儿外科常规护理 □ 普通饮食 □ 二级护理 临时医嘱： □ 股骨支具 □ 复查股骨正侧位 X 线检查 □ 可选项目：按出入量补充液体和电解质；其他特殊医 　嘱（如退热药物、雾化） □ 预出院	临时医嘱： □ 今日出院

时间	入院第2~3d （术后阶段）	入院第3~4d （出院日）
护士 工作	□ 做好交接工作,完成护理记录 □ 执行各种医嘱,观察患儿生命体征、肢端运动感觉和血运、意识、伤口、疼痛情况 □ 术后伤口、发热、心理与生活护理 □ 完成疼痛、营养、跌倒等评估并给予指导 □ 术后健康宣教:支具护理要点、手术情况、术后注意事项等 □ 观察并调节补液速度,观察药物不良反应 □ 指导并督促患儿抬高患肢 □ 对患儿监护人进行出院准备指导	□ 出院宣教:复查时间、饮食指导、用药指导、伤口护理等 □ 向患儿监护人提供出院小结、诊断证明书和出院指引,协助患儿监护人办理出院手续
患儿 监护 人工 作	□ 观察患儿生命体征、肢端运动感觉和血运、意识、伤口、疼痛和喂养情况,必要时及时告知医护人员 □ 照顾患儿日常饮食、排便、睡眠,安抚患儿 □ 认真学习出院流程及相关注意事项	□ 认真学习出院宣教内容 □ 办理出院
病情 变异 记录	□ 无 □ 有,原因: 1. 2.	□ 无 □ 有,原因: 1. 2.

注:CT.计算机断层扫描;ICU.重症监护病房。

3. 出院标准

(1)一般情况良好,可正常饮食,无发热。

(2)支具固定牢固、肢端运动感觉和血运良好。

(3)出院前复查股骨正侧位 X 线检查,骨折端对位对线良好。

(4)无其他需要住院处理的并发症。

(六)变异及原因分析

1. 术前谈话后患儿监护人不愿意接受手术治疗,选择单纯石膏固定,可出现路径提前终止。

2. 围手术期并发症可能导致住院时间延长、治疗费用增加。

二、临床路径流程图(图 7-7)

三、随访指导

门诊治疗系统定期自动发送随访问卷调查表。术后 1~2 周、3~4 周门诊复查股骨正侧位片;5~6 周后拆除支具,半年后再次手术拔除髓内钉。

四、宣教

宣教时间:出院当天。

宣教内容:

1. 术后常见并发症及处理

(1)术后内固定断裂、松动:拔出内固定或改用支具固定,如有骨折移位,则必要时再次手术复位固定。

(2)骨折不愈合:观察,如无改善,则再次手术重新固定。

(3)骨折畸形愈合:观察,如自发塑形仍有残留畸形且影响步态,则可再次手术截骨矫形。

(4)伤口感染或骨髓炎:消毒、换药,必要时口服或静脉抗感染治疗,如怀疑骨髓炎,则需手术拔出内固定,清创,股骨开窗引流。

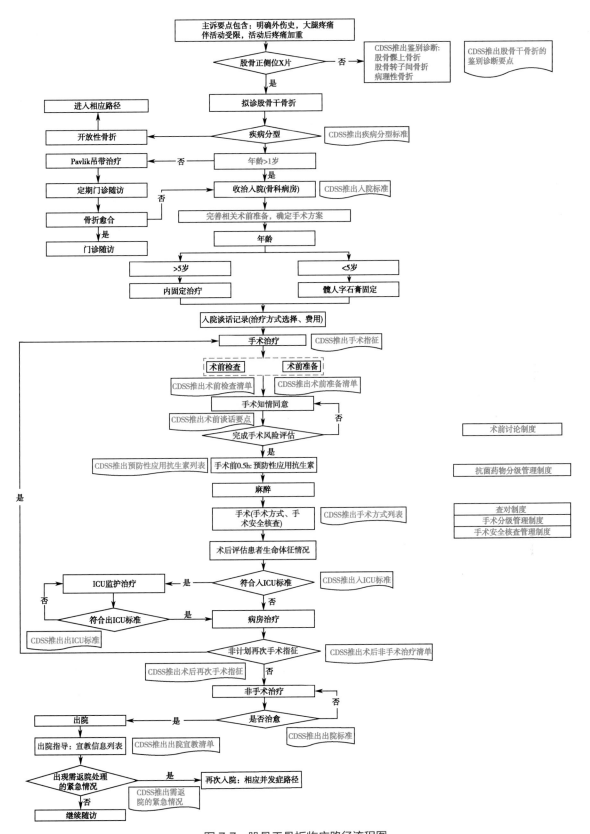

图 7-7　股骨干骨折临床路径流程图

CDSS. 临床决策支持系统；ICU. 重症监护病房。

2. 监护人需学会对患儿进行下肢肌肉的功能锻炼。

3. **紧急医疗指导** 出现以下紧急情况时请及时返院或就近就诊：支具松脱、患侧肢体血运不佳、股骨正侧位片提示骨折再移位等。

第八节　先天性脊柱侧弯畸形临床路径

一、先天性脊柱侧弯畸形临床路径标准流程

（一）适用对象

1. 第一诊断为骨先天性畸形引起的先天性脊柱侧弯（ICD-10：Q76.300），行胸椎／腰椎病损切除术（ICD-9-CM3：77.6900x032/77.6900x039）+ 胸椎／腰椎（椎体间）融合术，后入路（ICD-9-CM3：81.0501/81.0801）+ 椎体脊椎融合装置的置入（ICD-9-CM3：84.5100）+ 同种异体骨植骨术（ICD-9-CM3：78.0000x003）+ 石膏背心固定（ICD-9-CM3：93.5100x001）。

2. 年龄 >18 个月。

（二）诊断依据

根据《实用小儿骨科学》及《坎贝尔骨科手术学》（第 12 版）进行诊断。

1. **病史** 背部弯曲或单侧背部隆起。

2. **体征** 双肩不等高，双侧胸廓发育不对称，脊柱明显弯曲。

3. **辅助检查** 全脊柱正侧位片提示半椎体合并脊柱侧弯畸形。

（三）进入临床路径标准

1. 第一诊断必须符合骨先天性畸形引起的先天性脊柱侧弯（ICD-10：Q76.300）。

2. 年龄 >18 个月。

3. 当患儿合并其他疾病，但住院期间不需特殊处理，也不影响第一诊断的临床路径实施时，可进入路径。

（四）门诊流程

先天性脊柱侧弯临床路径表单（门诊）

患儿姓名：_____　性别：_____　年龄：_____　门诊号：_____

诊次	初诊	复诊
医生工作	□ 询问病史和体格检查，完善全脊柱正侧位（拼接）X 线检查 □ 告知本次检查的目的、费用及出报告时间；告知复诊时间 □ 告知注意事项，如避免感冒、皮疹等影响手术的情况	□ 根据病史、体征、检查检验结果初步诊断：先天性脊柱侧弯 □ 告知治疗过程和住院指征，开具住院证和预约住院日期 □ 告知等待住院期间注意事项和病情突变时的处理方法
护士工作	□ 评估、安排就诊顺序，推送信息给医生和患儿监护人 □ 对患儿监护人进行缴费、检查检验、取药、抽血治疗等方面的指引	□ 评估、安排就诊顺序，推送信息给医生和患儿监护人 □ 对患儿监护人进行办理入院手续的指引
患儿监护人工作	□ 预约门诊，准备好病历资料和检验、检查结果 □ 接收指引单，完成就诊、检查 □ 参与诊疗方案决策 □ 享受知情同意权利 □ 接受健康教育	□ 预约门诊，准备好病历资料和检查、检验结果 □ 做好入院准备 □ 参与诊疗方案决策 □ 享受知情同意权利 □ 接受健康教育
病情变异记录	□ 无　□ 有，原因： 1. 2.	□ 无　□ 有，原因： 1. 2.

（五）住院流程

1. 入院标准

(1)明确诊断骨先天性畸形引起的先天性脊柱侧弯,且监护人同意进行手术。

(2)手术指征明确,无明显手术禁忌证。

2. 临床路径表单

先天性脊柱侧弯临床路径表单(住院)

患儿姓名:_____　性别:_____年龄:_____门诊号:_____住院号:_____

住院日期:　　　年　　月　　日　　出院日期:　　　年　　月　　日　　标准住院日:7~9d

时间	入院第 1d (术前阶段)	入院第 2~4d (手术日)
医生工作	□ 询问病史与体格检查 □ 上级医师查房与术前评估,确定诊断 □ 完成术前检查及术前准备,异常者分析处理后复查 □ 完成术前讨论,评估术前检查结果是否符合诊断和手术条件 □ 与患儿监护人共同完成诊疗决策,并签署手术知情同意书和输血同意书等 □ 麻醉科医师探望患儿并完成麻醉前书面评估 **长期医嘱:** □ 小儿外科常规护理 □ 普通饮食 □ 二级护理 **临时医嘱:** □ 血常规、血型、尿液分析、大便常规 + 潜血、凝血功能、肝肾功能、传染性疾病筛查、C 反应蛋白测定 □ 心电图、胸部正位 X 线检查、脊柱 CT、脊柱 MRI、胃肠、肝胆、泌尿、心脏超声、肺功能 □ 术前医嘱:拟送手术室麻醉下行胸椎 / 腰椎病损切除术 + 胸椎 / 腰椎融合术,后入路 + 椎体脊椎融合装置的置入 + 同种异体骨植入术 + 石膏背心固定;术前禁食、备皮;术前补液;术前备血;术前抗菌药物	□ 按手术分级及手术授权完成手术 □ 向监护人交代手术中情况和术后注意事项 □ 出手术室前主刀医师完成手术记录、术后首次病程记录 □ 开具术后医嘱和病理检查单 □ 主刀医师术后 24h 内查房 **长期医嘱:** □ 小儿外科术后常规护理 □ 术后 6h 普通饮食 □ 心电监护、血氧饱和度监测、吸氧;一级护理 □ 可选:留置引流管,留置尿管 **临时医嘱:** □ 术后补液、止血、抗菌药物 □ 可选项目:输血 □ 可选项目:转 ICU
护士工作	□ 入院护理评估 □ 入院宣教,嘱咐限制剧烈活动,避免受伤 □ 执行各项医嘱,完成术前检查、术前准备 □ 术前宣教 □ 完成术前评估并填写手术患儿交接表 □ 完成护理记录	□ 做好交接工作 □ 完成护理记录 □ 术后宣教
患儿监护人工作	□ 参与诊疗方案决策,完成知情同意 □ 配合完成各项术前检查、术前准备 □ 学习宣教内容 □ 观察患儿变化,必要时告知医护人员	□ 参与完成手术部位标记 □ 陪同患儿至手术室门口 □ 学习宣教内容 □ 观察术后病情变化
病情变异记录	□ 无　□ 有,原因: 1. 2.	□ 无　□ 有,原因: 1. 2.

时间	入院第 3~8d （术后阶段）	入院第 7~9d （出院日）
医生 工作	□ 对患儿情况进行再次评估(生命体征、肢端运动感觉和血运、意识、 　伤口、疼痛、喂养等),制订下一步诊疗计划 □ 观察伤口情况和肢端运动感觉和血运,观察引流管情况,确定有无 　手术并发症 □ 按照规定完成三级查房并记录;病情变化及时记录并进行必要的复查 □ 追踪复查血常规、血气分析、电解质分析结果,及时处理危急值 □ 指导患儿逐渐恢复饮食,评估患儿恢复情况,评估手术效果确定是 　否预出院 □ 完成预出院准备(开具预出院医嘱等) **长期医嘱:** □ 小儿外科常规护理 □ 普通饮食 □ 二级护理 **临时医嘱:** □ 复查血常规、血气分析、电解质分析、C 反应蛋白 □ 复查髋关节 X 线检查、髋关节 CT □ 拔除引流管;拔除尿管 □ 可选项目:按出入量补充液体和电解质;其他特殊医嘱(如退热药 　物、雾化)、伤口换药,输血 □ 预出院	□ 评估患儿情况,是否符合出院标准,确 　定能否出院 □ 开具出院医嘱和诊断证明 □ 交代出院后注意事项,给予随访指导 □ 预约门诊复诊 □ 完善出院记录、病案首页并归档病历 **临时医嘱:** □ 今日出院
护士 工作	□ 做好交接工作,完成护理记录 □ 执行各种医嘱,观察患儿生命体征、肢端运动感觉和血运、意识、伤 　口、疼痛情况 □ 术后伤口、发热、心理与生活护理 □ 完成疼痛、营养、跌倒等评估并给予指导 □ 术后健康宣教:伤口和石膏护理要点,手术情况、术后注意事项等 □ 观察并调节补液速度,观察药物不良反应 □ 指导并督促患儿术后活动 □ 对患儿监护人进行出院准备指导	□ 出院宣教:复查时间、饮食指导、用药指 　导、伤口护理等 □ 向患儿监护人提供出院小结、诊断证明 　书和出院指引,协助患儿监护人办理出 　院手续
患儿 监护 人工 作	□ 观察患儿生命体征、肢端运动感觉和血运、意识、伤口、疼痛和喂养 　情况,必要时及时告知医护人员 □ 照顾患儿日常饮食、排便、睡眠,安抚患儿 □ 认真学习出院流程及相关注意事项	□ 认真学习出院宣教内容 □ 办理出院
病情 变异 记录	□ 无　□ 有,原因: 1. 2.	□ 无　□ 有,原因: 1. 2.

注:CT. 计算机断层扫描;ICU. 重症监护病房;MRI. 磁共振成像。

3. 出院标准

(1)一般情况良好,可正常饮食,无发热,喂养好。

(2)引流管已拔除,石膏固定牢固,伤口无出血、感染等。肢端运动感觉血运良好。

(3)出院前复查血常规、血气分析、电解质分析、C 反应蛋白等结果正常。复查 X 线检查提示内固定稳定,未见内固定物断裂或移位。

(4)无其他需要住院处理的并发症。

(六) 变异及原因分析

1. 存在其他系统的先天畸形,如先天性心脏病不能耐受手术。

2. 术中出现神经损伤等并发症时住院时间会延长,治疗费用相应增加。

二、临床路径流程图(图 7-8)

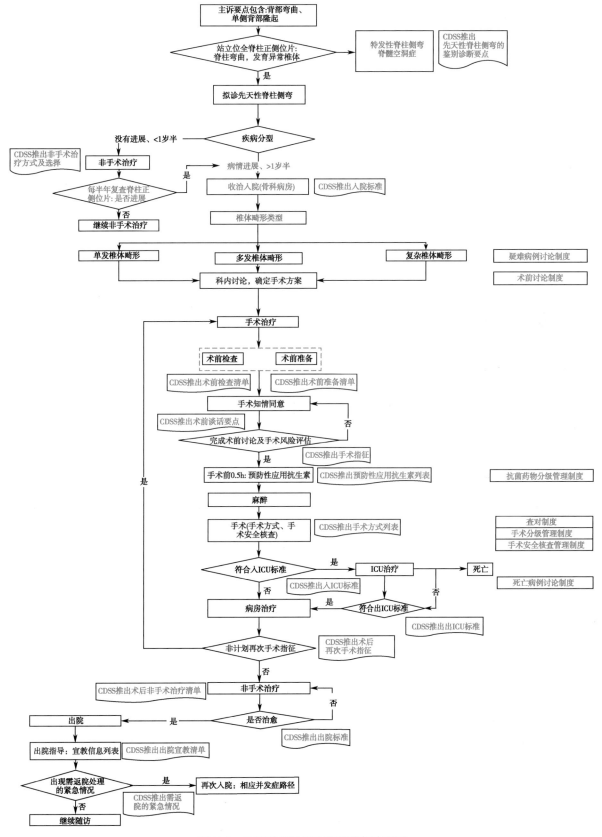

图 7-8 先天性脊柱侧弯临床路径流程图

CDSS.临床决策支持系统;ICU.重症监护病房。

三、随访指导

门诊治疗系统定期自动发送随访问卷调查表。术后 2 周,门诊复查脊柱正侧位片,术后 3 个月拆除石膏。随访 10 年以上。

四、宣教

宣教时间:出院当天。

宣教内容:

1. 术后常见并发症及处理

(1)皮肤压疮:通常拆除石膏后才能评估情况,如有压疮,根据程度采取消毒换药、清创,甚至植皮。

(2)伤口感染:消毒,换药,必要时口服或静脉抗感染治疗。

(3)内固定松动或断裂:观察,评估骨愈合情况,必要时提前取出内固定或重新固定。

(4)脊柱融合不良:观察,延长固定时间,必要时再次手术植骨。

(5)矫形丢失:术前充分告知,术后辅助石膏固定,长期复查。

(6)出血:压迫止血,观察唇色、面色和精神状态,如有唇色、面色苍白,精神萎靡,则需复查血常规,必要时输血、再次手术止血。

(7)脊髓、神经压迫、损伤:观察四肢运动感觉和大小便情况,CT 检查明确压迫位置和程度,必要时手术探查解除压迫。

(8)肺水肿:观察呼吸情况,雾化治疗,如引起肺部感染,需抗感染治疗,如有呼吸困难、窒息等情况,需立即辅助通气治疗。

(9)麻痹性肠梗阻:开塞露通便,少量多餐,少渣少产气饮食,逐步恢复正常饮食,必要时禁食补液治疗。

2. 紧急医疗指导　　出现以下紧急情况需及时返院或到当地医院治疗:伤口感染、石膏松脱、下肢运动感觉障碍等。

第九节　尺骨和桡骨干骨折临床路径

一、尺骨和桡骨干骨折临床路径标准流程

(一)适用对象

1. 第一诊断为尺骨和桡骨干均骨折(ICD-10:S52.400),行桡骨骨折闭合性复位内固定术(ICD-9-CM3:79.1201)+尺骨骨折闭合性复位内固定术(ICD-9-CM3:79.1202);或桡骨和尺骨骨折开放性复位术伴内固定(ICD-9-CM3:79.3200)。

2. 骨折有明显移位。

(二)诊断依据

根据《实用小儿骨科学》及《坎贝尔骨科手术学》(第 12 版)进行诊断。

1. **病史**　　前臂外伤史,伤后前臂肿胀、疼痛、功能障碍。

2. **体征**　　患侧前臂肿胀、畸形,前臂活动受限,局部压痛明显。

3. **辅助检查**　　前臂正侧位片提示骨折线位于尺骨和桡骨干。

(三)进入临床路径标准

1. 第一诊断必须符合尺骨和桡骨干均骨折(ICD-10:S52.400)。

2. 骨折明显移位。

3. 当患儿合并其他疾病,但住院期间不需特殊处理,也不影响第一诊断的临床路径实施时,可进入路径。

（四）门诊流程

尺骨和桡骨干骨折临床路径表单（门诊）

患儿姓名：＿＿＿＿＿＿＿　性别：＿＿＿＿＿　年龄：＿＿＿＿＿＿＿　门诊号：＿＿＿＿＿＿＿

诊次	初诊	复诊
医生工作	□ 询问病史和体格检查，完善前臂 X 线检查 □ 告知本次检查的目的、费用及出报告时间；告知复诊方式 □ 告知注意事项，如患肢抬高、制动	□ 根据病史、体征、检查检验结果初步诊断：尺骨和桡骨干骨折 □ 告知治疗过程和住院指征，开具住院证急诊入院 □ 告知等待住院期间注意事项和病情突变时的处理方法
护士工作	□ 评估、安排优先就诊，推送信息给医生和患儿监护人 □ 对患儿监护人进行缴费、检查检验、取药、抽血治疗等方面的指引	□ 评估、安排优先就诊，推送信息给医生和患儿监护人 □ 对患儿监护人进行办理入院手续的指引
患儿监护人工作	□ 急诊就诊，准备好病历资料和检验、检查结果 □ 接收指引单，完成就诊、检查 □ 参与诊疗方案决策 □ 享受知情同意权利 □ 接受健康教育	□ 急诊就诊，准备好病历资料和检查、检验结果 □ 做好入院准备 □ 参与诊疗方案决策 □ 享受知情同意权利 □ 接受健康教育
病情变异记录	□ 无　□ 有，原因： 1. 2.	□ 无　□ 有，原因： 1. 2.

（五）住院流程

1. 入院标准

(1) 明确诊断尺骨和桡骨干均骨折，且监护人同意进行手术。

(2) 骨折明显移位，或无明显移位骨折石膏固定后再移位者。

(3) 手术指征明确，无明显手术禁忌证。

2. 临床路径表单

尺骨和桡骨干骨折临床路径表单（住院）

患儿姓名：＿＿＿＿＿＿＿　性别：＿＿＿＿＿　年龄：＿＿＿＿＿＿＿　门诊号：＿＿＿＿＿＿＿　住院号：＿＿＿＿＿＿＿

住院日期：　　年　　月　　日　　出院日期：　　年　　月　　日　　标准住院日：3~4d

时间	入院第 1d （术前阶段）	入院第 1~2d （手术日）
医生工作	□ 询问病史与体格检查 □ 上级医师查房与术前评估，确定诊断 □ 完成术前检查及术前准备，异常者分析处理后复查 □ 完成术前讨论，评估术前检查结果是否符合诊断和手术条件 □ 与患儿监护人共同完成诊疗决策，并签署手术知情同意书 □ 麻醉科医师探望患儿并完成麻醉前书面评估	□ 按手术分级及手术授权完成手术 □ 向监护人交代手术中情况和术后注意事项 □ 出手术室前主刀医师完成手术记录、术后首次病程记录 □ 开具术后医嘱和病理检查单 □ 主刀医师术后 24h 内查房
	长期医嘱： □ 小儿外科常规护理 □ 普通饮食 □ 二级护理	**长期医嘱：** □ 小儿外科术后常规护理 □ 术后 6h 普通饮食 □ 二级护理 □ 可选项目：心电监护、血氧饱和度监测、吸氧

时间	入院第 1d （术前阶段）	入院第 1~2d （手术日）
医生 工作	**临时医嘱：** □ 血常规、血型、尿液分析、大便常规＋潜血、凝血功能、肝肾功能、传染性疾病筛查、C 反应蛋白测定 □ 胸部正位 X 线检查 □ 可选项目：心电图、前臂正侧位 X 线检查（如门诊未完成），前臂 CT □ 术前医嘱：拟送手术室麻醉下行桡骨骨折闭合性复位内固定术＋尺骨骨折闭合性复位内固定术；或桡骨和尺骨骨折开放性复位术伴内固定；术前禁食、备皮；术前补液、术前抗感染治疗	**临时医嘱：** □ 术后补液；术后抗感染治疗 □ 可选项目：术后止血药物
护士 工作	□ 入院护理评估 □ 入院宣教，嘱咐限制剧烈活动，避免受伤 □ 执行各项医嘱，完成术前检查、术前准备 □ 术前宣教 □ 完成术前评估并填写手术患儿交接表 □ 完成护理记录	□ 做好交接工作 □ 完成护理记录 □ 术后宣教
患儿 监护 人工 作	□ 参与诊疗方案决策，完成知情同意 □ 配合完成各项术前检查、术前准备 □ 学习宣教内容 □ 观察患儿变化，必要时告知医护人员	□ 参与完成手术部位标记 □ 陪同患儿至手术室门口 □ 学习宣教内容 □ 观察术后病情变化
病情 变异 记录	□ 无　□ 有，原因： 1. 2.	□ 无　□ 有，原因： 1. 2.

时间	入院第 2~3d （术后阶段）	入院第 3~4d （出院日）
医生 工作	□ 对患儿情况进行再次评估（生命体征、肢端运动感觉和血运、意识、伤口、疼痛、喂养等），制订下一步诊疗计划 □ 观察伤口情况和肢端运动感觉和血运，确定有无手术并发症 □ 按照规定完成三级查房并记录；病情变化及时记录并进行必要的复查 □ 指导患儿逐渐恢复饮食，评估患儿恢复情况，评估手术效果确定是否预出院 □ 完成预出院准备（开具预出院医嘱等） **长期医嘱：** □ 小儿外科常规护理 □ 普通饮食 □ 二级护理 **临时医嘱：** □ 复查前臂正侧位 X 线检查 □ 可选项目：按出入量补充液体和电解质；其他特殊医嘱（如退热药物、雾化） □ 预出院	□ 评估患儿情况，是否符合出院标准，确定能否出院 □ 开具出院医嘱和诊断证明 □ 交代出院后注意事项、给予随访指导 □ 预约门诊复诊 □ 完善出院记录、病案首页并归档病历 **临时医嘱：** □ 今日出院

续表

时间		入院第 2~3d （术后阶段）	入院第 3~4d （出院日）
护士 工作		□ 做好交接工作,完成护理记录 □ 执行各种医嘱,观察患儿生命体征、肢端运动感觉和 血运、意识、伤口、疼痛情况 □ 术后伤口、发热、心理与生活护理 □ 完成疼痛、营养、跌倒等评估并给予指导 □ 术后健康宣教:骨折护理要点、手术情况、术后注意事 项等 □ 观察并调节补液速度,观察药物不良反应 □ 指导并督促患儿抬高患肢 □ 对患儿监护人进行出院准备指导	□ 出院宣教:复查时间、饮食指导、用药指导、伤口护 理等 □ 向患儿监护人提供出院小结、诊断证明书和出院指 引,协助患儿监护人办理出院手续
患儿 监护 人工 作		□ 观察患儿生命体征、肢端运动感觉和血运、意识、伤 口、疼痛和喂养情况,必要时及时告知医护人员 □ 照顾患儿日常饮食、排便、睡眠,安抚患儿 □ 认真学习出院流程及相关注意事项	□ 认真学习出院宣教内容 □ 办理出院
病情 变异 记录		□ 无　□ 有,原因: 1. 2.	□ 无　□ 有,原因: 1. 2.

注:CT.计算机断层扫描。

3. 出院标准

(1)一般情况良好,可正常饮食,无发热。

(2)伤口对合好,无裂开、出血、感染等,石膏固定牢固、肢端运动感觉和血运良好。

(3)出院前复查 X 线检查,骨折端对位对线良好。

(4)无其他需要住院处理的并发症。

（六）变异及原因分析

1. 术前谈话时患儿监护人不愿意接受手术治疗,选择单纯石膏固定,可出现路径提前终止。

2. 术中损伤桡神经、尺神经、桡动脉等情况时住院时间可能会延长,治疗费用相应增加。

二、临床路径流程图（图 7-9）

三、随访指导

门诊治疗系统定期自动发送随访问卷调查表。术后 1~2 周、3~4 周、2 个月、3 个月门诊复查前臂正侧位片;3~6 个月后拔除弹性髓内钉,并复查前臂 X 线检查。

四、宣教

宣教时间:出院当天。

宣教内容:

1. 术后常见并发症及处理

(1)神经损伤,包括桡神经、尺神经、正中神经损伤:观察,神经营养药物,必要时取出内固定和/或切开探查。

(2)桡动脉损伤:观察,如无改善,必要时取出内固定和/或切开探查。

(3)骨筋膜室综合征:确诊或高度怀疑时,切开减压。

(4)术后肢体畸形:术前充分告知,一旦出现,根据患儿及监护人要求,可观察或行尺骨和/或桡骨截骨矫形。

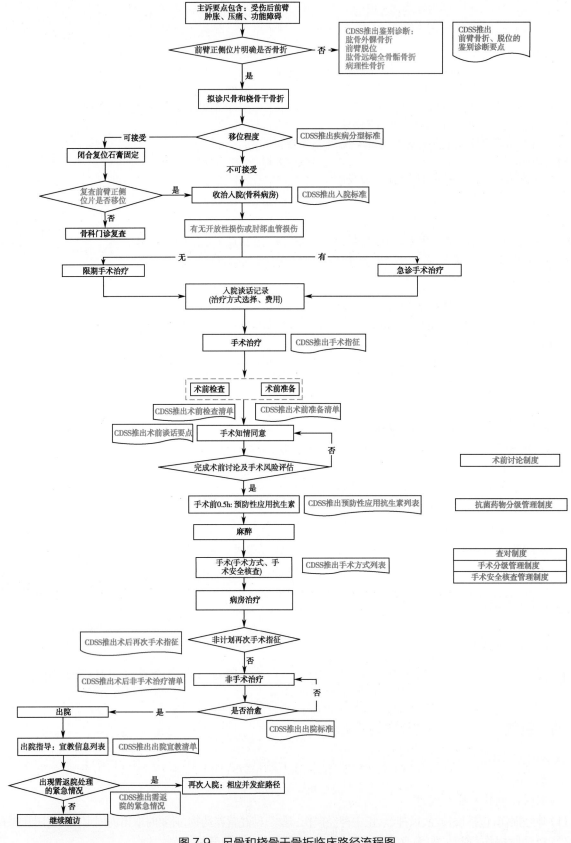

图 7-9　尺骨和桡骨干骨折临床路径流程图

CDSS.临床决策支持系统。

(5) 术后骨折不愈合或延迟愈合：必要时切开清除骨痂,重新复位固定。

(6) 术后弹性髓内钉断裂：拔出断裂的弹性髓内钉,必要时重新固定。

(7) 伤口或内固定感染：必要时拔出弹性髓内钉,消毒,换药,抗感染治疗。

2. 教会患儿及监护人进行前臂及手部肌肉的功能锻炼。

3. 出现以下情况时请及时就诊　患侧手指血运不佳、前臂正侧位片提示骨折再移位等。

第十节　肱骨外髁骨折临床路径

一、肱骨外髁骨折临床路径标准流程

(一) 适用对象

1. 第一诊断为肱骨外髁骨折(ICD-10:S42.402),行肱骨骨折闭合性复位术伴内固定(ICD-9-CM3:79.1100) + 关节造影(ICD-9-CM3:88.3200x001) + 其他石膏管型的应用(ICD-9-CM3:93.5300);或肱骨骨折切开复位内固定术(ICD-9-CM3:79.3101) + 其他石膏管型的应用(ICD-9-CM3:93.5300)。

2. 骨折端存在移位。

(二) 诊断依据

根据《实用小儿骨科学》及《坎贝尔骨科手术学》(第12版)进行诊断。

1. **病史**　上肢外伤史,伤后肘部肿胀、疼痛、功能障碍。

2. **体征**　患侧肘部肿胀、畸形,肘关节屈伸受限,局部压痛明显。

3. **辅助检查**　肘关节正侧位片提示骨折线位于肱骨外髁。

(三) 进入临床路径标准

1. 第一诊断必须符合肱骨外髁骨折(ICD-10:S42.402)。

2. 骨折端移位。

3. 当患儿合并其他疾病,但住院期间不需特殊处理,也不影响第一诊断的临床路径实施时,可进入路径。

(四) 门诊流程

肱骨外髁骨折临床路径表单(门诊)

患儿姓名：_____ 性别：_____ 年龄：_____ 门诊号：_____

诊次	初诊	复诊
医生工作	□ 询问病史和体格检查,完善肘关节 X 线检查 □ 告知本次检查的目的、费用及出报告时间;告知复诊方式 □ 告知注意事项,如患肢抬高、制动	□ 根据病史、体征、检查检验结果初步诊断:肱骨外髁骨折 □ 告知治疗过程和住院指征,开具住院证急诊入院 □ 告知等待住院期间注意事项和病情突变时的处理方法
护士工作	□ 评估、安排优先就诊,推送信息给医生和患儿监护人 □ 对患儿监护人进行缴费、检查检验、取药、抽血治疗等方面的指引	□ 评估、安排优先就诊,推送信息给医生和患儿监护人 □ 对患儿监护人进行办理入院手续的指引
患儿监护人工作	□ 急诊就诊,准备好病历资料和检验、检查结果 □ 接收指引单,完成就诊、检查 □ 参与诊疗方案决策 □ 享受知情同意权利 □ 接受健康教育	□ 急诊就诊,准备好病历资料和检查、检验结果 □ 做好入院准备 □ 参与诊疗方案决策 □ 享受知情同意权利 □ 接受健康教育
病情变异记录	□ 无　□ 有,原因: 1. 2.	□ 无　□ 有,原因: 1. 2.

（五）住院流程

1. 入院标准

(1)明确诊断肱骨外髁骨折,且监护人同意进行手术。

(2)骨折端移位,或无移位的骨折石膏固定后再移位者。

(3)手术指征明确,无明显手术禁忌证。

2. 临床路径表单

肱骨外髁骨折临床路径表单(住院)

患儿姓名:＿＿＿＿＿＿ 性别:＿＿＿ 年龄:＿＿＿ 门诊号:＿＿＿＿＿ 住院号:＿＿＿＿＿＿

住院日期: 年 月 日 出院日期: 年 月 日 标准住院日:3~4d

时间	入院第 1d（术前阶段）	入院第 1~2d（手术日）
医生工作	□ 询问病史与体格检查 □ 上级医师查房与术前评估,确定诊断 □ 完成术前检查及术前准备,异常者分析处理后复查 □ 完成术前讨论,评估术前检查结果是否符合诊断和手术条件 □ 与患儿监护人共同完成诊疗决策,并签署手术知情同意书 □ 麻醉科医师探望患儿并完成麻醉前书面评估 长期医嘱: □ 小儿外科常规护理 □ 普通饮食 □ 二级护理 临时医嘱: □ 血常规、血型、尿液分析、大便常规＋潜血、凝血功能、肝肾功能、传染性疾病筛查、C 反应蛋白测定 □ 胸部正位 X 线检查 □ 可选项目:心电图、肘关节正侧位 X 线检查(如门诊未完成)、肘关节 CT □ 术前医嘱:拟送手术室麻醉下行肱骨骨折闭合性复位术伴内固定＋关节造影＋其他石膏管型的应用;或肱骨骨折切开复位内固定术＋其他石膏管型的应用;术前禁食、备皮;术前补液;术前抗感染治疗	□ 按手术分级及手术授权完成手术 □ 向监护人交代手术中情况和术后注意事项 □ 出手术室前主刀医师完成手术记录、术后首次病程记录 □ 开具术后医嘱和病理检查单 □ 主刀医师术后 24h 内查房 长期医嘱: □ 小儿外科术后常规护理 □ 术后 6h 普通饮食 □ 二级护理 □ 可选项目:心电监护、血氧饱和度监测、吸氧;留置引流管 临时医嘱: □ 术后补液;术后抗感染治疗 □ 可选项目:术后止血药物
护士工作	□ 入院护理评估 □ 入院宣教,嘱咐限制剧烈活动,避免受伤 □ 执行各项医嘱,完成术前检查、术前准备 □ 术前宣教 □ 完成术前评估并填写手术患儿交接表 □ 完成护理记录	□ 做好交接工作 □ 完成护理记录 □ 术后宣教
患儿监护人工作	□ 参与诊疗方案决策,完成知情同意 □ 配合完成各项术前检查、术前准备 □ 学习宣教内容 □ 观察患儿变化,必要时告知医护人员	□ 参与完成手术部位标记 □ 陪同患儿至手术室门口 □ 学习宣教内容 □ 观察术后病情变化
病情变异记录	□ 无 □ 有,原因: 1. 2.	□ 无 □ 有,原因: 1. 2.

时间	入院第 2~3d (术后阶段)	入院第 3~4d (出院日)
医生 工作	□ 对患儿情况进行再次评估(生命体征、肢端运动感觉和 　血运、意识、伤口、疼痛、喂养等),制订下一步诊疗计划 □ 观察伤口和引流情况和肢端运动感觉和血运,确定有 　无手术并发症 □ 按照规定完成三级查房并记录;病情变化及时记录并 　进行必要的复查 □ 指导患儿逐渐恢复饮食,评估患儿恢复情况,评估手 　术效果确定是否预出院 □ 完成预出院准备(开具预出院医嘱等)	□ 评估患儿情况,是否符合出院标准,确定能否出院 □ 开具出院医嘱和诊断证明 □ 交代出院后注意事项、给予随访指导 □ 预约门诊复诊 □ 完善出院记录、病案首页并归档病历
医生 工作	**长期医嘱:** □ 小儿外科常规护理 □ 普通饮食 □ 二级护理 **临时医嘱:** □ 复查肘关节正侧位 X 线检查 □ 可选项目:按出入量补充液体和电解质;其他特殊医 　嘱(如退热药物、雾化),拔除引流管 □ 预出院	**临时医嘱:** □ 今日出院
护士 工作	□ 做好交接工作,完成护理记录 □ 执行各种医嘱,观察患儿生命体征、肢端运动感觉和 　血运、意识、伤口、疼痛情况,观察引流管情况 □ 术后伤口、发热、心理与生活护理 □ 完成疼痛、营养、跌倒等评估并给予指导 □ 术后健康宣教:引流管和石膏护理要点,手术情况、术 　后注意事项等 □ 观察并调节补液速度,观察药物不良反应 □ 指导并督促患儿抬高患肢 □ 对患儿监护人进行出院准备指导	□ 出院宣教:复查时间、饮食指导、用药指导、伤口护理等 □ 向患儿监护人提供出院小结、诊断证明书和出院指 　引,协助患儿监护人办理出院手续
患儿 监护 人工 作	□ 观察患儿生命体征、肢端运动感觉和血运、意识、伤 　口、疼痛和喂养情况,必要时及时告知医护人员 □ 照顾患儿日常饮食、排便、睡眠,安抚患儿 □ 认真学习出院流程及相关注意事项	□ 认真学习出院宣教内容 □ 办理出院
病情 变异 记录	□ 无　□ 有,原因: 1. 2.	□ 无　□ 有,原因: 1. 2.

注:CT. 计算机断层扫描。

3. 出院标准

(1)一般情况良好,可正常饮食,无发热。

(2)伤口愈合良好,无出血、感染等。

(3)开放复位:拔除引流管、石膏固定牢固。

(4)出院前复查 X 线检查,骨折端对位对线良好。

(5)无其他需要住院处理的并发症。

(六) 变异及原因分析

1. 术前谈话时患儿监护人不愿意接受手术治疗,选择单纯石膏固定,可出现路径提前终止。

2. 术中损伤桡神经、尺神经、肱动脉等情况时住院时间会延长。

二、临床路径流程图(图7-10)

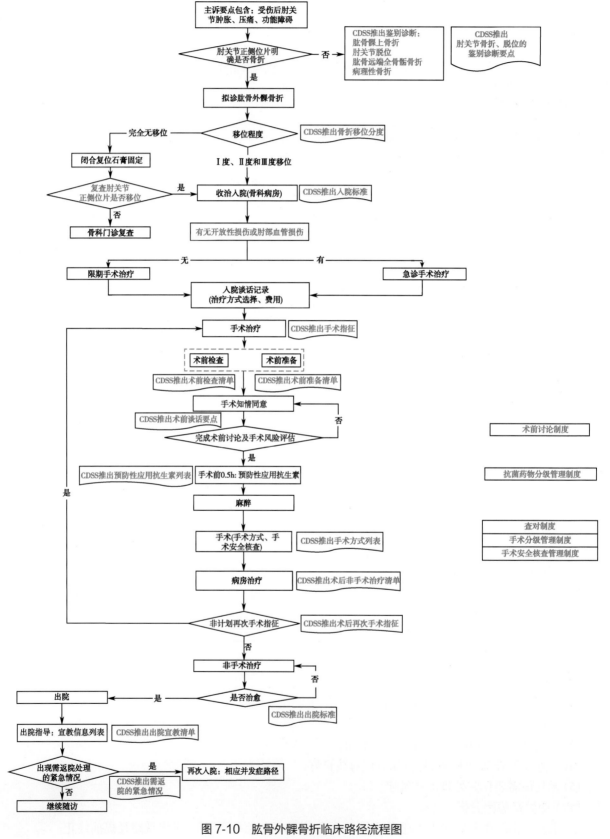

图7-10 肱骨外髁骨折临床路径流程图

CDSS.临床决策支持系统。

三、随访指导

门诊治疗系统定期自动发送随访问卷调查表。术后 1~2 周、3~4 周门诊复查肘关节正侧位片;5~6 周后拆除石膏(如为闭合复位或切开复位但针尾留于体外,则同时拔除克氏针,若为开放复位且针尾留于体内,则术后 3 个月左右手术拔出克氏针),并复查肘部 X 线检查。

四、宣教

宣教时间:出院当天。

宣教内容:

1. 术后常见并发症及处理

(1)神经损伤,包括桡神经、尺神经、正中神经损伤:观察,神经营养药物,必要时取出内固定和 / 或切开探查。

(2)肱动脉损伤:观察,如无改善,则必要时取出内固定和 / 或切开探查。

(3)骨筋膜室综合征:立即拆除石膏,如无改善,则切开减压。

(4)术后肘内翻或肘外翻畸形:术前充分告知,一旦出现,根据患儿及监护人要求,可观察或行肱骨截骨矫形。

(5)术后骨折不愈合或延迟愈合:必要时切开重新复位固定。

(6)术后克氏针断裂:拔出断裂的克氏针,必要时重新固定。

(7)皮肤压疮:通常拆除石膏后才能评估情况,如有压疮,则根据程度采取消毒换药、清创,甚至植皮。

(8)伤口或针道感染:若怀疑针道感染,应拆除石膏评估,必要时拔出克氏针,消毒,换药,必要时口服或静脉抗感染治疗。

2. 教会患儿及监护人进行前臂及手部肌肉的功能锻炼。

3. 紧急医疗指导　出现以下情况时请及时就诊:石膏松脱、患侧手指血运不佳、肘关节正侧位片提示骨折再移位等。

第八章

血管、淋巴管与肿瘤疾病

第一节 Parks-Weber 综合征介入治疗临床路径

一、Parks-Weber 综合征介入治疗临床路径标准流程

（一）适用对象

第一诊断为 Parks-Weber 综合征（ICD-10：Q27.900），行经导管上肢血管栓塞术（ICD-9-CM3：39.7907）或经导管下肢血管栓塞术（ICD-9-CM3：39.7905）。

（二）诊断依据

根据《儿科介入放射学》进行诊断。

1. **病史** 发现患侧肢体增粗、增长。

2. **体征** 患侧肢体增粗、增长，多伴有皮肤表面片状、地图状红斑，患侧肢体皮温增高。合并动静脉瘘者可触及血管震颤，听诊血管杂音。

3. **辅助检查** CT、MRI、动脉造影等在内的影像学检查可明确诊断和评估软组织受累的程度和严重度。MRI 检查可发现皮下脂肪和肌肉的肥大，其表现肥大组织的异常信号，MRA 和 MRV 表现为显著的动脉和静脉的扩张，导管造影表现为不连续的动静脉分流。

（三）进入临床路径标准

1. 第一诊断必须符合 Parks-Weber 综合征（ICD-10：Q27.900）。

2. 当患儿同时具有其他疾病诊断，但在住院期间不需要特殊处理也不影响第一诊断的临床路径流程实施时，可进入路径。

（四）门诊流程

Parks-Weber 综合征临床路径表单（门诊）

患儿姓名：_____ 性别：_____ 年龄：_____ 门诊号：_____

诊次	初诊	复诊
医生工作	□ 询问病史和体格检查，完善相关检查，如超声、CT、MRI 等 □ 告知本次检查的目的、费用及出报告时间；告知复诊时间 □ 告知注意事项，如避免摔倒、避免碰撞患肢及剧烈运动等	□ 根据病史、体征、检查检验结果初步诊断：Parks-Weber 综合征 □ 告知治疗过程和住院指征，开具住院证和预约住院日期 □ 告知等待住院期间注意事项和病情突变时的处理方法

诊次	初诊	复诊
护士工作	□ 评估、安排就诊顺序,推送信息给医生和患儿监护人 □ 对患儿监护人进行缴费、检查检验、取药、抽血治疗等方面的指引	□ 评估、安排就诊顺序,推送信息给医生和患儿监护人 □ 对患儿监护人进行办理入院手续的指引
患儿监护人工作	□ 预约门诊,准备好病历资料和检验、检查结果 □ 接收指引单,完成就诊、检查 □ 参与诊疗方案决策 □ 享受知情同意权利 □ 接受健康教育	□ 预约门诊,准备好病历资料和检查、检验结果(超声、CT、MRI等) □ 做好入院准备 □ 参与诊疗方案决策 □ 享受知情同意权利 □ 接受健康教育
病情变异记录	□ 无　□ 有,原因: 1. 2.	□ 无　□ 有,原因: 1. 2.

注:CT.计算机断层扫描;MRI.磁共振成像。

(五) 住院流程

1. 入院标准

(1)明确诊断 Parks-Weber 综合征,且监护人同意进行手术。

(2)手术指征明确,无明显手术禁忌证。

2. 临床路径表单

Parks-Weber 综合征临床路径表单(住院)

患儿姓名:＿＿＿＿＿＿性别:＿＿＿＿年龄:＿＿＿＿＿门诊号:＿＿＿＿＿＿＿住院号:＿＿＿＿＿＿

住院日期:　　年　　月　　日　　出院日期:　　年　　月　　日　　标准住院日:3~5d

时间	入院第 1~2d (术前阶段)	入院第 2~3d (手术日)
医生工作	□ 询问病史与体格检查 □ 上级医师查房与术前评估,确定诊断 □ 完成术前检查及术前准备,异常者分析处理后复查 □ 完成术前讨论,评估术前检查结果是否符合诊断和手术条件 □ 与患儿监护人共同完成诊疗决策,并签署手术、输血等知情同意书 □ 麻醉科医师探望患儿并完成麻醉前书面评估 **长期医嘱:** □ 介入科常规护理 □ 普通饮食 □ 二级护理(可选)或一级护理(可选) **临时医嘱:** □ 血常规、血型、尿液分析、大便常规、凝血功能、肝肾功能、感染性疾病筛查 □ 心电图、胸部 X 线(正位)检查 □ 可选项目:超声、四肢 CT 或 MRI 平扫＋增强 □ 术前医嘱:拟送介入室麻醉下行上肢动脉腔内栓塞术或下肢动脉腔内栓塞术;术前禁食、备皮;手术中用药;术前补液;备血、配血(可选)	□ 按手术分级及手术授权完成手术 □ 向监护人交代手术中情况和术后注意事项 □ 出手术室前主刀医师完成手术记录、术后首次病程记录(特殊情况下由第一助手完成) □ 开具术后医嘱 □ 主刀医师术后 24h 内查房 **长期医嘱:** □ 按全麻下介入术后常规护理 □ 流质饮食 □ 二级护理(可选)或一级护理(可选) □ 可选项目:心电监护、血氧饱和度监测、吸氧 **临时医嘱:** □ 术后补液 □ 术侧肢体制动 6h □ 注意术侧穿刺点有无渗血、血肿 □ 注意术侧足背动脉搏动 □ 心电监护、血压监测 12h

续表

时间	入院第1~2d（术前阶段）	入院第2~3d（手术日）
护士工作	□ 入院护理评估 □ 入院宣教,嘱咐限制剧烈活动,避免摔倒及碰撞患肢 □ 执行各项医嘱,完成术前检查、术前准备 □ 术前宣教 □ 完成术前评估并填写手术患儿交接表 □ 完成护理记录	□ 做好交接工作 □ 完成护理记录 □ 观察患儿生命体征、测体温禁用肛表 □ 观察伤口情况 □ 完成疼痛评估并给予指导:疼痛评分≥3分通知医生 □ 跌倒评估及护理 □ 术后发热的护理 □ 心理护理 □ 对患儿监护人宣教:药物、穿刺点护理要点,手术情况及术后注意事项 □ 观察补液速度,保证补液均衡输入 □ 药物不良反应观察
患儿监护人工作	□ 参与诊疗方案决策,完成知情同意 □ 配合完成各项术前检查、术前准备 □ 学习宣教内容 □ 配合限制患儿剧烈活动,避免摔倒及碰撞患肢 □ 观察患儿变化,必要时告知医护人员	□ 参与完成手术部位标记 □ 陪同患儿至手术室门口 □ 手术结束后护送患儿去复苏室 □ 整理好普通病房床单位内个人物品
病情变异记录	□ 无　□ 有,原因: 1. 2.	□ 无　□ 有,原因: 1. 2.

时间	入院第3~4d（术后阶段）	入院第4~5d（出院日）
医生工作	□ 对患儿情况进行再次评估(肢体活动、疼痛等),制订下一步诊疗计划 □ 观察患儿肢体等情况进行评估,确定有无手术并发症 □ 按照规定完成三级查房并记录;病情变化及时记录并进行必要的复查 □ 指导患儿逐渐恢复饮食,评估患儿恢复情况,评估手术效果确定是否预出院 □ 完成预出院准备(开具预出院医嘱等)	□ 评估患儿情况,是否符合出院标准,确定能否出院 □ 开具出院医嘱和诊断证明 □ 交代出院后注意事项、给予随访指导 □ 预约门诊复诊 □ 完善出院记录、病案首页并归档病历
医生工作	**长期医嘱:** □ 按全麻下介入术后常规护理 □ 二级护理(可选)或一级护理(可选) □ 可选项目:心电监护、血氧饱和度监测、吸氧 **临时医嘱:** □ 可选项目:血常规、C反应蛋白、血气分析、电解质分析 □ 预出院及出院带药	**临时医嘱:** □ 今日出院
护士工作	□ 做好交接工作,完成护理记录 □ 执行各种医嘱,观察患儿生命体征、专科体征及穿刺点情况 □ 术后穿刺点、心理与生活护理 □ 完成疼痛、营养、跌倒等评估并给予指导 □ 术后健康宣教:药物、穿刺点护理要点,手术情况、术后注意事项及监护仪使用等 □ 观察并调节补液速度,观察药物不良反应 □ 指导并督促患儿术后活动 □ 对患儿监护人进行出院准备指导	□ 出院宣教:复查时间、饮食指导、用药指导、穿刺点护理等 □ 向患儿监护人提供出院小结、诊断证明书和出院指引,协助患儿监护人办理出院手续

时间	入院第 3~4d (术后阶段)	入院第 4~5d (出院日)
患儿监护人工作	□ 参与诊疗方案决策,完成知情同意 □ 观察患儿生命体征、穿刺点及肢体情况,必要时及时告知医护人员 □ 照顾患儿日常饮食、排便、睡眠,安抚患儿 □ 认真学习出院流程及相关注意事项	□ 认真学习出院宣教内容 □ 办理出院
病情变异记录	□ 无 □ 有,原因: 1. 2.	□ 无 □ 有,原因: 1. 2.

注:CT. 计算机断层扫描;MRI. 磁共振成像。

3. 出院标准

(1)患儿一般情况良好,恢复普通饮食。

(2)病灶无显著肿胀,局部皮肤无破溃,体温正常。

(3)穿刺点愈合良好。

(4)无其他需要住院处理的并发症。

(六) 变异及原因分析

1. 因实验室检查结果异常需要复查,导致术前住院时间延长或费用超出参考费用标准。

2. 其他意外情况需进一步明确诊断,导致术前住院时间延长或费用超出参考费用标准。

3. 围手术期出现麻醉禁忌证(如急性上呼吸道感染等),转入相应临床路径,退出本路径,待治愈后再次进入本路径。

4. 术后出现发热及出血等并发症需要治疗和住院观察,导致住院时间延长或费用超出参考费用标准。

二、临床路径流程图(图 8-1)

三、随访指导

出院 1 周自动发送随访问卷调查表。术后 1 个月回院复诊,定期观察患儿症状、体征缓解情况。

四、宣教

宣教时间:出院当天。

宣教内容:

1. **生活宣教** 平衡饮食,荤素搭配,保证蛋白质及维生素的供应,注意补充新鲜蔬菜和水果,忌暴饮暴食;注意休息,劳逸结合;少去公共场所,避免交叉感染。

2. **手术穿刺处伤口护理** 术后 3d 内避免盆浴,可淋浴,预防感染,术后 1 周勿剧烈活动。

3. **体温** 患儿术后 3d 内如有低热(腋温 37.5~38.5℃)为术后正常反应,可采取擦身、适量多饮水等物理降温方法处理,高热(腋温 ≥ 38.5℃)或术后 3d 后仍有发热时请及时就医。

4. **紧急医疗指导** 出现以下紧急情况需及时返院或到当地医院治疗:出现反复发热,体温 >38.5℃、病灶突发增大出现破溃或出血、手术穿刺口红肿、渗血、渗液、肢体温度异常等。

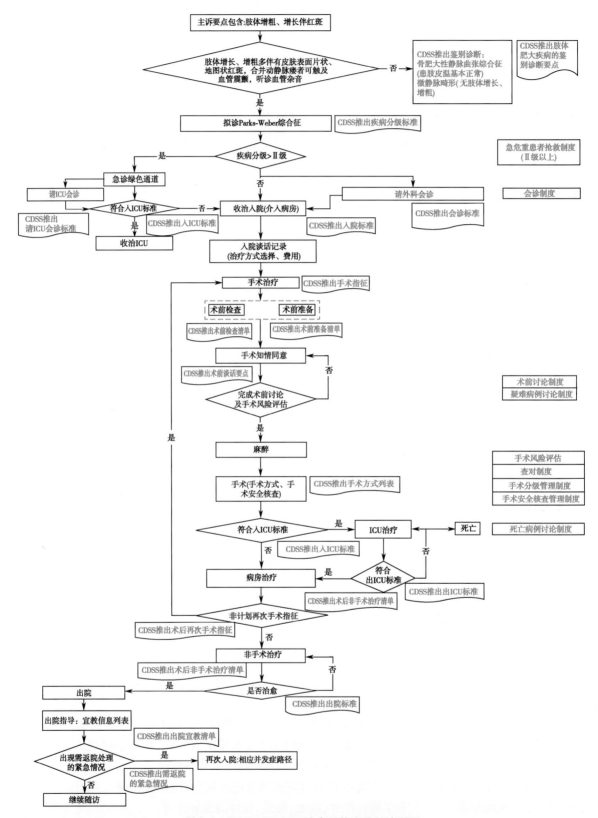

图 8-1 Parks-Weber 综合征临床路径流程图

CDSS. 临床决策支持系统；ICU. 重症监护病房。

第二节　视网膜母细胞瘤介入治疗临床路径

一、视网膜母细胞瘤介入治疗临床路径标准流程

(一) 适用对象

第一诊断为视网膜母细胞瘤(ICD-10:C69.200),行动脉注射化疗药物(ICD-9-CM3:99.2502)。

(二) 诊断依据

根据《眼科学》(第7版)进行诊断。

1. 病史及症状　瞳孔内白色(或黄色)反光物;视力逐渐减退、丧失。

2. 体征　眼底见黄色或白色隆起肿物,玻璃体内有大小不等的颗粒状混浊体,瞳孔可散大,对光反射迟钝。

3. 辅助检查　主要包括以下影像检查:

(1)超声检查:实质性肿块回声、肿瘤内部回声不均匀,伴有部分或完全性视网膜脱离,声像图显示在肿物回声的后方有一线样的强回声带,与肿物粘连。

(2)眼底检查:眼底可见白色或淡黄色肿物,呈圆形或椭圆形,边界一般清晰,偶伴出血,部分表面可见血管迂曲、扩张,主要作为疾病的诊断、分型与疗效评价。

(3)平扫CT、MRI:了解是否有视神经的浸润与颅内转移。

(三) 进入临床路径标准

1. 第一诊断必须符合视网膜母细胞瘤(ICD-10:C69.200)。

2. 当患儿同时具有其他疾病诊断,但在住院期间不需要特殊处理也不影响第一诊断的临床路径流程实施时,可进入路径。

(四) 门诊流程

视网膜母细胞瘤临床路径表单(门诊)

患儿姓名:＿＿＿＿＿＿　性别:＿＿＿＿　年龄:＿＿＿＿　门诊号:＿＿＿＿＿＿

诊次	初诊	复诊
医生工作	□ 询问病史和体格检查,完善相关检查,如超声、眼底检查、CT、MRI等 □ 告知本次检查的目的、费用及出报告时间;告知复诊时间 □ 告知注意事项,如注意眼部情况、避免摔倒、避免碰撞及剧烈运动等	□ 根据病史、体征、检查检验结果初步诊断:视网膜母细胞瘤 □ 告知治疗过程和住院指征,开具住院证和预约住院日期 □ 告知等待住院期间注意事项和病情突变时的处理方法
护士工作	□ 评估、安排就诊顺序,推送信息给医生和患儿监护人 □ 对患儿监护人进行缴费、检查检验、取药、抽血治疗等方面的指引	□ 评估、安排就诊顺序,推送信息给医生和患儿监护人 □ 对患儿监护人进行办理入院手续的指引
患儿监护人工作	□ 预约门诊,准备好病历资料和检验、检查结果 □ 接收指引单,完成就诊、检查 □ 参与诊疗方案决策 □ 享受知情同意权利 □ 接受健康教育	□ 预约门诊,准备好病历资料和检查、检验结果(超声、眼底检查、CT、MRI等) □ 做好入院准备 □ 参与诊疗方案决策 □ 享受知情同意权利 □ 接受健康教育
病情变异记录	□ 无　□ 有,原因: 1. 2.	□ 无　□ 有,原因: 1. 2.

注:CT.计算机断层扫描;MRI.磁共振成像。

（五）住院流程

1. 入院标准

(1)明确诊断视网膜母细胞瘤,且监护人同意进行手术。

(2)手术指征明确,无明显手术禁忌证。

2. 临床路径表单

视网膜母细胞瘤临床路径表单(住院)

患儿姓名:＿＿＿＿＿　性别:＿＿＿　年龄:＿＿＿＿＿　门诊号:＿＿＿＿＿　住院号:＿＿＿＿＿

住院日期:＿＿年＿＿月＿＿日　出院日期:＿＿年＿＿月＿＿日　标准住院日:3~5d

时间		入院第 1~2d (术前阶段)	入院第 2~3d (手术日)
医生 工作		□ 询问病史与体格检查 □ 上级医师查房与术前评估,确定诊断 □ 完成术前检查及术前准备,异常者分析处理后复查 □ 完成术前讨论,评估术前检查结果是否符合诊断和手术条件 □ 与患儿监护人共同完成诊疗决策,并签署手术、输血等知情同意书 □ 麻醉科医师探望患儿并完成麻醉前书面评估 **长期医嘱:** □ 介入科常规护理 □ 普通饮食 □ 二级护理(可选)或一级护理(可选) **临时医嘱:** □ 血常规、血型、尿液分析、大便常规、凝血功能、肝肾功能、感染性疾病筛查 □ 心电图、胸部 X 线(正位)检查 □ 可选项目:超声、眼底检查、眼球(视神经)、颅脑 CT 或MRI 平扫＋增强 □ 术前医嘱:拟送介入室麻醉下动脉注射化疗药物;术前禁食、备皮;手术中用药;术前补液;备血、配血(可选)	□ 按手术分级及手术授权完成手术 □ 向监护人交代手术中情况和术后注意事项 □ 出手术室前主刀医师完成手术记录、术后首次病程记录(特殊情况下由第一助手完成) □ 开具术后医嘱 □ 主刀医师术后 24h 内查房 **长期医嘱:** □ 按全麻下介入术后常规护理 □ 流质饮食 □ 二级护理(可选)或一级护理(可选) □ 可选项目:心电监护、血氧饱和度监测、吸氧 **临时医嘱:** □ 术后补液 □ 术侧肢体制动 6h □ 注意术侧穿刺点有无渗血、血肿 □ 注意术侧足背动脉搏动 □ 心电、血压监测 12h
护士 工作		□ 入院护理评估 □ 入院宣教,嘱咐限制剧烈活动,避免摔倒 □ 执行各项医嘱,完成术前检查、术前准备 □ 术前宣教 □ 完成术前评估并填写手术患儿交接表 □ 完成护理记录	□ 做好交接工作 □ 完成护理记录 □ 观察患儿生命体征、测体温禁用肛表 □ 观察伤口情况 □ 完成疼痛评估并给予指导:疼痛评分≥3 分通知医生 □ 跌倒评估及护理 □ 术后发热的护理 □ 心理护理 □ 对患儿监护人宣教:药物、穿刺点护理要点,手术情况及术后注意事项 □ 观察补液速度,保证补液均衡输入 □ 药物不良反应观察
患儿 监护 人工 作		□ 参与诊疗方案决策,完成知情同意 □ 配合完成各项术前检查、术前准备 □ 学习宣教内容 □ 配合限制患儿剧烈活动,避免摔倒 □ 观察患儿变化,必要时告知医护人员	□ 参与完成手术部位标记 □ 陪同患儿至手术室门口 □ 手术结束后护送患儿去复苏室 □ 整理好普通病房床单位内个人物品
病情 变异 记录		□ 无　□ 有,原因: 1. 2.	□ 无　□ 有,原因: 1. 2.

时间	入院第 3~4d （术后阶段）	入院第 3~5d （出院日）
医生 工作	□ 对患儿情况进行再次评估(眼部情况、疼痛等),制订下 　一步诊疗计划 □ 观察患儿眼部等情况进行评估,确定有无手术并发症 □ 按照规定完成三级查房并记录;病情变化及时记录并进 　行必要的复查 □ 指导患儿逐渐恢复饮食,评估患儿恢复情况,评估手术 　效果确定是否预出院 □ 完成预出院准备(开具预出院医嘱等) **长期医嘱:** □ 按全麻下介入术后常规护理 □ 二级护理(可选)或一级护理(可选) □ 可选项目:心电监护、血氧饱和度监测、吸氧 **临时医嘱:** □ 可选项目:血常规、C反应蛋白、血气分析、电解质分析 □ 预出院及出院带药	□ 评估患儿情况,是否符合出院标准,确定能否出院 □ 开具出院医嘱和诊断证明 □ 交代出院后注意事项、给予随访指导 □ 预约门诊复诊 □ 完善出院记录、病案首页并归档病历 **临时医嘱:** □ 今日出院
护士 工作	□ 做好交接工作,完成护理记录 □ 执行各种医嘱,观察患儿生命体征、眼部体征及穿刺点情况 □ 术后穿刺点、心理与生活护理 □ 完成疼痛、营养、跌倒等评估并给予指导 □ 术后健康宣教:药物、穿刺点护理要点,手术情况、术后 　注意事项及监护仪使用等 □ 观察并调节补液速度,观察药物不良反应 □ 指导并督促患儿术后活动 □ 对患儿监护人进行出院准备指导	□ 出院宣教:复查时间、饮食指导、用药指导、穿刺点 　护理等 □ 向患儿监护人提供出院小结、诊断证明书和出院 　指引,协助患儿监护人办理出院手续
患儿 监护 人工 作	□ 参与诊疗方案决策,完成知情同意 □ 观察患儿生命体征、穿刺点及眼部情况,必要时及时告 　知医护人员 □ 照顾患儿日常饮食、排便、睡眠,安抚患儿 □ 认真学习出院流程及相关注意事项	□ 认真学习出院宣教内容 □ 办理出院
病情 变异 记录	□ 无　□ 有,原因: 1. 2.	□ 无　□ 有,原因: 1. 2.

注:CT.计算机断层扫描;MRI.磁共振成像。

3. 出院标准

(1)患儿一般情况良好,恢复普通饮食。

(2)无骨髓抑制发生,体温 <38.5℃,眼睑无严重水肿、结膜无明显充血。

(3)穿刺点愈合良好。

(4)无其他需要住院处理的并发症。

(六) 变异及原因分析

1. 因实验室检查结果异常需要复查,导致术前住院时间延长或费用超出参考费用标准。

2. 其他意外情况需进一步明确诊断,导致术前住院时间延长或费用超出参考费用标准。

3. 围手术期出现麻醉禁忌证(如急性上呼吸道感染等),转入相应临床路径,退出本路径,待治愈后再次进入本路径。

4. 术后出现反复发热及眼底出血等并发症需要治疗和住院观察,导致住院时间延长或费用超出参考费用标准。

二、临床路径流程图(图8-2)

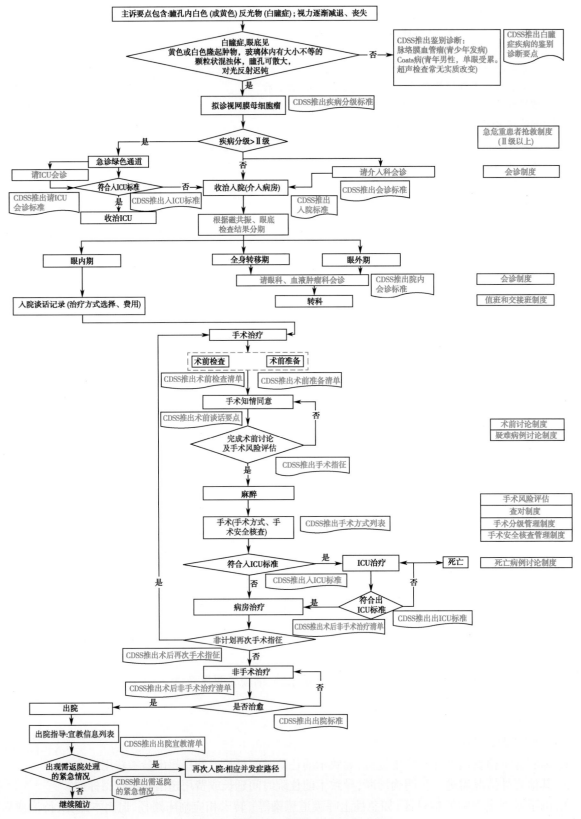

图 8-2　视网膜母细胞瘤临床路径流程图

CDSS. 临床决策支持系统;ICU. 重症监护病房。

三、随访指导

出院 1 周自动发送随访问卷调查表；术后 1 个月回院复诊，定期观察患儿症状、体征缓解情况。

四、宣教

宣教时间：出院当天。

宣教内容：

1. 生活宣教　平衡饮食，荤素搭配，保证蛋白质及维生素的供应，注意补充新鲜蔬菜和水果，忌暴饮暴食；注意休息，劳逸结合；少去公共场所，避免交叉感染。

2. 手术穿刺处伤口护理　术后 3d 内避免盆浴，可淋浴，预防感染，术后 1 周勿剧烈活动。

3. 体温　患儿术后 3d 内如有低热（腋温 37.5~38.5℃）为术后正常反应，可采取擦身、适量多饮水等物理降温方法处理，高热（腋温 ≥ 38.5℃）或术后 3d 后仍有发热时请及时就医。

4. 紧急医疗指导　出现以下紧急情况需及时返院或到当地医院治疗：出现反复发热，体温 >38.5℃、出现严重骨髓抑制、手术穿刺口红肿、渗血、渗液、肢体温度异常等。

第三节　血小板减少血管瘤综合征介入治疗临床路径

一、血小板减少血管瘤综合征（卡 - 梅综合征）介入治疗临床路径标准流程

（一）适用对象

第一诊断为血小板减少血管瘤综合征（卡 - 梅综合征）（ICD-10：D69.801），血小板计数持续下降或低于 100×10^9/L，符合行血管瘤硬化剂注射治疗（ICD-9-CM3：99.2904）。

（二）诊断依据

根据《皮肤性病学》（第 5 版）和《临床诊疗指南：整形外科学分册》进行诊断。

1. 病史　出生时或出生后发现，红色或褐色肿物，进行性增大，伴血小板减少。

2. 体征　红色或褐色肿物，边界不清，质多韧，可伴有疼痛，局部皮温升高。

3. 辅助检查　血常规检查示血小板计数下降。彩色超声检查、CT 可协助诊断。

（三）进入临床路径标准

1. 第一诊断必须符合血小板减少血管瘤综合征（卡 - 梅综合征）（ICD-10：D69.801）。

2. 当患儿同时具有其他疾病诊断时，但在住院期间不需特殊处理也不影响第一诊断的临床路径流程实施时，可进入路径。

（四）门诊流程

血小板减少血管瘤综合征临床路径表单（门诊）

患儿姓名：_____　性别：_____年龄：_____门诊号：_____

诊次	初诊	复诊
医生工作	□ 询问病史和体格检查，完善相关检查，如血常规、凝血功能、超声、MRI 等 □ 告知本次检查的目的、费用及出报告时间；告知复诊时间 □ 告知注意事项，如观察患儿有无出血表现	□ 根据病史、体征、检查检验结果初步诊断：血小板减少血管瘤综合征 □ 告知治疗过程和住院指征，开具住院证和预约住院日期 □ 告知等待住院期间注意事项和病情突变时的处理方法
护士工作	□ 评估、安排就诊顺序，推送信息给医生和患儿监护人 □ 对患儿监护人进行缴费、检查检验、取药、抽血治疗等方面的指引	□ 评估、安排就诊顺序，推送信息给医生和患儿监护人 □ 对患儿监护人进行办理入院手续的指引

续表

诊次	初诊	复诊
患儿监护人工作	□ 预约门诊,准备好病历资料和检验、检查结果 □ 接收指引单,完成就诊、检查 □ 参与诊疗方案决策 □ 享受知情同意权利 □ 接受健康教育	□ 预约门诊,准备好病历资料和检查、检验结果(血常规、凝血功能、超声等) □ 做好入院准备 □ 参与诊疗方案决策 □ 享受知情同意权利 □ 接受健康教育
病情变异记录	□ 无 □ 有,原因: 1. 2.	□ 无 □ 有,原因: 1. 2.

注:MRI. 磁共振成像。

(五) 住院流程

1. 入院标准

(1)明确诊断血小板减少血管瘤综合征,伴有血小板计数持续下降或低于 $100 \times 10^9/L$。

(2)监护人同意行介入治疗。

(3)有介入治疗指征,无明显禁忌证。

2. 临床路径表单

血小板减少血管瘤综合征临床路径表单(住院)

患儿姓名:_____性别:_____年龄:_____门诊号:_____住院号:_____

住院日期: 年 月 日   出院日期: 年 月 日   标准住院日:4~7d

时间	入院第 1~2d (术前阶段)	入院第 2~3d (手术日)
医生工作	□ 询问病史与体格检查 □ 上级医师查房与术前评估,确定诊断 □ 完成术前检查及术前准备,异常者分析处理后复查 □ 完成术前讨论,评估术前检查结果是否符合诊断和手术条件 □ 与患儿监护人共同完成诊疗决策,并签署手术、输血等知情同意书 □ 麻醉科医师探望患儿并完成麻醉前书面评估 **长期医嘱:** □ 小儿外科常规护理 □ 流质饮食 □ 补充维生素,营养支持治疗 □ 二级护理(可选)或一级护理(可选) □ 抗菌药物(可选) **临时医嘱:** □ 血常规、血型、尿液分析、大便常规 + 潜血、凝血功能、肝肾功能、感染性疾病筛查、血气分析、电解质分析、C 反应蛋白测定 □ 心电图、胸部 X 线(正位)检查、体表肿物超声 □ 可选项目:MRI、麻醉科会诊(疼痛评估 >7 分)、营养科会诊 □ 术前医嘱:拟送介入室麻醉下行血管瘤介入治疗术;术前禁食、备皮;术前补液;术前止血药物;术前抗菌药物;备血、配血(可选)	□ 按手术分级及手术授权完成手术 □ 向监护人交代手术中情况和术后注意事项 □ 出手术室前主刀医师完成手术记录、术后首次病程记录(特殊情况下由第一助手完成) □ 开具术后医嘱 **临时医嘱:** □ 术后双下肢制动 6h □ 注意观察双侧足背动脉搏动 □ 注意观察腹股沟区有无渗血、血肿

时间	入院第 1~2d (术前阶段)	入院第 2~3d (手术日)
护士 工作	□ 入院护理评估 □ 入院宣教,嘱咐限制剧烈活动 □ 执行各项医嘱,完成术前检查、术前准备 □ 术前宣教 □ 完成术前评估并填写手术患儿交接表 □ 完成护理记录	□ 做好交接工作 □ 完成护理记录
患儿 监护 人工 作	□ 参与诊疗方案决策,完成知情同意 □ 配合完成各项术前检查、术前准备 □ 学习宣教内容 □ 配合限制患儿剧烈活动 □ 观察患儿变化,必要时告知医护人员	□ 参与完成手术部位标记 □ 陪同患儿至手术室门口 □ 整理好普通病房床单位内个人物品
病情 变异 记录	□ 无 □ 有,原因: 1. 2.	□ 无 □ 有,原因: 1. 2.

时间	入院第 3~6d (术后阶段)	入院第 4~7d (出院日)
医生 工作	□ 对患儿情况进行再次评估(营养、疼痛等),制订下一步诊疗计划 □ 观察患儿腹股沟区及双侧足背动脉搏动情况 □ 按照规定完成三级查房并记录;病情变化及时记录并进行必要的复查 □ 根据血象变化是否需要口服药物治疗 □ 指导患儿逐渐恢复饮食,评估患儿恢复情况,评估手术效果确定是否预出院 □ 完成预出院准备(开具预出院医嘱等) **长期医嘱:** □ 按全麻下介入术后常规护理 □ 可选项目:心电监护、血氧饱和度监测、吸氧;一级护理、二级护理;禁食、饮水、流质饮食;留置胃管、尿管;非限制级抗菌药物、限制级抗菌药物(参照《抗菌药物分级管理目录》清单选择具体常用药物);止血药物;静脉营养支持 **临时医嘱:** □ 血常规、凝血功能、体表肿物超声 □ 可选项目:按出入量补充液体和电解质、其他特殊医嘱(如退热药物)、伤口换药 □ 预出院及出院带药	□ 评估患儿情况,是否符合出院标准,确定能否出院 □ 开具出院医嘱和诊断证明 □ 交代出院后注意事项,给予随访指导 □ 预约门诊复诊 □ 完善出院记录、病案首页并归档病历 **临时医嘱:** □ 今日出院
护士 工作	□ 做好交接工作,完成护理记录 □ 执行各种医嘱,观察患儿生命体征、腹股沟区穿刺口及双侧足背脉搏动情况 □ 术后伤口、发热、心理与生活护理 □ 完成疼痛、营养、跌倒等评估并给予指导 □ 术后健康宣教:药物、手术情况、术后注意事项及监护仪使用等 □ 观察并调节补液速度,观察药物不良反应 □ 指导并督促患儿术后活动 □ 对患儿监护人进行出院准备指导	□ 出院宣教:复查时间、饮食指导、用药指导、伤口护理等 □ 向患儿监护人提供出院小结、诊断证明书和出院指引,协助患儿监护人办理出院手续

续表

时间	入院第 3~6d（术后阶段）	入院第 4~7d（出院日）
患儿监护人工作	□ 参与诊疗方案决策,完成知情同意 □ 观察患儿生命体征、伤口,必要时及时告知医护人员 □ 护理好患儿各管道,防止脱落、折叠等 □ 照顾患儿日常饮食、排便、睡眠,安抚患儿 □ 了解患儿病理结果 □ 认真学习出院流程及相关注意事项	□ 认真学习出院宣教内容 □ 办理出院
病情变异记录	□ 无　□ 有,原因: 1. 2.	□ 无　□ 有,原因: 1. 2.

注:MRI. 磁共振成像。

3. 出院标准

(1)一般情况良好,可正常饮食,无发热、腹泻,营养状况明显改善。

(2)无其他需要住院处理的并发症。

(六) 变异及原因分析

1. 因实验室检查结果异常需要复查,导致术前住院时间延长或费用超出参考费用标准。

2. 其他意外情况需进一步明确诊断,导致术前住院时间延长或费用超出参考费用标准。

3. 围手术期出现麻醉禁忌证(如急性上呼吸道感染等),转入相应临床路径,退出本路径,待治愈后再次进入本路径。

4. 术后出现发热及出血等并发症需要治疗和住院观察,导致住院时间延长或费用超出参考费用标准。

二、临床路径流程图(图 8-3)

三、随访指导

门诊治疗系统定期自动发送随访问卷调查表:通常为每个月回院复诊 1 次,至少 3 次,定期观察患儿症状、体征缓解情况及继续治疗。

四、宣教

宣教时间:出院当天。

宣教内容:

1. **活动宣教**　出院后,注意安全,避免剧烈活动。

2. **饮食宣教**　勿进食浓茶咖啡等刺激性食物。

3. **疾病宣教**　术后出现瘤体肿胀、疼痛为正常表现。

4. **紧急医疗指导**　出现以下紧急情况需及时返院或到当地医院治疗:

(1)术后出现发热,体温 >38.5℃。

(2)瘤体突发破溃出血。

(3)邻近皮肤颜色变暗。

(4)四肢的血小板减少血管瘤综合征介入术后出现肢端皮温下降或功能障碍。

(5)复查血常规,血小板计数 $<50 \times 10^9$/L。

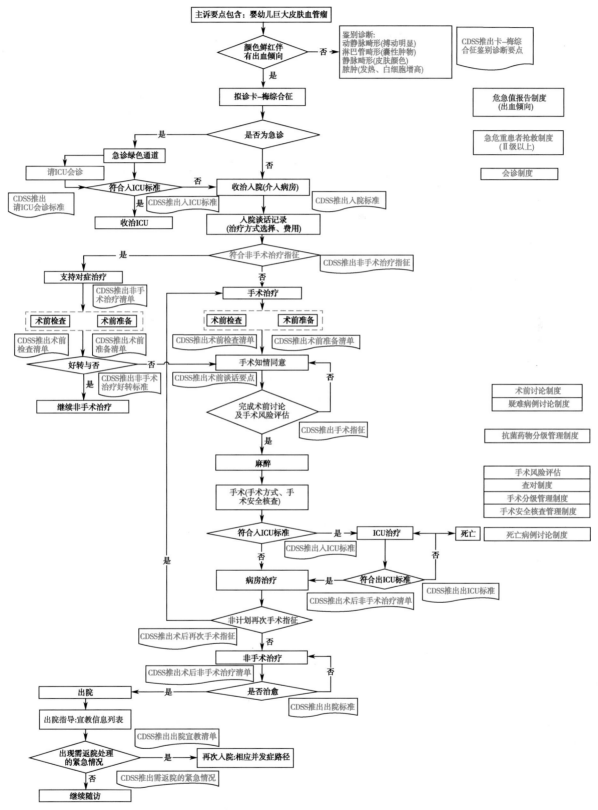

图 8-3 血小板减少血管瘤综合征(卡 - 梅综合征)介入治疗诊疗流程图

CDSS.临床决策支持系统;ICU.重症监护病房。

第四节 小儿巨大血管瘤介入治疗临床路径

一、小儿巨大血管瘤介入治疗临床路径标准流程

（一）适用对象

第一诊断为血管瘤,任何部位(ICD-10:D18.000),行血管瘤硬化剂注射治疗(ICD-9-CM3:99.2904),患儿瘤体巨大(瘤体直径≥3cm)、有显著血供(皮温明显增高),年龄≥3个月以及体重≥6kg。

（二）诊断依据

根据《皮肤性病学》(第5版)和《临床诊疗指南:整形外科学分册》进行诊断。

1. **病史** 出生时至出生后数天发现,新生儿期快速生长,大多数患儿6个月时瘤体稳定,1岁后瘤体处于消退期。

2. **体征** 血管瘤分布于表浅皮肤时,瘤体鲜红色;分布于皮下时呈淡青色,瘤体皮温增高。

3. **辅助检查** 彩色多普勒超声表现为血流信号丰富、增强CT检查可见瘤体动脉早期显影。

（三）进入临床路径标准

1. 第一诊断必须符合血管瘤(ICD-10:D18.000)。

2. 有适应证,无禁忌证。

3. 当患儿同时具有其他疾病诊断时,但在住院期间不需特殊处理也不影响第一诊断的临床路径流程实施时,可进入路径。

（四）门诊流程

小儿巨大血管瘤介入治疗临床路径表单(门诊)

患儿姓名:_____ 性别:_____ 年龄:_____ 门诊号:_____

诊次	初诊	复诊
医生工作	□ 询问病史和体格检查,完善相关检查,如血常规、超声等 □ 告知本次检查的目的、费用及出报告时间;告知复诊时间 □ 告知注意事项,如观察患儿瘤体有无破溃	□ 根据病史、体征、检查检验结果初步诊断:血管瘤 □ 告知治疗过程和住院指征,开具住院证和预约住院日期 □ 告知等待住院期间注意事项和病情突变时的处理方法
护士工作	□ 评估、安排就诊顺序,推送信息给医生和患儿监护人 □ 对患儿监护人进行缴费、检查检验、取药、抽血治疗等方面的指引	□ 评估、安排就诊顺序,推送信息给医生和患儿监护人 □ 对患儿监护人进行办理入院手续的指引
患儿监护人工作	□ 预约门诊,准备好病历资料和检验、检查结果 □ 接收指引单,完成就诊、检查 □ 参与诊疗方案决策 □ 享受知情同意权利 □ 接受健康教育	□ 预约门诊,准备好病历资料和检查、检验结果(血常规、凝血功能、超声等) □ 做好入院准备 □ 参与诊疗方案决策 □ 享受知情同意权利 □ 接受健康教育
病情变异记录	□ 无 □ 有,原因: 1. 2.	□ 无 □ 有,原因: 1. 2.

（五）住院流程

1. 入院标准

（1）患儿年龄 <6 个月、瘤体巨大(瘤体直径 ≥ 3cm)，增长迅速、皮温高及生长于特殊部位(颈部、咽喉部、气管等)产生压迫，使用保守治疗，包括激光、药物(普萘洛尔片、泼尼松片)、局部注射等治疗后无效或效果差的病例。

（2）患儿年龄 ≥ 6 个月，瘤体 >$5cm^2$、皮下厚度 >2cm、皮温仍然较高的血管瘤(处于增生期)，监护人同意行经导管动脉硬化栓塞术。

2. 临床路径表单

小儿巨大血管瘤介入治疗临床路径表单(住院)

患儿姓名：_____　性别：_____年龄：_____门诊号：_____住院号：_____

住院日期：　　年　月　日　出院日期：　　　年　月　日　标准住院日：4~7d

时间	入院第 1~2d （术前阶段）	入院第 2~3d （手术日）
医生工作	□ 询问病史与体格检查 □ 上级医师查房与术前评估，确定诊断 □ 完成术前检查及术前准备，异常者分析处理后复查 □ 完成术前讨论，评估术前检查结果是否符合诊断和手术条件 □ 与患儿监护人共同完成诊疗决策，并签署手术、输血等知情同意书 □ 麻醉科医师探望患儿并完成麻醉前书面评估 **长期医嘱：** □ 小儿外科常规护理 □ 流质饮食 □ 补充维生素，营养支持治疗 □ 二级护理(可选)或一级护理(可选) □ 抗菌药物(可选) **临时医嘱：** □ 血常规、血型、尿液分析、大便常规＋潜血、凝血功能、肝肾功能、感染性疾病筛查、血气分析、电解质分析、C 反应蛋白测定 □ 心电图、胸部 X 线（正位）检查、体表肿物超声 □ 可选项目：MRI、麻醉科会诊(疼痛评估 >7 分)、营养科会诊 □ 术前医嘱：拟送介入室麻醉下行血管瘤介入治疗术；术前禁食、备皮；术前补液；术前止血药物；术前抗菌药物；备血、配血(可选)	□ 按手术分级及手术授权完成手术 □ 向监护人交代手术中情况和术后注意事项 □ 出手术室前主刀医师完成手术记录、术后首次病程记录(特殊情况下由第一助手完成) □ 开具术后医嘱 **临时医嘱：** □ 术后双下肢制动 6h □ 注意观察双侧足背动脉搏动 □ 注意观察腹股沟区有无渗血、血肿
护士工作	□ 入院护理评估 □ 入院宣教，嘱咐限制剧烈活动 □ 执行各项医嘱，完成术前检查、术前准备 □ 术前宣教 □ 完成术前评估并填写手术患儿交接表 □ 完成护理记录	□ 做好交接工作 □ 完成护理记录

续表

时间	入院第1~2d（术前阶段）	入院第2~3d（手术日）
患儿监护人工作	□ 参与诊疗方案决策,完成知情同意 □ 配合完成各项术前检查、术前准备 □ 学习宣教内容 □ 配合限制患儿剧烈活动 □ 观察患儿变化,必要时告知医护人员	□ 参与完成手术部位标记 □ 陪同患儿至手术室门口 □ 整理好普通病房床单位内个人物品
病情变异记录	□ 无 □ 有,原因: 1. 2.	□ 无 □ 有,原因: 1. 2.

时间	入院第3~6d（术后阶段）	入院第4~7d（出院日）
医生工作	□ 对患儿情况进行再次评估(营养、疼痛等),制订下一步诊疗计划 □ 观察患儿腹股沟区及双侧足背动脉搏动情况 □ 按照规定完成三级查房并记录;病情变化及时记录并进行必要的复查 □ 根据术中造影情况决定术后是否需要口服普萘洛尔治疗 □ 指导患儿逐渐恢复饮食,评估患儿恢复情况,评估手术效果确定是否预出院 □ 完成预出院准备(开具预出院医嘱等) **长期医嘱:** □ 按全麻下介入术后常规护理 □ 可选项目:心电监护、血氧饱和度监测、吸氧;一级护理、二级护理;禁食、饮水、流质饮食;留置胃管、尿管;非限制级抗菌药物、限制级抗菌药物(参照《抗菌药物分级管理目录》清单选择具体常用药物);止血药物;静脉营养支持 **临时医嘱:** □ 血常规、凝血功能、体表肿物超声 □ 可选项目:按出入量补充液体和电解质、其他特殊医嘱(如退热药物)、伤口换药 □ 预出院及出院带药	□ 评估患儿情况,是否符合出院标准,确定能否出院 □ 开具出院医嘱和诊断证明 □ 交代出院后注意事项、给予随访指导 □ 预约门诊复诊 □ 完善出院记录、病案首页并归档病历 **临时医嘱:** □ 今日出院
护士工作	□ 做好交接工作,完成护理记录 □ 执行各种医嘱,观察患儿生命体征、腹股沟区穿刺口及双侧足背动脉搏动情况 □ 术后伤口、发热、心理与生活护理 □ 完成疼痛、营养、跌倒等评估并给予指导 □ 术后健康宣教:药物,手术情况、术后注意事项及监护仪使用等 □ 观察并调节补液速度,观察药物不良反应 □ 指导并督促患儿术后活动 □ 对患儿监护人进行出院准备指导	□ 出院宣教:复查时间、饮食指导、用药指导、伤口护理等 □ 向患儿监护人提供出院小结、诊断证明书和出院指引,协助患儿监护人办理出院手续

时间	入院第3~6d （术后阶段）	入院第4~7d （出院日）
患儿监护人工作	□ 参与诊疗方案决策,完成知情同意 □ 观察患儿生命体征、伤口,必要时及时告知医护人员 □ 护理好患儿各管道,防止脱落、折叠等 □ 照顾患儿日常饮食、排便、睡眠,安抚患儿 □ 了解患儿病理结果 □ 认真学习出院流程及相关注意事项	□ 认真学习出院宣教内容 □ 办理出院
病情变异记录	□ 无 □ 有,原因: 1. 2.	□ 无 □ 有,原因: 1. 2.

注:MRI. 磁共振成像。

3. 出院标准

(1)一般情况良好,可正常饮食,无发热、腹泻,营养状况明显改善。

(2)无其他需要住院处理的并发症。

(六) 变异及原因分析

1. 因实验室检查结果异常需要复查,导致术前住院时间延长或费用超出参考费用标准。

2. 其他意外情况需进一步明确诊断,导致术前住院时间延长或费用超出参考费用标准。

3. 围手术期出现麻醉禁忌证(如急性上呼吸道感染等),转入相应临床路径,退出本路径,待治愈后再次进入本路径。

4. 术后出现发热及出血等并发症需要治疗和住院观察,导致住院时间延长或费用超出参考费用标准。

二、临床路径流程图(图 8-4)

三、随访指导

门诊治疗系统定期自动发送随访问卷调查表:通常为每个月回院复诊 1 次,至少 3 次,定期观察患儿症状、体征缓解情况及继续治疗。

四、宣教

宣教时间:出院当天。

宣教内容:

1. **活动宣教** 出院后,注意安全,避免剧烈活动。

2. **饮食宣教** 勿进食浓茶咖啡等刺激性食物。

3. **疾病宣教** 术后出现瘤体肿胀、疼痛为正常表现。

4. **紧急医疗指导** 出现以下紧急情况需及时返院或到当地医院治疗:

(1)术后出现发热,体温 >38.5℃。

(2)瘤体突发破溃出血。

(3)邻近皮肤颜色变暗。

(4)四肢的血管瘤介入术后出现肢端皮温下降或功能障碍。

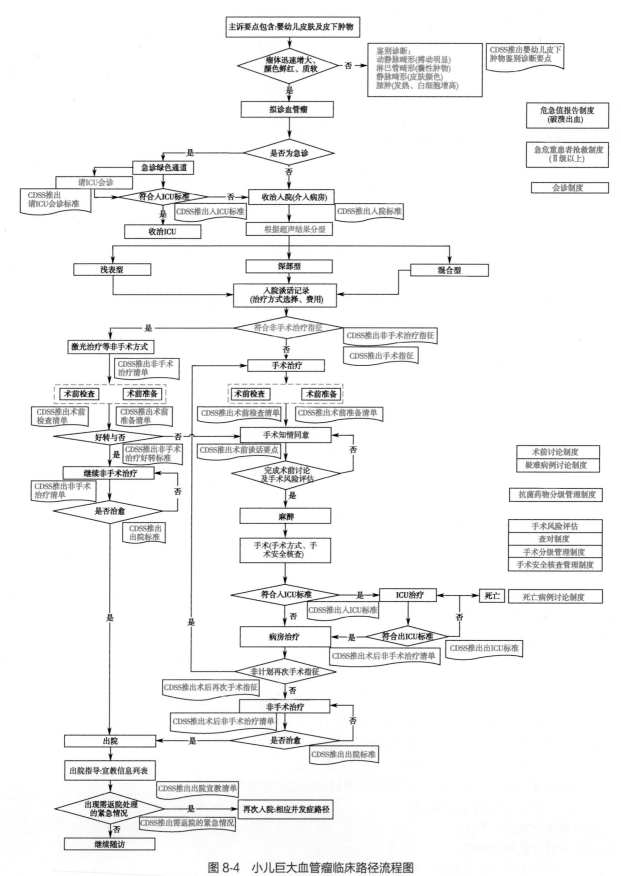

图 8-4 小儿巨大血管瘤临床路径流程图

CDSS. 临床决策支持系统；ICU. 重症监护病房。

第五节　静脉畸形介入治疗临床路径

一、静脉畸形介入治疗临床路径标准流程

（一）适用对象

第一诊断为周围静脉畸形（ICD-10：Q27.800x042），行影像引导经皮硬化栓塞术（ICD-9-CM3：99.2900）。

（二）诊断依据

根据《临床诊疗指南：整形外科学分册》进行诊断。

1. **病史**　出生时或出生后发现的肿物，随身体成比例生长，不能自行消退，伴或不伴疼痛。

2. **体征**　蓝紫色或肤色正常、可压缩、皮温不高、体位移动实验（+）、部分可触及质硬静脉石。

3. **辅助检查**　MRI 检查显示为 T_1 低或等信号、T_2 高信号。

（三）进入临床路径标准

1. 第一诊断必须符合静脉畸形（ICD-10：Q27.800x042）。

2. 当患儿同时具有其他疾病诊断时，但在住院期间不需特殊处理也不影响第一诊断的临床路径流程实施时，可进入路径。

（四）门诊流程

静脉畸形介入治疗临床路径表单（门诊）

患儿姓名：_____　性别：_____　年龄：_____　门诊号：_____

诊次	初诊	复诊
医生工作	□ 询问病史和体格检查，完善相关检查，如血常规、超声、MRI 等 □ 告知本次检查的目的、费用及出报告时间；告知复诊时间 □ 告知注意事项，如观察患儿肢体活动有无异常	□ 根据病史、体征、检查检验结果初步诊断：静脉畸形 □ 告知治疗过程和住院指征，开具住院证和预约住院日期 □ 告知等待住院期间注意事项和病情突变时的处理方法
护士工作	□ 评估、安排就诊顺序，推送信息给医生和患儿监护人 □ 对患儿监护人进行缴费、检查检验、取药、抽血治疗等方面的指引	□ 评估、安排就诊顺序，推送信息给医生和患儿监护人 □ 对患儿监护人进行办理入院手续的指引
患儿监护人工作	□ 预约门诊，准备好病历资料和检验、检查结果 □ 接收指引单，完成就诊、检查 □ 参与诊疗方案决策 □ 享受知情同意权利 □ 接受健康教育	□ 预约门诊，准备好病历资料和检查、检验结果（血常规、凝血功能、超声等） □ 做好入院准备 □ 参与诊疗方案决策 □ 享受知情同意权利 □ 接受健康教育
病情变异记录	□ 无　□ 有，原因： 1. 2.	□ 无　□ 有，原因： 1. 2.

（五）住院流程

1. 入院标准

（1）已明确诊断静脉畸形，伴有外观畸形、疼痛肿胀和功能障碍者。

（2）监护人同意行介入治疗。

（3）有介入治疗指征，无明显禁忌证。

2. 临床路径表单

静脉畸形介入治疗临床路径表单(住院)

患儿姓名:_____ 性别:_____ 年龄:_____ 门诊号:_____ 住院号:_____

住院日期: 年 月 日 出院日期: 年 月 日 标准住院日:4~7d

时间	入院第 1~2d (术前阶段)	入院第 2~3d (手术日)
医生 工作	□ 询问病史与体格检查 □ 上级医师查房与术前评估,确定诊断 □ 完成术前检查及术前准备,异常者分析处理后复查 □ 完成术前讨论,评估术前检查结果是否符合诊断和手术条件 □ 与患儿监护人共同完成诊疗决策,并签署手术、输血等知情同意书 □ 麻醉科医师探望患儿并完成麻醉前书面评估 **长期医嘱:** □ 小儿外科常规护理 □ 流质饮食 □ 补充维生素,营养支持治疗 □ 二级护理(可选)或一级护理(可选) □ 抗菌药物(可选) **临时医嘱:** □ 血常规、血型、尿液分析、大便常规＋潜血、凝血功能、肝肾功能、感染性疾病筛查、血气分析、电解质分析、C 反应蛋白测定 □ 心电图、胸部 X 线(正位)检查、体表肿物超声 □ 可选项目:MRI、麻醉科会诊(疼痛评估 >7 分)、营养科会诊 □ 术前医嘱:拟送介入室麻醉下行影像引导经皮硬化术;术前禁食、备皮;术前补液;术前止血药物;术前抗菌药物;备血、配血(可选)	□ 按手术分级及手术授权完成手术 □ 向监护人交代手术中情况和术后注意事项 □ 出手术室前主刀医师完成手术记录、术后首次病程记录(特殊情况下由第一助手完成) □ 开具术后医嘱 **临时医嘱:** □ 注意观察患侧肢端血运 □ 注意观察肿物有无渗血
护士 工作	□ 入院护理评估 □ 入院宣教,嘱咐限制剧烈活动 □ 执行各项医嘱,完成术前检查、术前准备 □ 术前宣教 □ 完成术前评估并填写手术患儿交接表 □ 完成护理记录	□ 做好交接工作 □ 完成护理记录
患儿 监护 人工 作	□ 参与诊疗方案决策,完成知情同意 □ 配合完成各项术前检查、术前准备 □ 学习宣教内容 □ 配合限制患儿剧烈活动 □ 观察患儿变化,必要时告知医护人员	□ 参与完成手术部位标记 □ 陪同患儿至手术室门口 □ 整理好普通病房床单位内个人物品
病情 变异 记录	□ 无 □ 有,原因: 1. 2.	□ 无 □ 有,原因: 1. 2.

时间	入院第 3~6d (术后阶段)	入院第 4~7d (出院日)
医生 工作	□ 对患儿情况进行再次评估(营养、疼痛等),制订下一步诊疗计划 □ 观察肿物有无破溃 □ 按照规定完成三级查房并记录;病情变化及时记录并进行必要的复查 □ 指导患儿逐渐恢复饮食,评估患儿恢复情况,评估手术效果确定是否预出院 □ 完成预出院准备(开具预出院医嘱等)	□ 评估患儿情况,是否符合出院标准,确定能否出院 □ 开具出院医嘱和诊断证明 □ 交代出院后注意事项,给予随访指导 □ 预约门诊复诊 □ 完善出院记录、病案首页并归档病历

时间	入院第 3~6d （术后阶段）	入院第 4~7d （出院日）
医生工作	**长期医嘱：** □ 按全麻下介入术后常规护理 □ 可选项目：心电监护、血氧饱和度监测、吸氧；一级护理、二级护理；禁食、饮水、流质饮食；留置胃管、尿管；非限制级抗菌药物、限制级抗菌药物（参照《抗菌药物分级管理目录》清单选择具体常用药物）；止血药物；静脉营养支持 **临时医嘱：** □ 血常规、凝血功能、体表肿物超声 □ 可选项目：按出入量补充液体和电解质、其他特殊医嘱（如退热药物）、伤口换药 □ 预出院及出院带药	**临时医嘱：** □ 今日出院
护士工作	□ 做好交接工作，完成护理记录 □ 执行各种医嘱，观察患儿生命体征、体表肿物有无破溃 □ 术后伤口、发热、心理与生活护理 □ 完成疼痛、营养、跌倒等评估并给予指导 □ 术后健康宣教：药物，手术情况、术后注意事项及监护仪使用等 □ 观察并调节补液速度，观察药物不良反应 □ 指导并督促患儿术后活动 □ 对患儿监护人进行出院准备指导	□ 出院宣教：复查时间、饮食指导、用药指导、伤口护理等 □ 向患儿监护人提供出院小结、诊断证明书和出院指引，协助患儿监护人办理出院手续
患儿监护人工作	□ 参与诊疗方案决策，完成知情同意 □ 观察患儿生命体征、伤口，必要时及时告知医护人员 □ 护理好患儿各管道，防止脱落、折叠等 □ 照顾患儿日常饮食、排便、睡眠，安抚患儿 □ 了解患儿病理结果 □ 认真学习出院流程及相关注意事项	□ 认真学习出院宣教内容 □ 办理出院
病情变异记录	□ 无　□ 有，原因： 1. 2.	□ 无　□ 有，原因： 1. 2.

注：MRI. 磁共振成像。

3. 出院标准

(1)一般情况良好，可正常饮食，无发热、腹泻，营养状况明显改善。

(2)无其他需要住院处理的并发症。

(六) 变异及原因分析

1.因实验室检查结果异常需要复查，导致术前住院时间延长或费用超出参考费用标准。

2.其他意外情况需进一步明确诊断，导致术前住院时间延长或费用超出参考费用标准。

3. 围手术期出现麻醉禁忌证(如急性上呼吸道感染等)，转入相应临床路径，退出本路径，待治愈后再次进入本路径。

4. 术后出现发热及出血等并发症需要治疗和住院观察，导致住院时间延长或费用超出参考费用标准。

二、临床路径流程图(图 8-5)

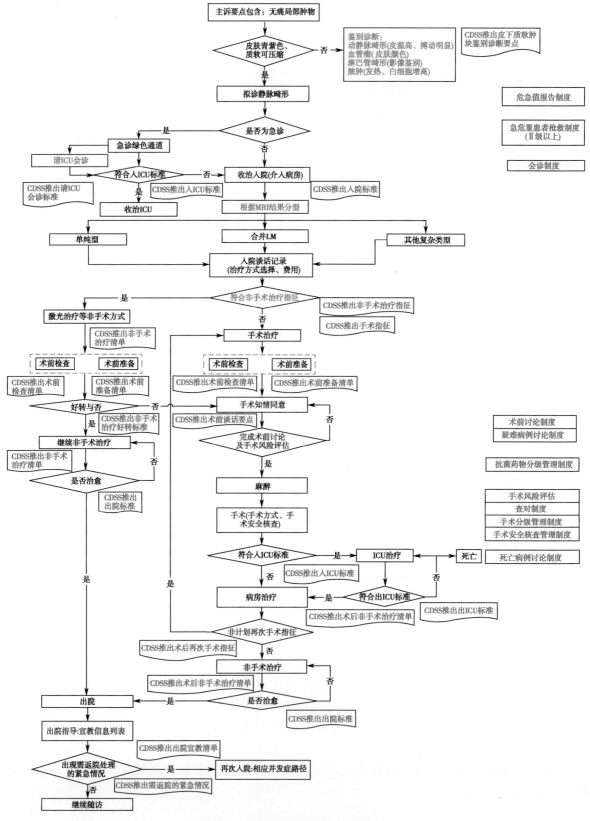

图 8-5 静脉畸形临床路径流程图

CDSS.临床决策支持系统;ICU.重症监护病房;LM.淋巴管畸形;MRI.磁共振成像。

三、随访指导

门诊治疗系统定期自动发送随访问卷调查表:每个月回院复诊 1 次,至少 3 次,定期观察患儿症状、体征缓解情况及继续治疗。

四、宣教

宣教时间:出院当天。

宣教内容:

1. **活动宣教**　出院后,注意安全,避免剧烈活动。
2. **饮食宣教**　勿进食浓茶、咖啡等刺激性食物。
3. **疾病宣教**　术后出现瘤体肿胀、疼痛为正常表现。
4. **紧急医疗指导**　出现以下紧急情况需及时返院或到当地医院治疗:

(1)术后出现发热,体温 >38.5℃。

(2)瘤体突发破溃出血。

(3)邻近皮肤颜色变暗。

(4)四肢的静脉畸形介入术后出现肢端皮温下降或功能障碍。

第六节　肝血管瘤介入治疗临床路径

一、肝血管瘤介入治疗临床路径标准流程

(一) 适用对象

第一诊断为肝血管瘤(ICD-10:D18.013),行经导管肝动脉栓塞术(ICD-9-CM3:39.7903)。

(二) 诊断依据

根据《临床诊疗指南:肿瘤分册》进行诊断。

1. **病史**　肝内占位。

2. **体征**　肝脏可增大或正常。

3. **辅助检查**　主要包括以下实验室及影像检查:

(1)彩色超声检查:肝叶内低回声区,边界不清,其内可见点条状血流信号。

(2)增强 CT+ 延迟扫描:肝脏占位病变,平扫边界一般欠清晰,增强后病变边缘清晰,动脉期病灶边缘呈不规则环状强化,内部未见明显强化,门脉期及延迟期强化程度逐渐向内部填充。

(3)甲胎蛋白(AFP):随访复查作为与肝母细胞瘤鉴别指标之一。

(三) 进入临床路径标准

1. 第一诊断必须符合肝血管瘤(ICD-10:D18.013)。

2. 当患儿同时具有其他疾病诊断,但在住院期间不需要特殊处理也不影响第一诊断的临床路径流程实施时,可进入路径。

(四) 门诊流程

肝血管瘤临床路径表单(门诊)

患儿姓名:＿＿＿＿＿＿　性别:＿＿＿　年龄:＿＿＿＿　门诊号:＿＿＿＿＿＿

诊次	初诊	复诊
医生工作	□ 询问病史和体格检查,完善相关检查,如超声、CT、AFP 等 □ 告知本次检查的目的、费用及出报告时间;告知复诊时间 □ 告知注意事项,如避免摔倒、避免碰撞腹部及剧烈运动等	□ 根据病史、体征、检查检验结果初步诊断:肝血管瘤 □ 告知治疗过程和住院指征,开具住院证和预约住院日期 □ 告知等待住院期间注意事项和病情突变时的处理方法

续表

诊次	初诊	复诊
护士工作	□ 评估、安排就诊顺序,推送信息给医生和患儿监护人 □ 对患儿监护人进行缴费、检查检验、取药、抽血治疗等方面的指引	□ 评估、安排就诊顺序,推送信息给医生和患儿监护人 □ 对患儿监护人进行办理入院手续的指引
患儿监护人工作	□ 预约门诊,准备好病历资料和检验、检查结果 □ 接收指引单,完成就诊、检查 □ 参与诊疗方案决策 □ 享受知情同意权利 □ 接受健康教育	□ 预约门诊,准备好病历资料和检查、检验结果(超声、CT、AFP等) □ 做好入院准备 □ 参与诊疗方案决策 □ 享受知情同意权利 □ 接受健康教育
病情变异记录	□ 无　□ 有,原因: 1. 2.	□ 无　□ 有,原因: 1. 2.

注:CT. 计算机断层扫描;AFP. 甲胎蛋白。

(五) 住院流程

1. 入院标准

(1) 明确诊断肝血管瘤,且监护人同意进行手术。

(2) 手术指征明确,无明显手术禁忌证。

2. 临床路径表单

肝血管瘤临床路径表单(住院)

患儿姓名:＿＿＿＿　性别:＿＿＿　年龄:＿＿＿　门诊号:＿＿＿＿＿　住院号:＿＿＿＿

住院日期:　　年　　月　　日　　出院日期:　　年　　月　　日　　标准住院日:5~7d

时间	入院第 1~2d (术前阶段)	入院第 3d (手术日)
医生工作	□ 询问病史与体格检查 □ 上级医师查房与术前评估,确定诊断 □ 完成术前检查及术前准备,异常者分析处理后复查 □ 完成术前讨论,评估术前检查结果是否符合诊断和手术条件 □ 与患儿监护人共同完成诊疗决策,并签署手术、输血等知情同意书 □ 麻醉科医师探望患儿并完成麻醉前书面评估 **长期医嘱:** □ 介入科常规护理 □ 普通饮食 □ 二级护理(可选)或一级护理(可选) **临时医嘱:** □ 血常规、血型、尿液分析、大便常规、凝血功能、肝肾功能、感染性疾病筛查 □ 心电图、胸部 X 线(正位)检查 □ 可选项目:AFP、超声、腹部 CT 或 MRI 平扫 + 增强 □ 术前医嘱:拟送介入室麻醉下行肝动脉腔内栓塞术;术前禁食、备皮;手术中用药;术前补液;备血、配血(可选)	□ 按手术分级及手术授权完成手术 □ 向监护人交代手术中情况和术后注意事项 □ 出手术室前主刀医师完成手术记录、术后首次病程记录(特殊情况下由第一助手完成) □ 开具术后医嘱 □ 主刀医师术后 24h 内查房 **长期医嘱:** □ 按全麻下介入术后常规护理 □ 流质饮食 □ 二级护理(可选)或一级护理(可选) □ 可选项目:心电监护、血氧饱和度监测、吸氧 **临时医嘱:** □ 术后补液 □ 术侧肢体制动 6h □ 注意术侧穿刺点有无渗血、血肿 □ 注意术侧足背动脉搏动 □ 心电、血压监测 12h

续表

时间	入院第 1~2d（术前阶段）	入院第 3d（手术日）
护士工作	□ 入院护理评估 □ 入院宣教,嘱咐限制剧烈活动,避免摔倒及碰撞腹部 □ 执行各项医嘱,完成术前检查、术前准备 □ 术前宣教 □ 完成术前评估并填写手术患儿交接表 □ 完成护理记录	□ 做好交接工作 □ 完成护理记录 □ 观察患儿生命体征、测体温禁用肛表 □ 观察伤口情况 □ 完成疼痛评估并给予指导:疼痛评分 ≥ 3 分通知医生 □ 跌倒评估及护理 □ 术后发热的护理 □ 心理护理 □ 对患儿监护人宣教:药物、穿刺点护理要点,手术情况及术后注意事项 □ 观察补液速度,保证补液均衡输入 □ 药物不良反应观察
患儿监护人工作	□ 参与诊疗方案决策,完成知情同意 □ 配合完成各项术前检查、术前准备 □ 学习宣教内容 □ 配合限制患儿剧烈活动,避免摔倒及碰撞腹部 □ 观察患儿变化,必要时告知医护人员	□ 参与完成手术部位标记 □ 陪同患儿至手术室门口 □ 手术结束后护送患儿去复苏室 □ 整理好普通病房床单位内个人物品
病情变异记录	□ 无　□ 有,原因: 1. 2.	□ 无　□ 有,原因: 1. 2.

时间	入院第 4~6d（术后阶段）	入院第 5~7d（出院日）
医生工作	□ 对患儿情况进行再次评估(腹部体征、疼痛等),制订下一步诊疗计划 □ 观察患儿腹部等情况进行评估,确定有无手术并发症 □ 按照规定完成三级查房并记录;病情变化及时记录并进行必要的复查 □ 指导患儿逐渐恢复饮食,评估患儿恢复情况,评估手术效果确定是否预出院 □ 完成预出院准备(开具预出院医嘱等) **长期医嘱:** □ 按全麻下介入术后常规护理 □ 二级护理(可选)或一级护理(可选) □ 可选项目:心电监护、血氧饱和度监测、吸氧 **临时医嘱:** □ 可选项目:血常规、C反应蛋白、血气分析、电解质分析、肝功能、腹部超声 □ 预出院及出院带药	□ 评估患儿情况,是否符合出院标准,确定能否出院 □ 开具出院医嘱和诊断证明 □ 交代出院后注意事项,给予随访指导 □ 预约门诊复诊 □ 完善出院记录、病案首页并归档病历 **临时医嘱:** □ 今日出院
护士工作	□ 做好交接工作,完成护理记录 □ 执行各种医嘱,观察患儿生命体征、腹部体征及穿刺点情况 □ 术后穿刺点、心理与生活护理	□ 出院宣教:复查时间、饮食指导、用药指导、穿刺点护理等 □ 向患儿监护人提供出院小结、诊断证明书和出院指引,协助患儿监护人办理出院手续

续表

时间	入院第 4~6d (术后阶段)	入院第 5~7d (出院日)
护士 工作	□ 完成疼痛、营养、跌倒等评估并给予指导 □ 术后健康宣教:药物、穿刺点护理要点,手术情况、术后 　注意事项及监护仪使用等 □ 观察并调节补液速度,观察药物不良反应 □ 指导并督促患儿术后活动 □ 对患儿监护人进行出院准备指导	
患儿 监护 人工 作	□ 参与诊疗方案决策,完成知情同意 □ 观察患儿生命体征、穿刺点及腹部情况,必要时及时告 　知医护人员 □ 照顾患儿日常饮食、排便、睡眠,安抚患儿 □ 认真学习出院流程及相关注意事项	□ 认真学习出院宣教内容 □ 办理出院
病情 变异 记录	□ 无　□ 有,原因: 1. 2.	□ 无　□ 有,原因: 1. 2.

注:AFP. 甲胎蛋白;CT. 计算机断层扫描;MRI. 磁共振成像。

3. 出院标准

(1)患儿一般情况良好,恢复普通饮食。

(2)腹部体征基本正常,体温 <38.5℃。

(3)穿刺点愈合良好。

(4)复查血常规、肝功能基本正常。

(5)无其他需要住院处理的并发症。

(六) 变异及原因分析

1. 因实验室检查结果异常需要复查,导致术前住院时间延长或费用超出参考费用标准。

2. 其他意外情况需进一步明确诊断,导致术前住院时间延长或费用超出参考费用标准。

3. 围手术期出现麻醉禁忌证(如急性上呼吸道感染等),转入相应临床路径,退出本路径,待治愈后再次进入本路径。

4. 术后出现发热及肝肾功能明显异常等并发症需要治疗和住院观察,导致住院时间延长或费用超出参考费用标准。

二、临床路径流程图(图 8-6)

三、随访指导

出院 1 周自动发送随访问卷调查表。术后 1 个月回院复诊,定期观察患儿症状、体征缓解情况。

四、宣教

宣教时间:出院当天。

宣教内容:

1. 生活宣教　平衡饮食,荤素搭配,保证蛋白质及维生素的供应,注意补充新鲜蔬菜和水果,忌暴饮暴食;注意休息,劳逸结合;少去公共场所,避免交叉感染。

2. 手术穿刺处伤口护理　术后 3d 内避免盆浴,可淋浴,预防感染,术后 1 周勿剧烈活动。

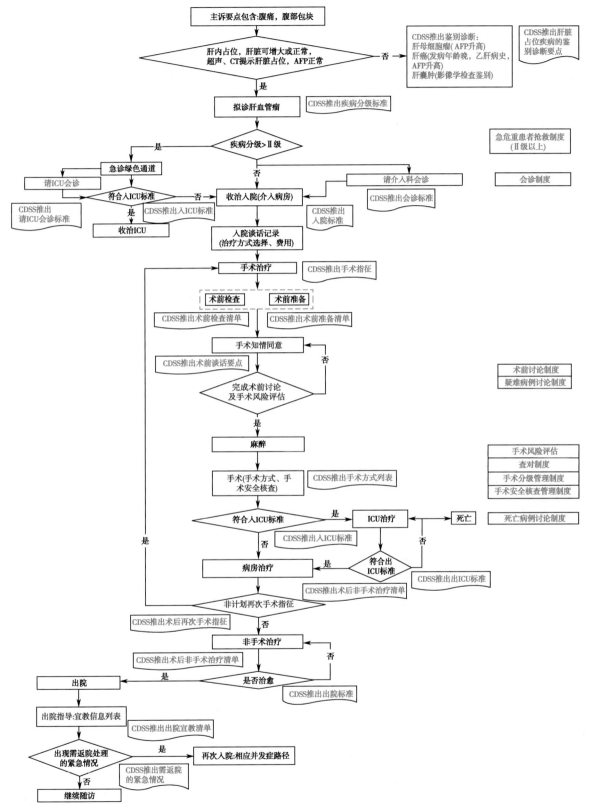

图 8-6 肝血管瘤临床路径流程图

AFP. 甲胎蛋白；CDSS. 临床决策支持系统；CT. 计算机断层扫描；ICU. 重症监护病房。

3. 体温　患儿术后 3d 内如有低热（腋温 37.5~38.5℃）为术后正常反应,可采取擦身、适量多饮水等物理降温方法处理,高热（腋温 ≥ 38.5℃）或术后 3d 后仍有发热时请及时就医。

4. 紧急医疗指导　出现以下紧急情况需及时返院或到当地医院治疗:出现反复发热,体温 >38.5℃、病灶突发增大出现破溃或出血、手术穿刺口红肿、渗血、渗液、肢体温度异常等。

第七节　淋巴管畸形介入治疗临床路径

一、淋巴管畸形介入治疗临床路径标准流程

（一）适用对象

第一诊断为先天性淋巴管畸形（ICD-10:Q89.801）,行淋巴管瘤注射术（ICD-9-CM3:40.9x00x016）。

（二）诊断依据

根据《临床诊疗指南:肿瘤分册》进行诊断。

1. 病史　体表无痛性肿物,合并感染或出血时可伴有疼痛。

2. 体征　质软肿物（合并出血时可质地稍韧）,边界不清,肿物皮温正常,可有波动感。

3. 辅助检查　主要包括以下影像检查:

（1）彩色超声检查:囊性肿物,边界一般清楚或不清,肿物内无血流信号。

（2）CT:肿物密度一般均匀,CT 值近水密度（0~20HU）,增强前后病灶密度无变化,囊壁和分隔见强化。

（三）进入临床路径标准

1. 第一诊断必须符合先天性淋巴管畸形（ICD-10:Q89.801）。

2. 当患儿同时具有其他疾病诊断时,但在住院期间不需特殊处理也不影响第一诊断的临床路径流程实施时,可进入路径。

（四）门诊流程

淋巴管畸形介入治疗临床路径表单（门诊）

患儿姓名:_____　性别:_____年龄:_____门诊号:_____

诊次	初诊	复诊
医生工作	□ 询问病史和体格检查,完善相关检查,如血常规、超声、MRI 等 □ 告知本次检查的目的、费用及出报告时间;告知复诊时间 □ 告知注意事项,如观察患儿肢体活动有无异常	□ 根据病史、体征、检查检验结果初步诊断:淋巴管畸形 □ 告知治疗过程和住院指征,开具住院证和预约住院日期 □ 告知等待住院期间注意事项和病情突变时的处理方法
护士工作	□ 评估、安排就诊顺序,推送信息给医生和患儿监护人 □ 对患儿监护人进行缴费、检查检验、取药、抽血治疗等方面的指引	□ 评估、安排就诊顺序,推送信息给医生和患儿监护人 □ 对患儿监护人进行办理入院手续的指引
患儿监护人工作	□ 预约门诊,准备好病历资料和检验、检查结果 □ 接收指引单,完成就诊、检查 □ 参与诊疗方案决策 □ 享受知情同意权利 □ 接受健康教育	□ 预约门诊,准备好病历资料和检查、检验结果（血常规、凝血功能、超声等） □ 做好入院准备 □ 参与诊疗方案决策 □ 享受知情同意权利 □ 接受健康教育
病情变异记录	□ 无　□ 有,原因: 1. 2.	□ 无　□ 有,原因: 1. 2.

（五）住院流程

1. 入院标准

(1)已明确诊断淋巴管畸形,伴有外观畸形、疼痛肿胀和功能障碍者。

(2)监护人同意行介入治疗。

(3)有介入治疗指征,无明显禁忌证。

2. 临床路径表单

淋巴管畸形介入治疗临床路径表单(住院)

患儿姓名:_____性别:_____年龄:_____门诊号:_____住院号:_____

住院日期: 年 月 日 出院日期: 年 月 日 标准住院日:4~7d

时间	入院第1~2d (术前阶段)	入院第2~3d (手术日)
医生 工作	□ 询问病史与体格检查 □ 上级医师查房与术前评估,确定诊断 □ 完成术前检查及术前准备,异常者分析处理后复查 □ 完成术前讨论,评估术前检查结果是否符合诊断和手术条件 □ 与患儿监护人共同完成诊疗决策,并签署手术、输血等知情同意书 □ 麻醉科医师探望患儿并完成麻醉前书面评估 **长期医嘱:** □ 小儿外科常规护理 □ 流质饮食 □ 补充维生素,营养支持治疗 □ 二级护理(可选)或一级护理(可选) □ 抗菌药物(可选) **临时医嘱:** □ 血常规、血型、尿液分析、大便常规＋潜血、凝血功能、肝肾功能、感染性疾病筛查、血气分析、电解质分析、C反应蛋白测定 □ 心电图、胸部X线(正位)检查、体表肿物超声 □ 可选项目:MRI、麻醉科会诊(疼痛评估>7分)、营养科会诊 □ 术前医嘱:拟送介入室麻醉下行淋巴管瘤注射术;术前禁食、备皮;术前补液;术前止血药物;术前抗菌药物;备血、配血(可选)	□ 按手术分级及手术授权完成手术 □ 向监护人交代手术中情况和术后注意事项 □ 出手术室前主刀医师完成手术记录、术后首次病程记录(特殊情况下由第一助手完成) □ 开具术后医嘱 **临时医嘱:** □ 注意观察患侧肢端血运 □ 注意观察肿物有无渗血
护士 工作	□ 入院护理评估 □ 入院宣教,嘱咐限制剧烈活动 □ 执行各项医嘱,完成术前检查、术前准备 □ 术前宣教 □ 完成术前评估并填写手术患儿交接表 □ 完成护理记录	□ 做好交接工作 □ 完成护理记录
患儿 监护 人工 作	□ 参与诊疗方案决策,完成知情同意 □ 配合完成各项术前检查、术前准备 □ 学习宣教内容 □ 配合限制患儿剧烈活动 □ 观察患儿变化,必要时告知医护人员	□ 参与完成手术部位标记 □ 陪同患儿至手术室门口 □ 整理好普通病房床单位内个人物品
病情 变异 记录	□ 无 □ 有,原因: 1. 2.	□ 无 □ 有,原因: 1. 2.

时间	入院第 3~6d (术后阶段)	入院第 4~7d (出院日)
医生工作	□ 对患儿情况进行再次评估(营养、疼痛等),制订下一步诊疗计划 □ 观察肿物有无破溃 □ 按照规定完成三级查房并记录;病情变化及时记录并进行必要的复查 □ 指导患儿逐渐恢复饮食,评估患儿恢复情况,评估手术效果确定是否预出院 □ 完成预出院准备(开具预出院医嘱等) **长期医嘱:** □ 按全麻下介入术后常规护理 □ 可选项目:心电监护、血氧饱和度监测、吸氧;一级护理、二级护理;禁食、饮水、流质饮食;留置胃管、尿管;非限制级抗菌药物、限制级抗菌药物(参照《抗菌药物分级管理目录》清单选择具体常用药物);止血药物;静脉营养支持 **临时医嘱:** □ 血常规、凝血功能、体表肿物超声 □ 可选项目:按出入量补充液体和电解质、其他特殊医嘱(如退热药物)、伤口换药 □ 预出院及出院带药	□ 评估患儿情况,是否符合出院标准,确定能否出院 □ 开具出院医嘱和诊断证明 □ 交代出院后注意事项、给予随访指导 □ 预约门诊复诊 □ 完善出院记录、病案首页并归档病历 **临时医嘱:** □ 今日出院
护士工作	□ 做好交接工作,完成护理记录 □ 执行各种医嘱,观察患儿生命体征、体表肿物有无破溃 □ 术后伤口、发热、心理与生活护理 □ 完成疼痛、营养、跌倒等评估并给予指导 □ 术后健康宣教:药物,手术情况、术后注意事项及监护仪使用等 □ 观察并调节补液速度,观察药物不良反应 □ 指导并督促患儿术后活动 □ 对患儿监护人进行出院准备指导	□ 出院宣教:复查时间、饮食指导、用药指导、伤口护理等 □ 向患儿监护人提供出院小结、诊断证明书和出院指引,协助患儿监护人办理出院手续
患儿监护人工作	□ 参与诊疗方案决策,完成知情同意 □ 观察患儿生命体征、伤口,必要时及时告知医护人员 □ 护理好患儿各管道,防止脱落、折叠等 □ 照顾患儿日常饮食、排便、睡眠,安抚患儿 □ 了解患儿病理结果 □ 认真学习出院流程及相关注意事项	□ 认真学习出院宣教内容 □ 办理出院
病情变异记录	□ 无　□ 有,原因: 1. 2.	□ 无　□ 有,原因: 1. 2.

注:MRI. 磁共振成像。

3. 出院标准

(1)一般情况良好,可正常饮食,无发热、腹泻,营养状况明显改善。

(2)无其他需要住院处理的并发症。

(六)变异及原因分析

1. 因实验室检查结果异常需要复查,导致术前住院时间延长或费用超出参考费用标准。

2. 其他意外情况需进一步明确诊断,导致术前住院时间延长或费用超出参考费用标准。

3. 围手术期出现麻醉禁忌证(如急性上呼吸道感染等),转入相应临床路径,退出本路径,待治愈后再次进入本路径。

4. 术后出现发热及出血等并发症需要治疗和住院观察,导致住院时间延长或费用超出参考费用标准。

二、临床路径流程图(图 8-7)

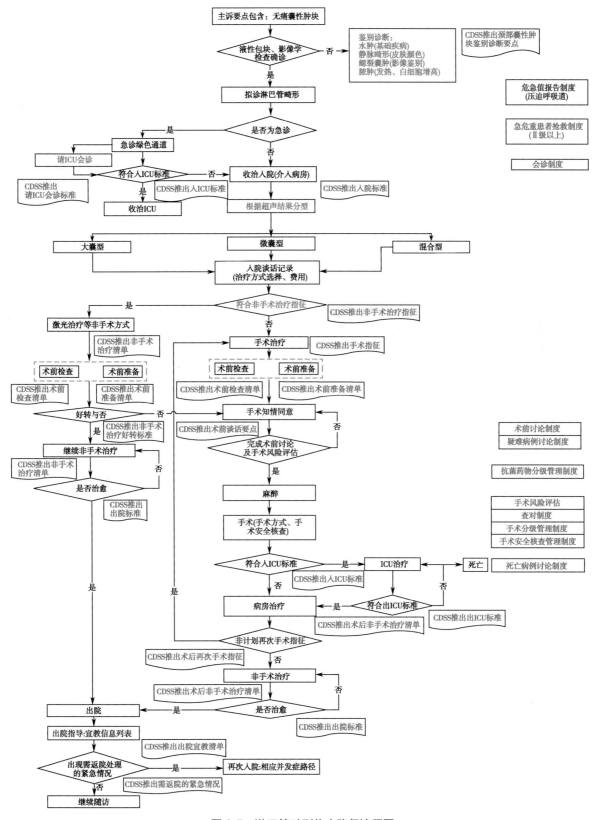

图 8-7 淋巴管畸形临床路径流程图

CDSS.临床决策支持系统;ICU.重症监护病房。

三、随访指导

门诊治疗系统定期自动发送随访问卷调查表。通常为每个月回院复诊 1 次,至少 3 次,定期观察患儿症状、体征缓解情况及继续治疗。

四、宣教

宣教时间:出院当天。

宣教内容:

1. **活动宣教**　出院后,注意安全,避免剧烈活动。
2. **饮食宣教**　勿进食浓茶、咖啡等刺激性食物。
3. **疾病宣教**　术后出现瘤体肿胀、疼痛为正常表现。
4. **紧急医疗指导**　出现以下紧急情况需及时返院或到当地医院治疗:
(1) 术后出现发热,体温 >38.5℃。
(2) 瘤体突发破溃出血。
(3) 邻近皮肤颜色变暗。
(4) 四肢的淋巴管畸形介入术后出现肢端皮温下降或功能障碍。

第八节　克利佩尔 - 特脑纳 - 韦伯综合征介入治疗临床路径

一、克利佩尔 - 特脑纳 - 韦伯综合征介入治疗临床路径标准流程

(一) 适用对象

第一诊断为克利佩尔 - 特脑纳 - 韦伯综合征(ICD-10:Q87.203),行大隐静脉主干激光闭合术(ICD-9-CM3:38.5900x003)。

(二) 诊断依据

根据《儿科介入放射学》进行诊断。

1. **病史**　发现患侧肢体增粗。
2. **体征**　患侧肢体增粗,多伴有皮肤表面片状、地图状红斑,双侧肢体皮温基本无差异。
3. **辅助检查**　MRI 有利于评估儿肌肉、骨、脂肪和血管组织。MR 血管造影术不需接受肾脏毒性的造影剂,在钆增强扫描中能够得到在轴状、冠状、矢状位成高分辨率的造影图片。高流速的瘘也能够被识别。CT 扫描能够提供高分辨率的三维成像。

(三) 进入临床路径标准

1. 第一诊断必须符合克利佩尔 - 特脑纳 - 韦伯综合征(ICD-10:Q87.203)。
2. 当患儿同时具有其他疾病诊断,但在住院期间不需要特殊处理也不影响第一诊断的临床路径流程实施时,可进入路径。

(四) 门诊流程

克利佩尔 - 特脑纳 - 韦伯综合征临床路径表单(门诊)

患儿姓名:_____　性别:_____年龄:_____　门诊号:_____

诊次		初诊	复诊
医生工作		□ 询问病史和体格检查,完善相关检查,如超声、CT、MRI 等 □ 告知本次检查的目的、费用及出报告时间;告知复诊时间 □ 告知注意事项,如避免摔倒、避免碰撞患肢及剧烈运动等。	□ 根据病史、体征、检查检验结果初步诊断:克利佩尔 - 特脑纳 - 韦伯综合征 □ 告知治疗过程和住院指征,开具住院证和预约住院日期 □ 告知等待住院期间注意事项和病情突变时的处理方法

诊次	初诊	复诊
护士工作	□ 评估、安排就诊顺序,推送信息给医生和患儿监护人 □ 对患儿监护人进行缴费、检查检验、取药、抽血治疗等方面的指引	□ 评估、安排就诊顺序,推送信息给医生和患儿监护人 □ 对患儿监护人进行办理入院手续的指引
患儿监护人工作	□ 预约门诊,准备好病历资料和检验、检查结果 □ 接收指引单,完成就诊、检查 □ 参与诊疗方案决策 □ 享受知情同意权利 □ 接受健康教育	□ 预约门诊,准备好病历资料和检查、检验结果(超声、CT、MRI 等) □ 做好入院准备 □ 参与诊疗方案决策 □ 享受知情同意权利 □ 接受健康教育
病情变异记录	□ 无 □ 有,原因: 1. 2.	□ 无 □ 有,原因: 1. 2.

(五)住院流程

1. 入院标准

(1)明确诊断克利佩尔-特脑纳-韦伯综合征,且监护人同意进行手术。

(2)手术指征明确,无明显手术禁忌证。

2. 临床路径表单

克利佩尔-特脑纳-韦伯综合征临床路径表单(住院)

患儿姓名:_____ 性别:_____ 年龄:_____ 门诊号:_____ 住院号:_____

住院日期: 年 月 日 出院日期: 年 月 日 标准住院日:3~5d

时间	入院第 1~2d (术前阶段)	入院第 2~3d (手术日)
医生工作	□ 询问病史与体格检查 □ 上级医师查房与术前评估,确定诊断 □ 完成术前检查及术前准备,异常者分析处理后复查 □ 完成术前讨论,评估术前检查结果是否符合诊断和手术条件 □ 与患儿监护人共同完成诊疗决策,并签署手术、输血等知情同意书 □ 麻醉科医师探望患儿并完成麻醉前书面评估 **长期医嘱:** □ 介入科常规护理 □ 普通饮食 □ 二级护理(可选)或一级护理(可选) **临时医嘱:** □ 血常规、血型、尿液分析、大便常规、凝血功能、肝肾功能、感染性疾病筛查 □ 心电图、胸部 X 线(正位)检查 □ 可选项目:超声、四肢 CT 或 MRI 平扫+增强 □ 术前医嘱:拟送介入室麻醉下行大隐静脉主干激光闭合术;术前禁食、备皮;手术中用药;术前补液;备血、配血(可选)	□ 按手术分级及手术授权完成手术 □ 向监护人交代手术中情况和术后注意事项 □ 出手术室前主刀医师完成手术记录、术后首次病程记录(特殊情况下由第一助手完成) □ 开具术后医嘱 □ 主刀医师术后 24h 内查房 **长期医嘱:** □ 按全麻下介入术后常规护理 □ 流质饮食 □ 二级护理(可选)或一级护理(可选) □ 可选项目:心电监护、血氧饱和度监测、吸氧 **临时医嘱:** □ 术后补液 □ 术侧肢体制动 6h □ 注意术侧穿刺点有无渗血、血肿 □ 注意术侧足背动脉搏动 □ 心电、血压监测 12h

续表

时间	入院第 1~2d (术前阶段)	入院第 2~3d (手术日)
护士 工作	□ 入院护理评估 □ 入院宣教,嘱咐限制剧烈活动,避免摔倒及碰撞患肢 □ 执行各项医嘱,完成术前检查、术前准备 □ 术前宣教 □ 完成术前评估并填写手术患儿交接表 □ 完成护理记录	□ 做好交接工作 □ 完成护理记录 □ 观察患儿生命体征、测体温禁用肛表 □ 观察伤口情况 □ 完成疼痛评估并给予指导:疼痛评分 ≥ 3 分通知医生 □ 跌倒评估及护理 □ 术后发热的护理 □ 心理护理 □ 对患儿监护人宣教:药物、穿刺点护理要点,手术情况及术后注意事项 □ 观察补液速度,保证补液均衡输入 □ 药物不良反应观察
患儿 监护 人工 作	□ 参与诊疗方案决策,完成知情同意 □ 配合完成各项术前检查、术前准备 □ 学习宣教内容 □ 配合限制患儿剧烈活动,避免摔倒及碰撞患肢 □ 观察患儿变化,必要时告知医护人员	□ 参与完成手术部位标记 □ 陪同患儿至手术室门口 □ 手术结束后护送患儿去复苏室 □ 整理好普通病房床单位内个人物品
病情 变异 记录	□ 无　□ 有,原因: 1. 2.	□ 无　□ 有,原因: 1. 2.

时间	入院第 3~4d (术后阶段)	入院第 3~5d (出院日)
医生 工作	□ 对患儿情况进行再次评估(肢体活动、疼痛等),制订下一步诊疗计划 □ 观察患儿肢体等情况进行评估,确定有无手术并发症 □ 按照规定完成三级查房并记录;病情变化及时记录并进行必要的复查 □ 指导患儿逐渐恢复饮食,评估患儿恢复情况,评估手术效果确定是否预出院 □ 完成预出院准备(开具预出院医嘱等) **长期医嘱:** □ 按全麻下介入术后常规护理 □ 二级护理(可选)或一级护理(可选) □ 可选项目:心电监护、血氧饱和度监测、吸氧 **临时医嘱:** □ 可选项目:血常规、C 反应蛋白、血气分析、电解质分析 □ 预出院及出院带药	□ 评估患儿情况,是否符合出院标准,确定能否出院 □ 开具出院医嘱和诊断证明 □ 交代出院后注意事项、给予随访指导 □ 预约门诊复诊 □ 完善出院记录、病案首页并归档病历 **临时医嘱:** □ 今日出院
护士 工作	□ 做好交接工作,完成护理记录 □ 执行各种医嘱,观察患儿生命体征、专科体征及穿刺点情况	□ 出院宣教:复查时间、饮食指导、用药指导、穿刺点护理等 □ 向患儿监护人提供出院小结、诊断证明书和出院指引,协助患儿监护人办理出院手续

时间	入院第 3~4d （术后阶段）	入院第 3~5d （出院日）
护士工作	□ 术后穿刺点、心理与生活护理 □ 完成疼痛、营养、跌倒等评估并给予指导 □ 术后健康宣教：药物、穿刺点护理要点，手术情况、术后注意事项及监护仪使用等 □ 观察并调节补液速度，观察药物不良反应 □ 指导并督促患儿术后活动 □ 对患儿监护人进行出院准备指导	
患儿监护人工作	□ 参与诊疗方案决策，完成知情同意 □ 观察患儿生命体征、穿刺点及肢体情况，必要时及时告知医护人员 □ 照顾患儿日常饮食、排便、睡眠，安抚患儿 □ 认真学习出院流程及相关注意事项	□ 认真学习出院宣教内容 □ 办理出院
病情变异记录	□ 无　□ 有，原因： 1. 2.	□ 无　□ 有，原因： 1. 2.

注：CT. 计算机断层扫描；MRI. 磁共振成像。

3. 出院标准

（1）患儿一般情况良好，恢复普通饮食。

（2）病灶无显著肿胀，局部皮肤无破溃，体温正常。

（3）穿刺点愈合良好。

（4）无其他需要住院处理的并发症。

（六）变异及原因分析

1. 因实验室检查结果异常需要复查，导致术前住院时间延长或费用超出参考费用标准。

2. 其他意外情况需进一步明确诊断，导致术前住院时间延长或费用超出参考费用标准。

3. 围手术期出现麻醉禁忌证（如急性上呼吸道感染等），转入相应临床路径，退出本路径，待治愈后再次进入本路径。

4. 术后出现发热及出血等并发症需要治疗和住院观察，导致住院时间延长或费用超出参考费用标准。

二、临床路径流程图（图 8-8）

三、随访指导

出院 1 周自动发送随访问卷调查表。术后 1 个月回院复诊，定期观察患儿症状、体征缓解情况，如出现反复发热，体温 >38.5℃、病灶突发增大出现破溃或出血随时返院。

四、宣教

宣教时间：出院当天。

宣教内容：

1. 生活宣教　平衡饮食，荤素搭配，保证蛋白质及维生素的供应，注意补充新鲜蔬菜和水果，忌暴饮暴食；注意休息，劳逸结合；少去公共场所，避免交叉感染。

287

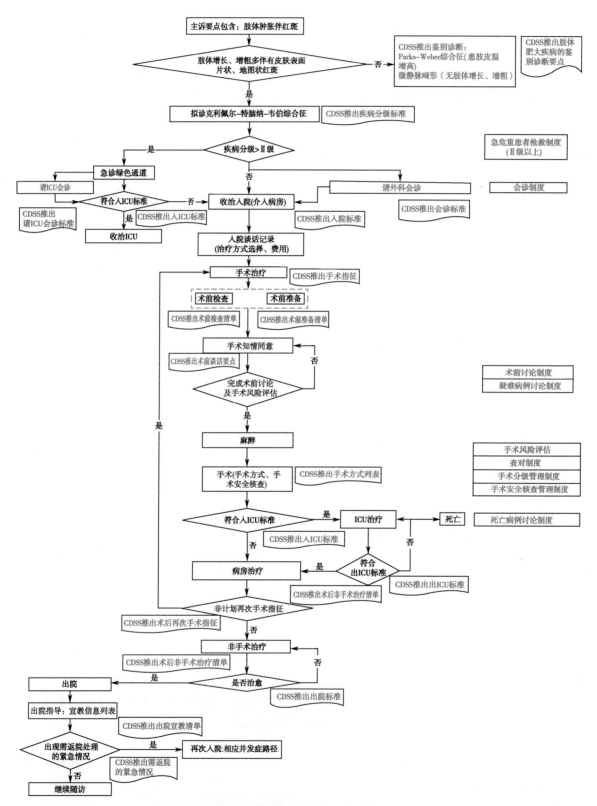

图 8-8　克利佩尔 - 特脑纳 - 韦伯综合征临床路径流程图

CDSS. 临床决策支持系统；ICU. 重症监护病房。

2. **手术穿刺处伤口护理** 术后 3d 内避免盆浴,可淋浴,预防感染,术后 1 周勿剧烈活动。

3. **体温** 患儿术后 3d 内如有低热(腋温 37.5~38.5℃)为术后正常反应,可采取擦身、适量多饮水等物理降温方法处理,高热(腋温 ≥ 38.5℃)或术后 3d 后仍有发热时请及时就医。

4. **紧急医疗指导** 出现以下紧急情况需及时返院或到当地医院治疗:出现反复发热,体温 >38.5℃、病灶突发增大出现破溃或出血、手术穿刺口红肿、渗血、渗液、肢体温度异常等。

第九节 动静脉畸形介入治疗临床路径

一、动静脉畸形介入治疗临床路径标准流程

（一）适用对象

第一诊断为周围动静脉畸形(ICD-10:Q27.300),行经导管动静脉畸形介入栓塞术(ICD-9-CM3:39.7910)。

（二）诊断依据

根据《临床诊疗指南:整形外科学分册》进行诊断。

1. **病史** 出生时或出生后发现的肿物,随身体成比例生长,不能自行消退,伴或不伴疼痛,部分会突发大出血。

2. **体征** 搏动性包块,肿物皮温高。

3. **辅助检查** 增强 CT 上动静脉畸形表现为明显强化的异常血管团,颈静脉提前显示。软组织动静脉畸形在 MRI 的 T_1WI 和 T_2WI 均表现为低信号影,在 MRI 增强的图像上该病变依然呈低信号则显示其间充以流空效应。

（三）进入临床路径标准

1. 第一诊断必须符合动静脉畸形(ICD-10:Q27.300)。

2. 当患儿同时具有其他疾病诊断时,但在住院期间不需特殊处理也不影响第一诊断的临床路径流程实施时,可进入路径。

（四）门诊流程

动静脉畸形介入治疗临床路径表单(门诊)

患儿姓名:_____ 性别:_____ 年龄:_____ 门诊号:_____

诊次	初诊	复诊
医生工作	□ 询问病史和体格检查,完善相关检查,如血常规、超声、CTA 等 □ 告知本次检查的目的、费用及出报告时间;告知复诊时间 □ 告知注意事项,如观察患儿瘤体有无破溃	□ 根据病史、体征、检查检验结果初步诊断:动静脉畸形 □ 告知治疗过程和住院指征,开具住院证和预约住院日期 □ 告知等待住院期间注意事项和病情突变时的处理方法
护士工作	□ 评估、安排就诊顺序,推送信息给医生和患儿监护人 □ 对患儿监护人进行缴费、检查检验、取药、抽血治疗等方面的指引	□ 评估、安排就诊顺序,推送信息给医生和患儿监护人 □ 对患儿监护人进行办理入院手续的指引
患儿监护人工作	□ 预约门诊,准备好病历资料和检验、检查结果 □ 接收指引单,完成就诊、检查 □ 参与诊疗方案决策 □ 享受知情同意权利 □ 接受健康教育	□ 预约门诊,准备好病历资料和检查、检验结果(血常规、凝血功能、超声等) □ 做好入院准备 □ 参与诊疗方案决策 □ 享受知情同意权利 □ 接受健康教育

续表

诊次	初诊	复诊
病情变异记录	□ 无　　□ 有,原因: 1. 2.	□ 无　　□ 有,原因: 1. 2.

注:CTA.计算机体层血管成像。

(五)住院流程

1. 入院标准

(1)明确诊断动静脉畸形,伴有外观畸形、疼痛肿胀和功能障碍者,或者合并出血。

(2)监护人同意行介入治疗。

(3)有介入治疗指征,无明显禁忌证。

2. 临床路径表单

动静脉畸形介入治疗临床路径表单(住院)

患儿姓名:_____ 性别:_____ 年龄:_____ 门诊号:_____ 住院号:_____

住院日期:　　年　　月　　日　　出院日期:　　年　　月　　日　　标准住院日:4~7d

时间	入院第 1~2d (术前阶段)	入院第 2~3d (手术日)
医生工作	□ 询问病史与体格检查 □ 上级医师查房与术前评估,确定诊断 □ 完成术前检查及术前准备,异常者分析处理后复查 □ 完成术前讨论,评估术前检查结果是否符合诊断和手术条件 □ 与患儿监护人共同完成诊疗决策,并签署手术、输血等知情同意书 □ 麻醉科医师探望患儿并完成麻醉前书面评估 **长期医嘱:** □ 小儿外科常规护理 □ 流质饮食 □ 补充维生素,营养支持治疗 □ 二级护理(可选)或一级护理(可选) □ 抗菌药物(可选) **临时医嘱:** □ 血常规、血型、尿液分析、大便常规 + 潜血、凝血功能、肝肾功能、感染性疾病筛查、血气分析、电解质分析、C 反应蛋白测定 □ 心电图、胸部 X 线(正位)检查、体表肿物超声 □ 可选项目:MRI、麻醉科会诊(疼痛评估 >7 分)、营养科会诊 □ 术前医嘱:拟送介入室麻醉下行经导管动静脉畸形介入栓塞术;术前禁食、备皮;术前补液;术前止血药物;术前抗菌药物;备血、配血(可选)	□ 按手术分级及手术授权完成手术 □ 向监护人交代手术中情况和术后注意事项 □ 出手术室前主刀医师完成手术记录、术后首次病程记录(特殊情况下由第一助手完成) □ 开具术后医嘱 **临时医嘱:** □ 术后双下肢制动 6h □ 注意观察双侧足背动脉搏动 □ 注意观察腹股沟区有无渗血、血肿
护士工作	□ 入院护理评估 □ 入院宣教,嘱咐限制剧烈活动 □ 执行各项医嘱,完成术前检查、术前准备 □ 术前宣教 □ 完成术前评估并填写手术患儿交接表 □ 完成护理记录	□ 做好交接工作 □ 完成护理记录

续表

时间	入院第 1~2d （术前阶段）	入院第 2~3d （手术日）
患儿 监护 人工 作	□ 参与诊疗方案决策,完成知情同意 □ 配合完成各项术前检查、术前准备 □ 学习宣教内容 □ 配合限制患儿剧烈活动 □ 观察患儿变化,必要时告知医护人员	□ 参与完成手术部位标记 □ 陪同患儿至手术室门口 □ 整理好普通病房床单位内个人物品
病情 变异 记录	□ 无　□ 有,原因: 1. 2.	□ 无　□ 有,原因: 1. 2.

时间	入院第 3~6d （术后阶段）	入院第 4~7d （出院日）
医生 工作	□ 对患儿情况进行再次评估(营养、疼痛等),制订下一步诊疗计划 □ 观察患儿腹股沟区及双侧足背动脉搏动情况 □ 按照规定完成三级查房并记录;病情变化及时记录并进行必要的复查 □ 指导患儿逐渐恢复饮食,评估患儿恢复情况,评估手术效果确定是否预出院 □ 完成预出院准备(开具预出院医嘱等) **长期医嘱:** □ 按全麻下介入术后常规护理 □ 可选项目:心电监护、血氧饱和度监测、吸氧;一级护理、二级护理;禁食、饮水、流质饮食;留置胃管、尿管;非限制级抗菌药物、限制级抗菌药物(参照《抗菌药物分级管理目录》清单选择具体常用药物);止血药物;静脉营养支持 **临时医嘱:** □ 血常规、凝血功能、体表肿物超声 □ 可选项目:按出入量补充液体和电解质,其他特殊医嘱(如退热药物)、伤口换药 □ 预出院及出院带药	□ 评估患儿情况,是否符合出院标准,确定能否出院 □ 开具出院医嘱和诊断证明 □ 交代出院后注意事项,给予随访指导 □ 预约门诊复诊 □ 完善出院记录、病案首页并归档病历 **临时医嘱:** □ 今日出院
护士 工作	□ 做好交接工作,完成护理记录 □ 执行各种医嘱,观察患儿生命体征、腹股沟区穿刺口及双侧足背动脉搏动情况 □ 术后伤口、发热、心理与生活护理 □ 完成疼痛、营养、跌倒等评估并给予指导 □ 术后健康宣教:药物,手术情况、术后注意事项及监护仪使用等 □ 观察并调节补液速度,观察药物不良反应 □ 指导并督促患儿术后活动 □ 对患儿监护人进行出院准备指导	□ 出院宣教:复查时间、饮食指导、用药指导、伤口护理等 □ 向患儿监护人提供出院小结、诊断证明书和出院指引,协助患儿监护人办理出院手续

时间	入院第 3~6d （术后阶段）	入院第 4~7d （出院日）
患儿监护人工作	□ 参与诊疗方案决策,完成知情同意 □ 观察患儿生命体征、伤口,必要时及时告知医护人员 □ 护理好患儿各管道,防止脱落、折叠等 □ 照顾患儿日常饮食、排便、睡眠,安抚患儿 □ 了解患儿病理结果 □ 认真学习出院流程及相关注意事项	□ 认真学习出院宣教内容 □ 办理出院
病情变异记录	□ 无　□ 有,原因: 1. 2.	□ 无　□ 有,原因: 1. 2.

注:MRI. 磁共振成像。

3. 出院标准

(1)一般情况良好,可正常饮食,无发热、腹泻,营养状况明显改善。

(2)无其他需要住院处理的并发症。

(六) 变异及原因分析

1.因实验室检查结果异常需要复查,导致术前住院时间延长或费用超出参考费用标准。

2.其他意外情况需进一步明确诊断,导致术前住院时间延长或费用超出参考费用标准。

3.围手术期出现麻醉禁忌证(如急性上呼吸道感染等),转入相应临床路径,退出本路径,待治愈后再次进入本路径。

4.术后出现发热及出血等并发症需要治疗和住院观察,导致住院时间延长或费用超出参考费用标准。

二、临床路径流程图(图 8-9)

三、随访指导

门诊治疗系统定期自动发送随访问卷调查表。通常为每个月回院复诊 1 次,至少 3 次,定期观察患儿症状、体征缓解情况及继续治疗。

四、宣教

宣教时间:出院当天。

宣教内容:

1. **活动宣教**　出院后,注意安全,避免剧烈活动。

2. **饮食宣教**　勿进食浓茶咖啡等刺激性食物。

3. **疾病宣教**　术后出现瘤体肿胀、疼痛为正常表现。

4. **紧急医疗指导**　出现以下紧急情况需及时返院或到当地医院治疗:

(1)术后出现发热,体温 >38.5℃。

(2)瘤体突发破溃出血。

(3)邻近皮肤颜色变暗。

(4)四肢的动静脉畸形介入术后出现肢端皮温下降或功能障碍。

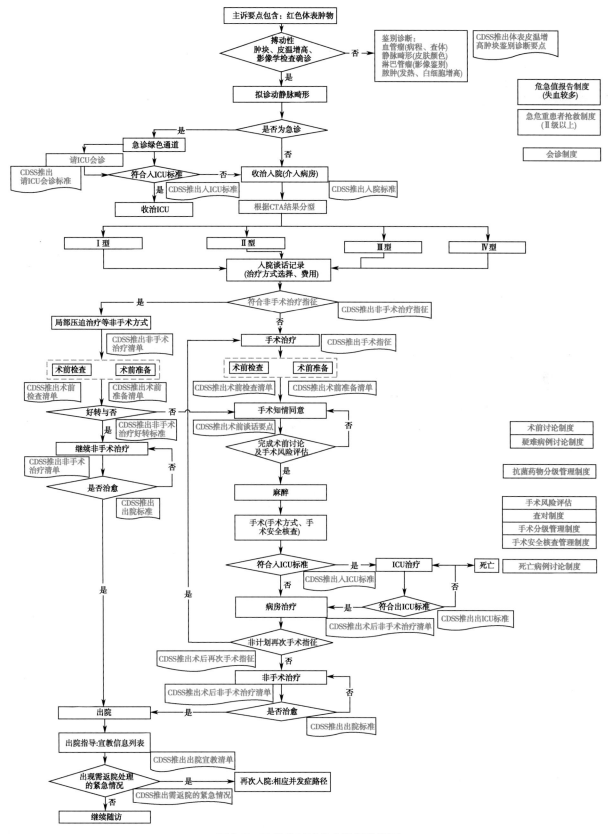

图 8-9 动静脉畸形临床路径流程图

CDSS.临床决策支持系统；ICU.重症监护病房；CTA.计算机体层血管成像。

第九章

新生儿外科疾病

第一节　先天性肛门直肠畸形临床路径

一、先天性肛门直肠畸形临床路径标准流程

（一）适用对象

第一诊断为先天性肛门直肠畸形（ICD-10：Q42.000-Q42.300），不包括肛门直肠狭窄，行经会阴（经骶）肛门成形术（ICD-9-CM3：49.7903）或结肠造口术（ICD-9-CM3：46.1100）。

（二）诊断依据

根据《小儿外科学》（第 5 版）及《临床诊疗指南·小儿外科学分册》进行诊断。

1. **病史**　出生后发现肛门畸形，肛周未见粪迹或仅见胎粪从尿道、会阴部异常开口处排出。

2. **体征**　会阴部原正常肛门隐窝处未见肛门开口。

3. **辅助检查**　24h 腹部倒立位检查：直肠盲端位于耻骨中点与骶尾关节连线（PC 线）的远端者为中低位，提示直肠盲端位于 PC 线的近端为高位（入院标准）。

（三）进入临床路径标准

1. 第一诊断必须符合先天性肛门直肠畸形（ICD-10：Q42.000-Q42.300），不包括肛门直肠狭窄。

2. 当患儿同时具有其他疾病诊断，但在治疗期间不影响该诊断的临床路径流程实施时，可进入路径。

3. 一穴肛、合并直肠舟状窝瘘者等复杂畸形或气腹者不进入路径。

（四）门诊流程

先天性肛门直肠畸形临床路径表单（门诊）

患儿姓名：＿＿＿＿＿＿　性别：＿＿＿＿　年龄：＿＿＿＿＿　门诊号：＿＿＿＿＿＿

诊次	初诊
医生工作	□ 询问病史和体格检查，完善相关检查，如超声、超声心动图等 □ 告知本次检查的目的、费用及出报告时间 □ 告知注意事项，如避免腹部外伤、避免用力按压腹部、注意避免呕吐呛咳 □ 根据病史、体征、检查检验结果初步诊断：先天性肛门直肠畸形 □ 告知治疗过程和住院指征，开具住院证和预约住院日期 □ 告知等待住院期间注意事项和病情突变时的处理方法

诊次	初诊
护士工作	□ 评估、安排就诊顺序,推送信息给医生和患儿监护人 □ 对患儿监护人进行缴费、检查检验、取药、抽血治疗等方面的指引 □ 对患儿监护人进行办理入院手续的指引
患儿监护人工作	□ 预约门诊,准备好病历资料和检验、检查结果 □ 接收指引单,完成就诊、检查 □ 参与诊疗方案决策 □ 享受知情同意权利 □ 接受健康教育 □ 做好入院准备
病情变异记录	□ 无　□ 有,原因: 1. 2.

（五）住院流程

1. 入院标准

（1）明确诊断先天性肛门直肠畸形,且监护人同意进行手术。

（2）手术指征明确,无明显手术禁忌证。

（3）确诊或疑似诊断为先天性肛门直肠畸形的患儿,按照外科急症处理。

2. 临床路径表单

先天性肛门直肠畸形临床路径表单（住院）

患儿姓名:_____性别:_____年龄:_____门诊号:_____住院号:_____

住院日期:　　年　　月　　日　　出院日期:　　年　　月　　日　　标准住院日:7~14d

时间	入院第 1~3d （术前阶段）	入院第 2~4d （手术日）
医生工作	□ 询问病史与体格检查 □ 上级医师查房与术前评估,确定诊断 □ 完成术前检查及术前准备,异常者分析处理后复查 □ 完成术前讨论,评估术前检查结果是否符合诊断和手术条件 □ 与患儿监护人共同完成诊疗决策,并签署手术、输血等知情同意书 □ 麻醉科医师探望患儿并完成麻醉前书面评估 **长期医嘱:** □ 小儿外科常规护理 □ 流质饮食 □ 补充维生素,营养支持治疗 □ 重症监护(可选)或一级护理(可选) □ 抗菌药物(可选) **临时医嘱:** □ 血常规、血型、尿液分析、大便常规＋潜血、凝血功能、肝肾功能、感染性疾病筛查、血气分析、电解质分析、C 反应蛋白测定 □ 心电图、胸部 X 线(正位)检查、超声心动图、腹部脏器超声、24h 腹部倒立位检查;	□ 按手术分级及手术授权完成手术 □ 向监护人展示标本、交代手术中情况和术后注意事项 □ 出手术室前主刀医师完成手术记录、术后首次病程记录(特殊情况下由第一助手完成) □ 开具术后医嘱(含转科医嘱)和病理检查单 □ 书写转出记录 □ 主刀医师术后 24h 内 SNICU 查房 **临时医嘱:** □ 转入 SNICU □ 开具病理检查单

续表

时间	入院第 1~3d (术前阶段)	入院第 2~4d (手术日)
医生 工作	□ 可选项目:甲状腺功能、麻醉科会诊(疼痛评估 >7 分)、营养科会诊 □ 术前医嘱:拟送手术室麻醉下行会阴(经骶)肛门成形术或结肠造口术;术前禁食、备皮;留置胃管;术前补液;术前止血药物;术前抗菌药物;肠道准备(可选);备血、配血(可选)	
护士 工作	□ 入院护理评估 □ 入院宣教,嘱咐限制剧烈活动,避免腹部受压 □ 执行各项医嘱,完成术前检查、术前准备 □ 术前宣教 □ 完成术前评估并填写手术患儿交接表 □ 完成护理记录	□ 做好交接工作 □ 完成护理记录
患儿 监护 人工 作	□ 参与诊疗方案决策,完成知情同意 □ 配合完成各项术前检查、术前准备 □ 学习宣教内容 □ 配合限制患儿剧烈活动,避免腹部受压 □ 观察患儿变化,必要时告知医护人员	□ 参与完成手术部位标记 □ 陪同患儿至手术室门口 □ 手术结束后查看标本并护送患儿去 SNICU □ 准备好 SNICU 内使用物品 □ 整理好普通病房床单位内个人物品
病情 变异 记录	□ 无　□ 有,原因: 1. 2.	□ 无　□ 有,原因: 1. 2.

时间	入院第 3~13d (术后阶段)	入院第 7~14d (出院日)
医生 工作	□ SNICU 查房,和 SNICU 医生一起判断患儿是否具有出 SNICU 指征 □ 开具转入医嘱,书写转入记录 □ 对患儿情况进行再次评估(肝功能、营养、疼痛等),制订下一步诊疗计划 □ 观察患儿腹腔引流等情况进行评估,确定有无手术并发症 □ 按照规定完成三级查房并记录;病情变化及时记录并进行必要的复查 □ 追踪病理及检查结果;危急值分析及处理 □ 指导患儿逐渐恢复饮食,评估患儿恢复情况,评估手术效果确定是否预出院 □ 完成预出院准备(开具预出院医嘱等)	□ 评估患儿情况,是否符合出院标准,确定能否出院 □ 开具出院医嘱和诊断证明 □ 交代出院后注意事项、给予随访指导 □ 预约门诊复诊 □ 完善出院记录、病案首页并归档病历
	长期医嘱: □ 按全麻术后常规护理 □ 可选项目:心电监护、血氧饱和度监测、吸氧;重症监护、一级护理、二级护理;禁食、饮水、流质饮食;留置胃管、尿管、腹腔引流管并计量;非限制级抗菌药物、限制级抗菌药物(参照《抗菌药物分级管理目录》清单选择具体常用药物);止血药物;静脉营养支持	**临时医嘱:** □ 今日出院

续表

时间	入院第3~13d （术后阶段）	入院第7~14d （出院日）
医生 工作	**临时医嘱：** □ 血常规、C反应蛋白、血气分析、电解质分析、肝功能、腹部超声 □ 可选项目：按出入量补充液体和电解质、其他特殊医嘱（如退热药物）、拔除胃管、拔除肛门引流管、拔除尿管、伤口换药 □ 预出院及出院带药	
护士 工作	□ 做好交接工作，完成护理记录 □ 执行各种医嘱，观察患儿生命体征、腹部体征及伤口情况 □ 术后伤口、引流管、发热、心理与生活护理 □ 完成疼痛、营养、跌倒等评估并给予指导 □ 术后健康宣教：药物、伤口、引流管护理要点，手术情况、术后注意事项及监护仪使用等 □ 观察并调节补液速度，观察药物不良反应 □ 指导并督促患儿术后活动 □ 对患儿监护人进行出院准备指导	□ 出院宣教：复查时间、饮食指导、用药指导、伤口护理等 □ 向患儿监护人提供出院小结、诊断证明书和出院指引，协助患儿监护人办理出院手续
患儿 监护 人工 作	□ 参与诊疗方案决策，完成知情同意 □ 观察患儿生命体征、伤口及腹部情况，必要时及时告知医护人员 □ 护理好患儿各管道，防止脱落、折叠等 □ 照顾患儿日常饮食、排便、睡眠，安抚患儿 □ 了解患儿病理结果 □ 认真学习出院流程及相关注意事项	□ 认真学习出院宣教内容 □ 办理出院
病情 变异 记录	□ 无　□ 有，原因： 1. 2.	□ 无　□ 有，原因： 1. 2.

注：SNICU.新生儿外科重症监护病房。

3. 出院标准

（1）一般情况良好，可正常饮食，无发热。

（2）伤口愈合良好，无红肿渗液。

（3）出院前复查血常规、C反应蛋白等结果正常；

（4）无其他需要住院处理的并发症。

（六）变异及原因分析

1. 合并其他先天畸形，严重水电解质紊乱或其他感染性疾病，导致住院时间延长和费用增加。

2. 围手术期并发症如气腹等需进行积极处理，完善相关检查，向患儿监护人解释并告知病情，导致治疗时间延长，增加治疗费用等。

二、临床路径流程图(图 9-1)

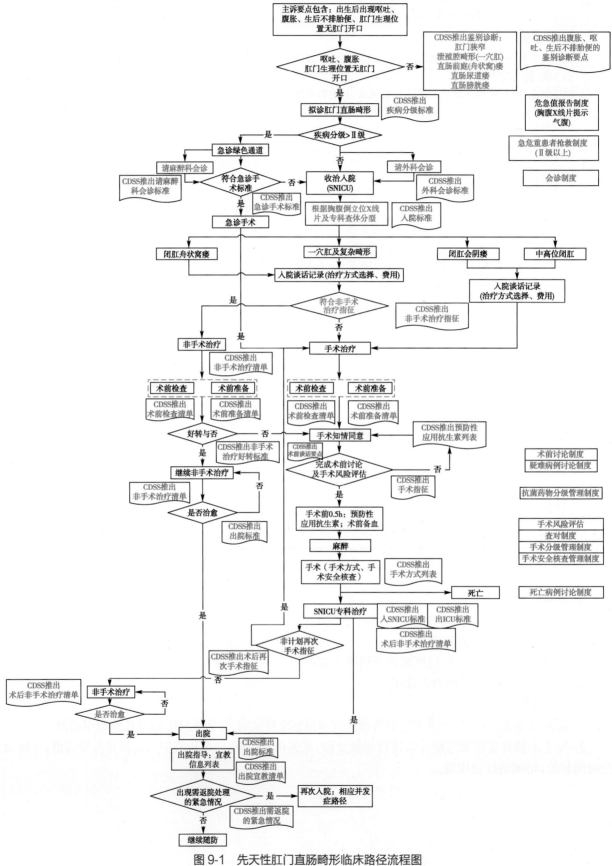

图 9-1 先天性肛门直肠畸形临床路径流程图

CDSS. 临床决策支持系统;SNICU. 新生儿外科重症监护病房。

三、随访指导

门诊治疗系统定期自动发送随访问卷调查表。通常为每个月回院复诊 1 次,至少 3 次,定期观察患儿症状、体征缓解情况。

四、宣教

宣教时间:出院当天。

宣教内容:

1. 抱起喂奶,合理喂养,母乳喂养,注意观察及记录有无呕吐、腹胀及排便情况。

2. 出院后 2 周内回院术后随访门诊复诊。肛门成形者需开始进行扩肛治疗,肠造口者需让医生了解造口情况如血运、通畅等。定期早期发育门诊复诊保健。

3. 紧急医疗指导　出现以下情况请尽快返院急诊或就近治疗:呕吐绿色胃液、明显腹胀、排血便、发热、反应差、造口脱垂等。

第二节　先天性肥大性幽门狭窄临床路径

一、先天性肥大性幽门狭窄临床路径标准流程

(一) 适用对象

第一诊断为先天性肥大性幽门狭窄(ICD-10:Q40.000),行幽门肌切开术(ICD-9-CM3:43.3x00)或腹腔镜下幽门肌层切开术(ICD-9-CM3:43.3x01)。

(二) 诊断依据

根据《临床诊疗指南:小儿外科学分册》进行诊断。

1. **病史**　生后 2~4 周出现喷射性呕吐,进行性加重,不含胆汁;水电解质紊乱,营养不良。

2. **体征**　右上腹肋缘下直肌外处橄榄形肿块。

3. **辅助检查**

(1) 超声检查:幽门环肌厚度 ≥ 4mm,幽门管长度 ≥ 15mm。

(2) X 线检查:吞稀钡造影特征表现:①胃扩张;②胃蠕动增强;③幽门呈线样征、鸟嘴征;④胃排空延迟。

(三) 进入临床路径标准

1. 第一诊断必须符合先天性肥大性幽门狭窄(ICD-10:Q40.000)。

2. 当患儿同时具有其他疾病诊断,但在治疗期间不影响该诊断的临床路径流程实施时,可进入路径。

(四) 门诊流程

先天性肥大性幽门狭窄临床路径表单(门诊)

患儿姓名:_____　性别:_____　年龄:_____　门诊号:_____

诊次	初诊
医生工作	□ 询问病史和体格检查,必要时急诊完善相关检查,如超声、X 线检查等 □ 告知本次检查的目的、费用及出报告时间 □ 对患儿进行病情评估,根据患儿的病情、年龄、一般状况、营养状况、经济条件等制订诊疗方案 □ 告知患儿监护人住院指征,开具住院证和住院指引,告知注意事项
护士工作	□ 评估、安排就诊顺序,推送信息给医生和患儿监护人 □ 对患儿监护人进行缴费、检查检验、取药、抽血治疗等方面的指引 □ 指导患儿监护人如何进行预约检查或登记,等待期间注意事项及如何获得紧急处理措施 □ 提供监护人需要了解的疾病治疗相关信息

诊次	初诊
患儿监护人工作	□ 预约门诊,准备好病历资料和检验、检查结果 □ 接收指引单,完成就诊、检查 □ 参与诊疗方案决策 □ 享受知情同意权利 □ 接受健康教育
病情变异记录	□ 无　□ 有,原因: 1. 2.

(五) 住院流程

1. 入院标准

(1)明确诊断先天性肥大性幽门狭窄,且监护人同意进行手术。

(2)手术指征明确,无明显手术禁忌证。

2. 临床路径表单

先天性肥大性幽门狭窄临床路径表单(住院)

患儿姓名:_____ 性别:_____ 年龄:_____ 住院号:_____

住院日期:　　年　　月　　日;出院日期:　　年　　月　　日　标准住院日:6~7d

时间	入院第 1~2d (术前阶段)	入院第 2~3d (手术日)
医生工作	□ 询问病史与体格检查 □ 上级医师查房与术前评估,确定诊断 □ 完成术前检查及术前准备,异常者分析处理后复查 □ 完成术前讨论,评估术前检查结果是否符合诊断和手术条件 □ 与患儿监护人共同完成诊疗决策,并签署手术、输血等知情同意书 □ 麻醉科医师探望患儿并完成麻醉前书面评估 **长期医嘱:** □ 重症监护 □ 生命体征监测 □ 禁食,胃肠减压 **临时医嘱:** □ 血常规、血型、尿液分析、大便常规 + 潜血、凝血功能、肝肾功能、感染性疾病筛查、血气分析、电解质分析、C 反应蛋白测定 □ 心脏超声、胸腹部 X 线(正位)检查、头颅、肝胆胰脾、泌尿系超声 □ 纠正电解质紊乱、静脉营养 □ 可选项目:消化道造影、麻醉科会诊(疼痛评估 >7 分)、营养科会诊 □ 术前医嘱:拟送手术室麻醉下行(腹腔镜)幽门肌层切开术;术前禁食、备皮;留置胃管;术前补液;术前止血药物;肠道准备(可选);配血、备血(可选)	□ 按手术分级及手术授权完成手术 □ 向监护人展示标本、交代手术中情况和术后注意事项 □ 出手术室前主刀医师完成手术记录、术后首次病程记录(特殊情况下由第一助手完成) □ 开具术后医嘱和病理检查单 □ 书写转出记录 □ 主刀医师术后 24h 内查房 **长期医嘱:** □ 重症监护 □ 生命体征监测 □ 禁食,胃肠减压 □ 呼吸机辅助呼吸 **临时医嘱:** □ 血常规、凝血功能、血气分析、电解质分析 □ 止血药物 □ 电解质液、静脉营养

时间	入院第1~2d （术前阶段）	入院第2~3d （手术日）
护士工作	□ 入院护理评估 □ 入院宣教 □ 执行各项医嘱,完成术前检查、术前准备 □ 术前宣教 □ 完成术前评估并填写手术患儿交接表 □ 完成护理记录	□ 做好交接工作 □ 完成护理记录
患儿监护人工作	□ 参与诊疗方案决策,完成知情同意 □ 配合完成各项术前检查、术前准备 □ 学习宣教内容	□ 参与完成手术部位标记 □ 陪同患儿至手术室门口 □ 手术结束后查看标本并护送患儿回 SNICU
病情变异记录	□ 无　□ 有,原因: 1. 2.	□ 无　□ 有,原因: 1. 2.

时间	入院第3~6d （术后阶段）	入院第6~7d （出院日）
医生工作	□ SNICU 查房,内外科医生一同查看患儿病情,撤离呼吸机 □ 对患儿情况进行再次评估(血常规、营养、疼痛等),制订下一步诊疗计划 □ 观察患儿手术伤口,腹部情况,胃肠引流液情况,喂养情况,判断有无手术并发症 □ 按照规定完成三级查房并记录;病情变化及时记录并进行必要的复查 □ 追踪检查结果;危急值分析及处理 □ 逐渐恢复患儿饮食,评估患儿恢复情况,评估手术效果确定是否预出院 □ 完成预出院准备(开具预出院医嘱等)	□ 评估患儿情况,是否符合出院标准,确定能否出院 □ 开具出院医嘱和诊断证明 □ 交代出院后注意事项,给予随访指导 □ 预约门诊复诊 □ 完善出院记录、病案首页并归档病历
医生工作	**长期医嘱:** □ 重症监护 □ 监测生命体征 □ 胃肠营养;止血药物;静脉营养支持 **临时医嘱:** □ 血常规、C 反应蛋白、血气分析、电解质分析 □ 可选项目:按出入量补充液体和电解质、静脉营养、拔除胃管、拔除尿管、伤口换药 □ 预出院及出院带药	**临时医嘱:** □ 今日出院 □ 出院带药
护士工作	□ 做好交接工作,完成护理记录 □ 执行各种医嘱,观察患儿生命体征、喂养情况、腹部体征及伤口情况 □ 术后伤口、引流管、发热、生活护理	□ 出院宣教:复查时间、饮食指导、用药指导、伤口护理等 □ 向患儿监护人提供出院小结、诊断证明书和出院指引,协助患儿监护人办理出院手续

续表

时间	入院第 3~6d （术后阶段）	入院第 6~7d （出院日）
护士工作	□ 完成疼痛、营养、跌倒等评估并给予指导 □ 术后健康宣教：药物、伤口、引流管护理要点，手术情况、术后注意事项及监护仪使用等 □ 观察并调节补液速度，观察药物不良反应 □ 对患儿监护人进行出院准备指导	
患儿监护人工作	□ 参与诊疗方案决策，完成知情同意 □ 探视了解患儿情况 □ 认真学习出院流程及相关注意事项	□ 认真学习出院宣教内容 □ 办理出院
病情变异记录	□ 无　□ 有，原因： 1. 2.	□ 无　□ 有，原因： 1. 2.

注：SNICU. 新生儿外科重症监护病房。

3. 出院标准

(1) 一般情况良好，可正常饮食，无发热、腹泻，营养状况明显改善。

(2) 腹部伤口愈合良好，无出血、感染、瘘等。

(3) 出院前复查血常规、血电解质、C 反应蛋白等结果正常。

(4) 无其他需要住院处理的并发症。

(六) 变异及原因分析

1. 合并其他先天畸形，严重水电解质紊乱，导致住院时间延长和费用增加。

2. 围手术期并发症等需进行积极处理，完善相关检查，向监护人解释并告知病情，导致治疗时间延长，增加治疗费用等。

二、临床路径流程图(图 9-2)

三、随访指导

门诊治疗系统定期自动发送随访问卷调查表。通常为每个月回院复诊 1 次，至少 3 次，定期观察患儿症状、体征缓解情况。

四、宣教

宣教时间：出院当天。

宣教内容：

1. 抱起喂奶，合理喂养，母乳喂养，注意观察及记录有无呕吐、腹胀及排便情况。

2. 出院后 2 周内回院术后随访门诊复诊。定期早期发育门诊复诊保健。

3. 紧急医疗指导　出现以下情况请尽快返院急诊或就近治疗：呕吐绿色胃液、明显腹胀、排血便、发热、反应差等。

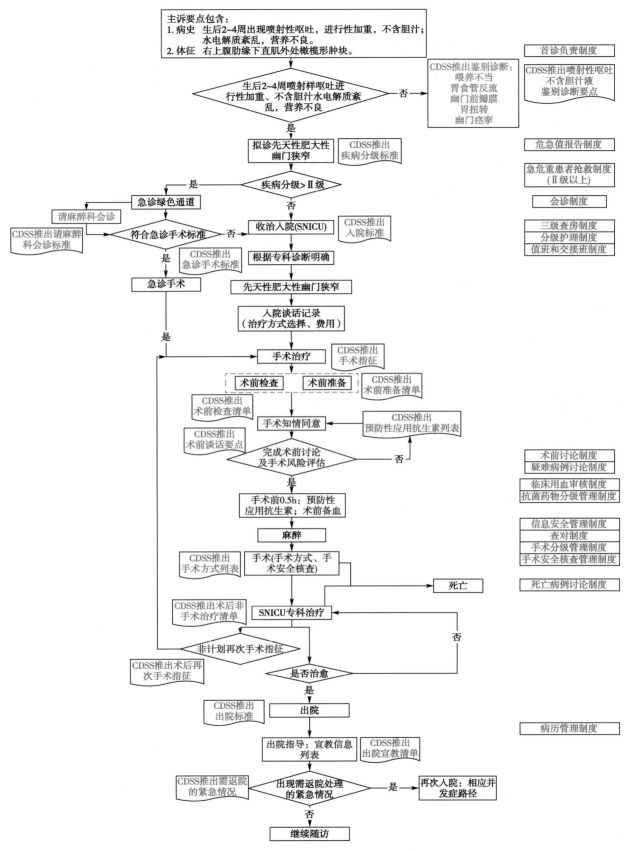

图 9-2　先天性肥大性幽门狭窄临床路径流程图

CDSS. 临床决策支持系统；SNICU. 新生儿外科重症监护病房。

第三节　先天性十二指肠闭锁临床路径

一、先天性十二指肠闭锁形临床路径标准流程

（一）适用对象

第一诊断为先天性十二指肠闭锁（ICD-10：Q41.003），不包括先天性小肠闭锁与狭窄、结肠闭锁与狭窄，行十二指肠隔膜切除术或腹腔镜下肠隔膜切除术（ICD-9-CM3：45.6202、45.6208）；十二指肠切除肠吻合术或腹腔镜下肠切除肠吻合术（ICD-9-CM3：45.9100）。

（二）诊断依据

根据《小儿外科学》（第5版）及《临床诊疗指南：小儿外科学分册》进行诊断。

1. **病史**　出生后出现胆汁性呕吐、胎粪少、性质非正常的胎粪。

2. **体征**　小肠高位闭锁者以上腹部膨隆为主，低位闭锁者以全腹部膨隆为主，可见肠形；直肠指检未见胎粪或仅见白色黏液。

3. **辅助检查**

（1）腹部X线检查：可见扩张肠袢及液平面，"双泡征"，结肠直肠无气体。

（2）上消化道造影：可明确狭窄部位。

（3）钡灌肠检查：显示胎儿型结肠。

（三）进入临床路径标准

1. 第一诊断必须符合先天性十二指肠闭锁（ICD-10：Q41.003）。

2. 当患儿同时具有其他疾病诊断，但在住院期间不需要特殊处理也不影响第一诊断的临床路径流程实施时，可进入路径。

（四）门诊流程

先天性十二指肠闭锁临床路径表单（门诊）

患儿姓名：_____　性别：_____　年龄：_____　门诊号：_____

诊次	初诊
医生工作	□ 询问病史和体格检查，完善相关检查，如超声、超声心动图等 □ 告知本次检查的目的、费用及出报告时间 □ 告知注意事项，如避免腹部外伤、避免用力按压腹部、注意避免呕吐呛咳 □ 根据病史、体征、检查检验结果初步诊断：先天性十二指肠闭锁 □ 告知治疗过程和住院指征，开具住院证和预约住院日期 □ 告知等待住院期间注意事项和病情突变时的处理方法
护士工作	□ 评估、安排就诊顺序，推送信息给医生和患儿监护人 □ 对患儿监护人进行缴费、检查检验、取药、抽血治疗等方面的指引 □ 对患儿监护人进行办理入院手续的指引
患儿监护人工作	□ 预约门诊，准备好病历资料和检验、检查结果 □ 接收指引单，完成就诊、检查 □ 参与诊疗方案决策 □ 享受知情同意权利 □ 接受健康教育 □ 做好入院准备
病情变异记录	□ 无　□ 有，原因： 1. 2.

（五）住院流程

1. 入院标准

(1)明确诊断先天性十二指肠闭锁，且监护人同意进行手术。

(2)手术指征明确，无明显手术禁忌证。

(3)确诊或疑似诊断为先天性十二指肠闭锁的患儿，按照外科急症处理。

2. 临床路径表单

先天性十二指肠闭锁临床路径表单（住院）

患儿姓名：_____ 性别：_____ 年龄：_____ 门诊号：_____ 住院号：_____

住院日期： 年 月 日 出院日期： 年 月 日 标准住院日：14~28d

时间	入院第 1~3d（术前阶段）	入院第 2~4d（手术日）
医生工作	□ 询问病史与体格检查 □ 上级医师查房与术前评估，确定诊断 □ 完成术前检查及术前准备，异常者分析处理后复查 □ 完成术前讨论，评估术前检查结果是否符合诊断和手术条件 □ 与患儿监护人共同完成诊疗决策，并签署手术、输血等知情同意书 □ 麻醉科医师探望患儿并完成麻醉前书面评估 **长期医嘱：** □ 小儿外科常规护理 □ 流质饮食 □ 补充维生素，营养支持治疗 □ 重症监护(可选)或一级护理(可选) □ 抗菌药物(可选) **临时医嘱：** □ 血常规、血型、尿液分析、大便常规+潜血、凝血功能、肝肾功能、感染性疾病筛查、血气分析、电解质分析、C反应蛋白测定 □ 心电图、胸部X线(正位)检查、超声心动图、腹部脏器超声、上消化道造影； □ 可选项目：钡灌肠检查、麻醉科会诊(疼痛评估>7分)、营养科会诊 □ 术前医嘱：拟送手术室麻醉下行十二指肠隔膜切除术或腹腔镜下肠隔膜切除术、十二指肠切除肠吻合术或腹腔镜下肠切除肠吻合术；术前禁食、备皮；留置胃管；术前补液；术前止血药物；术前抗菌药物；肠道准备(可选)；备血、配血(可选)	□ 按手术分级及手术授权完成手术 □ 向监护人展示标本、交代手术中情况和术后注意事项 □ 出手术室前主刀医师完成手术记录、术后首次病程记录(特殊情况下由第一助手完成) □ 开具术后医嘱(含转科医嘱)和病理检查单 □ 书写转出记录 □ 主刀医师术后24h内SNICU查房 **临时医嘱：** □ 转入SNICU □ 开具病理检查单
护士工作	□ 入院护理评估 □ 入院宣教，嘱咐限制剧烈活动，避免腹部受压 □ 执行各项医嘱，完成术前检查、术前准备 □ 术前宣教 □ 完成术前评估并填写手术患儿交接表 □ 完成护理记录	□ 做好交接工作 □ 完成护理记录

时间	入院第 1~3d（术前阶段）	入院第 2~4d（手术日）
患儿监护人工作	□ 参与诊疗方案决策,完成知情同意 □ 配合完成各项术前检查、术前准备 □ 学习宣教内容 □ 配合限制患儿剧烈活动,避免腹部受压 □ 观察患儿变化,必要时告知医护人员	□ 参与完成手术部位标记 □ 陪同患儿至手术室门口 □ 手术结束后查看标本并护送患儿去 SNICU □ 准备好 SNICU 内使用物品 □ 整理好普通病房床单位内个人物品
病情变异记录	□ 无　□ 有,原因: 1. 2.	□ 无　□ 有,原因: 1. 2.

时间	入院第 3~27d（术后阶段）	入院第 14~28d（出院日）
医生工作	□ SNICU 查房,和 SNICU 医生一起判断患儿是否具有出 SNICU 指征 □ 开具转入医嘱,书写转入记录 □ 对患儿情况进行再次评估(肝功能、营养、疼痛等),制订下一步诊疗计划 □ 观察患儿腹腔引流等情况进行评估,确定有无手术并发症 □ 按照规定完成三级查房并记录;病情变化及时记录并进行必要的复查 □ 追踪病理及检查结果;危急值分析及处理 □ 指导患儿逐渐恢复饮食,评估患儿恢复情况,评估手术效果确定是否预出院 □ 完成预出院准备(开具预出院医嘱等)	□ 评估患儿情况,是否符合出院标准,确定能否出院 □ 开具出院医嘱和诊断证明 □ 交代出院后注意事项、给予随访指导 □ 预约门诊复诊 □ 完善出院记录、病案首页并归档病历
医生工作	长期医嘱: □ 按全麻术后常规护理 □ 可选项目:心电监护、血氧饱和度监测、吸氧;重症监护、一级护理、二级护理;禁食、饮水、流质饮食;留置胃管、尿管、腹腔引流管并计量;非限制级抗菌药物、限制级抗菌药物(参照《抗菌药物分级管理目录》清单选择具体常用药物);止血药物;静脉营养支持 临时医嘱: □ 血常规、C 反应蛋白、血气分析、电解质分析、肝功能、腹部超声 □ 可选项目:按出入量补充液体和电解质、其他特殊医嘱(如退热药物)、拔除胃管、拔除腹腔引流管、拔除尿管、伤口换药 □ 预出院及出院带药	临时医嘱: □ 今日出院
护士工作	□ 做好交接工作,完成护理记录 □ 执行各种医嘱,观察患儿生命体征、腹部体征及伤口情况 □ 术后伤口、引流管、发热、心理与生活护理 □ 完成疼痛、营养、跌倒等评估并给予指导	□ 出院宣教:复查时间、饮食指导、用药指导、伤口护理等 □ 向患儿监护人提供出院小结、诊断证明书和出院指引,协助患儿监护人办理出院手续

续表

时间	入院第 3~27d （术后阶段）	入院第 14~28d （出院日）
护士 工作	□ 术后健康宣教:药物、伤口、引流管护理要点,手术情况、术后注意事项及监护仪使用等 □ 观察并调节补液速度,观察药物不良反应 □ 指导并督促患儿术后活动 □ 对患儿监护人进行出院准备指导	
患儿 监护 人工 作	□ 参与诊疗方案决策,完成知情同意 □ 观察患儿生命体征、伤口及腹部情况,必要时及时告知医护人员 □ 护理好患儿各管道,防止脱落、折叠等 □ 照顾患儿日常饮食、排便、睡眠,安抚患儿 □ 了解患儿病理结果 □ 认真学习出院流程及相关注意事项	□ 认真学习出院宣教内容 □ 办理出院
病情 变异 记录	□ 无 □ 有,原因: 1. 2.	□ 无 □ 有,原因: 1. 2.

注:SNICU. 新生儿外科重症监护病房。

3. 出院标准

(1)一般情况良好,可正常饮食,无发热。

(2)伤口愈合良好,无红肿渗液。

(3)出院前复查血常规、C 反应蛋白等结果正常;

(4)无其他需要住院处理的并发症。

(六) 变异及原因分析

1. 合并其他先天畸形,严重水电解质紊乱或其他感染性疾病,导致住院时间延长和费用增加。

2. 围手术期并发症如气腹等需进行积极处理,完善相关检查,向患儿监护人解释并告知病情,导致治疗时间延长,增加治疗费用等。

二、临床路径流程图(图 9-3)

三、随访指导

门诊治疗系统定期自动发送随访问卷调查表。术后 2 周常规专科门诊复诊伤口情况;门诊治疗系统定期自动发送随访问卷调查表:通常为每个月回院复诊 1 次,至少 3 次,定期观察患儿症状、体征缓解情况。

四、宣教

宣教时间:出院当天。

宣教内容:

1. 抱起喂奶,合理喂养,母乳喂养,注意观察及记录有无呕吐、腹胀及排便情况。

2. 出院后 2 周内回院术后随访门诊复诊。定期早期发育门诊复诊保健。

3. 紧急医疗指导 出现以下情况请尽快返院急诊或就近治疗:呕吐绿色胃液、明显腹胀、排血便、发热、反应差等。

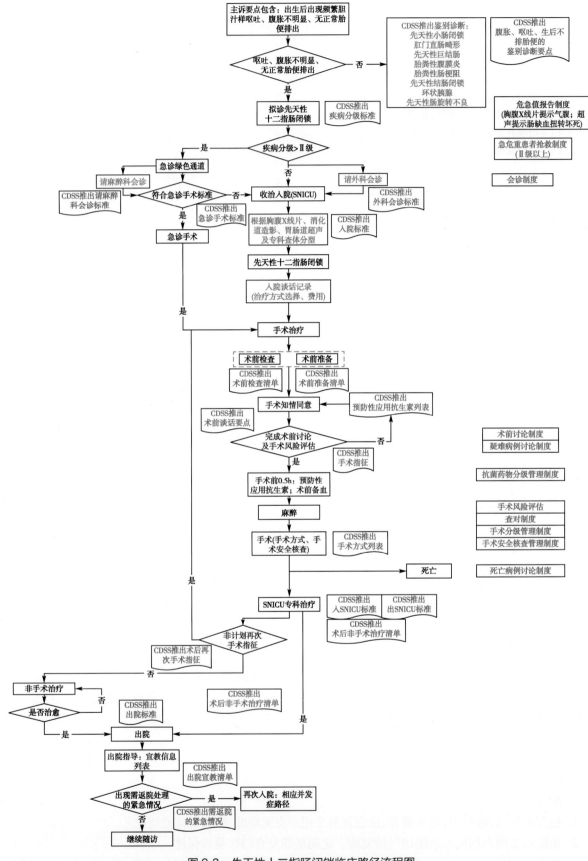

图 9-3　先天性十二指肠闭锁临床路径流程图

CDSS.临床决策支持系统；SNICU.新生儿外科重症监护病房。

第四节 先天性肠旋转不良临床路径

一、先天性肠旋转不良临床路径标准流程

（一）适用对象

第一诊断为先天性肠旋转不良（ICD-10：Q43.301），行（开腹或腹腔镜下）拉德手术治疗（ICD-9-CM3：54.9501）。

（二）诊断依据

根据《临床诊疗指南：小儿外科学分册》进行诊断。

1. **病史** 新生儿期胆汁性呕吐，并发肠扭转时可出现血便、腹胀等。

2. **体征** 上腹部膨隆，下腹部低平。

3. **辅助检查**

（1）腹部 X 线检查显示胃及十二指肠扩大，有液平（双泡征）。

（2）上消化道造影十二指肠梗阻，十二指肠空肠交界部位于脊柱右侧，并发肠扭转时十二指肠和空肠上端呈螺旋状走向。

（3）钡剂灌肠造影盲肠位于上腹部或左侧腹部。

（4）腹部超声或 CT（必要时）：肠扭转病例可显示肠系膜呈螺旋状排列（漩涡征），肠系膜上动、静脉位置异常。

（三）进入临床路径标准

1. 第一诊断必须符合先天性肠旋转不良患儿（ICD-10：Q43.301）。

2. 当患儿同时具有其他疾病诊断，但在治疗期间不影响该诊断的临床路径流程实施时，可进入路径。

（四）门诊流程

先天性肠旋转不良临床路径表单（门诊）

患儿姓名：_____ 性别：_____ 年龄：_____ 门诊号：_____

诊次	初诊
医生工作	□ 询问病史和体格检查，必要时急诊完善相关检查，如超声、X 线检查等 □ 告知本次检查的目的、费用及出报告时间 □ 对患儿进行病情评估，根据患儿的病情、年龄、一般状况、营养状况、经济条件等制订诊疗方案 □ 初步诊断：先天性肠旋转不良 □ 告知患儿监护人住院指征，开具住院证和住院指引，告知注意事项
护士工作	□ 评估、安排就诊顺序，推送信息给医生和患儿监护人 □ 对患儿监护人进行缴费、检查检验、取药、抽血治疗等方面的指引 □ 指导患儿监护人如何进行预约检查或登记，等待期间注意事项及如何获得紧急处理措施 □ 提供监护人需要了解的疾病治疗相关信息
患儿监护人工作	□ 预约门诊，准备好病历资料和检验、检查结果 □ 接收指引单，完成就诊、检查 □ 参与诊疗方案决策 □ 享受知情同意权利 □ 接受健康教育
病情变异记录	□ 无 □ 有，原因： 1. 2.

（五）住院流程

1. **入院标准**

(1)明确诊断先天性肠旋转不良,且监护人同意进行手术。

(2)手术指征明确,无明显手术禁忌证。

2. **临床路径表单**

先天性肠旋转不良临床路径表单(住院)

患儿姓名:_____性别:_____年龄:_____住院号:_____

住院日期:　　年　　月　　日;出院日期:　　年　　月　　日　标准住院日:6~7d

时间	入院第 1~2d (术前阶段)	入院第 2~3d (手术日)
医生工作	□ 询问病史与体格检查 □ 上级医师查房与术前评估,确定诊断 □ 完成术前检查及术前准备,异常者分析处理后复查 □ 完成术前讨论,评估术前检查结果是否符合诊断和手术条件 □ 与患儿监护人共同完成诊疗决策,并签署手术、输血等知情同意书 □ 麻醉科医师探望患儿并完成麻醉前书面评估 **长期医嘱:** □ 重症监护 □ 生命体征监测 □ 禁食,胃肠减压 **临时医嘱:** □ 血常规、血型、尿液分析、大便常规+潜血、凝血功能、肝肾功能、感染性疾病筛查、血气分析、电解质分析、C 反应蛋白测定 □ 心脏超声、胸腹部 X 线(正位)检查、头颅、肝胆胰脾、泌尿系超声 □ 纠正电解质紊乱、静脉营养 □ 可选项目:消化道造影、麻醉科会诊(疼痛评估>7分)、营养科会诊 □ 术前医嘱:拟送手术室麻醉下行(腹腔镜)拉德氏术;术前禁食、备皮;留置胃管;术前补液;术前止血药物;肠道准备(可选);配血、备血(可选)	□ 按手术分级及手术授权完成手术 □ 向监护人展示标本、交代手术中情况和术后注意事项 □ 出手术室前主刀医师完成手术记录、术后首次病程记录(特殊情况下由第一助手完成) □ 开具术后医嘱和病理检查单 □ 书写转出记录 □ 主刀医师术后 24h 内查房 **长期医嘱:** □ 重症监护 □ 生命体征监测 □ 禁食,胃肠减压 □ 呼吸机辅助呼吸 **临时医嘱:** □ 血常规、凝血功能、血气分析、电解质分析 □ 止血药物 □ 电解质液、静脉营养
护士工作	□ 入院护理评估 □ 入院宣教 □ 执行各项医嘱,完成术前检查、术前准备 □ 术前宣教 □ 完成术前评估并填写手术患儿交接表 □ 完成护理记录	□ 做好交接工作 □ 完成护理记录
患儿监护人工作	□ 参与诊疗方案决策,完成知情同意 □ 配合完成各项术前检查、术前准备 □ 学习宣教内容	□ 参与完成手术部位标记 □ 陪同患儿至手术室门口 □ 手术结束后查看标本并护送患儿回 SNICU
病情变异记录	□ 无　□ 有,原因: 1. 2.	□ 无　□ 有,原因: 1. 2.

时间	入院第3~6d (术后阶段)	入院第6~7d (出院日)
医生 工作	□ SNICU查房,内外科医生一同查看患儿病情,撤离呼吸机 □ 对患儿情况进行再次评估(血常规、营养、疼痛等),制订下一步诊疗计划 □ 观察患儿手术伤口,腹部情况,胃肠引流液情况,喂养情况,判断有无手术并发症 □ 按照规定完成三级查房并记录;病情变化及时记录并进行必要的复查 □ 追踪检查结果;危急值分析及处理 □ 逐渐恢复患儿饮食,评估患儿恢复情况,评估手术效果确定是否预出院 □ 完成预出院准备(开具预出院医嘱等) **长期医嘱:** □ 重症监护 □ 监测生命体征 □ 胃肠营养;止血药物;静脉营养支持 **临时医嘱:** □ 血常规、C反应蛋白、血气分析、电解质分析 □ 可选项目:按出入量补充液体和电解质、静脉营养、拔除胃管、拔除尿管、伤口换药 □ 预出院及出院带药	□ 评估患儿情况,是否符合出院标准,确定能否出院 □ 开具出院医嘱和诊断证明 □ 交代出院后注意事项、给予随访指导 □ 预约门诊复诊 □ 完善出院记录、病案首页并归档病历 **临时医嘱:** □ 今日出院 □ 出院带药
护士 工作	□ 做好交接工作,完成护理记录 □ 执行各种医嘱,观察患儿生命体征、喂养情况、腹部体征及伤口情况 □ 术后伤口、引流管、发热、生活护理 □ 完成疼痛、营养、跌倒等评估并给予指导 □ 术后健康宣教:药物、伤口、引流管护理要点,手术情况、术后注意事项及监护仪使用等 □ 观察并调节补液速度,观察药物不良反应 □ 对患儿监护人进行出院准备指导	□ 出院宣教:复查时间、饮食指导、用药指导、伤口护理等 □ 向患儿监护人提供出院小结、诊断证明书和出院指引,协助患儿监护人办理出院手续
患儿 监护 人工 作	□ 参与诊疗方案决策,完成知情同意 □ 探视了解患儿情况 □ 认真学习出院流程及相关注意事项	□ 认真学习出院宣教内容 □ 办理出院
病情 变异 记录	□ 无　□ 有,原因: 1. 2.	□ 无　□ 有,原因: 1. 2.

注:SNICU.新生儿外科重症监护病房。

3. 出院标准

(1)一般情况良好,可正常饮食,无发热、腹泻,营养状况明显改善。

(2)腹部伤口愈合良好,无出血、感染、瘘等。

(3)出院前复查血常规、血电解质、C反应蛋白等结果正常。

(4)无其他需要住院处理的并发症。

(六)变异及原因分析

1. 合并其他先天畸形,严重水电解质紊乱,导致住院时间延长和费用增加。

2. 围手术期并发症等需进行积极处理,完善相关检查,向监护人解释并告知病情,导致治疗时间延长,增加治疗费用等。

二、临床路径流程图(图 9-4)

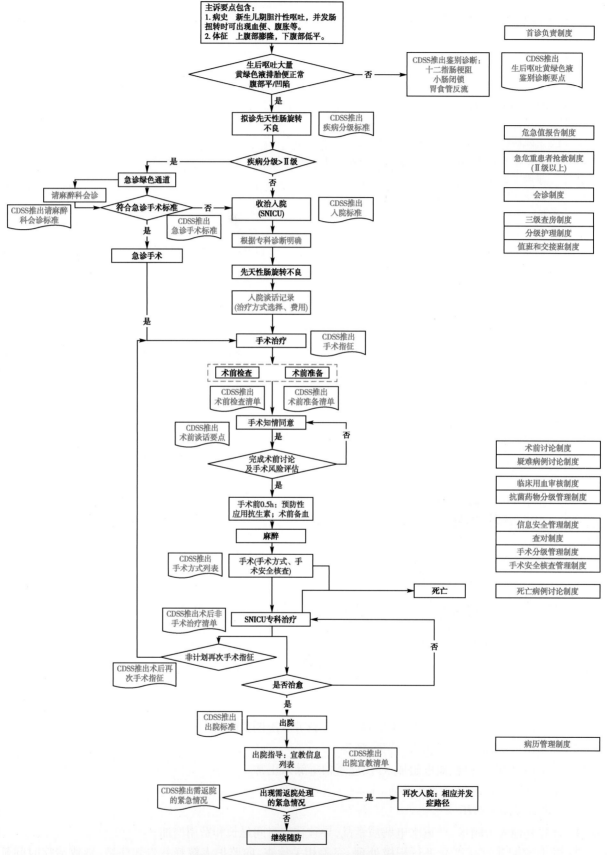

图 9-4　先天性肠旋转不良临床路径流程图

CDSS. 临床决策支持系统;SNICU. 新生儿外科重症监护病房。

三、随访指导

门诊治疗系统定期自动发送随访问卷调查表。通常为每个月回院复诊 1 次,至少 3 次,定期观察患儿症状、体征缓解情况。

四、宣教

宣教时间:出院当天。

宣教内容:

1. 抱起喂奶,合理喂养,母乳喂养,注意观察及记录有无呕吐、腹胀及排便情况。

2. 出院后 2 周内回院术后随访门诊复诊。定期早期发育门诊复诊保健。

3. 紧急医疗指导　出现以下情况请尽快返院急诊或就近治疗:呕吐绿色胃液、明显腹胀、排血便、发热、反应差等。

第五节　食管闭锁伴有气管食管瘘临床路径

一、食管闭锁伴有气管食管瘘临床路径标准流程

(一) 适用对象

第一诊断为食管闭锁伴有气管食管瘘(ICD-10:Q39.100),行气管食管瘘修补术(ICD-9-CM3:31.7301)+ 胸内食管食管吻合术(ICD-9-CM3:42.5100)。

(二) 诊断依据

根据《小儿外科学》(第 5 版)进行诊断。

1. **病史**　新生儿期发病,典型表现为唾液吞咽困难并难以清除,部分病例表现为出生后呛咳、窒息、发绀,部分产前诊断发现胎儿胃泡小或羊水过多;置入胃管约 10cm 处受阻,继续置管后其末端自口腔返出。

2. **体征**　呼吸促,发绀,肺部湿性啰音;腹部无明显异常体征,当大量气体随呼吸经瘘管进入胃肠道,腹部膨隆,叩诊鼓音。部分病例可合并先天性心脏病、先天性肛门闭锁等直肠肛门畸形以及多指/趾等肢体畸形。

3. **辅助检查**

(1) 胸、腹联合 X 线检查:可见充气膨胀的食管盲端,胃肠道广泛充气的肠管。

(2) 食管造影(水溶性造影剂):见闭锁近端膨胀的食管盲端。

(三) 进入临床路径标准

1. 第一诊断必须符合食管闭锁伴有气管食管瘘(ICD-10:Q39.100),新生儿初诊病例。

2. 当患儿同时具有其他疾病诊断,但在治疗期间不影响该诊断的临床路径流程实施时,可进入路径。

(四) 门诊流程

食管闭锁伴有气管食管瘘临床路径表单(门诊)

患儿姓名:＿＿＿＿＿　性别:＿＿＿　年龄:＿＿＿＿　门诊号:＿＿＿＿＿

诊次	初诊
医生工作	□ 询问病史和体格检查,必要时急诊完善相关检查,如 X 线检查 □ 告知本次检查的目的、费用及出报告时间 □ 对患儿进行病情评估,根据患儿的病情、年龄、一般状况、营养状况、经济条件等制订诊疗方案 □ 初步诊断:食管闭锁伴有气管食管瘘 □ 告知患儿监护人住院指征,开具住院证和住院指引,告知注意事项

续表

诊次	初诊
护士工作	□ 评估、安排就诊顺序,推送信息给医生和患儿监护人 □ 对患儿监护人进行缴费、检查检验、取药、抽血治疗等方面的指引 □ 指导患儿监护人如何进行预约检查或登记,等待期间注意事项及如何获得紧急处理措施 □ 提供监护人需要了解的疾病治疗相关信息
患儿监护人工作	□ 预约门诊,准备好病历资料和检验、检查结果 □ 接收指引单,完成就诊、检查 □ 参与诊疗方案决策 □ 享受知情同意权利 □ 接受健康教育
病情变异记录	□ 无　□ 有,原因: 1. 2.

(五) 住院流程

1. 入院标准

(1)明确诊断食管闭锁伴有气管食管瘘,且监护人同意进行手术。

(2)手术指征明确,无明显手术禁忌证。

2. 临床路径表单

食管闭锁伴有气管食管瘘临床路径表单(住院)

患儿姓名:_____ 性别:_____ 年龄:_____ 住院号:_____

住院日期:　　年　　月　　日;出院日期:　　年　　月　　日　　标准住院日:14~21d

时间	入院第 1~2d (术前阶段)	入院第 2~3d (手术日)
医生工作	□ 询问病史与体格检查 □ 上级医师查房与术前评估,确定诊断 □ 完成术前检查及术前准备,异常者分析处理后复查 □ 完成术前讨论,评估术前检查结果是否符合诊断和手术条件 □ 与患儿监护人共同完成诊疗决策,并签署手术、输血等知情同意书 □ 麻醉科医师探望患儿并完成麻醉前书面评估 **长期医嘱:** □ 重症监护 □ 生命体征监测 □ 禁食,胃肠减压 □(必要时)吸氧、呼吸机辅助呼吸 □ 呼吸道清理 **临时医嘱:** □ 血常规、血型、尿液分析、大便常规+潜血、凝血功能、肝肾功能、感染性疾病筛查、血气分析、电解质分析、C反应蛋白测定 □ 心脏超声、胸腹部X线(正位)检查、头颅、肝胆胰脾、泌尿系超声、食管造影、纤维支气管镜检查 □ 纠正电解质紊乱、静脉营养	□ 按手术分级及手术授权完成手术 □ 向监护人展示标本、交代手术中情况和术后注意事项 □ 出手术室前主刀医师完成手术记录、术后首次病程记录(特殊情况下由第一助手完成) □ 开具术后医嘱和病理检查单 □ 书写转出记录 □ 主刀医师术后24h内查房 **长期医嘱:** □ 重症监护 □ 生命体征监测 □ 禁食、胃肠减压,停留食管支架管 □ 呼吸机辅助呼吸 □ 呼吸道清理 □ 胸腔闭式引流 □ 抗生素(可选) **临时医嘱:** □ 血常规、凝血功能、血气分析、电解质分析 □ 止血药物 □ 电解质液、静脉营养

续表

时间	入院第 1~2d （术前阶段）	入院第 2~3d （手术日）
医生 工作	□ 可选项目:麻醉科会诊(疼痛评估 >7 分)、营养科会诊 □ 术前医嘱:拟送手术室麻醉下行(腹腔镜)气管食管瘘 　修补 + 胸内食管吻合术;术前禁食、备皮;留置胃管; 　术前补液;术前止血药物;肠道准备(可选);配血、备血 　(可选);抗生素(可选)	
护士 工作	□ 入院护理评估 □ 入院宣教 □ 执行各项医嘱,完成术前检查、术前准备 □ 术前宣教 □ 完成术前评估并填写手术患儿交接表 □ 完成护理记录	□ 做好交接工作 □ 完成护理记录
患儿 监护 人工 作	□ 参与诊疗方案决策,完成知情同意 □ 配合完成各项术前检查、术前准备 □ 学习宣教内容	□ 参与完成手术部位标记 □ 陪同患儿至手术室门口 □ 手术结束后查看标本并护送患儿回 SNICU
病情 变异 记录	□ 无　□ 有,原因: 1. 2.	□ 无　□ 有,原因: 1. 2.

时间	入院第 3~20d （术后阶段）	入院第 14~21d （出院日）
医生 工作	□ SNICU 查房,内外科医生一同查看患儿病情,撤离呼 　吸机 □ 对患儿情况进行再次评估(血常规、营养、疼痛等),制 　订下一步诊疗计划 □ 观察患儿手术伤口,腹部情况,胃肠引流液情况,判断 　有无手术并发症 □ 按照规定完成三级查房并记录;病情变化及时记录并 　进行必要的复查 □ 追踪检查结果;危急值分析及处理 □ 术后一周复查上消化道造影 □ 逐渐恢复患儿饮食,评估患儿恢复情况,评估手术效 　果确定是否预出院 □ 完成预出院准备(开具预出院医嘱等)	□ 评估患儿情况,是否符合出院标准,确定能否出院 □ 开具出院医嘱和诊断证明 □ 交代出院后注意事项,给予随访指导 □ 预约门诊复诊 □ 完善出院记录、病案首页并归档病历
	长期医嘱: □ 重症监护 □ 监测生命体征 □ 胃肠营养;止血药物;静脉营养支持 □ 抗生素(可选) **临时医嘱:** □ 血常规、C 反应蛋白、血气分析、电解质分析 □ 可选项目:按出入量补充液体和电解质、静脉营养、拔 　除胃管、拔除尿管、拔除胸腔引流管、伤口换药 □ 预出院及出院带药	**临时医嘱:** □ 今日出院 □ 出院带药

续表

时间	入院第 3~20d （术后阶段）	入院第 14~21d （出院日）
护士工作	□ 做好交接工作,完成护理记录 □ 执行各种医嘱,观察患儿生命体征、喂养情况、腹部体征及伤口情况 □ 术后伤口、引流管、发热、生活护理 □ 完成疼痛、营养、跌倒等评估并给予指导 □ 术后健康宣教:药物、伤口、引流管护理要点,手术情况、术后注意事项及监护仪使用等 □ 观察并调节补液速度,观察药物不良反应 □ 对患儿监护人进行出院准备指导	□ 出院宣教:复查时间、饮食指导、用药指导、伤口护理等 □ 向患儿监护人提供出院小结、诊断证明书和出院指引,协助患儿监护人办理出院手续
患儿监护人工作	□ 参与诊疗方案决策,完成知情同意 □ 探视了解患儿情况 □ 配合完成术后上消化道造影检查 □ 认真学习出院流程及相关注意事项	□ 认真学习出院宣教内容 □ 办理出院
病情变异记录	□ 无　□ 有,原因: 1. 2.	□ 无　□ 有,原因: 1. 2.

注:SNICU. 新生儿外科重症监护病房。

3. 出院标准

(1)一般情况良好,可正常饮食,无发热、腹泻,营养状况明显改善。

(2)腹部伤口愈合良好,无出血、感染、瘘等。

(3)出院前复查血常规、血电解质、C反应蛋白等结果正常。

(4)无其他需要住院处理的并发症。

(六) 变异及原因分析

1. 有影响手术的重大合并症,需要进行相关的诊断及治疗,如复杂先天性心脏病、早产儿、极低体重儿、ABO溶血等。

2. 合并肠闭锁、高位无肛等肠道畸形需分期手术。

3. 出现严重术后并发症,如食管瘘、食管气管瘘复发、胸腔积液、脓胸,重症感染等。

4. 出现其他意外并发症,如重症肺部感染、坏死性小肠结肠炎、无肛结肠造瘘后脱垂或塌陷或者肠梗阻等。

二、临床路径流程图(图 9-5)

三、随访指导

门诊治疗系统定期自动发送随访问卷调查表。通常为每个月回院复诊1次,至少3次,定期观察患儿症状、体征缓解情况。

四、宣教

宣教时间:出院当天。

宣教内容:

1. 抱起喂奶,合理喂养,母乳或深度水解奶粉喂养,注意观察及记录有无呕吐、腹胀及排便情况。

2. 出院后2周内回院术后随访门诊复诊。定期早期发育门诊复诊保健。

3. 紧急医疗指导　出现以下情况请尽快返院急诊或就近治疗:呕吐绿色胃液、明显腹胀、排血便、发热、反应差等。

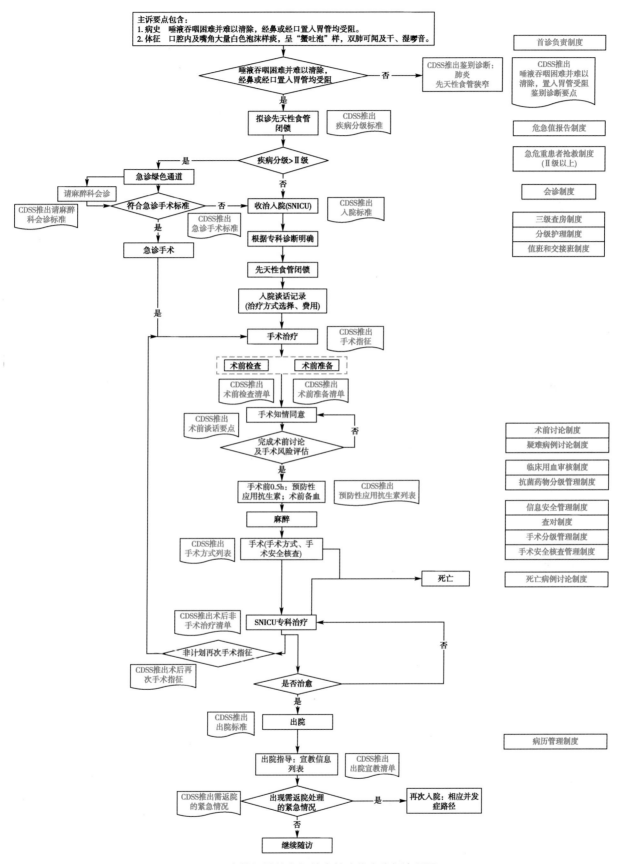

图 9-5　食管闭锁伴有气管食管瘘临床路径流程图

CDSS. 临床决策支持系统;SNICU. 新生儿外科重症监护病房。

第六节　闭肛会阴瘘临床路径

一、闭肛会阴瘘临床路径标准流程

（一）适用对象

第一诊断为闭肛会阴瘘（ICD-10：Q42.202），行经会阴（经骶）肛门成形术（ICD-9-CM3：49.7903）。

（二）诊断依据

根据《小儿外科学》（第5版）及《临床诊疗指南：小儿外科学分册》进行诊断。

1. 病史　出生后发现肛门畸形，肛周未见粪迹或仅见胎粪从尿道、会阴部异常开口处排出。

2. 体征　会阴部原正常肛门隐窝处未见肛门开口。

3. 辅助检查　24h腹部倒立位检查：直肠盲端位于耻骨中点与骶尾关节连线（PC线）的远端者为中低位，提示直肠盲端位于PC线的近端为高位（入院标准）。

（三）进入临床路径标准

1. 第一诊断方必须符合闭肛会阴瘘（ICD-10：Q42.202）。

2. 当患儿同时具有其他疾病诊断，但在治疗期间不影响该诊断的临床路径流程实施时，可进入路径。

3. 中高位闭肛、一穴肛或合并直肠舟状窝瘘者不进入路径。

（四）门诊流程

闭肛会阴瘘临床路径表单（门诊）

患儿姓名：＿＿＿＿＿＿　性别：＿＿＿＿　年龄：＿＿＿＿　门诊号：＿＿＿＿＿＿

诊次	初诊
医生工作	□ 询问病史和体格检查，完善相关检查，如超声、超声心动图等 □ 告知本次检查的目的、费用及出报告时间 □ 告知注意事项，如避免腹部外伤、避免用力按压腹部、避免呕吐呛咳 □ 根据病史、体征、检查检验结果初步诊断：闭肛会阴瘘 □ 告知治疗过程和住院指征，开具住院证和预约住院日期 □ 告知等待住院期间注意事项和病情突变时的处理方法
护士工作	□ 评估、安排就诊顺序，推送信息给医生和患儿监护人 □ 对患儿监护人进行缴费、检查检验、取药、抽血治疗等方面的指引 □ 对患儿监护人进行办理入院手续的指引
患儿监护人工作	□ 预约门诊，准备好病历资料和检验、检查结果 □ 接收指引单，完成就诊、检查 □ 参与诊疗方案决策 □ 享受知情同意权利 □ 接受健康教育 □ 做好入院准备
病情变异记录	□ 无　□ 有，原因： 1. 2.

（五）住院流程

1. 入院标准

（1）明确诊断闭肛会阴瘘，且监护人同意进行手术。

（2）手术指征明确，无明显手术禁忌证。

（3）确诊或疑似诊断为闭肛会阴瘘的患儿，按照外科急症处理。

2. 临床路径表单

闭肛会阴瘘临床路径表单(住院)

患儿姓名:_____ 性别:_____ 年龄:_____ 门诊号:_____ 住院号:_____

住院日期:　　年　　月　　日　　出院日期:　　年　　月　　日　　标准住院日:7~14d

时间	入院第 1~3d (术前阶段)	入院第 1~3d (手术日)
医生 工作	□ 询问病史与体格检查 □ 上级医师查房与术前评估,确定诊断 □ 完成术前检查及术前准备,异常者分析处理后复查 □ 完成术前讨论,评估术前检查结果是否符合诊断和手术条件 □ 与患儿监护人共同完成诊疗决策,并签署手术、输血等知情同意书 □ 麻醉科医师探望患儿并完成麻醉前书面评估 **长期医嘱:** □ 小儿外科常规护理 □ 流质饮食 □ 补充维生素,营养支持治疗 □ 重症监护(可选)或一级护理(可选) □ 抗菌药物(可选) **临时医嘱:** □ 血常规、血型、尿液分析、大便常规+潜血、凝血功能、肝肾功能、感染性疾病筛查、血气分析、电解质分析、C反应蛋白测定 □ 心电图、胸部X线(正位)检查、超声心动图、腹部脏器超声、24h腹部倒立位检查; □ 可选项目:麻醉科会诊(疼痛评估>7分)、营养科会诊 □ 术前医嘱:拟送手术室麻醉下行会阴(经骶)肛门成形术或结肠造口术;术前禁食、备皮;留置胃管;术前补液;术前止血药物;术前抗菌药物;肠道准备(可选);备血、配血(可选)	□ 按手术分级及手术授权完成手术 □ 向监护人展示标本、交代手术中情况和术后注意事项 □ 出手术室前主刀医师完成手术记录、术后首次病程记录(特殊情况下由第一助手完成) □ 开具术后医嘱(含转科医嘱)和病理检查单 □ 书写转出记录 □ 主刀医师术后24h内SNICU查房 **临时医嘱:** □ 转入SNICU □ 开具病理检查单
护士 工作	□ 入院护理评估 □ 入院宣教,嘱咐限制剧烈活动,避免腹部受压 □ 执行各项医嘱,完成术前检查、术前准备 □ 术前宣教 □ 完成术前评估并填写手术患儿交接表 □ 完成护理记录	□ 做好交接工作 □ 完成护理记录
患儿 监护 人工 作	□ 参与诊疗方案决策,完成知情同意 □ 配合完成各项术前检查、术前准备 □ 学习宣教内容 □ 配合限制患儿剧烈活动,避免腹部受压 □ 观察患儿变化,必要时告知医护人员	□ 参与完成手术部位标记 □ 陪同患儿至手术室门口 □ 手术结束后查看标本并护送患儿去SNICU □ 准备好SNICU内使用物品 □ 整理好普通病房床单位内个人物品
病情 变异 记录	□ 无　□ 有,原因: 1. 2.	□ 无　□ 有,原因: 1. 2.

时间	入院第 2~13d (术后阶段)	入院第 7~14d (出院日)
医生 工作	□ SNICU查房,和SNICU医生一起判断患儿是否具有出SNICU指征 □ 开具转入医嘱,书写转入记录 □ 对患儿情况进行再次评估(肝功能、营养、疼痛等),制订下一步诊疗计划 □ 观察患儿腹腔引流等情况进行评估,确定有无手术并发症 □ 按照规定完成三级查房并记录;病情变化及时记录并进行必要的复查	□ 评估患儿情况,是否符合出院标准,确定能否出院 □ 开具出院医嘱和诊断证明 □ 交代出院后注意事项、给予随访指导 □ 预约门诊复诊 □ 完善出院记录、病案首页并归档病历

时间	入院第2~13d (术后阶段)	入院第7~14d (出院日)
医生 工作	□ 追踪病理及检查结果;危急值分析及处理 □ 指导患儿逐渐恢复饮食,评估患儿恢复情况,评估手术 　效果确定是否预出院 □ 完成预出院准备(开具预出院医嘱等) **长期医嘱:** □ 按全麻后常规护理 □ 可选项目:心电监护、血氧饱和度监测、吸氧;重症监护、 　一级护理、二级护理;禁食、饮水、流质饮食;留置胃管、 　尿管、腹腔引流管并计量;非限制级抗菌药物、限制级抗 　菌药物(参照《抗菌药物分级管理目录》清单选择具体常 　用药物);止血药物;静脉营养支持 **临时医嘱:** □ 血常规、C反应蛋白、血气分析、电解质分析、肝功能、腹 　部超声 □ 可选项目:按出入量补充液体和电解质、其他特殊医嘱 　(如退热药物)、拔除胃管、拔除肛门引流管、拔除尿管、伤 　口换药 □ 预出院及出院带药	**临时医嘱:** □ 今日出院
护士 工作	□ 做好交接工作,完成护理记录 □ 执行各种医嘱,观察患儿生命体征、腹部体征及伤口情况 □ 术后伤口、引流管、发热、心理与生活护理 □ 完成疼痛、营养、跌倒等评估并给予指导 □ 术后健康宣教:药物、伤口、引流管护理要点,手术情况、 　术后注意事项及监护仪使用等 □ 观察并调节补液速度,观察药物不良反应 □ 指导并督促患儿术后活动 □ 对患儿监护人进行出院准备指导	□ 出院宣教:复查时间、饮食指导、用药指导、伤口护 　理等 □ 向患儿监护人提供出院小结、诊断证明书和出院指 　引,协助患儿监护人办理出院手续
患儿 监护 人工 作	□ 参与诊疗方案决策,完成知情同意 □ 观察患儿生命体征、伤口及腹部情况,必要时及时告知 　医护人员 □ 护理好患儿各管道,防止脱落、折叠等 □ 照顾患儿日常饮食、排便、睡眠,安抚患儿 □ 了解患儿病理结果 □ 认真学习出院流程及相关注意事项	□ 认真学习出院宣教内容 □ 办理出院
病情 变异 记录	□ 无　□ 有,原因: 1. 2.	□ 无　□ 有,原因: 1. 2.

3. **出院标准**

(1)一般情况良好,可正常饮食,无发热、腹泻,营养状况明显改善。

(2)大便排出通畅无便秘症状。

(3)会阴部伤口愈合良好,无出血、感染、瘘等。

(4)出院前复查血常规、血电解质、C反应蛋白等结果正常。

(5)无其他需要住院处理的并发症。

(六) 变异及原因分析

1. 合并其他先天畸形,严重水电解质紊乱或其他感染性疾病,导致住院时间延长和费用增加。

2. 围手术期并发症如气腹等需进行积极处理,完善相关检查,向患儿监护人解释并告知病情,导致治疗时间延长,增加治疗费用等。

二、临床路径流程图（图 9-6）

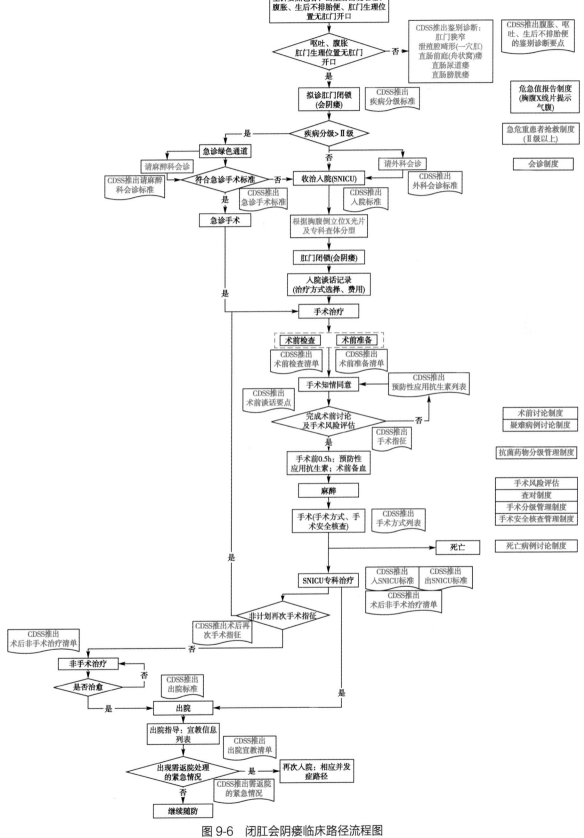

图 9-6 闭肛会阴瘘临床路径流程图

CDSS.临床决策支持系统；SNICU.新生儿外科重症监护病房。

三、随访指导

门诊治疗系统定期自动发送随访问卷调查表。通常为每个月回院复诊 1 次,至少 3 次,定期观察患儿症状、体征缓解情况。

四、宣教

宣教时间:出院当天。

宣教内容:

1. 抱起喂奶,合理喂养,母乳喂养,注意观察及记录有无呕吐、腹胀及排便情况。

2. 出院后 2 周内回院术后随访门诊复诊。肛门成形者需开始进行扩肛治疗,肠造口者需让医生了解造口情况如血运、通畅等。定期早期发育门诊复诊保健。

3. 紧急医疗指导 出现以下情况请尽快返院急诊或就近治疗:呕吐绿色胃液、明显腹胀、排血便、发热、反应差、造口脱垂等。

第七节 先天性脐膨出临床路径

一、先天性脐膨出临床路径标准流程

(一) 适用对象

第一诊断为先天性脐膨出(ICD-10:Q79.201),行腹壁其他修补术(ICD-9-CM3:54.7200)。

(二) 诊断依据

根据《临床诊疗指南:小儿外科学分册》进行诊断。

1. **病史** 脐部发育异常伴内脏膨出。

2. **体征** 脐部肿块,见内脏膨出。

(三) 进入临床路径标准

1. 第一诊断必须符合先天性脐膨出(ICD-10:Q79.201)。

2. 当患儿同时具有其他疾病诊断,但在治疗期间不影响该诊断的临床路径流程实施时,可进入路径。

3. 合并复杂心脏畸形、染色体异常除外。

4. 巨大脐膨出分期手术或脐膨出悬吊术除外。

(四) 门诊流程

先天性脐膨出临床路径表单(门诊)

患儿姓名:_____ 性别:_____ 年龄:_____ 门诊号:_____

诊次	初诊
医生工作	□ 询问病史和体格检查 □ 对患儿进行病情评估,根据患儿的病情、年龄、一般状况、营养状况、经济条件等制订诊疗方案 □ 初步诊断:先天性脐膨出 □ 告知患儿监护人住院指征,开具住院证和住院指引,告知注意事项
护士工作	□ 评估、安排就诊顺序,推送信息给医生和患儿监护人 □ 对患儿监护人进行缴费、检查检验、住院等方面的指引 □ 提供监护人需要了解的疾病治疗相关信息
患儿监护人工作	□ 预约门诊,准备好病历资料和检验、检查结果 □ 接收指引单,完成就诊、检查 □ 参与诊疗方案决策 □ 享受知情同意权利 □ 接受健康教育

续表

诊次	初诊
病情 变异 记录	□ 无　□ 有,原因: 1. 2.

（五）住院流程

1. 入院标准

(1)明确诊断先天性脐膨出,且监护人同意进行手术。

(2)手术指征明确,无明显手术禁忌证。

2. 临床路径表单

先天性脐膨出临床路径表单(住院)

患儿姓名:_____ 性别:_____ 年龄:_____ 住院号:_____

住院日期:　　年　　月　　日　　出院日期:　　年　　月　　日　　标准住院日:10~15d

时间	入院第 1~2d (术前阶段)	入院第 2~3d (手术日)
医生 工作	□ 询问病史与体格检查 □ 上级医师查房与术前评估,确定诊断 □ 完成术前检查及术前准备,异常者分析处理后复查 □ 完成术前讨论,评估术前检查结果是否符合诊断和手术条件 □ 与患儿监护人共同完成诊疗决策,并签署手术、输血等知情同意书 □ 麻醉科医师探望患儿并完成麻醉前书面评估 **长期医嘱:** □ 重症监护 □ 生命体征监测 □ 禁食,胃肠减压 **临时医嘱:** □ 血常规、血型、尿液分析、大便常规＋潜血、凝血功能、肝肾功能、感染性疾病筛查、血气分析、电解质分析、C 反应蛋白测定 □ 心脏超声、胸腹部 X 线(正位)检查、头颅、肝胆胰脾、泌尿系超声 □ 纠正电解质紊乱、静脉营养 □ 可选项目:消化道造影、麻醉科会诊(疼痛评估 >7 分)、营养科会诊 □ 术前医嘱:拟送手术室麻醉下腹壁其他修补术;术前禁食、备皮;留置胃管;术前补液;术前止血药物;肠道准备(可选);配血、备血(可选)	□ 按手术分级及手术授权完成手术 □ 向监护人展示标本,交代手术中情况和术后注意事项 □ 出手术室前主刀医师完成手术记录、术后首次病程记录(特殊情况下由第一助手完成) □ 开具术后医嘱和病理检查单 □ 书写转出记录 □ 主刀医师术后 24h 内查房 **长期医嘱:** □ 重症监护 □ 生命体征监测 □ 禁食,胃肠减压 □ 呼吸机辅助呼吸 **临时医嘱:** □ 血常规、凝血功能、血气分析、电解质分析 □ 止血药物 □ 电解质液、静脉营养
护士 工作	□ 入院护理评估 □ 入院宣教 □ 执行各项医嘱,完成术前检查、术前准备 □ 术前宣教 □ 完成术前评估并填写手术患儿交接表 □ 完成护理记录	□ 做好交接工作 □ 完成护理记录
患儿 监护 人工 作	□ 参与诊疗方案决策,完成知情同意 □ 配合完成各项术前检查、术前准备 □ 学习宣教内容	□ 参与完成手术部位标记 □ 陪同患儿至手术室门口 □ 手术结束后查看标本并护送患儿回 SNICU
病情 变异 记录	□ 无　□ 有,原因: 1. 2.	□ 无　□ 有,原因: 1. 2.

时间	入院第 3~14d （术后阶段）	入院第 10~15d （出院日）
医生工作	□ SNICU 查房,内外科医生一同查看患儿病情,讨论撤离呼吸机时机 □ 对患儿情况进行再次评估(血常规、营养、疼痛等),制订下一步诊疗计划 □ 观察患儿手术伤口,腹部情况,胃肠引流液情况,喂养情况,判断有无手术并发症 □ 按照规定完成三级查房并记录;病情变化及时记录并进行必要的复查 □ 追踪检查结果;危急值分析及处理 □ 逐渐恢复患儿饮食,评估患儿恢复情况,评估手术效果确定是否预出院 □ 完成预出院准备(开具预出院医嘱等)	□ 评估患儿情况,是否符合出院标准,确定能否出院 □ 开具出院医嘱和诊断证明 □ 交代出院后注意事项、给予随访指导 □ 预约门诊复诊 □ 完善出院记录、病案首页并归档病历
	长期医嘱: □ 重症监护 □ 监测生命体征 □ 胃肠营养;止血药物;静脉营养支持 临时医嘱: □ 血常规、C 反应蛋白、血气分析、电解质分析 □ 可选项目:按出入量补充液体和电解质、静脉营养、拔除胃管、拔除尿管、伤口换药 □ 预出院及出院带药	临时医嘱: □ 今日出院 □ 出院带药
护士工作	□ 做好交接工作,完成护理记录 □ 执行各种医嘱,观察患儿生命体征、喂养情况、腹部体征及伤口情况 □ 术后伤口、引流管、发热、生活护理 □ 完成疼痛、营养、跌倒等评估并给予指导 □ 术后健康宣教:药物、伤口、引流管护理要点,手术情况、术后注意事项及监护仪使用等 □ 观察并调节补液速度,观察药物不良反应 □ 对患儿监护人进行出院准备指导	□ 出院宣教:复查时间、饮食指导、用药指导、伤口护理等 □ 向患儿监护人提供出院小结、诊断证明书和出院指引,协助患儿监护人办理出院手续
患儿监护人工作	□ 参与诊疗方案决策,完成知情同意 □ 探视了解患儿情况 □ 认真学习出院流程及相关注意事项	□ 认真学习出院宣教内容 □ 办理出院
病情变异记录	□ 无　□ 有,原因: 1. 2.	□ 无　□ 有,原因: 1. 2.

注:SNICU.新生儿重症监护病房。

3. 出院标准

(1)一般情况良好,可正常饮食,无发热、腹泻,营养状况明显改善。

(2)腹部伤口愈合良好,无出血、感染、瘘等。

(3)出院前复查血常规、血电解质、C 反应蛋白等结果正常。

(4)无其他需要住院处理的并发症。

(六) 变异及原因分析

1. 合并其他先天畸形,不能一期修补术,术后恢复慢,导致住院时间延长和费用增加。

2. 围手术期并发症需要对症处理造成住院时间延长和费用增加。

二、临床路径流程图(图9-7)

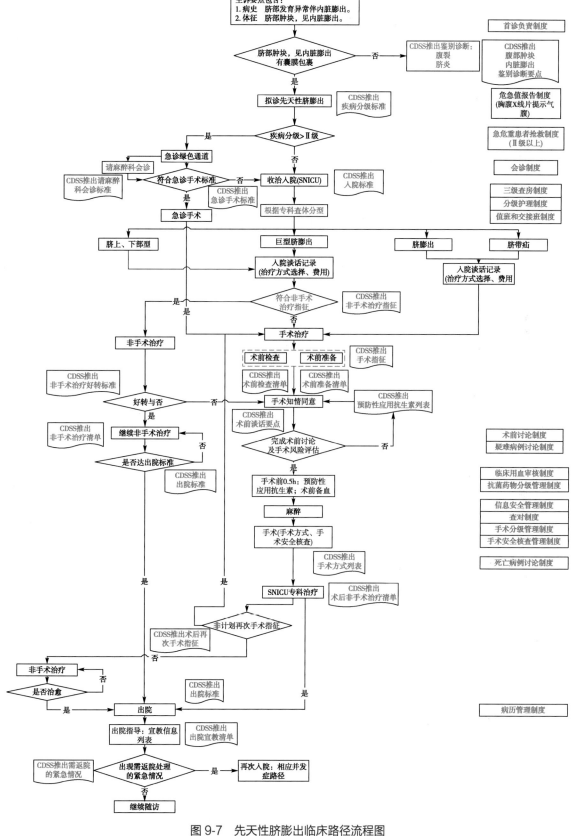

图 9-7　先天性脐膨出临床路径流程图

CDSS. 临床决策支持系统;SNICU. 新生儿外科重症监护病房。

三、随访指导

门诊治疗系统定期自动发送随访问卷调查表。通常为每个月回院复诊 1 次,至少 3 次,定期观察患儿症状、体征缓解情况。

四、宣教

宣教时间:出院当天。

宣教内容:

1. 抱起喂奶,合理喂养,母乳喂养,注意观察及记录有无呕吐、腹胀及排便情况。

2. 出院后 2 周内回院术后随访门诊复诊。定期早期发育门诊复诊保健。

3. 紧急医疗指导　出现以下情况请尽快返院急诊或就近治疗:呕吐绿色胃液、明显腹胀、排血便、发热、反应差等。

第八节　先天性小肠闭锁与肠狭窄临床路径

一、先天性小肠闭锁与肠狭窄临床路径标准流程

(一) 适用对象

第一诊断为先天性小肠闭锁与肠狭窄(ICD-10:Q41.901、Q41.903),不包括先天性十二指肠闭锁与狭窄,行肠隔膜切除术或腹腔镜下肠隔膜切除术(ICD-9-CM3:45.6201、45.6208);肠切除肠吻合术或腹腔镜下肠切除肠吻合术(ICD-9-CM3:45.9100)。

(二) 诊断依据

根据《小儿外科学》(第 5 版)及《临床诊疗指南:小儿外科学分册》进行诊断。

1. **病史**　出生后出现胆汁性呕吐、胎粪少、性质非正常的胎粪。

2. **体征**　小肠高位闭锁者以上腹部膨隆为主,低位闭锁者以全腹部膨隆为主,可见肠形;直肠指检未见胎粪或仅见白色黏液。

3. **辅助检查**

(1) 钡灌肠检查示胎儿型结肠(入院标准)。

(2) 上消化道造影:可明确狭窄部位

(3) 腹部 X 线检查:可见扩张肠祥及液平面,"三泡征";结肠直肠无气体。

(三) 进入临床路径标准

1. 第一诊断必须符合先天性小肠闭锁与肠狭窄(ICD-10:Q41.901、Q41.903),不包括先天性十二指肠闭锁与狭窄、结肠闭锁与狭窄。

2. 当患儿同时具有其他疾病诊断,但在住院期间不需要特殊处理也不影响第一诊断的临床路径流程实施时,可进入路径。

(四) 门诊流程

先天性小肠闭锁与肠狭窄临床路径表单(门诊)

患儿姓名:_____　性别:_____年龄:_____门诊号:_____

诊次	初诊
医生工作	□ 询问病史和体格检查,完善相关检查,如超声、超声心动图等 □ 告知本次检查的目的、费用及出报告时间 □ 告知注意事项,如避免腹部外伤、避免用力按压腹部、注意避免呕吐呛咳 □ 根据病史、体征、检查检验结果初步诊断:先天性小肠闭锁与肠狭窄 □ 告知治疗过程和住院指征,开具住院证和预约住院日期 □ 告知等待住院期间注意事项和病情突变时的处理方法

诊次	初诊
护士工作	□ 评估、安排就诊顺序,推送信息给医生和患儿监护人 □ 对患儿监护人进行缴费、检查检验、取药、抽血治疗等方面的指引 □ 对患儿监护人进行办理入院手续的指引
患儿监护人工作	□ 预约门诊,准备好病历资料和检验、检查结果 □ 接收指引单,完成就诊、检查 □ 参与诊疗方案决策 □ 享受知情同意权利 □ 接受健康教育 □ 做好入院准备
病情变异记录	□ 无　□ 有,原因: 1. 2.

（五）住院流程

1. 入院标准

（1）明确诊断先天性小肠闭锁与肠狭窄,且监护人同意进行手术。

（2）手术指征明确,无明显手术禁忌证。

（3）确诊或疑似诊断为先天性小肠闭锁与肠狭窄的患儿,按照外科急症处理。

2. 临床路径表单

先天性小肠闭锁与肠狭窄临床路径表单（住院）

患儿姓名：_____ 性别：_____ 年龄：_____ 门诊号：_____ 住院号：_____

住院日期：　年　月　日　出院日期：　年　月　日　标准住院日：14~28d

时间	入院第 1~3d（术前阶段）	入院第 1~4d（手术日）
医生工作	□ 询问病史与体格检查 □ 上级医师查房与术前评估,确定诊断 □ 完成术前检查及术前准备,异常者分析处理后复查 □ 完成术前讨论,评估术前检查结果是否符合诊断和手术条件 □ 与患儿监护人共同完成诊疗决策,并签署手术、输血等知情同意书 □ 麻醉科医师探望患儿并完成麻醉前书面评估 **长期医嘱：** □ 小儿外科常规护理 □ 流质饮食 □ 补充维生素,营养支持治疗 □ 重症监护(可选)或一级护理(可选) □ 抗菌药物(可选) **临时医嘱：** □ 血常规、血型、尿液分析、大便常规＋潜血、凝血功能、肝肾功能、感染性疾病筛查、血气分析、电解质分析、C 反应蛋白测定 □ 心电图、胸部 X 线(正位)检查、超声心动图、腹部脏器超声、腹部脏器超声、上消化道造影； □ 可选项目:钡灌肠检查、麻醉科会诊(疼痛评估 >7 分)、营养科会诊	□ 按手术分级及手术授权完成手术 □ 向监护人展示标本、交代手术中情况和术后注意事项 □ 出手术室前主刀医师完成手术记录、术后首次病程记录(特殊情况下由第一助手完成) □ 开具术后医嘱(含转科医嘱)和病理检查单 □ 书写转出记录 □ 主刀医师术后 24h 内 SNICU 查房 **临时医嘱：** □ 转入 SNICU □ 开具病理检查单

时间	入院第 1~3d （术前阶段）	入院第 1~4d （手术日）
医生工作	□ 术前医嘱:拟送手术室麻醉下行肠隔膜切除术或腹腔镜下肠隔膜切除术;肠切除肠吻合术或腹腔镜下肠切除肠吻合术;术前禁食、备皮;留置胃管;术前补液;术前止血药物;术前抗菌药物;肠道准备(可选);备血、配血(可选)	
护士工作	□ 入院护理评估 □ 入院宣教,嘱咐限制剧烈活动,避免腹部受压 □ 执行各项医嘱,完成术前检查、术前准备 □ 术前宣教 □ 完成术前评估并填写手术患儿交接表 □ 完成护理记录	□ 做好交接工作 □ 完成护理记录
患儿监护人工作	□ 参与诊疗方案决策,完成知情同意 □ 配合完成各项术前检查、术前准备 □ 学习宣教内容 □ 配合限制患儿剧烈活动,避免腹部受压 □ 观察患儿变化,必要时告知医护人员	□ 参与完成手术部位标记 □ 陪同患儿至手术室门口 □ 手术结束后查看标本并护送患儿去 SNICU □ 准备好 SNICU 内使用物品 □ 整理好普通病房床单位内个人物品
病情变异记录	□ 无　□ 有,原因: 1. 2.	□ 无　□ 有,原因: 1. 2.

时间	入院第 2~27d （术后阶段）	入院第 14~28d （出院日）
医生工作	□ SNICU 查房,和 SNICU 医生一起判断患儿是否具有出 SNICU 指征 □ 开具转入医嘱,书写转入记录 □ 对患儿情况进行再次评估(肝功能、营养、疼痛等),制订下一步诊疗计划 □ 观察患儿腹腔引流等情况进行评估,确定有无手术并发症 □ 按照规定完成三级查房并记录;病情变化及时记录并进行必要的复查 □ 追踪病理及检查结果;危急值分析及处理 □ 指导患儿逐渐恢复饮食,评估患儿恢复情况,评估手术效果确定是否预出院 □ 完成预出院准备(开具预出院医嘱等)<hr>**长期医嘱:** □ 按全麻术后常规护理 □ 可选项目:心电监护、血氧饱和度监测、吸氧;重症监护、一级护理、二级护理;禁食、饮水、流质饮食;留置胃管、尿管、腹腔引流管并计量;非限制级抗菌药物、限制级抗菌药物(参照《抗菌药物分级管理目录》清单选择具体常用药物);止血药物;静脉营养支持 **临时医嘱:** □ 血常规、C 反应蛋白、血气分析、电解质分析、肝功能、腹部超声 □ 可选项目:按出入量补充液体和电解质、其他特殊医嘱(如退热药物)、拔除胃管、拔除腹腔引流管、拔除尿管、伤口换药 □ 预出院及出院带药	□ 评估患儿情况,是否符合出院标准,确定能否出院 □ 开具出院医嘱和诊断证明 □ 交代出院后注意事项、给予随访指导 □ 预约门诊复诊 □ 完善出院记录、病案首页并归档病历<hr>**临时医嘱:** □ 今日出院

时间	入院第2~27d (术后阶段)	入院第14~28d (出院日)
护士工作	□ 做好交接工作,完成护理记录 □ 执行各种医嘱,观察患儿生命体征、腹部体征及伤口情况 □ 术后伤口、引流管、发热、心理与生活护理 □ 完成疼痛、营养、跌倒等评估并给予指导 □ 术后健康宣教:药物、伤口、引流管护理要点,手术情况、术后注意事项及监护仪使用等 □ 观察并调节补液速度,观察药物不良反应 □ 指导并督促患儿术后活动 □ 对患儿监护人进行出院准备指导	□ 出院宣教:复查时间、饮食指导、用药指导、伤口护理等 □ 向患儿监护人提供出院小结、诊断证明书和出院指引,协助患儿监护人办理出院手续
患儿监护人工作	□ 参与诊疗方案决策,完成知情同意 □ 观察患儿生命体征、伤口及腹部情况,必要时及时告知医护人员 □ 护理好患儿各管道,防止脱落、折叠等 □ 照顾患儿日常饮食、排便、睡眠,安抚患儿 □ 了解患儿病理结果 □ 认真学习出院流程及相关注意事项	□ 认真学习出院宣教内容 □ 办理出院
病情变异记录	□ 无 □ 有,原因: 1. 2.	□ 无 □ 有,原因: 1. 2.

注:SNICU.新生儿重症监护病房。

3. 出院标准

(1)一般情况良好,可正常饮食,无发热、腹泻,营养状况明显改善。

(2)便秘症状消失。

(3)腹部伤口愈合良好,无出血、感染、瘘等。

(4)出院前复查血常规、血电解质、C反应蛋白等结果正常。

(5)无其他需要住院处理的并发症。

(六) 变异及原因分析

1. 合并其他先天畸形,严重水电解质紊乱或其他感染性疾病,导致住院时间延长和费用增加。

2. 围手术期并发症如气腹、吻合口瘘等需进行积极处理,完善相关检查,向患儿监护人解释并告知病情,导致治疗时间延长,增加治疗费用等。

二、临床路径流程图(图9-8)

三、随访指导

门诊治疗系统定期自动发送随访问卷调查表。通常为每个月回院复诊1次,至少3次,定期观察患儿症状、体征缓解情况。

四、宣教

宣教时间:出院当天。

宣教内容:

1. 抱起喂奶,合理喂养,母乳喂养,注意观察及记录有无呕吐、腹胀及排便情况。

2. 出院后2周内回院术后随访门诊复诊。定期早期发育门诊复诊保健。

3. 紧急医疗指导 出现以下情况请尽快返院急诊或就近治疗:呕吐绿色胃液、明显腹胀、排血便、发热、反应差等。

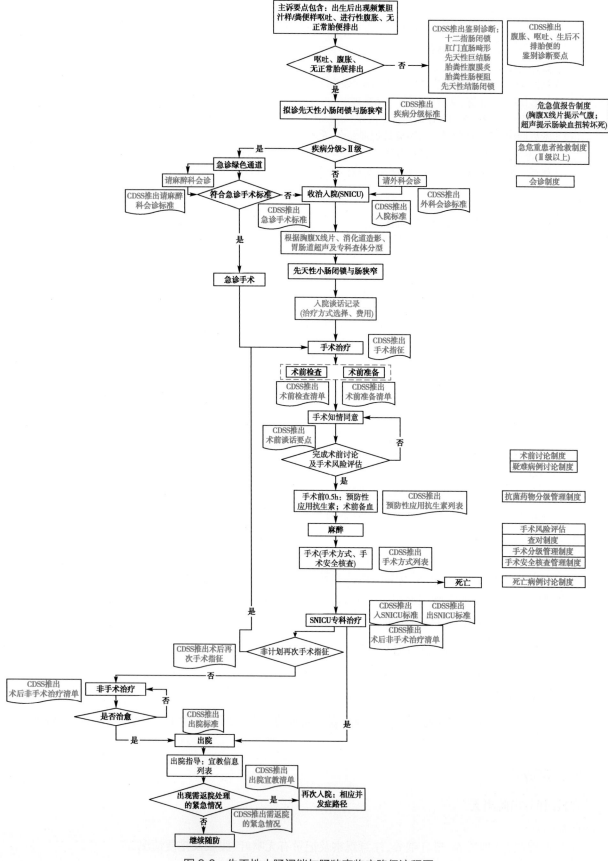

图 9-8　先天性小肠闭锁与肠狭窄临床路径流程图

CDSS. 临床决策支持系统;SNICU. 新生儿外科重症监护病房。

第九节 新生儿坏死性小肠结肠炎(手术)临床路径

一、新生儿坏死性小肠结肠炎(手术)临床路径标准流程

(一) 适用对象

第一诊断为新生儿坏死性小肠结肠炎(ICD-10:P77.x01),行开腹探查术(ICD-9-CM3:54.1100)。

(二) 诊断依据

根据《临床诊疗指南:小儿外科学分册》进行诊断。

1. **病史** 生后吃奶后出现呕吐、血便、腹胀;水电解质紊乱、呼吸暂停、感染性休克。

2. **体征** 腹胀、腹壁静脉怒张,肠鸣音消失或减弱。全身苍灰、黄疸加重等。

3. **辅助检查**

(1)血白细胞升高或降低,C 反应蛋白上升,PLT 严重者下降。

(2)腹部 X 线检查:肠管扩张、肠壁增厚、腹腔积液、肠壁积气、门静脉积气、气腹。

(三) 进入临床路径标准

1. 第一诊断必须符合新生儿坏死性小肠结肠炎患儿(ICD-10:P77.x01)。

2. 出现以下情况考虑需手术治疗 ①发生气腹时,除个别少量气腹且病情好转者,均应立即手术治疗;②广泛肠壁积气、门静脉积气者;③肠管僵直固定、肠梗阻加重者;④腹腔渗液增多、腹膜炎症状体征明显、腹壁有明显红肿者;⑤内科保守治疗后、病情恶化、休克、酸中毒不能纠正,或出现 DIC 时。

3. 当患儿同时具有其他疾病诊断,但在治疗期间不影响该诊断的临床路径流程实施时,可进入路径。

(四) 门诊流程

新生儿坏死性小肠结肠炎(手术)临床路径表单(门诊)

患儿姓名:_____ 性别:_____ 年龄:_____ 门诊号:_____

诊次	初诊
医生工作	□ 询问病史和体格检查,必要时急诊完善相关检查,如超声、X 线检查等 □ 告知本次检查的目的、费用及出报告时间 □ 对患儿进行病情评估,根据患儿的病情、年龄、一般状况、营养状况、经济条件等制订诊疗方案 □ 初步诊断:新生儿坏死性小肠结肠炎 □ 告知患儿监护人住院指征,开具住院证和住院指引,告知注意事项
护士工作	□ 评估、安排就诊顺序,推送信息给医生和患儿监护人 □ 对患儿监护人进行缴费、检查检验、取药、抽血治疗等方面的指引 □ 指导患儿监护人如何进行预约检查或登记,等待期间注意事项及如何获得紧急处理措施 □ 提供监护人需要了解的疾病治疗相关信息
患儿监护人工作	□ 预约门诊,准备好病历资料和检验、检查结果 □ 接收指引单,完成就诊、检查 □ 参与诊疗方案决策 □ 享受知情同意权利 □ 接受健康教育
病情变异记录	□ 无 □ 有,原因: 1. 2.

(五) 住院流程

1. **入院标准**

(1)明确诊断新生儿坏死性小肠结肠炎(需外科手术治疗),且监护人同意进行手术。

(2)手术指征明确,无明显手术禁忌证。

2. 临床路径表单

新生儿坏死性小肠结肠炎(手术)临床路径表单(住院)

患儿姓名:_____ 性别:_____ 年龄:_____ 住院号:_____

住院日期:___ 年 ___ 月 ___ 日 出院日期:___ 年 ___ 月 ___ 日 标准住院日:14~21d

时间	入院第 1d (术前阶段)	入院第 1~3d (手术日)
医生 工作	□ 询问病史与体格检查 □ 上级医师查房与术前评估,确定诊断 □ 完成术前检查及术前准备,异常者分析处理后复查 □ 完成术前讨论,评估术前检查结果是否符合诊断和手术条件 □ 与患儿监护人共同完成诊疗决策,并签署手术、输血等知情同意书 □ 麻醉科医师探望患儿并完成麻醉前书面评估 **长期医嘱:** □ 重症监护 □ 生命体征监测 □ 禁食,胃肠减压 □ (必要时)吸氧、呼吸机辅助呼吸 □ 抗生素使用 **临时医嘱:** □ 血常规、血型、尿液分析、大便常规＋潜血、凝血功能、肝肾功能、感染性疾病筛查、血气分析、电解质分析、C反应蛋白测定、血培养 □ 心脏超声、胸腹部 X 线(正位)检查、头颅、肝胆胰脾、泌尿系超声 □ 纠正电解质紊乱、静脉营养 □ 可选项目:麻醉科会诊(疼痛评估 >7 分)、营养科会诊 □ 术前医嘱:拟送手术室麻醉下行开腹探查术;术前禁食、备皮;留置胃管;术前补液;术前止血药物;肠道准备(可选);配血、备血(可选)	□ 按手术分级及手术授权完成手术 □ 向监护人展示标本、交代手术中情况和术后注意事项 □ 出手术室前主刀医师完成手术记录、术后首次病程记录(特殊情况下由第一助手完成) □ 开具术后医嘱和病理检查单 □ 书写转出记录 □ 主刀医师术后 24h 内查房 **长期医嘱:** □ 重症监护 □ 生命体征监测 □ 禁食、胃肠减压 □ 呼吸机辅助呼吸 □ 腹腔引流 □ 抗生素使用 □ 肠造口护理(可选) **临时医嘱:** □ 血常规、凝血功能、血气分析、电解质分析 □ 止血药物 □ 电解质液、静脉营养
护士 工作	□ 入院护理评估 □ 入院宣教 □ 执行各项医嘱,完成术前检查、术前准备 □ 术前宣教 □ 完成术前评估并填写手术患儿交接表 □ 完成护理记录	□ 做好交接工作 □ 完成护理记录
患儿 监护 人工 作	□ 参与诊疗方案决策,完成知情同意 □ 配合完成各项术前检查、术前准备 □ 学习宣教内容	□ 参与完成手术部位标记 □ 陪同患儿至手术室门口 □ 手术结束后查看标本并护送患儿回 SNICU
病情 变异 记录	□ 无　□ 有,原因: 1. 2.	□ 无　□ 有,原因: 1. 2.

时间	入院第 2~20d（术后阶段）	入院第 14~21d（出院日）
医生工作	□ SNICU 查房,内外科医生一同查看患儿病情,撤离呼吸机 □ 对患儿情况进行再次评估(血常规、营养、疼痛等),制订下一步诊疗计划 □ 观察患儿手术伤口,腹部情况,胃肠引流液情况,判断有无手术并发症 □ 按照规定完成三级查房并记录;病情变化及时记录并进行必要的复查 □ 追踪检查结果;危急值分析及处理 □ 术后一周复查上消化道造影 □ 逐渐恢复患儿饮食,评估患儿恢复情况,评估手术效果确定是否预出院 □ 完成预出院准备(开具预出院医嘱等) **长期医嘱:** □ 重症监护 □ 监测生命体征 □ 胃肠营养;止血药物;静脉营养支持 □ 抗生素 **临时医嘱:** □ 血常规、C 反应蛋白、血气分析、电解质分析 □ 可选项目:按出入量补充液体和电解质、静脉营养、拔除胃管、拔除尿管、拔除腹腔引流管、伤口换药 □ 预出院及出院带药	□ 评估患儿情况,是否符合出院标准,确定能否出院 □ 开具出院医嘱和诊断证明 □ 交代出院后注意事项、给予随访指导 □ 预约门诊复诊 □ 完善出院记录、病案首页并归档病历 **临时医嘱:** □ 今日出院 □ 出院带药 □ 肠造口物品(可选)
护士工作	□ 做好交接工作,完成护理记录 □ 执行各种医嘱,观察患儿生命体征、喂养情况、腹部体征及伤口情况 □ 术后伤口、引流管、发热、生活护理 □ 完成疼痛、营养、跌倒等评估并给予指导 □ 术后健康宣教:药物、伤口、引流管护理、肠造口护理要点,手术情况、术后注意事项等 □ 观察并调节补液速度,观察药物不良反应 □ 对患儿监护人进行出院准备指导	□ 出院宣教:复查时间、饮食指导、用药指导、伤口护理等 □ 向患儿监护人提供出院小结、诊断证明书和出院指引,协助患儿监护人办理出院手续
患儿监护人工作	□ 参与诊疗方案决策,完成知情同意 □ 探视了解患儿情况 □ 认真学习出院流程及相关注意事项 □ 学习肠造口护理(可选)	□ 认真学习出院宣教内容 □ 办理出院
病情变异记录	□ 无　□ 有,原因: 1. 2.	□ 无　□ 有,原因: 1. 2.

（六）变异及原因分析

1. 合并早产、低出生体重及其他先天畸形,严重水电解质紊乱,导致住院时间延长和费用增加。

2. 围手术期并发症需要对症处理造成住院时间延长和费用增加。

二、临床路径流程图(图9-9)

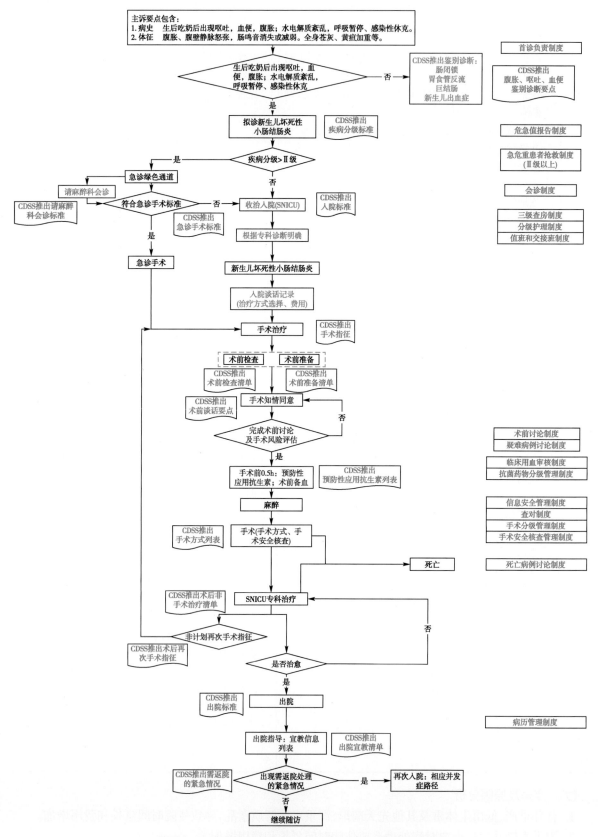

图 9-9　新生儿坏死性小肠结肠炎(手术)临床路径流程图

CDSS.临床决策支持系统;SNICU.新生儿外科重症监护病房。

三、随访指导

门诊治疗系统定期自动发送随访问卷调查表。通常为每个月回院复诊 1 次,至少 3 次,定期观察患儿症状、体征缓解情况。

四、宣教

宣教时间:出院当天。

宣教内容:

1. 抱起喂奶,合理喂养,母乳或蔼儿舒奶喂养,注意观察及记录有无呕吐、腹胀及排便情况。

2. 出院后 2 周内回院术后随访门诊复诊。定期早期发育门诊复诊保健。

3. 紧急医疗指导 出现以下情况请尽快返院急诊或就近治疗:呕吐绿色胃液、明显腹胀、排血便、发热、反应差等。

第十章

眼部疾病

第一节　共同性斜视临床路径

一、共同性斜视临床路径标准流程

（一）适用对象

第一诊断为共同性斜视（ICD-10：H50.405），行一条眼外肌的后徙术、两条或两条以上眼外肌的后徙术、一条眼外肌的缩短术、两条或两条以上眼外肌缩短术（ICD-9-CM3：15.1100、15.3x01、15.2200、15.4x01）。

（二）诊断依据

根据《临床诊疗指南：眼科学分册》进行诊断。

1. **病史**　多为发现患儿视物时眼位外斜或内斜，可表现为注视一个目标的时候，一只眼看向目标，而另一只眼的视轴出现向偏斜，部分患儿在明亮处有单眼畏光的特点，喜闭上一只眼睛。

2. **体征**

（1）眼位：交替出现、或持续出现的水平方向眼位偏斜，可能合并垂直斜视、斜肌功能亢进、A-V 综合征以及 DVD。

（2）眼球运动：无障碍。

（3）眼底检查：无明显异常。

3. **眼科检查**

（1）斜视度检查：角膜映光法、三棱镜检查等。

（2）眼外肌功能检查。

（3）屈光状态检查。

（4）视功能检查：视力、VEP、同视机、四点灯等。

（5）眼底检查。

（6）可能需要的其他检查：头 MRI、CT 等。

（三）进入临床路径标准

1. 第一诊断必须符合共同性斜视（ICD-10：H50.405）。

2. 当患儿同时具有其他疾病诊断，但在治疗期间不影响该诊断的临床路径流程实施时，可进入路径。

（四）门诊流程

共同性斜视临床路径表单（门诊）

患儿姓名：＿＿＿＿＿＿ 性别：＿＿＿ 年龄：＿＿＿＿ 门诊号：＿＿＿＿＿

诊次	初诊	复诊
医生工作	□ 询问病史和体格检查,完善相关检查,如斜视度、眼外肌功能、屈光度检查等 □ 告知本次检查的目的、费用及出报告时间;告知复诊时间 □ 告知注意事项和病情突变时的处理方法	□ 根据病史、体征、检查检验结果初步诊断:共同性斜视 □ 制订治疗方案,告知手术相关风险 □ 开具住院证和预约住院日期,并告知等待住院期间注意事项
护士工作	□ 评估、安排就诊顺序,推送信息给医生和患儿监护人 □ 对患儿监护人进行缴费、检查检验、取药、抽血治疗等方面的指引	□ 评估、安排就诊顺序,推送信息给医生和患儿监护人 □ 对患儿监护人进行办理入院手续的指引
患儿监护人工作	□ 预约门诊,准备好病历资料和检验、检查结果 □ 接收指引单,完成就诊、检查 □ 参与诊疗方案决策 □ 享受知情同意权利 □ 接受健康教育	□ 预约门诊,准备好病历资料和检查、检验结果(斜视度、眼外肌功能、屈光度检查等) □ 遵医嘱治疗并做好入院准备 □ 参与诊疗方案决策 □ 享受知情同意权利 □ 接受健康教育
病情变异记录	□ 无　□ 有,原因: 1. 2.	□ 无　□ 有,原因: 1. 2.

（五）住院流程

1. 入院标准

(1) 诊断明确,符合共同性斜视诊断。

(2) 共同性斜视的斜度 ≥ 15Δ,保守治疗(半年)无效。

(3) 患儿监护人有手术意愿。

(4) 无明显手术禁忌证。

2. 临床路径表单

共同性斜视临床路径表单（住院）

患儿姓名：＿＿＿＿＿ 性别：＿＿＿ 年龄：＿＿＿ 门诊号：＿＿＿＿＿ 住院号：＿＿＿＿＿＿

住院日期：　年　月　日　出院日期：　年　月　日　标准住院日:4~5d

时间	入院第 1~2d （术前阶段）	入院第 2~3d （手术日）
医生工作	□ 询问病史与体格检查,完成入院病历 □ 上级医师查房与术前评估,确定诊断 □ 完成术前检查及术前准备 □ 完成术前讨论,评估术前检查结果是否符合诊断和手术条件 □ 与患儿监护人共同完成诊疗决策,并签署手术知情同意书 □ 麻醉科医师探望患儿并完成麻醉前书面评估,签署麻醉知情同意书 □ 出现危急值,执行危急值报告制度(严重者出径)	□ 手术部位标记 □ 按手术分级及手术授权完成手术 □ 向监护人交代手术中情况和术后注意事项 □ 出手术室前主刀医师完成手术记录、术后首次病程记录(特殊情况下由第一助手完成) □ 开具术后医嘱 □ 主刀医师术后查房

时间	入院第 1~2d (术前阶段)	入院第 2~3d (手术日)

医生
工作
	长期医嘱:
	□ 眼科常规护理
	□ 普通饮食
	□ 二级护理
	□ 抗生素眼药水点眼(可选)
	临时医嘱:
	□ 血常规、血型、尿液分析、大便常规 + 潜血、凝血功能、
	  肝肾功能、感染性疾病筛查
	□ 心电图、胸部 X 线(正位)检查
	□ 斜视度、眼外肌功能、屈光度、视功能等检查
	□ 术前医嘱:拟送手术室麻醉下行斜视矫正术;术前禁
	  食、水;术前补液;术中带药
		长期医嘱:
		□ 按眼科术后常规护理
		□ 普通饮食
		□ 二级护理
		临时医嘱:
		□ 术后补液
		□ 术后禁食、水

护士 工作	□ 入院护理评估 □ 入院宣教 □ 执行各项医嘱,完成术前检查、术前准备 □ 术前宣教 □ 完成术前评估并填写手术患儿交接表 □ 完成护理记录	□ 做好交接工作 □ 完成护理记录
患儿 监护 人工 作	□ 参与诊疗方案决策,完成知情同意 □ 配合完成各项术前检查、术前准备和术前用药 □ 学习宣教内容 □ 观察患儿变化,必要时告知医护人员	□ 参与完成手术部位标记 □ 陪同患儿至手术室门口 □ 手术结束后护送患儿回病房
病情 变异 记录	□ 无　□ 有,原因: 1. 2.	□ 无　□ 有,原因: 1. 2.

时间	入院第 3~4d (术后阶段)	入院第 4~5d (出院日)

医生
工作
	□ 对患儿情况进行评估,确定有无手术并发症,并制订
	  下一步诊疗计划
	□ 按照规定完成三级查房并记录;病情变化及时记录并
	  进行必要的复查
	□ 评估患儿恢复情况,评估手术效果确定是否预出院
	□ 完成预出院准备(开具预出院医嘱等)
	
	长期医嘱:
	□ 眼部用药
	临时医嘱:
	□ 可选项目:斜视度、眼外肌功能检查等
	□ 可选项目:静脉营养药物、其他特殊医嘱(如退热药
	  物)、伤口换药
	□ 预出院及出院带药
		□ 评估患儿情况,是否符合出院标准,确定能否出院
		□ 开具出院医嘱和诊断证明
		□ 交代出院后注意事项、给予随访指导
		□ 预约门诊复诊
		□ 完善出院记录、病案首页并归档病历
		
		临时医嘱:
		□ 今日出院

时间	入院第 3~4d （术后阶段）	入院第 4~5d （出院日）
护士 工作	□ 做好交接工作，完成护理记录 □ 执行各种医嘱，观察伤口情况 □ 完成疼痛、营养、跌倒等评估并给予指导 □ 术后健康宣教：药物使用、术后注意事项等 □ 观察并调节补液速度，观察药物不良反应 □ 对患儿监护人进行出院准备指导	□ 出院宣教：复查时间、饮食指导、用药指导、伤口护理等 □ 向患儿监护人提供出院小结、诊断证明书和出院指引，协助患儿监护人办理出院手续
患儿 监护 人工 作	□ 参与诊疗方案决策，完成知情同意 □ 观察患儿生命体征、伤口情况，必要时及时告知医护人员 □ 护理好患儿留置针，防止脱落、折叠等 □ 照顾患儿日常饮食、排便、睡眠，安抚患儿 □ 认真学习出院流程及相关注意事项	□ 认真学习出院宣教内容 □ 办理出院
病情 变异 记录	□ 无　□ 有，原因： 1. 2.	□ 无　□ 有，原因： 1. 2.

3. 出院标准

(1) 手术后眼位矫正或明显改善，病情稳定。

(2) 术眼无明显疼痛及出血，无并发症，切口愈合好，切口对合齐，缝线在位，切口无感染。

(3) 无其他需要住院处理的并发症和 / 或合并症。

(4) 无明显麻醉后遗效应。

(六) 变异及原因分析

1. 术前检查结果异常（如白细胞异常，凝血功能异常等），暂停手术或手术延迟。

2. 术前出现咳嗽、发热、腹泻等症状，考虑呼吸或消化系统感染，暂停手术出院。

3. 术后出现手术切口裂开或严重出血，需再次全麻下行止血手术。

二、临床路径流程图（见图 10-1）

三、随访指导

门诊治疗系统定期自动发送随访问卷调查表。术后 1 周常规专科门诊复诊。此后随访时间：1 个月，3 个月，半年，1 年，不适随诊。

四、宣教

宣教时间：出院当天。

宣教内容：

1. 眼部护理　注意眼部卫生，注意避免眼部碰水、碰撞，避免揉眼。

2. 用药说明　详细说明术后用药次数、滴眼方法，间隔时间，可能出现的不适症状等。

3. 斜视手术都存在一定的复发概率，术前检查的配合程度、术后戴镜治疗的依从性，以及双眼视功能发育情况都会影响复发率，手术后仍需需定期随访。

4. 出现病情加重、眼部不适、出现特殊情况　如眼部结膜裂开、切口出血，视力下降，麻醉相关并发症影响呼吸、循环和精神时即刻返院或就近就诊。

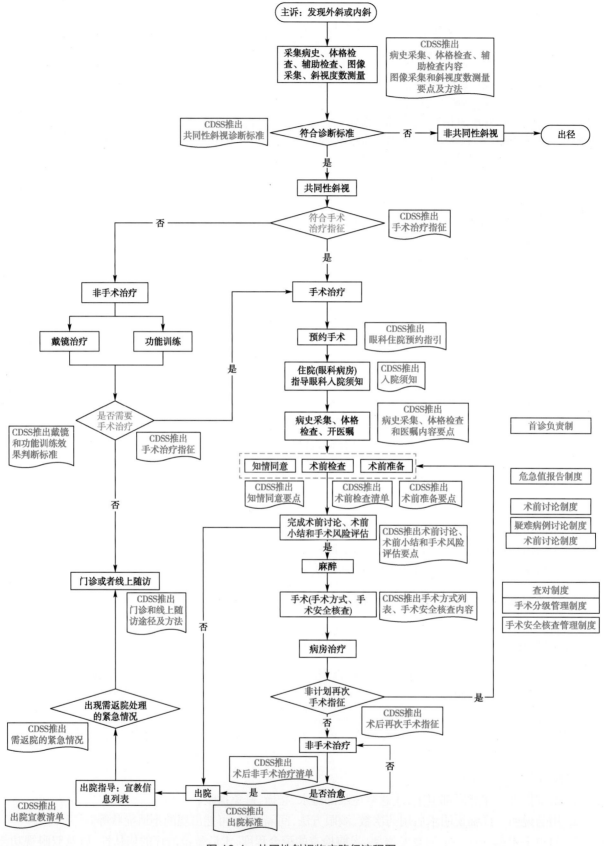

图 10-1　共同性斜视临床路径流程图

CDSS.临床决策支持系统。

第二节 睑板腺囊肿临床路径（日间）

一、睑板腺囊肿（日间）临床路径标准流程

（一）适用对象

第一诊断为睑板腺囊肿（ICD-10：H00.100），行睑板腺囊肿切除术（ICD-9-CM3：08.2100）。

（二）诊断依据

根据《临床诊疗指南：眼科学分册》进行诊断。

1. 病史 眼睑或结膜发现无痛性结节，不影响视力。

2. 体征 结膜或眼睑皮下无痛性近圆形硬性结节，单个或多个，无压痛，伴或不伴皮肤破溃，睑结膜面局限性暗红色充血。

（三）进入临床路径标准

1. 第一诊断必须符合睑板腺囊肿（ICD-10：H00.100）。

2. 当患儿同时具有其他疾病诊断，但在治疗期间不影响该诊断的临床路径流程实施时，可进入路径。

（四）门诊流程

睑板腺囊肿临床路径表单（门诊）

患儿姓名：_____ 性别：_____ 年龄：_____ 门诊号：_____

诊次	初诊	复诊
医生工作	□ 询问病史和体格检查 □ 根据病史、体征、检查检验结果初步诊断：睑板腺囊肿 □ 告知治疗方案（保守治疗或手术治疗），并告知可能出现的作用及副作用；告知复诊时间 □ 开具住院证和预约住院日期，并告知等待住院期间注意事项（可选） □ 指引麻醉／疼痛门诊咨询，完善术前检验、检查（可选） □ 有检查者，告知检查的目的、费用及出报告时间（可选） □ 告知注意事项和病情突变时的处理方法	□ 根据病史、体征、检查检验结果诊断：睑板腺囊肿 □ 制订治疗方案，告知手术相关风险 □ 开具住院证和预约住院日期，并告知等待住院期间注意事项 □ 指引麻醉／疼痛门诊咨询，完善术前检验、检查
护士工作	□ 评估、安排就诊顺序，推送信息给医生和患儿监护人 □ 对患儿监护人进行缴费、检查检验、取药、抽血治疗等方面的指引 □ 对患儿监护人至日间手术中心办理入院手续的指引（可选）	□ 评估、安排就诊顺序，推送信息给医生和患儿监护人 □ 对患儿监护人至日间手术中心办理入院手续的指引
患儿监护人工作	□ 预约门诊，准备好病历资料和检验、检查结果 □ 接收指引单，完成就诊、检查 □ 参与诊疗方案决策 □ 享受知情同意权利 □ 接受健康教育 □ 遵医嘱治疗并做好入院准备（可选）	□ 预约门诊，准备好病历资料和检查、检验结果 □ 遵医嘱治疗并做好入院准备 □ 参与诊疗方案决策 □ 享受知情同意权利 □ 接受健康教育
病情变异记录	□ 无　□ 有，原因： 1. 2.	□ 无　□ 有，原因： 1. 2.

（五）住院流程

1. **入院标准**

(1)第一诊断为睑板腺囊肿,保守治疗(热敷或药物)无效。

(2)无明确手术禁忌证。

(3)患儿监护人理解并同意手术治疗。

2. **临床路径表单**

睑板腺囊肿临床路径表单(住院)

患儿姓名:_____ 性别:_____ 年龄:_____ 门诊号:_____ 住院号:_____

住院日期:____ 年 ____ 月 ____ 日 出院日期:____ 年 ____ 月 ____ 日 标准住院日:1d

时间	入院第1d (术前阶段)	入院第1d (手术日)
医生 工作	□ 询问病史与体格检查,完成入院病历 □ 完成术前讨论,评估术前检查结果是否符合诊断和手术条件 □ 与患儿监护人共同完成诊疗决策,并签署手术知情同意书 □ 麻醉科医师探望患儿并完成麻醉前书面评估,签署麻醉知情同意书 **长期医嘱:** □ 日间手术病房常规护理(1d) □ 普通饮食(1d) □ 二级护理(1d) □ 留置针护理(1d) **临时医嘱:** □ 术前医嘱:拟送手术室麻醉下睑板腺囊肿切除术;术前禁食、水;术中带药	□ 手术部位标记 □ 按手术分级及手术授权完成手术 □ 向监护人交代手术中情况和术后注意事项 □ 出手术室前主刀医师完成手术记录、术后首次病程记录(特殊情况下由第一助手完成) □ 开具术后医嘱 □ 主刀医师术后查房 **长期医嘱:** □ 术后用药 **临时医嘱:** □ 术后禁食、水
护士 工作	□ 入院护理评估 □ 入院宣教 □ 执行各项医嘱,完成术前准备 □ 术前宣教 □ 完成术前评估并填写手术患儿交接表 □ 完成护理记录	□ 做好交接工作 □ 完成护理记录
患儿 监护 人工 作	□ 参与诊疗方案决策,完成知情同意 □ 配合完成各项术前检查、术前准备和术前用药 □ 学习宣教内容 □ 观察患儿变化,必要时告知医护人员	□ 参与完成手术部位标记 □ 陪同患儿至手术室门口 □ 手术结束后护送患儿回病床
病情 变异 记录	□ 无 □ 有,原因: 1. 2.	□ 无 □ 有,原因: 1. 2.

时间	入院第1d (术后阶段)	入院第1d (出院日)
医生 工作	□ 评估患儿全身及眼部情况,判断是否符合出院标准 □ 按照规定完成术后查房并记录 □ 完成预出院准备(开具预出院医嘱等)	□ 开具出院医嘱和诊断证明 □ 交代出院后注意事项,给予随访指导 □ 预约换药及门诊复诊 □ 完善出院记录、病案首页并归档病历 **临时医嘱:** □ 今日出院

时间	入院第 1d（术后阶段）	入院第 1d（出院日）
护士工作	□ 做好交接工作,完成护理记录 □ 执行各种医嘱 □ 观察患儿全身及眼部敷料情况 □ 完成术后评估并给予指导 □ 术后健康宣教:药物使用、术后注意事项等 □ 对患儿监护人进行出院准备指导	□ 出院宣教:复查时间、饮食指导、用药指导、伤口护理等 □ 向患儿监护人提供出院小结、诊断证明书和出院指引,协助患儿监护人办理出院手续
患儿监护人工作	□ 参与诊疗方案决策,完成知情同意 □ 观察患儿生命体征、伤口情况,必要时及时告知医护人员 □ 照顾患儿日常饮食、排便、睡眠,安抚患儿 □ 认真学习出院流程及相关注意事项	□ 认真学习出院宣教内容 □ 办理出院
病情变异记录	□ 无　□ 有,原因: 1. 2.	□ 无　□ 有,原因: 1. 2.

3. 出院标准

(1) 敷料干洁,术眼无明显疼痛及出血。

(2) 无其他需要住院处理的并发症和 / 或合并症。

(3) 可正常排尿、进食,无麻醉后遗效应。

(六) 变异及原因分析

1. 术前检查结果异常(如白细胞异常、凝血功能异常等),暂停手术或手术延迟。

2. 术前出现咳嗽、发热、腹泻等症状,考虑呼吸或消化系统感染,暂停手术出院。

3. 术后出现手术伤口出血,需再次全麻下行止血手术。

二、临床路径流程图(见图 10-2)

三、随访指导

门诊治疗系统定期自动发送随访问卷调查表。术后 1d 眼科门诊换药,1 周常规专科门诊复诊。

四、宣教

宣教时间:出院当天。

宣教内容

1. 眼部护理　注意眼部卫生,注意避免眼部碰水、碰撞,避免揉眼。

2. 用药说明　详细说明术后用药次数、滴眼方法,间隔时间,可能出现的不适症状等。

3. 清淡饮食,避免油腻、辛辣、甜食等。

4. 睑板腺囊肿可能由睑板腺分泌阻滞、眼部腺体分泌旺盛或维生素 A 缺乏引起,当腺上皮组织过度角化,阻塞腺体排出通道,分泌物潴留,最后形成无菌性慢性肉芽肿性炎症,由于个人体质原因,术后可能复发,早期热敷可能有助于肿块消退。

5. 出现发热、手术切口大量出血、病情加重或眼部不适即返院或就近就诊。

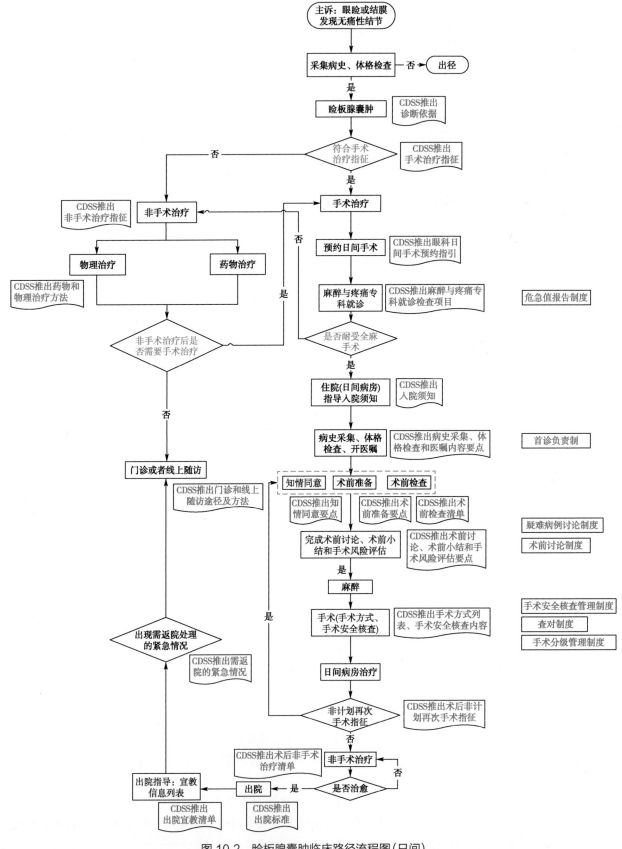

图 10-2　睑板腺囊肿临床路径流程图(日间)

CDSS.临床决策支持系统。

第三节 睑内翻和倒睫临床路径（日间）

一、睑内翻和倒睫临床路径（日间）标准流程

（一）适用对象

第一诊断为睑内翻和倒睫患儿（ICD-10:H02.000），行睑内翻缝合修补术（ICD-9-CM3:08.4202）、睑内翻楔形切除修补术（ICD-9-CM3:08.4302）。

（二）诊断依据

根据《临床诊疗指南:眼科学分册》进行诊断。

1. **病史** 患儿发病年龄、病程。先天性睑内翻多见于婴幼儿，大多由于内眦赘皮、睑缘部轮匝肌过度发育或睑板发育不全所致。常为双侧。患眼有畏光、流泪、刺痛、眼睑痉挛等症状。

2. **体征** 睑板特别是睑缘部睑板向眼球方向卷曲。倒睫摩擦角膜，角膜上皮可脱落，荧光素弥漫性着染。如继发感染，可发展为角膜溃疡。如长期不愈，角膜可发生新生血管，并失去透明性，导致视力障碍。

（三）进入临床路径标准

1. 第一诊断必须符合睑内翻和倒睫（ICD-10:H02.000）。

2. 当患儿同时具有其他疾病诊断，但在治疗期间不影响该诊断的临床路径流程实施时，可进入路径。

（四）门诊流程

睑内翻和倒睫临床路径表单（门诊）

患儿姓名:_____ 性别:_____ 年龄:_____ 门诊号:_____

诊次	初诊	复诊
医生工作	□ 询问病史和体格检查 □ 进一步的检查、评估或影像学检查（可选） □ 告知本次检查的目的、费用及出报告时间	□ 根据病史、体征、检查检验结果诊断:睑内翻和倒睫 □ 开具住院证和预约住院日期 □ 告知术前注意事项 □ 等待期间需提前复诊或急诊情况
护士工作	□ 评估、安排就诊顺序，推送信息给医生和患儿监护人 □ 对患儿监护人进行缴费、检查检验、取药、抽血治疗等方面的指引	□ 评估、安排就诊顺序，推送信息给医生和患儿监护人 □ 对患儿监护人进行缴费、取药、治疗等方面的指引 □ 对患儿监护人至日间手术中心办理入院手续的指引
患儿监护人工作	□ 预约门诊，准备好病历资料和检验、检查结果 □ 接收指引单，完成就诊、检查 □ 参与诊疗方案决策 □ 享受知情同意权利 □ 接受健康教育 □ 遵医嘱治疗并做好入院准备（可选）	□ 按时就诊，打印检验报告，准备好病历资料 □ 居家观察病情 □ 遵医嘱治疗并做好入院准备 □ 参与诊疗方案决策 □ 享受知情同意权利 □ 接受健康教育
病情变异记录	□ 无 □ 有，原因: 1. 2.	□ 无 □ 有，原因: 1. 2.

（五）住院流程

1. 入院标准

（1）已明确诊断为睑内翻和倒睫，且监护人同意进行手术。

（2）无明确手术禁忌证。

2. 临床路径表单

睑内翻和倒睫临床路径表单（住院）

患儿姓名：_____ 性别：_____ 年龄：_____ 门诊号：_____ 住院号：_____

住院日期：　　年　　月　　日　　出院日期：　　年　　月　　日　　标准住院日：1d

时间	入院第 1d （术前阶段）	入院第 1d （手术日）
医生工作	□ 询问病史与体格检查,完成入院病历 □ 完成术前讨论,评估术前检查结果是否符合诊断和手术条件 □ 与患儿监护人共同完成诊疗决策,并签署手术知情同意书 □ 麻醉科医师探望患儿并完成麻醉前书面评估,签署麻醉知情同意书	□ 手术部位标记 □ 按手术分级及手术授权完成手术 □ 向监护人交代手术中情况和术后注意事项 □ 出手术室前主刀医师完成手术记录、术后首次病程记录(特殊情况下由第一助手完成) □ 开具术后医嘱 □ 主刀医师术后查房
	长期医嘱: □ 日间手术病房常规护理(1d) □ 普通饮食(1d) □ 二级护理(1d) □ 留置针护理(1d) 临时医嘱: □ 术前医嘱:拟送手术室麻醉下睑内翻和倒睫矫正术;术前禁食、水;术中带药	长期医嘱: □ 术后用药 临时医嘱: □ 术后禁食、水
护士工作	□ 入院护理评估 □ 入院宣教 □ 执行各项医嘱,完成术前准备 □ 术前宣教 □ 完成术前评估并填写手术患儿交接表 □ 完成护理记录 □ 如出现危急值,执行危急值报告制度(严重者出径)	□ 做好交接工作 □ 完成护理记录
患儿监护人工作	□ 参与诊疗方案决策,完成知情同意 □ 配合完成各项术前检查、术前准备和术前用药 □ 学习宣教内容 □ 观察患儿变化,必要时告知医护人员	□ 参与完成手术部位标记 □ 陪同患儿至手术室门口 □ 手术结束后护送患儿回病床
病情变异记录	□ 无　□ 有,原因: 1. 2.	□ 无　□ 有,原因: 1. 2.

时间	入院第 1d （术后阶段）	入院第 1d （出院日）
医生工作	□ 评估患儿全身及眼部情况,判断是否符合出院标准 □ 按照规定完成术后查房并记录 □ 完成预出院准备(开具预出院医嘱等)	□ 开具出院医嘱和诊断证明 □ 交代出院后注意事项,给予随访指导 □ 预约换药及门诊复诊 □ 完善出院记录、病案首页并归档病历
		临时医嘱: □ 今日出院

时间	入院第1d (术后阶段)	入院第1d (出院日)
护士工作	□ 做好交接工作,完成护理记录 □ 执行各种医嘱 □ 观察患儿全身及眼部敷料情况 □ 完成术后评估并给予指导 □ 术后健康宣教:药物使用、术后注意事项等 □ 对患儿监护人进行出院准备指导	□ 出院宣教:复查时间、饮食指导、用药指导、伤口护理等 □ 向患儿监护人提供出院小结、诊断证明书和出院指引,协助患儿监护人办理出院手续
患儿监护人工作	□ 参与诊疗方案决策,完成知情同意 □ 术后观察术眼敷料有无血性分泌物,观察患儿情况,必要时及时告知医护人员 □ 照顾患儿日常饮食、排便、睡眠,安抚患儿 □ 认真学习出院流程及相关注意事项	□ 认真学习出院宣教内容 □ 办理出院
病情变异记录	□ 无 □ 有,原因: 1. 2.	□ 无 □ 有,原因: 1. 2.

3. 出院标准

(1)敷料干洁,术眼无明显疼痛及出血。

(2)无其他需要住院处理的并发症和/或合并症。

(3)可正常排尿、进食,无麻醉后遗效应。

(六) 变异及原因分析

1. 术前检查结果异常(如白细胞异常,凝血功能异常等),暂停手术或手术延迟。

2. 术前出现咳嗽、发热、腹泻等呼吸或消化系统感染,暂停手术出院。

3. 术后出现手术伤口出血,需再次全麻下行止血手术。

二、临床路径流程图(图 10-3)

三、随访指导

门诊治疗系统定期自动发送随访问卷调查表。通常为每个月回院复诊1次,至少3次,定期观察患儿症状、体征缓解情况及继续治疗。

四、宣教

宣教时间:出院当天。

宣教内容:

1. 眼部护理 注意眼部卫生,保证手术部位清洁,注意避免眼部碰水、碰撞,避免揉眼。

2. 用药说明 详细说明术后用药次数、滴眼方法,间隔时间,可能出现的不适症状等。

3. 清淡饮食,避免油腻、辛辣、甜食等。

4. 出现发热、手术切口大量出血、病情加重或眼部不适即返院或就近就诊。

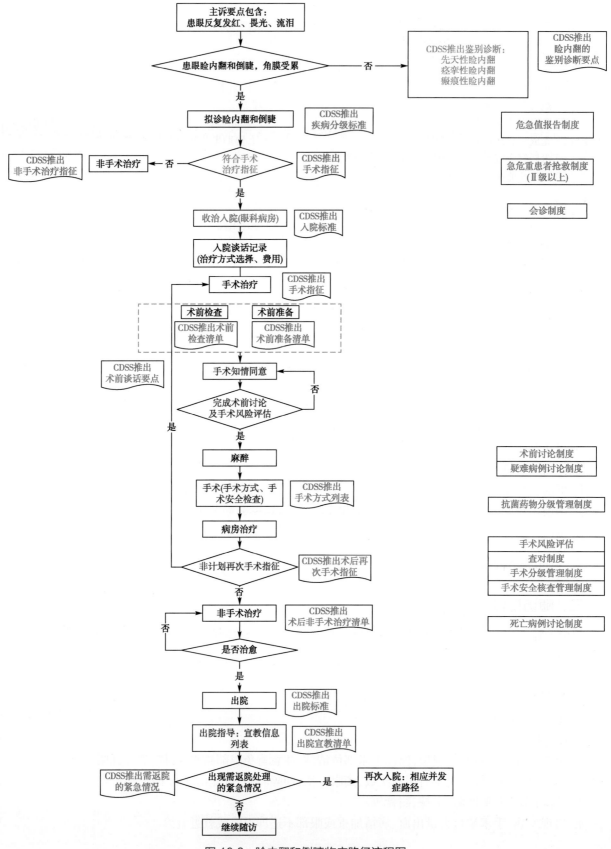

图 10-3　睑内翻和倒睫临床路径流程图

CDSS.临床决策支持系统。

第四节 视网膜母细胞瘤临床路径

一、视网膜母细胞瘤临床路径标准流程

(一) 适用对象

第一诊断为视网膜母细胞瘤(ICD-10:C69.200 视网膜恶性肿瘤;组织形态学编码:M95100/3 成视网膜细胞瘤),行眼底检查、玻璃体药物注射术、视网膜病损激光凝固术、用光凝固法的脉络膜视网膜病损破坏术、视网膜病损冷冻术、眼球摘除伴义眼置入术、眼球摘除伴义眼台置入术、眼球摘除术(ICD-9-CM3:16.2100x001、14.7903、14.2402、14.2500、14.2202、16.4100x002、16.4101、16.4900x001)。

(二) 诊断依据

根据《临床诊疗指南:眼科学分册》进行诊断。

1. **病史** 多因出现白瞳症或知觉性斜视就诊,但这些并非视网膜母细胞瘤特异症状,仅作为临床诊断视网膜母细胞瘤的参考依据。

2. **体征** 眼底检查可见肿瘤瘤体。

3. **辅助检查**

(1)眼底检查:单个或多个瘤体,表面富有血管,可伴有钙化或出血,玻璃体腔可见棉絮样肿物播散。

(2)超声检查:玻璃体腔内球形,半球形或不规则光团与眼球壁光带相连,内回声光点大小不等,强弱不一,如伴有钙化可见伴声影的强回声光团。

(3)CT:显示不均匀密度影,可显示钙化。

(4)MRI:瘤体 T_1 加权中低信号,T_2 加权中等信号。

(三) 进入临床路径标准

1. 第一诊断必须符合视网膜母细胞瘤(ICD-10:C69.200 视网膜恶性肿瘤;组织形态学编码:M95100/3 成视网膜细胞瘤)。

2. 当患儿同时具有其他疾病诊断,但在治疗期间不影响该诊断的临床路径流程实施时,可进入路径。

(四) 门诊流程

视网膜母细胞瘤临床路径表单(门诊)

患儿姓名:_____ 性别:_____ 年龄:_____ 门诊号:_____

诊次	初诊	复诊
医生工作	□ 询问病史和体格检查,完善相关检查,如超声、CT、MRI 等 □ 告知本次检查的目的、费用及出报告时间;告知复诊时间 □ 告知注意事项和病情突变时的处理方法	□ 根据病史、体征、检查检验结果初步诊断:视网膜母细胞瘤 □ 制订治疗方案,告知手术相关风险 □ 眼内拟保眼治疗(A 期或瘤体较小的 B 期)或需综合治疗的患儿可至介入科就诊,出路径(可选) □ 开具住院证和预约住院日期,并告知等待住院期间注意事项
护士工作	□ 评估、安排就诊顺序,推送信息给医生和患儿监护人 □ 对患儿监护人进行缴费、检查检验、取药、抽血治疗等方面的指引	□ 评估、安排就诊顺序,推送信息给医生和患儿监护人 □ 对患儿监护人进行办理入院手续的指引
患儿监护人工作	□ 预约门诊,准备好病历资料和检验、检查结果 □ 接收指引单,完成就诊、检查 □ 参与诊疗方案决策 □ 享受知情同意权利 □ 接受健康教育	□ 预约门诊,准备好病历资料和检查、检验结果 □ 遵医嘱治疗并做好入院准备 □ 参与诊疗方案决策 □ 享受知情同意权利 □ 接受健康教育
病情变异记录	□ 无 □ 有,原因: 1. 2.	□ 无 □ 有,原因: 1. 2.

注:CT. 计算机断层扫描;MRI. 磁共振成像。

（五）住院流程

1. 入院标准

(1) 已明确诊断为视网膜母细胞瘤,符合手术指征,且监护人理解并同意进行手术。

(2) 无明确手术禁忌证。

2. 临床路径表单

视网膜母细胞瘤临床路径表单(住院)

患儿姓名:_____ 性别:_____ 年龄:_____ 门诊号:_____ 住院号:_____

住院日期: 年 月 日 出院日期: 年 月 日 标准住院日:4~5d

时间	入院第 1~2d (术前阶段)	入院第 2~3d (手术日)
医生 工作	□ 询问病史与体格检查,完成入院病历 □ 上级医师查房与术前评估,确定诊断 □ 完成术前检查及术前准备 □ 完成术前讨论,评估术前检查结果是否符合诊断和手术条件 □ 与患儿监护人共同完成诊疗决策,并签署手术知情同意书 □ 麻醉科医师探望患儿并完成麻醉前书面评估,签署麻醉知情同意书 □ 出现危急值,执行危急值报告制度(严重者出径) **长期医嘱:** □ 眼科常规护理 □ 饮食 □ 二级护理 □ 抗生素眼药水点眼 **临时医嘱:** □ 血常规、血型、尿液分析、大便常规＋潜血、凝血功能、肝肾功能、感染性疾病筛查 □ 心电图、胸部 X 线(正位)检查 □ 视力、裂隙灯、眼底检查、CT、MRI、超声(可选) □ 术前医嘱:拟送手术室麻醉下行视网膜母细胞瘤手术;术前禁食、水;术前补液;术中带药	□ 手术部位标记 □ 按手术分级及手术授权完成手术 □ 向监护人交代手术中情况和术后注意事项 □ 涉及眼球摘除手术时,向监护人展示标本 □ 出手术室前主刀医师完成手术记录、术后首次病程记录(特殊情况下由第一助手完成) □ 开具术后医嘱 □ 主刀医师术后查房 **长期医嘱:** □ 按眼科术后常规护理 □ 饮食 □ 二级护理 **临时医嘱:** □ 术后补液 □ 术后禁食、水 □ 转入 ICU(可选) □ 开具病理检查单(可选)
护士 工作	□ 入院护理评估 □ 入院宣教 □ 执行各项医嘱,完成术前检查、术前准备 □ 术前宣教 □ 完成术前评估并填写手术患儿交接表 □ 完成护理记录	□ 做好交接工作 □ 完成护理记录
患儿 监护 人工 作	□ 参与诊疗方案决策,完成知情同意 □ 配合完成各项术前检查、术前准备和术前用药 □ 学习宣教内容 □ 观察患儿变化,必要时告知医护人员	□ 参与完成手术部位标记 □ 陪同患儿至手术室门口 □ 涉及眼球摘除的手术需查看标本 □ 手术结束后护送患儿回病房
病情 变异 记录	□ 无 □ 有,原因: 1. 2.	□ 无 □ 有,原因: 1. 2.

时间	入院第 3~4d （术后阶段）	入院第 4~5d （出院日）
医生 工作	□ 对患儿全身及眼部情况进行评估,确定有无手术并发症,并制订下一步诊疗计划 □ 按照规定完成三级查房并记录;病情变化及时记录并进行必要的复查 □ 如术后入 ICU,需开具转入医嘱,书写转入记录 □ 涉及眼球摘除的手术,需追踪病理检查结果 □ 评估患儿恢复情况,评估手术效果确定是否预出院 □ 完成预出院准备(开具预出院医嘱等) **长期医嘱:** □ 眼部用药 □ 可选项目:静脉营养药物、止血药物、激素等 **临时医嘱:** □ 可选项目:静脉营养药物、止血药物、激素、止痛药物、伤口换药 □ 预出院及出院带药	□ 评估患儿情况,是否符合出院标准,确定能否出院 □ 开具出院医嘱和诊断证明 □ 交代出院后注意事项、给予随访指导 □ 预约门诊复诊 □ 完善出院记录、病案首页并归档病历 **临时医嘱:** □ 今日出院
护士 工作	□ 做好交接工作,完成护理记录 □ 执行各种医嘱,观察伤口情况 □ 完成疼痛、营养、跌倒等评估并给予指导 □ 术后健康宣教:药物使用、术后注意事项等 □ 观察并调节补液速度,观察药物不良反应 □ 对患儿监护人进行出院准备指导	□ 出院宣教:复查时间、饮食指导、用药指导、切口护理等 □ 向患儿监护人提供出院小结、诊断证明书和出院指引,协助患儿监护人办理出院手续
患儿 监护 人工 作	□ 参与诊疗方案决策,完成知情同意 □ 观察患儿生命体征、伤口情况,必要时及时告知医护人员 □ 护理好患儿留置针,防止脱落、折叠等 □ 照顾患儿日常饮食、排便、睡眠,安抚患儿 □ 认真学习出院流程及相关注意事项	□ 认真学习出院宣教内容 □ 办理出院
病情 变异 记录	□ 无 □ 有,原因: 1. 2.	□ 无 □ 有,原因: 1. 2.

注:CT. 计算机断层扫描;MRI. 磁共振成像;ICU. 重症监护病房。

3. 出院标准

(1)术眼无明显疼痛及出血,切口对合齐,缝线在位,愈合良好,无感染。

(2)无其他需要住院处理的并发症和/或合并症。

(3)无麻醉后遗效应。

(六)变异及原因分析

1. 术前检查结果异常(如白细胞异常,凝血功能异常等),暂停手术或手术延迟。

2. 术前出现咳嗽、发热、腹泻等症状,考虑呼吸或消化系统感染,暂停手术出院。

3. 术后出现手术伤口裂开或严重出血,需再次全麻下行止血手术。

二、临床路径流程图(见图 10-4)

三、随访指导

门诊治疗系统定期自动发送随访问卷调查表。术后 1 周、1 个月、3 个月、半年、1 年门诊复查,观察患儿症状、体征缓解情况,不适随诊,病情出现重大变化时重新制订随访时间。

四、宣教

宣教时间:出院当天。

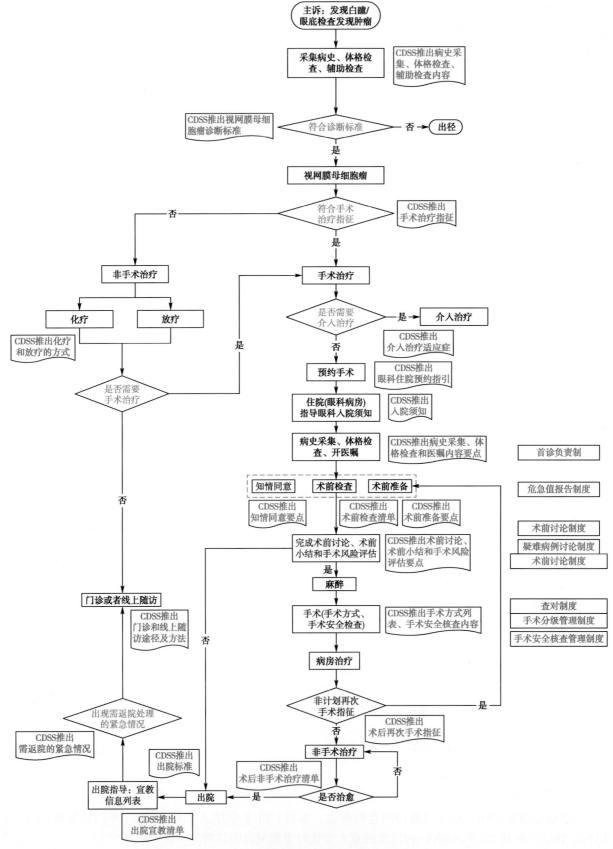

图 10-4 视网膜母细胞瘤临床路径流程图

CDSS. 临床决策支持系统。

宣教内容：

1. **眼部护理** 注意眼部卫生,注意避免眼部碰水、碰撞,避免揉眼。
2. **用药说明** 详细说明术后用药次数、滴眼方法,间隔时间,可能出现的不适症状等。
3. **注意事项** 出现病情加重或眼部不适需即刻返院或就近就诊。应当避免暴露于其他损害 DNA 的物质中,如吸烟或二手烟,注意佩戴护目镜,保护患侧眼窝和对侧眼。

第五节 先天性白内障临床路径

一、先天性白内障临床路径标准流程

（一）适用对象

第一诊断为先天性白内障(ICD-10：Q12.000),<2 岁患儿行白内障囊外摘除术 + 前入路玻璃体切割术 + 后发性白内障切开术(ICD-9-CM3：13.5900x001+14.7300x001+13.6400x001);>2 岁患儿,病情允许情况下可行白内障摘除伴人工晶状体一期置入术(ICD-9-CM3：13.7100x001)。

（二）诊断依据

根据《临床诊疗指南：眼科学分册》进行诊断。

1. **病史** 发现患儿眼斜视、瞳孔区发白、眼球不规则颤动、不能固视目标等。
2. **体征** 晶状体混浊,眼底模糊,伴或不伴其他眼部发育异常。

（三）进入临床路径标准

1. 第一诊断必须符合先天性白内障(ICD-10：Q12.000)。
2. 当患儿同时具有其他疾病诊断,但在住院期间不需特殊处理也不影响第一诊断的临床路径流程实施时,可进入路径。

（四）门诊流程

先天性白内障临床路径表单（门诊）

患儿姓名：＿＿＿＿＿＿ 性别：＿＿＿＿ 年龄：＿＿＿＿＿ 门诊号：＿＿＿＿＿＿

诊次	初诊	复诊
医生工作	□ 询问病史和体格检查,完善相关检查,如超声或 X 线检查 □ 告知本次检查的目的、费用及出报告时间;告知复诊时间 □ 初步诊断：先天性白内障 □ 入门诊临床路径 □ 告知先天性白内障住院指征,开具住院证并立即收入住院	□ 继续门诊路径 □ 制订治疗方案,告知手术相关风险 □ 开具住院证和预约住院日期,并告知等待住院期间注意事项
护士工作	□ 评估、安排就诊顺序,推送信息给医生和患儿监护人 □ 对患儿监护人进行缴费、检查检验、取药、抽血治疗等方面的指引	□ 评估、安排就诊顺序,推送信息给医生和患儿监护人 □ 对患儿监护人进行办理入院手续的指引
患儿监护人工作	□ 预约门诊,准备好病历资料和检验、检查结果 □ 接收指引单,完成就诊、检查 □ 参与诊疗方案决策 □ 享受知情同意权利 □ 接受健康教育 □ 遵医嘱治疗并做好入院准备	□ 预约门诊,准备好病历资料和检查、检验结果(斜视度、眼外肌功能、屈光度检查等) □ 遵医嘱治疗并做好入院准备 □ 参与诊疗方案决策 □ 享受知情同意权利 □ 接受健康教育
病情变异记录	□ 无 □ 有,原因： 1. 2.	□ 无 □ 有,原因： 1. 2.

（五）住院流程

1. 入院标准

（1）明确诊断先天性白内障，且监护人同意进行手术。

（2）无明确手术禁忌证。

2. 临床路径表单

先天性白内障临床路径表单（住院）

患儿姓名：_____ 性别：_____ 年龄：_____ 门诊号：_____ 住院号：_____

住院日期： 年 月 日 出院日期： 年 月 日 标准住院日：4~9d

时间	入院第 1~2d （术前阶段）	入院第 2~3d （手术日）
医生工作	□ 询问病史与体格检查，完成入院病历 □ 上级医师查房与术前评估，确定诊断 □ 完成术前检查及术前准备 □ 完成术前讨论，评估术前检查结果是否符合诊断和手术条件 □ 与患儿监护人共同完成诊疗决策，并签署手术知情同意书 □ 麻醉科医师探望患儿并完成麻醉前书面评估，签署麻醉知情同意书 □ 出现危急值，执行危急值报告制度（严重者出径） **长期医嘱：** □ 眼科常规护理 □ 饮食 □ 二级护理 □ 抗生素眼药水点眼（可选） **临时医嘱：** □ 血常规、血型、尿液分析、大便常规＋潜血、凝血功能、肝肾功能、感染性疾病筛查 □ 心电图、胸部 X 线（正位）检查 □ 视力、眼压、泪道；屈光检查（小瞳验光，散瞳验光）；眼底照相、眼部超声、UBM、视觉电生理检查（ERG，VEP） □ 超声心动图（可选） □ 人工晶状体生物测量（IOL-MASTER）（可一期植入人工晶状体者）（可选） □ 角膜内皮显微镜（可选） □ 术前医嘱：拟送手术室麻醉下行白内障手术；术前禁食、水；术前补液；术中带药	□ 手术部位标记 □ 按手术分级及手术授权完成手术 □ 向监护人交代手术中情况和术后注意事项 □ 出手术室前主刀医师完成手术记录、术后首次病程记录（特殊情况下由第一助手完成） □ 开具术后医嘱 □ 主刀医师术后查房 **长期医嘱：** □ 按眼科术后常规护理 □ 饮食 □ 二级护理 **临时医嘱：** □ 术后补液 □ 术后禁食、水
护士工作	□ 入院护理评估 □ 入院宣教、饮食指导 □ 执行各项医嘱，完成术前检查、术前准备 □ 术前宣教 □ 完成术前评估并填写手术患儿交接表 □ 完成护理记录	□ 做好交接工作 □ 完成护理记录
患儿监护人工作	□ 参与诊疗方案决策，完成知情同意 □ 配合完成各项术前检查、术前准备和术前用药 □ 学习宣教内容 □ 观察患儿变化，必要时告知医护人员	□ 参与完成手术部位标记 □ 陪同患儿至手术室门口 □ 手术结束后护送患儿回病房
病情变异记录	□ 无 □ 有，原因： 1. 2.	□ 无 □ 有，原因： 1. 2.

时间	入院第 3~8d (术后阶段)	入院第 4~9d (出院日)
医生 工作	□ 对患儿情况进行评估,确定有无手术并发症,并制订 　下一步诊疗计划 □ 按照规定完成三级查房并记录;病情变化及时记录 　并进行必要的复查 □ 评估患儿恢复情况,评估手术效果确定是否预出院 **长期医嘱:** □ 眼部用药 **临时医嘱:** □ 可选项目:斜视度、眼外肌功能检查等 □ 可选项目:静脉营养药物、止血药物、激素等、伤口换药 □ 预出院及出院带药(可选)	□ 评估患儿情况,是否符合出院标准,确定能否出院 □ 开具出院医嘱和诊断证明 □ 交代出院后注意事项,给予随访指导 □ 预约门诊复诊 □ 完善出院记录、病案首页并归档病历 **临时医嘱:** □ 今日出院
护士 工作	□ 做好交接工作,完成护理记录 □ 执行各种医嘱,观察伤口情况 □ 完成疼痛、营养、跌倒等评估并给予指导 □ 术后健康宣教:药物使用、术后注意事项等 □ 观察并调节补液速度,观察药物不良反应 □ 对患儿监护人进行出院准备指导	□ 出院宣教:复查时间、饮食指导、用药指导、伤口护 　理等 □ 向患儿监护人提供出院小结、诊断证明书和出院指 　引,协助患儿监护人办理出院手续
患儿 监护 人工 作	□ 参与诊疗方案决策,完成知情同意 □ 观察患儿生命体征、伤口情况,必要时及时告知医护人员 □ 护理好患儿留置针,防止脱落、折叠等 □ 照顾患儿日常饮食、排便、睡眠,安抚患儿 □ 认真学习出院流程及相关注意事项	□ 认真学习出院宣教内容 □ 办理出院
病情 变异 记录	□ 无　□ 有,原因: 1. 2.	□ 无　□ 有,原因: 1. 2.

注:UBM. 超声生物显微镜;ERG. 视网膜电图;VEP. 视觉诱发电位。

3. 出院标准

(1) 术眼无明显疼痛及出血,手术后反应较轻,或炎症基本控制,病情稳定。

(2) 伤口闭合好,前房形成;眼压正常,裂隙灯检查无明显异常。

(3) 无其他需要住院处理的并发症和 / 或合并症。

(4) 排尿、进食后可出院,无麻醉后遗效应。

(六) 变异及原因分析

1. 术后角膜水肿明显,眼压高,眼前节反应较明显需用药观察,其住院时间相应延长。

2. 出现手术并发症(晶状体后囊破裂、玻璃体外溢、晶状体核脱入玻璃体腔等),需要手术处理者,不进入路径。

3. 第一诊断为先天性白内障,合并眼部其他病变者不进入路径。

4. 合并全身疾病、住院期间需要继续治疗,不进入路径。

二、临床路径流程图(图 10-5)

三、随访指导

门诊治疗系统定期自动发送随访问卷调查表。通常为每个月回院复诊 1 次,至少 3 次,定期观察患儿症状、体征缓解情况。

四、宣教

宣教时间:出院当天。

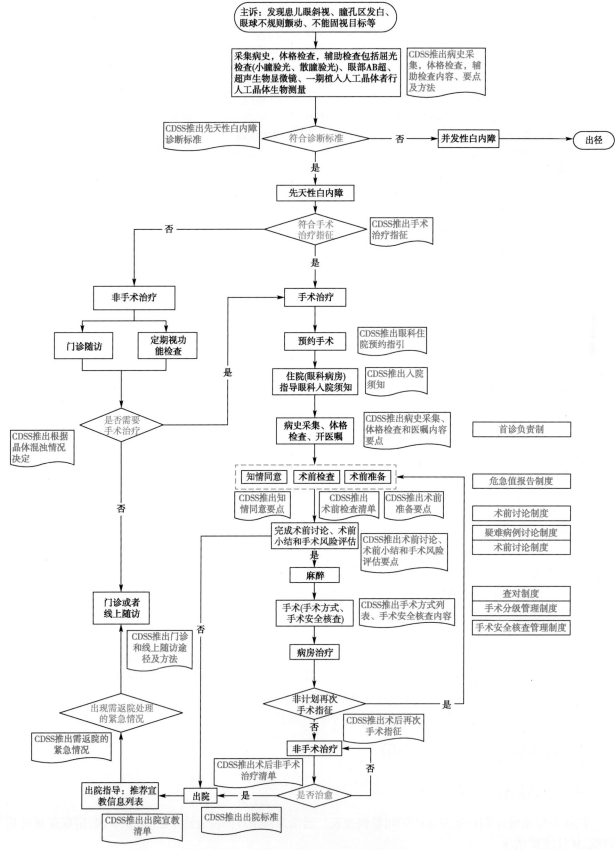

图 10-5　先天性白内障临床路径流程图

CDSS. 临床决策支持系统。

宣教内容：

1. 配镜指导 对于无晶状体眼以及 2 岁以下患儿术后等待二期人工晶状体植入的患儿：需要采用框架眼镜或角膜接触镜进行校正。每天检查患儿戴镜情况，并了解正确戴镜对于弱视校正有重要意义，督促患儿检查戴镜。

2. 弱视训练的家庭指导 进行遮盖训练。配戴眼罩，配合门诊医师根据患儿年龄制订遮盖计划，指导患儿双眼视力相等为止。进行精细目力作业训练：根据患儿视力、年龄和兴趣等选取项目，包括穿孔训练、搭积木等。引导患儿注意周围的环境和事物。采用弱视治疗软件进行训练。

3. 并发症的预防、观察和处理的指导 后发性白内障：术后主要并发症，患儿及监护人定期复查，若出现视力下降或黑眼珠泛白应警告后发性白内障的发生，及时就诊对症处理。继发性青光眼：若患儿出现眼部胀痛、头痛、恶心、呕吐，年龄小的患儿哭闹不安、烦躁等，应立即到医院监测眼压，进行降眼压治疗。

第六节 先天性上睑下垂临床路径

一、先天性上睑下垂临床路径标准流程

(一) 适用对象

第一诊断为先天性上睑下垂（ICD-10：Q10.000），行睑下垂矫正术，额肌筋膜悬吊法＋重睑术（ICD-9-CM3：08.3200+08.8902）。

(二) 诊断依据

根据《临床诊疗指南：眼科学分册》进行诊断。

1. 病史 患儿发病年龄、病程。

2. 体征 先天性上睑下垂常为双侧，但不一定对称，有时为单侧，常伴有眼球上转运动障碍。

(三) 进入临床路径标准

1. 第一诊断必须符合先天性上睑下垂（ICD-10：Q10.000）。

2. 当患儿同时具有其他疾病诊断，但在治疗期间不影响该诊断的临床路径流程实施时，可进入路径。

(四) 门诊流程

先天性上睑下垂临床路径表单（门诊）

患儿姓名：＿＿＿＿＿ 性别：＿＿＿ 年龄：＿＿＿＿ 门诊号：＿＿＿＿＿

诊次	初诊	复诊
医生工作	□ 询问病史和体格检查，完善相关检查，如视力、眼底、验光检查等 □ 告知本次检查的目的、费用及出报告时间；告知复诊时间 □ 告知注意事项和病情突变时的处理方法	□ 根据病史、体征、检查检验结果初步诊断：先天性上睑下垂 □ 制订治疗方案，告知手术相关风险 □ 开具住院证和预约住院日期，并告知等待期间需提前复诊或急诊情况
护士工作	□ 评估、安排就诊顺序，推送信息给医生和患儿监护人 □ 对患儿监护人进行缴费、检查检验、取药、抽血治疗等方面的指引 □ 教导患儿监护人认识先天性上睑下垂的危害	□ 评估、安排就诊顺序，推送信息给医生和患儿监护人 □ 对患儿监护人进行办理入院手续的指引
患儿监护人工作	□ 预约门诊，准备好病历资料和检验、检查结果 □ 接收指引单，完成就诊、检查 □ 参与诊疗方案决策 □ 享受知情同意权利 □ 接受健康教育	□ 预约门诊，准备好病历资料和检查、检验结果 □ 遵医嘱治疗并做好入院准备 □ 参与诊疗方案决策 □ 享受知情同意权利 □ 接受健康教育
病情变异记录	□ 无 □ 有，原因： 1. 2.	□ 无 □ 有，原因： 1. 2.

（五）住院流程

1. 入院标准

（1）已明确诊断为先天性上睑下垂，且监护人同意进行手术。

（2）无明确手术禁忌证。

2. 临床路径表单

先天性上睑下垂临床路径表单（住院）

患儿姓名：＿＿＿＿＿＿　性别：＿＿＿＿　年龄：＿＿＿＿＿　门诊号：＿＿＿＿＿＿　住院号：＿＿＿＿＿＿

住院日期：　　年　　月　　日　　出院日期：　　年　　月　　日　　标准住院日：4~7d

时间	入院第 1~2d （术前阶段）	入院第 2~3d （手术日）
医生 工作	□ 询问病史与体格检查,完成入院病历 □ 上级医师查房与术前评估,确定诊断 □ 完成术前检查及术前准备 □ 完成术前讨论,评估术前检查结果是否符合诊断和手术条件 □ 与患儿监护人共同完成诊疗决策,并签署手术知情同意书 □ 麻醉科医师探望患儿并完成麻醉前书面评估,签署麻醉知情同意书 □ 出现危急值,执行危急值报告制度(严重者出径) **长期医嘱:** □ 眼科常规护理 □ 饮食 □ 二级护理 □ 抗生素眼药水点眼(可选) **临时医嘱:** □ 血常规、血型、尿液分析、大便常规+潜血、凝血功能、肝肾功能、感染性疾病筛查 □ 心电图、胸部 X 线(正位)检查 □ 眼前段照相 □ 超声心动图、MRI 等(可选) □ 术前医嘱:拟送手术室麻醉下行上睑下垂矫正术;术前禁食、水;术前补液;术中带药	□ 手术部位标记 □ 按手术分级及手术授权完成手术 □ 向监护人交代手术中情况和术后注意事项 □ 出手术室前主刀医师完成手术记录、术后首次病程记录(特殊情况下由第一助手完成) □ 开具术后医嘱 □ 主刀医师术后查房 **长期医嘱:** □ 按眼科术后常规护理 □ 饮食 □ 二级护理 **临时医嘱:** □ 术后补液 □ 术后禁食、水
护士 工作	□ 入院护理评估 □ 入院宣教 □ 执行各项医嘱,完成术前检查、术前准备 □ 术前宣教 □ 完成术前评估并填写手术患儿交接表 □ 完成护理记录	□ 做好交接工作 □ 完成护理记录
患儿 监护 人工 作	□ 参与诊疗方案决策,完成知情同意 □ 配合完成各项术前检查、术前准备和术前用药 □ 学习宣教内容 □ 观察患儿变化,必要时告知医护人员	□ 参与完成手术部位标记 □ 陪同患儿至手术室门口 □ 手术结束后护送患儿回病房
病情 变异 记录	□ 无　□ 有,原因: 1. 2.	□ 无　□ 有,原因: 1. 2.

时间		入院第 3~6d （术后阶段）	入院第 4~7d （出院日）
医生 工作		□ 对患儿情况进行评估,确定有无手术并发症,并制订下 　一步诊疗计划 □ 按照规定完成三级查房并记录;病情变化及时记录并进 　行必要的复查 □ 评估患儿恢复情况,评估手术效果确定是否预出院	□ 评估患儿情况,是否符合出院标准,确定能否出院 □ 开具出院医嘱和诊断证明 □ 交代出院后注意事项、给予随访指导 □ 预约门诊复诊 □ 完善出院记录、病案首页并归档病历
		长期医嘱: □ 眼部用药 **临时医嘱:** □ 可选项目:静脉营养药物、止血药物、激素等、冷敷、伤口换药 □ 预出院及出院带药	**临时医嘱:** □ 今日出院
护士 工作		□ 做好交接工作,完成护理记录 □ 执行各种医嘱,观察伤口情况 □ 完成疼痛、营养、跌倒等评估并给予指导 □ 术后健康宣教:药物使用、术后注意事项等 □ 观察并调节补液速度,观察药物不良反应 □ 对患儿监护人进行出院准备指导	□ 出院宣教:复查时间、饮食指导、用药指导、伤口 　护理等 □ 向患儿监护人提供出院小结、诊断证明书和出院 　指引,协助患儿监护人办理出院手续
患儿 监护 人工 作		□ 参与诊疗方案决策,完成知情同意 □ 观察患儿生命体征、伤口情况,必要时及时告知医护人员 □ 护理好患儿留置针,防止脱落、折叠等 □ 照顾患儿日常饮食、排便、睡眠,安抚患儿 □ 认真学习出院流程及相关注意事项	□ 认真学习出院宣教内容 □ 办理出院
病情 变异 记录		□ 无　□ 有,原因: 1. 2.	□ 无　□ 有,原因: 1. 2.

注:MRI.磁共振成像。

3. 出院标准

(1)一般情况良好,可正常饮食,无发热、腹泻,营养状况明显改善。

(2)术眼上睑下垂矫正,上睑无内翻倒睫,角膜透明。

(3)伤口愈合良好,无出血、感染、瘘等。

(4)无其他需要住院处理的并发症。

(六) 变异及原因分析

1. 术前检查异常需进一步诊治　三大常规异常,影响手术及麻醉的实施、肝肾功能异常、凝血功能异常、感染性疾病筛查异常、胸片检查异常、心电图检查异常。

2. 入院后病情变化　上呼吸道感染、消化道感染、发热、不明原因的全身皮疹等。

3. 术后病情变化　手术部位感染、术后发热、手术并发症等。

4. 突发事件　外伤、跌伤或坠床、自动出院。

5. 住院延长　术前检查结果延迟等。

二、临床路径流程图(图 10-6)

三、随访指导

门诊治疗系统定期自动发送随访问卷调查表。通常为每个月回院复诊 1 次,至少 3 次,定期观察患儿症状、体征缓解情况及继续治疗。

四、宣教

宣教时间:出院当天。

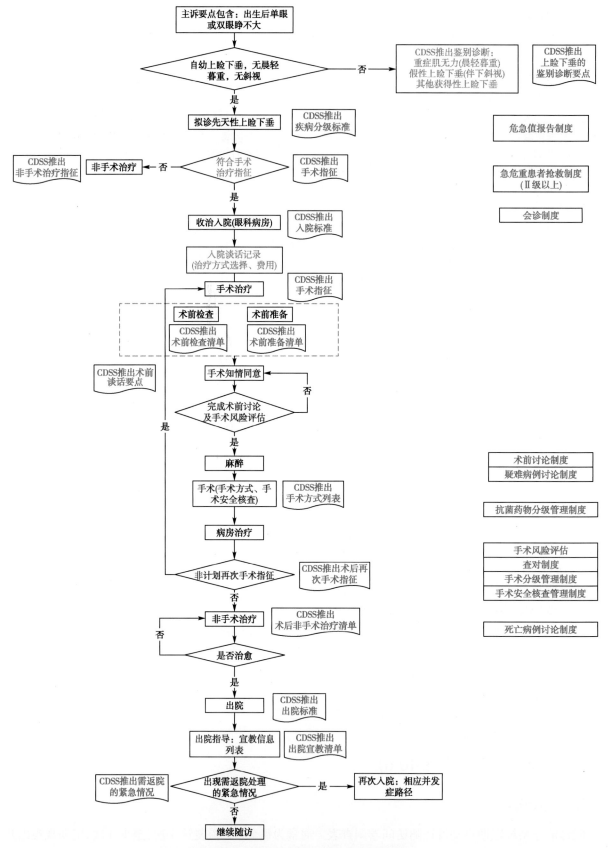

图 10-6 先天性上睑下垂临床路径流程图

CDSS.临床决策支持系统。

宣教内容：

1. 眼部护理　注意眼部卫生,注意避免眼部碰水、碰撞,避免揉眼。

2. 用药说明　详细说明术后用药次数、滴眼方法,间隔时间,可能出现的不适症状等。

3. 清淡饮食,避免油腻、辛辣,甜食等。

4. 出现发热、手术伤口大量出血、病情加重或眼部不适即返院或就近就诊。

第七节　眼眶肿物临床路径

一、眼眶肿物临床路径标准流程

（一）适用对象

第一诊断为眼眶肿物（ICD-10：H05.901）,行眼眶病损切除术（ICD-9-CM3：16.9200）。

（二）诊断依据

根据《临床诊疗指南：眼科学分册》进行诊断。

1. **病史**　患儿发病年龄、病程。自幼发生于眼睑的囊性肿块,多发于眼睑颞上方,邻近眶缘处。囊肿缓慢生长,少数自行破裂,导致炎症和肉芽肿形成。

2. **体征**　眶缘扪及肿物,多位于眶上部;为圆形囊状隆起,大小不一,质软。部分病例伴有眶缘缺损,甚至可能与颅内相通。一般不与周围组织粘连,但可与骨膜粘附在一起。

3. **辅助检查**　超声或 MRI 提示眼眶部皮样囊肿。

（三）进入临床路径标准

1. 第一诊断必须符合眼眶肿物（ICD-10：H05.901）。

2. 当患儿同时具有其他疾病诊断,但在治疗期间不影响该诊断的临床路径流程实施时,可进入路径。

（四）门诊流程

眼眶肿物临床路径表单（门诊）

患儿姓名：＿＿＿＿＿＿＿　性别：＿＿＿＿　年龄：＿＿＿＿＿　门诊号：＿＿＿＿＿＿＿

诊次	初诊	复诊
医生工作	☐ 询问病史和体格检查,完善相关检查,眼部超声,必要时行 MRI 检查 ☐ 告知本次检查的目的、费用及出报告时间;告知复诊时间 ☐ 初步诊断：眼眶肿物,入门诊路径 ☐ 告知注意事项和病情突变时的处理方法	☐ 根据病史、体征、检查检验结果诊断：眼眶肿物,继续门诊路径 ☐ 告知眼眶肿物手术指征 ☐ 开具住院证和预约住院日期,并告知等待期间需提前复诊或急诊情况
护士工作	☐ 评估、安排就诊顺序,推送信息给医生和患儿监护人 ☐ 对患儿监护人进行缴费、检查检验、取药、抽血治疗等方面的指引	☐ 评估、安排就诊顺序,推送信息给医生和患儿监护人 ☐ 对患儿监护人进行办理入院手续的指引
患儿监护人工作	☐ 预约门诊,准备好病历资料和检验、检查结果 ☐ 接收指引单,完成就诊、检查 ☐ 参与诊疗方案决策 ☐ 享受知情同意权利 ☐ 接受健康教育	☐ 预约门诊,准备好病历资料和检查、检验结果 ☐ 遵医嘱治疗并做好入院准备 ☐ 参与诊疗方案决策 ☐ 享受知情同意权利 ☐ 接受健康教育
病情变异记录	☐ 无　☐ 有,原因： 1. 2.	☐ 无　☐ 有,原因： 1. 2.

注：MRI.磁共振成像。

（五）住院流程

1. 入院标准

(1)已明确诊断为眼眶肿物,且监护人同意进行手术。

(2)无明确手术禁忌证。

2. 临床路径表单

眼眶肿物临床路径表单(住院)

患儿姓名:_____ 性别:_____ 年龄:_____ 门诊号:_____ 住院号:_____

住院日期: 年 月 日 出院日期: 年 月 日 标准住院日:4~5d

时间		入院第 1~2d (术前阶段)	入院第 2~3d (手术日)
医生 工作		□ 询问病史与体格检查,完成入院病历 □ 上级医师查房与术前评估,确定诊断 □ 完成术前检查及术前准备 □ 完成术前讨论,评估术前检查结果是否符合诊断和手术条件 □ 与患儿监护人共同完成诊疗决策,并签署手术知情同意书 □ 麻醉科医师探望患儿并完成麻醉前书面评估,签署麻醉知情同意书 □ 出现危急值,执行危急值报告制度(严重者出径) **长期医嘱:** □ 眼科常规护理 □ 饮食 □ 二级护理 □ 抗生素眼药水点眼(可选) **临时医嘱:** □ 血常规、血型、尿液分析、大便常规 + 潜血、凝血功能、肝肾功能、感染性疾病筛查 □ 心电图、胸部 X 线(正位)检查 □ 眼前段照相 □ 超声心动图、MRI 等(可选) □ 术前医嘱:拟送手术室麻醉下行斜视矫正术;术前禁食、水;术前补液;术中带药	□ 手术部位标记 □ 按手术分级及手术授权完成手术 □ 向监护人交代手术中情况和术后注意事项 □ 出手术室前主刀医师完成手术记录、术后首次病程记录(特殊情况下由第一助手完成) □ 开具术后医嘱 □ 主刀医师术后查房 **长期医嘱:** □ 按眼科术后常规护理 □ 饮食 □ 二级护理 **临时医嘱:** □ 术后补液 □ 术后禁食、水
护士 工作		□ 入院护理评估 □ 入院宣教 □ 执行各项医嘱,完成术前检查、术前准备 □ 术前宣教 □ 完成术前评估并填写手术患儿交接表 □ 完成护理记录	□ 做好交接工作 □ 完成护理记录
患儿 监护 人工 作		□ 参与诊疗方案决策,完成知情同意 □ 配合完成各项术前检查、术前准备和术前用药 □ 学习宣教内容 □ 观察患儿变化,必要时告知医护人员	□ 参与完成手术部位标记 □ 陪同患儿至手术室门口 □ 手术结束后护送患儿回病房
病情 变异 记录		□ 无 □ 有,原因: 1. 2.	□ 无 □ 有,原因: 1. 2.

时间	入院第 3~4d （术后阶段）	入院第 4~5d （出院日）
医生 工作	□ 对患儿情况进行评估,确定有无手术并发症,并制订 　下一步诊疗计划 □ 按照规定完成三级查房并记录;病情变化及时记录并 　进行必要的复查 □ 评估患儿恢复情况,评估手术效果确定是否预出院 □ 完成预出院准备(开具预出院医嘱等) **长期医嘱:** □ 眼部用药 **临时医嘱:** □ 可选项目:静脉营养药物、伤口换药 □ 预出院及出院带药	□ 评估患儿情况,是否符合出院标准,确定能否出院 □ 开具出院医嘱和诊断证明 □ 交代出院后注意事项、给予随访指导 □ 预约门诊复诊 □ 完善出院记录、病案首页并归档病历 **临时医嘱:** □ 今日出院
护士 工作	□ 做好交接工作,完成护理记录 □ 执行各种医嘱,观察伤口情况 □ 完成疼痛、营养、跌倒等评估并给予指导 □ 术后健康宣教:药物使用、术后注意事项等 □ 观察并调节补液速度,观察药物不良反应 □ 对患儿监护人进行出院准备指导	□ 出院宣教:复查时间、饮食指导、用药指导、伤口护 　理等 □ 向患儿监护人提供出院小结、诊断证明书和出院指 　引,协助患儿监护人办理出院手续
患儿 监护 人工 作	□ 参与诊疗方案决策,完成知情同意 □ 观察患儿生命体征、伤口情况,必要时及时告知医护 　人员 □ 护理好患儿留置针,防止脱落、折叠等 □ 照顾患儿日常饮食、排便、睡眠,安抚患儿 □ 认真学习出院流程及相关注意事项	□ 认真学习出院宣教内容 □ 办理出院
病情 变异 记录	□ 无　□ 有,原因: 1. 2.	□ 无　□ 有,原因: 1. 2.

注:MRI. 磁共振成像。

3. 出院标准

(1)一般情况良好,可正常饮食,无发热、腹泻,营养状况明显改善。

(2)眼眶肿物消失。

(3)伤口愈合良好,无出血、感染、瘘等。

(4)无其他需要住院处理的并发症。

(六) 变异及原因分析

1. **术前检查异常需进一步诊治**　三大常规异常,影响手术及麻醉的实施、肝肾功能异常、凝血功能异常、感染性疾病筛查异常、胸片检查异常、心电图检查异常。

2. **入院后病情变化**　上呼吸道感染、消化道感染、发热、不明原因的全身皮疹等。

3. **术后病情变化**　手术部位感染、术后发热、手术并发症等。

4. **突发事件**　外伤、跌伤或坠床、自动出院。

5. **其他**　手术中操作发现或病理检查结果报告非皮样囊肿。

6. **住院延长**　术前检查结果延迟。

二、临床路径流程图（图 10-7）

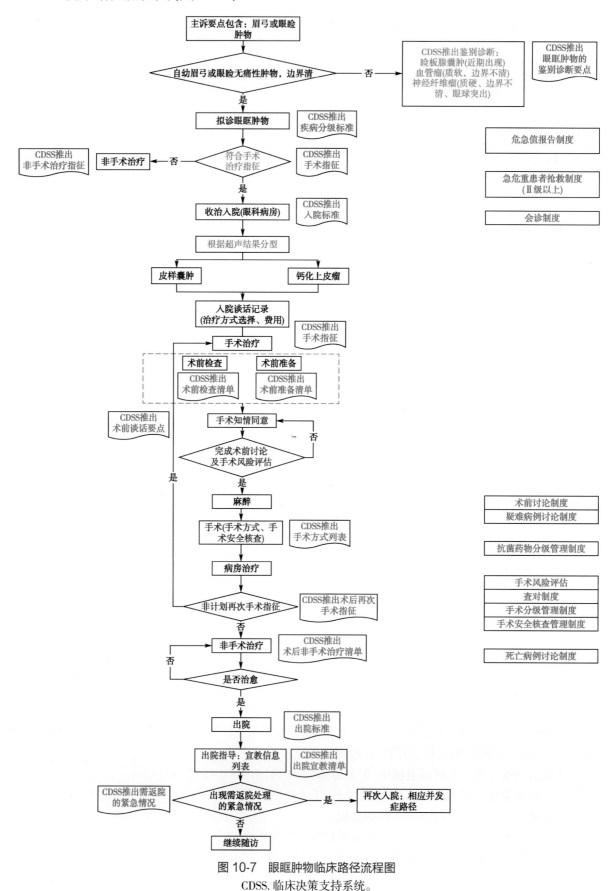

图 10-7　眼眶肿物临床路径流程图

CDSS.临床决策支持系统。

三、随访指导

门诊治疗系统定期自动发送随访问卷调查表。通常为每个月回院复诊 1 次,至少 3 次,定期观察患儿症状、体征缓解情况及继续治疗。

四、宣教

宣教时间:出院当天。

宣教内容:

1. 眼部护理 注意眼部卫生,注意避免眼部碰水、碰撞,避免揉眼。
2. 用药说明 详细说明术后用药次数、滴眼方法,间隔时间,可能出现的不适症状等。
3. 清淡饮食,避免油腻、辛辣,甜食等。
4. 出现发热、手术伤口大量出血、病情加重或眼部不适即返院或就近就诊。

第八节 眼上斜肌麻痹临床路径(日间)

一、眼上斜肌麻痹(日间)临床路径标准流程

(一)适用对象

第一诊断为眼上斜肌麻痹(ICD-10:H49.805),行斜视矫正术,包括眼外肌移位术、一条眼外肌的部分切除术、一条眼外肌的后徙术(ICD-9-CM3:15.5x00、15.1300、15.1100)或联合手术。

(二)诊断依据

根据《临床诊疗指南:眼科学分册》进行诊断。

1. 患儿发病年龄、病程。
2. 屈光状态检查。
3. 斜视度、眼球运动、双眼视功能检查。

(三)进入临床路径标准

1. 第一诊断必须符合眼上斜肌麻痹(ICD-10:H49.805)。
2. 当患儿同时具有其他疾病诊断,但在住院期间不需要特殊处理也不影响第一诊断的临床路径流程实施时,可进入路径。

(四)门诊流程

眼上斜肌麻痹临床路径表单(门诊)

患儿姓名:_____ 性别:_____ 年龄:_____ 门诊号:_____

诊次	初诊	复诊
医生工作	☐ 询问病史和体格检查 ☐ 完善散瞳验光、眼位、眼球运动、眼底照相、双眼视功能检查,眼位照相等专科检查 ☐ 告知检查的目的、费用及出报告时间 ☐ 根据病史、体征、检查检验结果初步诊断:眼上斜肌麻痹 ☐ 告知眼上斜肌麻痹住院指征 ☐ 开具住院证和预约住院日期,告知等待期间需提前复诊或急诊情况 ☐ 指引麻醉/疼痛门诊咨询,完善术前检验、检查(可选)	☐ 根据病史、体征、检查检验结果诊断:眼上斜肌麻痹 ☐ 制订治疗方案,告知手术相关风险 ☐ 开具住院证和预约住院日期,并告知等待住院期间注意事项 ☐ 指引麻醉/疼痛门诊咨询,完善术前检验、检查

诊次	初诊	复诊
护士工作	□ 评估、安排就诊顺序,推送信息给医生和患儿监护人 □ 对患儿监护人进行缴费、检查检验、取药、抽血治疗等方面的指引 □ 对患儿监护人至日间手术中心办理入院手续的指引(可选)	□ 评估、安排就诊顺序,推送信息给医生和患儿监护人 □ 对患儿监护人至日间手术中心办理入院手续的指引
患儿监护人工作	□ 预约门诊,准备好病历资料和检验、检查结果 □ 接收指引单,完成就诊、检查 □ 参与诊疗方案决策 □ 享受知情同意权利 □ 接受健康教育 □ 遵医嘱治疗并做好入院准备(可选)	□ 预约门诊,准备好病历资料和检查、检验结果 □ 遵医嘱治疗并做好入院准备 □ 参与诊疗方案决策 □ 享受知情同意权利 □ 接受健康教育
病情变异记录	□ 无　□ 有,原因: 1. 2.	□ 无　□ 有,原因: 1. 2.

(五) 住院流程

1. 入院标准

(1) 明确诊断为眼上斜肌麻痹,且监护人同意进行手术。

(2) 手术指征明确,无明显手术禁忌证。

2. 临床路径表单

眼上斜肌麻痹临床路径表单(日间)

患儿姓名:_____ 性别:_____ 年龄:_____ 门诊号:_____ 住院号:_____

住院日期:　年　月　日　　出院日期:　年　月　日　　标准住院:1d

时间	入院第 1d (术前阶段)	入院第 1d (手术日)
医生工作	□ 询问病史与体格检查,完成入院病历 □ 与患儿监护人沟通病情并予指导,制订诊疗方案,告知手术的适应证、其他替代治疗的方案和期待治疗的后果 □ 术前讨论、术前准备 □ 签署手术知情同意书 □ 麻醉科医师探望患儿并完成麻醉前书面评估,签署麻醉知情同意书 **长期医嘱:** □ 日间手术病房常规护理(1d) □ 普通饮食(1d) □ 二级护理(1d) □ 留置针护理(1d) **临时医嘱:** □ 术前医嘱:拟送手术室麻醉下斜视矫正术;术前禁食、水;术中带药 □ 散瞳验光、眼位、眼球运动、眼底照相、双眼视功能检查,眼位照相(图像采集);CT、MRI(门诊已做可免) □ 血常规、尿常规、大便常规＋隐血、血型;生化检查、血气分析、电解质分析、凝血功能;感染性疾病筛查;心电图、胸部 X 线(正位)检查(门诊已做可免)	□ 手术部位标记 □ 按手术分级及手术授权完成手术 □ 向监护人交代手术中情况和术后注意事项 □ 出手术室前主刀医师完成手术记录、术后首次病程记录(特殊情况下由第一助手完成) □ 开具术后医嘱 □ 主刀医师术后查房 **长期医嘱:** □ 术后用药 **临时医嘱:** □ 术后禁食、水

续表

时间	入院第 1d （术前阶段）	入院第 1d （手术日）
护士 工作	□ 入院护理评估 □ 入院宣教 □ 执行各项医嘱,完成术前准备 □ 术前宣教 □ 完成术前评估并填写手术患儿交接表 □ 完成护理记录	□ 做好交接工作 □ 完成护理记录
患儿 监护 人工 作	□ 参与诊疗方案决策,完成知情同意 □ 配合完成各项术前检查、术前准备和术前用药 □ 学习宣教内容 □ 观察患儿变化,必要时告知医护人员	□ 参与完成手术部位标记 □ 陪同患儿至手术室门口 □ 手术结束后护送患儿回病床
病情 变异 记录	□ 无　□ 有,原因: 1. 2.	□ 无　□ 有,原因: 1. 2.

时间	入院第 1d （术后阶段）	入院第 1d （出院日）
医生 工作	□ 评估患儿全身及眼部情况,判断是否符合出院标准 □ 按照规定完成术后查房并记录 □ 完成预出院准备(开具预出院医嘱等)	□ 开具出院医嘱和诊断证明 □ 交代出院后注意事项、给予随访指导 □ 预约换药及门诊复诊 □ 完善出院记录、病案首页并归档病历 临时医嘱: □ 今日出院
护士 工作	□ 做好交接工作,完成护理记录 □ 执行各种医嘱 □ 观察患儿全身及眼部敷料情况 □ 完成术后评估并给予指导 □ 术后健康宣教:药物使用、术后注意事项等 □ 对患儿监护人进行出院准备指导	□ 出院宣教:复查时间、饮食指导、用药指导、伤口护理等 □ 向患儿监护人提供出院小结、诊断证明书和出院指引,协助患儿监护人办理出院手续
患儿 监护 人工 作	□ 参与诊疗方案决策,完成知情同意 □ 观察患儿生命体征、伤口情况,必要时及时告知医护人员 □ 照顾患儿日常饮食、排便、睡眠,安抚患儿 □ 认真学习出院流程及相关注意事项	□ 认真学习出院宣教内容 □ 办理出院
病情 变异 记录	□ 无　□ 有,原因: 1. 2.	□ 无　□ 有,原因: 1. 2.

注:CT. 计算机断层扫描;MRI. 磁共振成像。

3. 出院标准

（1）敷料干洁,术眼无明显疼痛及出血。

（2）无其他需要住院处理的并发症和 / 或合并症。

（3）可正常排尿、进食,无麻醉后遗效应。

（六）变异及原因分析

1. 术前检查结果异常(如白细胞异常、凝血功能异常等),暂停手术或手术延迟。

2. 术前出现咳嗽、发热、腹泻等呼吸或消化系统感染,暂停手术出院。

3. 术后出现手术伤口出血,需再次全麻下行止血手术。

二、临床路径流程图(图 10-8)

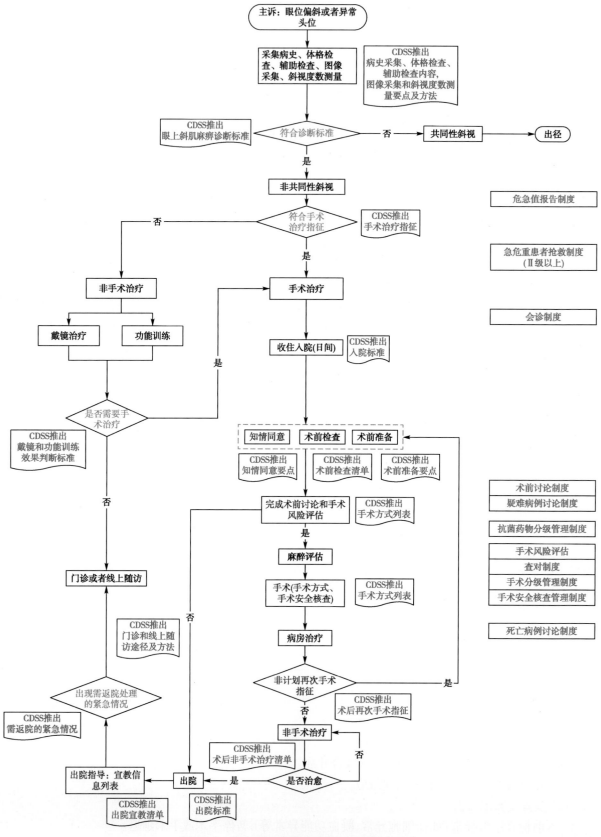

图 10-8　眼上斜肌麻痹临床路径流程图(日间)

CDSS. 临床决策支持系统。

三、随访指导

门诊治疗系统定期自动发送随访问卷调查表。通常为每个月回院复诊1次,至少3次,定期观察患儿症状、体征缓解情况。

四、宣教

宣教时间:出院当天。

宣教内容:

1. **治疗效果** 手术纠正的是眼位,与患儿的视力无关。有些做过斜视手术的患儿将来如视力差,首先需考虑屈光不正的因素,患儿监护人切不可将患儿视力差归因到斜视手术上,须明确,将来的视力与现在的手术无关。

2. 术后常常出现眼部红肿、酸胀、眼球转动困难、眼内异物感、视物重影等不适,有些可能感到不同程度的眼痛或难以入睡,以上现象是手术后的正常反应,其轻重程度和时间长短因人而异,一般2~5d可缓解。

3. 术后手术眼点滴抗菌素眼药水与眼膏。点眼药水之前将手洗净。晚上睡前用眼膏。

4. 术后2周内尽量减少眼球转动,不得揉眼。洗脸、洗头、洗澡避免眼内进水,预防术后感染。术后一个月内肌肉尚处于增殖期,要少吃鱼肉荤腥,清淡饮食即可。忌辛辣饮食。

5. 斜视手术只能矫正眼位,不能根治病因。因为疾病的根源在于患儿大脑内控制眼球集合和发散的中枢异常,并不在于眼睛本身。因此,对于患儿术后可能出现的斜视过矫、欠矫、复发、头位不改善等情况应给予理解,不可盲目对斜视手术效果产生过高期望值。

第九节 早产儿视网膜病临床路径

一、早产儿视网膜病临床路径标准流程

(一)适用对象

第一诊断为早产儿视网膜病(ICD-10:H35.100)。拟行眼底检查、眼荧光素血管造影、玻璃体药物注射术、视网膜病损激光凝固术、视网膜病损冷冻术、后入路玻璃体切割术、巩膜环扎术或联合治疗(ICD-9-CM3:16.2100x001、95.1201、14.7903、14.2402、14.2202、14.7401、14.4900x001)。

(二)诊断依据

根据《临床诊疗指南:眼科学分册》进行诊断。

1. **病史** 早产儿或低体重儿,有高浓度吸氧史。

2. **体征** 眼底可见视网膜无血管灌注区和/或分界线,和/或脊样隆起,和/或纤维血管膜,和/或视网膜脱离,和/或后极部视网膜血管迂曲、扩张。

(三)进入临床路径标准

1. 第一诊断必须符合早产儿视网膜病(ICD-10:H35.100)。

2. 当患儿同时具有其他疾病诊断,但在治疗期间不影响该诊断的临床路径流程实施时,可进入路径。

(四)门诊流程

早产儿视网膜病临床路径表单(门诊)

患儿姓名:_____ 性别:_____ 年龄:_____ 门诊号:_____

诊次	初诊	复诊
医生 工作	☐ 询问病史和体格检查,完善相关检查,如眼底检查等 ☐ 告知本次检查的目的、费用及出报告时间;告知复诊时间	☐ 根据病史、体征、检查检验结果诊断:早产儿视网膜病 ☐ 制订治疗方案,告知手术相关风险

诊次	初诊	复诊
医生工作	□ 根据病史、体征、检查检验结果初步诊断:早产儿视网膜病 □ 制订治疗方案,告知手术相关风险(可选) □ 开具住院证和预约住院日期,并告知等待住院期间注意事项(可选) □ 告知注意事项和病情突变时的处理方法	□ 开具住院证和预约住院日期,并告知等待住院期间注意事项
护士工作	□ 评估、安排就诊顺序,推送信息给医生和患儿监护人 □ 对患儿监护人进行缴费、检查检验、取药、抽血治疗等方面的指引 □ 对患儿监护人进行办理入院手续的指引(可选)	□ 评估、安排就诊顺序,推送信息给医生和患儿监护人 □ 对患儿监护人进行办理入院手续的指引
患儿监护人工作	□ 预约门诊,准备好病历资料和已有检验、检查结果 □ 接收指引单,完成就诊、检查 □ 参与诊疗方案决策 □ 享受知情同意权利 □ 接受健康教育 □ 遵医嘱治疗并做好入院准备(可选)	□ 预约门诊,准备好病历资料和检查、检验结果 □ 遵医嘱治疗并做好入院准备 □ 参与诊疗方案决策 □ 享受知情同意权利 □ 接受健康教育
病情变异记录	□ 无　□ 有,原因: 1. 2.	□ 无　□ 有,原因: 1. 2.

(五)住院流程

1. 入院标准

(1)明确诊断为早产儿视网膜病。

(2)1 型阈值前期、阈值期、3 期及以上、急进型早产儿视网膜病。

(3)患儿监护人有手术意愿。

(4)无手术禁忌证。

2. 临床路径表单

早产儿视网膜病临床路径表单(住院)

患儿姓名:＿＿＿＿＿＿　性别:＿＿＿＿　年龄:＿＿＿＿＿　门诊号:＿＿＿＿＿＿＿　住院号:＿＿＿＿＿＿

住院日期:　　年　　月　　日　出院日期:　　　年　　月　　日　标准住院日:4~7d

时间	入院第 1d (术前阶段)	入院第 2d (手术日)
医生工作	□ 询问病史与体格检查,完成入院病历 □ 上级医师查房与术前评估,确定诊断 □ 完成术前检查及术前准备 □ 完成术前讨论,评估术前检查结果是否符合诊断和手术条件 □ 与患儿监护人共同完成诊疗决策,并签署手术知情同意书 □ 麻醉科医师探望患儿并完成麻醉前书面评估,签署麻醉知情同意书 □ 出现危急值,执行危急值报告制度(严重者出径)	□ 手术部位标记 □ 按手术分级及手术授权完成手术 □ 向监护人交代手术中情况和术后注意事项 □ 出手术室前主刀医师完成手术记录、术后首次病程记录(特殊情况下由第一助手完成) □ 开具术后医嘱 □ 主刀医师术后查房

续表

时间	入院第 1d (术前阶段)	入院第 2d (手术日)
医生 工作	长期医嘱: □ 眼科常规护理 □ 饮食 □ 二级护理 □ 抗生素眼药水点眼 临时医嘱: □ 血常规、血型、尿液分析、大便常规+潜血、凝血功能、 肝肾功能、感染性疾病筛查 □ 心电图、胸部 X 线(正位)检查 □ 心脏彩超(可选) □ 眼底检查(可选) □ 术前医嘱:拟送手术室麻醉下手术;术前禁食、水;术 前补液;术中带药	长期医嘱: □ 按眼科术后常规护理 □ 饮食 □ 二级护理 临时医嘱: □ 术后补液 □ 术后禁食、水
护士 工作	□ 入院护理评估 □ 入院宣教 □ 执行各项医嘱,完成术前检查、术前准备 □ 术前宣教 □ 完成术前评估并填写手术患儿交接表 □ 完成护理记录	□ 做好交接工作 □ 完成护理记录
患儿 监护 人工 作	□ 参与诊疗方案决策,完成知情同意 □ 配合完成各项术前检查、术前准备和术前用药 □ 学习宣教内容 □ 观察患儿变化,必要时告知医护人员	□ 参与完成手术部位标记 □ 陪同患儿至手术室门口 □ 手术结束后护送患儿回病房
病情 变异 记录	□ 无 □ 有,原因: 1. 2.	□ 无 □ 有,原因: 1. 2.

时间	入院第 3d (术后阶段)	入院第 4~7d (出院日)
医生 工作	□ 对患儿情况进行评估,确定有无手术并发症,并制订 下一步诊疗计划 □ 按照规定完成三级查房并记录;病情变化及时记录 并进行必要的复查 □ 评估患儿恢复情况,评估手术效果确定是否预 出院 □ 完成预出院准备(开具预出院医嘱等) 长期医嘱: □ 眼部用药 临时医嘱: □ 可选项目:静脉营养药物、术眼换药 □ 预出院及出院带药	□ 评估患儿情况,是否符合出院标准,确定能否出院 □ 开具出院医嘱和诊断证明 □ 交代出院后注意事项,给予随访指导 □ 预约门诊复诊 □ 完善出院记录、病案首页并归档病历 临时医嘱: □ 今日出院

时间	入院第 3d（术后阶段）	入院第 4~7d（出院日）
护士工作	□ 做好交接工作,完成护理记录 □ 执行各种医嘱,观察伤口情况 □ 完成疼痛、营养、跌倒等评估并给予指导 □ 术后健康宣教:药物使用、术后注意事项等 □ 观察并调节补液速度,观察药物不良反应 □ 对患儿监护人进行出院准备指导	□ 出院宣教:复查时间、饮食指导、用药指导、伤口护理等 □ 向患儿监护人提供出院小结、诊断证明书和出院指引,协助患儿监护人办理出院手续
患儿监护人工作	□ 参与诊疗方案决策,完成知情同意 □ 观察患儿生命体征、伤口情况,必要时及时告知医护人员 □ 护理好患儿留置针,防止脱落、折叠等 □ 照顾患儿日常饮食、排便、睡眠,安抚患儿 □ 认真学习出院流程及相关注意事项	□ 认真学习出院宣教内容 □ 办理出院
病情变异记录	□ 无　□ 有,原因: 1. 2.	□ 无　□ 有,原因: 1. 2.

3. 出院标准

(1)术眼无明显疼痛及出血,伤口闭合良好,无炎症反应和感染。

(2)无其他需要住院处理的并发症和/或合并症。

(3)无麻醉后遗效应。

(六) 变异及原因分析

1. 术前检查结果异常(如白细胞异常、凝血功能异常等),暂停手术或手术延迟。

2. 术前出现咳嗽、发热、腹泻等症状,考虑呼吸或消化系统感染,暂停手术出院。

3. 术后出现手术切口裂开、严重出血或眼内感染,需再次全麻下手术。

二、临床路径流程图(见图 10-9)

三、随访指导

门诊治疗系统定期自动发送随访问卷调查表。术后 1 周常规专科门诊复诊。根据复诊情况制订后续复查时间,不适随诊。

四、宣教

宣教时间:出院当天。

宣教内容:

1. 眼部护理　注意眼部卫生,按时滴用药水,注意避免眼部碰水、碰撞,避免揉眼。

2. 用药说明　详细说明术后用药次数、滴眼方法,间隔时间,可能出现的不适症状等。

3. 出现特殊情况,如眼部结膜裂开、切口出血,眼部视力下降、眼压升高或降低,病情恶化,眼内炎,麻醉相关并发症影响呼吸、循环和精神时及时就诊。出现病情加重或眼部不适即可返院或就近就诊。

4. 早产儿视网膜病因未完全血管化的视网膜,发生血管收缩和血管增殖而引起,该病可有效治疗的时间窗口很窄,可能需要多次治疗,切记遵医嘱复诊。

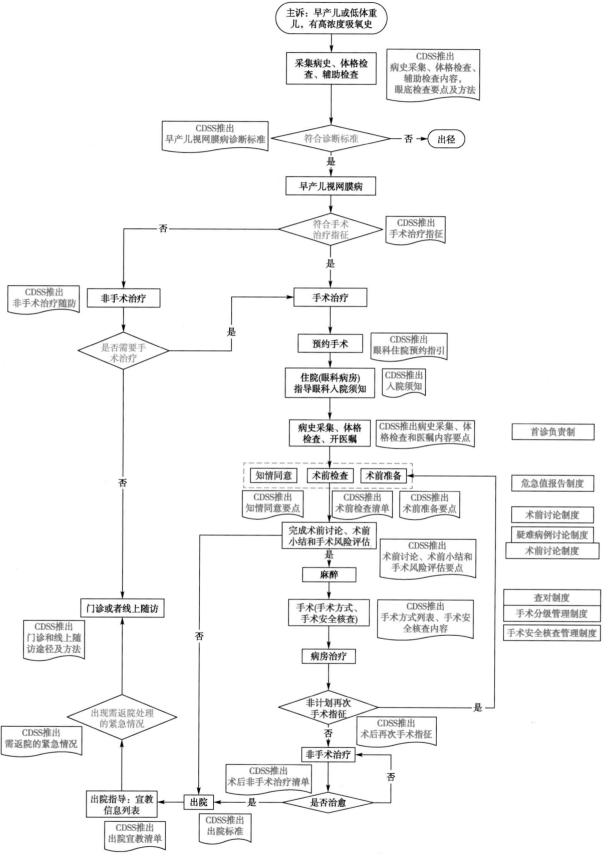

图 10-9 早产儿视网膜病临床路径流程图

CDSS.临床决策支持系统。

第十一章

耳鼻喉疾病

第一节　先天性耳前瘘管临床路径

一、先天性耳前瘘管临床路径标准流程

（一）适用对象

第一诊断为先天性耳前瘘管（ICD-10：Q18.102），行耳前瘘管切除术（ICD-9-CM3：18.2101）。

（二）诊断依据

根据《实用耳鼻咽喉头颈外科学》（第2版）进行诊断。

1. 反复耳前区感染流脓。

2. 耳前瘘口有脓性分泌物流出。

3. 耳前红肿热痛急性炎症症状。

4. 耳轮脚可见瘘管口。

其中1、4为必备，2、3具备两项可确诊。

（三）进入临床路径标准

1. 第一诊断必须符合先天性耳前瘘管（ICD-10：Q18.102）。

2. 当患儿同时具有其他疾病诊断，但在治疗期间不影响该诊断的临床路径流程实施时，可进入路径。

（四）门诊流程

先天性耳前瘘管临床路径表单（门诊）

患儿姓名：_____　性别：_____年龄：_____门诊号：_____

诊次	初诊	复诊
医生工作	□ 询问病史和体格检查，完善相关检查 □ 告知本次检查的目的、费用及出报告时间，预约下次复诊时间 □ 初步诊断：先天性耳前瘘管 □ 入门诊路径	□ 根据病史、体征、检查检验结果，明确诊断：先天性耳前瘘管 □ 评估瘘管感染情况，确定瘘管感染已控制，可择期手术后预约手术时间 □ 评估是否符合耳前瘘管切除术手术指征者，符合者完善术前检查 □ 前一周内开具住院证，预约入院时间和手术日期 □ 告知术前注意事项，告知等待期间需提前复诊或急诊情况

诊次	初诊	复诊
护士工作	□ 评估、安排就诊顺序,推送信息给医生和患儿监护人 □ 对患儿监护人进行缴费、检查检验、取药、抽血治疗等方面的指引 □ 指导患儿登录中心公众号及相关使用说明	□ 评估、安排就诊顺序,推送信息给医生和患儿监护人 □ 对患儿监护人进行办理入院手续的指引
患儿监护人工作	□ 预约门诊,准备好病历资料和检验、检查结果 □ 接收指引单,完成就诊、检查 □ 参与诊疗方案决策 □ 享受知情同意权利 □ 接受健康教育	□ 预约门诊,准备好病历资料和打印检验报告 □ 居家观察病情,预约下次复诊或做好入院准备 □ 定期门诊换药或切开排脓控制感染 □ 参与诊疗方案决策 □ 享受知情同意权利 □ 接受健康教育
病情变异记录	□ 无 □ 有,原因: 1. 2.	□ 无 □ 有,原因: 1. 2.

(五) 住院流程

1. 入院标准

(1)已明确诊断为先天性耳前瘘管,耳轮脚可见瘘管。

(2)监护人同意进行手术且患儿无明确手术禁忌证。

2. 临床路径表单

先天性耳前瘘管临床路径表单(住院)

患儿姓名:_____ 性别:_____ 年龄:_____ 门诊号:_____ 住院号:_____

住院日期:　　年　　月　　日　　出院日期:　　年　　月　　日　　标准住院日:5~7d

时间	入院第1~3d (术前阶段)	入院第2~4d (手术日)
医生工作	□ 询问病史与体格检查,完成病历 □ 上级医师查房与术前评估,确定诊断 □ 完成术前检查及术前准备,异常者分析处理后复查,排除手术禁忌证 □ 完成术前讨论和术前准备 □ 与患儿监护人共同完成诊疗决策,并签署手术等知情同意书 □ 麻醉科医师探望患儿并完成麻醉前书面评估 □ 如出现危急值,执行危急值报告制度(严重者出径) **长期医嘱:** □ 耳鼻喉科常规护理 □ 普通饮食 □ 二级护理 **临时医嘱:** □ 血常规、血型、尿液分析、大便常规 + 潜血、凝血功能、肝肾功能、感染性疾病筛查 □ 心电图、胸部 X 线(正位)检查 □ 术前医嘱:拟送手术室麻醉下行耳前瘘管切除术;术前禁食、水;术前补液	□ 按手术分级及手术授权完成手术 □ 向监护人展示标本、交代手术中情况和术后注意事项 □ 出手术室前主刀医师完成手术记录、术后首次病程记录(特殊情况下由第一助手完成) □ 开具术后医嘱 □ 主刀医师术后24h 内查房 **长期医嘱:** □ 按小儿耳鼻喉科术后常规护理 □ 二级护理 □ 半流质饮食 □ 静脉营养支持 □ 头孢二代抗生素(可选)、止血药(可选) **临时医嘱:** □ 术后禁食水 6h □ 静脉营养支持 □ 头孢二代抗生素(可选)、止血药(可选) □ 心电监护、吸氧(可选)
护士工作	□ 入院护理评估 □ 入院宣教 □ 执行各项医嘱,完成术前检查、术前准备	□ 做好交接工作 □ 完成护理记录

续表

时间	入院第1~3d (术前阶段)	入院第2~4d (手术日)
护士 工作	□ 术前宣教 □ 完成术前评估并填写手术患儿交接表 □ 完成护理记录	
患儿 监护 人工 作	□ 参与诊疗方案决策,完成知情同意 □ 配合完成各项术前检查、术前准备 □ 学习宣教内容 □ 观察患儿变化,必要时告知医护人员 □ 保暖,预防感冒	□ 参与完成手术部位标记 □ 陪同患儿至手术室门口 □ 手术结束后查看标本并护送患儿回病房
病情 变异 记录	□ 无　□ 有,原因: 1. 2.	□ 无　□ 有,原因: 1. 2.

时间	入院第3~6d (术后阶段)	入院第5~7d (出院日)
医生 工作	□ 观察患儿术后情况,确定有无手术并发症并,制订下一步诊疗计划 □ 按照规定完成三级查房并记录;病情变化及时记录并进行必要的复查 □ 检查结果异常者分析、处理后复查 □ 疼痛评估 □ 评估患儿恢复情况,评估手术效果确定是否预出院 □ 完成预出院准备(开具预出院医嘱等) 临时医嘱: □ 血常规(可选) □ 预出院及出院带药	□ 评估患儿情况,是否符合出院标准,确定能否出院 □ 开具出院医嘱和诊断证明 □ 交代出院后注意事项、给予随访指导 □ 预约门诊复诊 □ 完善出院记录、病案首页并归档病历 临时医嘱: □ 今日出院
护士 工作	□ 完成护理记录 □ 执行各种医嘱,观察患儿生命体征、口咽部及排便情况 □ 术后伤口、引流管、发热、心理与生活护理 □ 完成疼痛、营养、跌倒等评估并给予指导 □ 术后健康宣教 □ 药物的作用、不良反应及注意事项 □ 对患儿监护人进行出院准备指导	□ 出院宣教:复查时间、饮食指导、用药指导、伤口护理等 □ 向患儿监护人提供出院小结、诊断证明书和出院指引,协助患儿监护人办理出院手续 □ 拔除留置针、剪除手腕单
患儿 监护 人工 作	□ 观察耳部手术伤口有无流血、流脓、肿胀等异常,必要时告知医护人 □ 护理好患儿各管道,防止脱落、折叠等 □ 安抚患儿 □ 认真学习出院流程及相关注意事项	□ 认真学习出院宣教内容 □ 办理出院
病情 变异 记录	□ 无　□ 有,原因: 1. 2.	□ 无　□ 有,原因: 1. 2.

3. **出院标准**

(1)一般状况良好,体温正常。

(2)伤口愈合良好。

(3)无其他需要住院处理的并发症。

(六)变异及原因分析

1. 术前检查结果异常(如白细胞异常、凝血功能异常等),暂停手术或手术延迟。

2. 术前出现咳嗽、发热、腹泻等呼吸或消化系统感染,暂停手术出院。

3. 术后出现手术伤口出血,需再次全麻下行止血手术。

二、临床路径流程图(图 11-1)

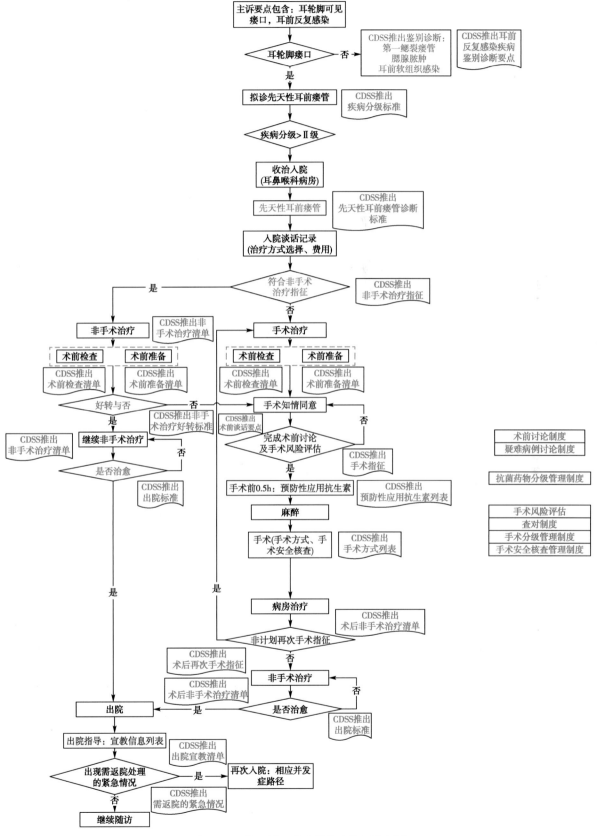

图 11-1 先天性耳前瘘管临床路径流程图

CDSS. 临床决策支持系统。

三、随访指导

出院1周自动发送随访问卷调查表。出院后7~10d回院复诊。

四、宣教

宣教时间:出院当天。

宣教内容:

1. 饮食、营养　给予平衡饮食(荤素搭配),保证蛋白质及维生素的供应,注意补充新鲜蔬菜和水果。多进食汤类及富含铁质、易消化的食物,忌暴饮暴食。

2. 正确服用出院带药,不可擅自停药,或者自行购买药物,以免病情反复或治疗失败。

3. 注意休息,劳逸结合,活动量逐渐增加。

4. 居家环境　室内每日通风,保持空气新鲜,少去公共场所,避免交叉感染。

5. 耳部伤口护理　保持伤口清洁、干燥,术后1周可淋浴,如发现伤口红肿、渗液、渗血、疼痛加重则不适宜沐浴并建议及时就诊。如出现伤口出血、流脓等异常及时返院或就近就诊处理。

第二节　副耳廓临床路径

一、副耳廓临床路径标准流程

(一)适用对象

第一诊断为副耳廓(ICD-10:Q17.000),行副耳切除术(ICD-9-CM3:18.2905)。

(二)诊断依据

根据《实用耳鼻咽喉头颈外科学》(第2版)进行诊断。

1. **病史**　出生时即发现耳前赘生物。

2. **体征**　耳屏前方或颊部或颈部有一个或数个大小不一、形态各异的肉赘样突起,突起内可能有软骨。

(三)进入临床路径标准

1. 第一诊断必须符合副耳廓(ICD-10:Q17.000)。

2. 当患儿同时具有其他疾病诊断,但在治疗期间不影响该诊断的临床路径流程实施时,可进入路径。

(四)门诊流程

副耳廓临床路径表单(门诊)

患儿姓名:_____ 性别:_____ 年龄:_____ 门诊号:_____

诊次	初诊	复诊
医生工作	□ 询问病史和体格检查,完善相关检查,如颞骨CT(可选) □ 告知本次检查的目的、费用及出报告时间;告知复诊时间 □ 告知注意事项	□ 根据病史、体征、检查检验结果初步诊断:副耳廓 □ 告知治疗过程和住院指征,开具住院证和预约住院日期 □ 告知等待住院期间注意事项和病情突变时的处理方法
护士工作	□ 评估、安排就诊顺序,推送信息给医生和患儿监护人 □ 对患儿监护人进行缴费、检查检验、取药、抽血治疗等方面的指引	□ 评估、安排就诊顺序,推送信息给医生和患儿监护人 □ 对患儿监护人进行办理入院手续的指引

续表

诊次	初诊	复诊
患儿监护人工作	□ 预约门诊,准备好病历资料和检验、检查结果 □ 接收指引单,完成就诊、检查 □ 参与诊疗方案决策 □ 享受知情同意权利 □ 接受健康教育	□ 预约门诊,准备好病历资料和检查、检验结果(血常规、凝血功能、超声等) □ 做好入院准备 □ 参与诊疗方案决策 □ 享受知情同意权利 □ 接受健康教育
病情变异记录	□ 无　□ 有,原因: 1. 2.	□ 无　□ 有,原因: 1. 2.

注:CT. 计算机断层扫描。

(五) 住院流程

1. 入院标准

(1)已明确诊断为副耳廓,且监护人同意进行手术。

(2)无明确手术禁忌证。

2. 临床路径表单

副耳廓临床路径表单(住院)

患儿姓名:_____ 性别:_____ 年龄:_____ 门诊号:_____ 住院号:_____

住院日期: 年 月 日 出院日期: 年 月 日 标准住院日:4~7d

时间	入院第 1~2d (术前阶段)	入院第 2~3d (手术日)
医生工作	□ 询问病史与体格检查 □ 上级医师查房与术前评估,确定诊断 □ 完成术前检查及术前准备,异常者分析处理后复查 □ 完成术前讨论,评估术前检查结果是否符合诊断和手术条件 □ 与患儿监护人共同完成诊疗决策,并签署手术、输血等知情同意书 □ 麻醉科医师探望患儿并完成麻醉前书面评估 **长期医嘱:** □ 耳鼻喉科常规护理 □ 流质饮食 □ 补充维生素,营养支持治疗 □ 二级护理(可选)或一级护理(可选) □ 抗菌药物(可选) **临时医嘱:** □ 血常规、血型、尿液分析、大便常规 + 潜血、凝血功能、肝肾功能、感染性疾病筛查、血气分析、电解质分析、C 反应蛋白测定 □ 心电图、胸部 X 线(正位)检查、体表肿物超声 □ 可选项目:麻醉科会诊(疼痛评估 >7 分)、营养科会诊 □ 术前医嘱:拟送手术室行副耳廓切除术;术前禁食、备皮;术前补液;术前止血药物;术前抗菌药物;备血、配血(可选)	□ 按手术分级及手术授权完成手术 □ 向监护人交代手术中情况和术后注意事项 □ 出手术室前主刀医师完成手术记录、术后首次病程记录(特殊情况下由第一助手完成) □ 开具术后医嘱 **临时医嘱:** □ 开具病理检查单

续表

时间	入院第1~2d（术前阶段）	入院第2~3d（手术日）
护士工作	□ 入院护理评估 □ 入院宣教 □ 执行各项医嘱,完成术前检查、术前准备 □ 术前宣教 □ 完成术前评估并填写手术患儿交接表 □ 完成护理记录	□ 做好交接工作 □ 完成护理记录
患儿监护人工作	□ 参与诊疗方案决策,完成知情同意 □ 配合完成各项术前检查、术前准备 □ 学习宣教内容 □ 配合限制患儿剧烈活动 □ 观察患儿变化,必要时告知医护人员	□ 参与完成手术部位标记 □ 陪同患儿至手术室门口 □ 整理好普通病房床单位内个人物品
病情变异记录	□ 无　□ 有,原因: 1. 2.	□ 无　□ 有,原因: 1. 2.

时间	入院第3~6d（术后阶段）	入院第4~7d（出院日）
医生工作	□ 对患儿情况进行再次评估(营养、疼痛等),制订下一步诊疗计划 □ 按照规定完成三级查房并记录;病情变化及时记录并进行必要的复查 □ 指导患儿逐渐恢复饮食,评估患儿恢复情况,评估手术效果确定是否预出院 □ 完成预出院准备(开具预出院医嘱等) **长期医嘱:** □ 按全麻下耳鼻喉科术后常规护理 □ 可选项目:心电监护、血氧饱和度监测、吸氧;一级护理、二级护理;禁食、饮水、流质饮食;留置胃管、尿管;非限制级抗菌药物、限制级抗菌药物(参照《抗菌药物分级管理目录》清单选择具体常用药物);止血药物;静脉营养支持 **临时医嘱:** □ 可选项目:按出入量补充液体和电解质、其他特殊医嘱(如退热药物)、伤口换药 □ 预出院及出院带药	□ 评估患儿情况,是否符合出院标准,确定能否出院 □ 开具出院医嘱和诊断证明 □ 交代出院后注意事项、给予随访指导 □ 预约门诊复诊 □ 完善出院记录、病案首页并归档病历 **临时医嘱:** □ 今日出院
护士工作	□ 做好交接工作,完成护理记录 □ 执行各种医嘱,观察患儿生命体征 □ 术后伤口、发热、心理与生活护理 □ 完成疼痛、营养、跌倒等评估并给予指导 □ 术后健康宣教:药物,手术情况、术后注意事项及监护仪使用等 □ 观察并调节补液速度,观察药物不良反应 □ 指导并督促患儿术后活动 □ 对患儿监护人进行出院准备指导	□ 出院宣教:复查时间、饮食指导、用药指导、伤口护理等 □ 向患儿监护人提供出院小结、诊断证明书和出院指引,协助患儿监护人办理出院手续

时间	入院第 3~6d （术后阶段）	入院第 4~7d （出院日）
患儿监护人工作	□ 参与诊疗方案决策,完成知情同意 □ 观察患儿生命体征、伤口,必要时及时告知医护人员 □ 护理好患儿各管道,防止脱落、折叠等 □ 照顾患儿日常饮食、排便、睡眠,安抚患儿 □ 了解患儿病理结果 □ 认真学习出院流程及相关注意事项	□ 认真学习出院宣教内容 □ 办理出院
病情变异记录	□ 无　□ 有,原因: 1. 2.	□ 无　□ 有,原因: 1. 2.

3. 出院标准

(1)一般情况良好,术创缝线在位,无渗血,无红肿流脓,可正常饮食,无发热、咳嗽、腹泻。

(2)出院前复查血常规等结果正常。

(3)无其他需要住院处理的并发症。

(六) 变异及原因分析

1. 术前检查结果异常(如白细胞异常、凝血功能异常等),暂停手术或手术延迟。

2. 术前出现咳嗽、发热、腹泻等呼吸或消化系统感染,取消手术出院。

二、临床路径流程图(见图 11-2)

三、随访指导

门诊治疗系统定期自动发送随访问卷调查表。通常为每个月回院复诊 1 次,至少 3 次,定期观察患儿术创情况。

四、宣教

宣教时间:出院当天。

宣教内容:

1. 注意保持术区敷料干洁,观察有无渗血及渗液等情况;坚持门诊换药。

2. 可正常饮食,但不要进食辛辣、刺激性饮食,以清淡饮食为宜。

3. 如有高热、伤口渗血、渗液、流脓、裂开等需尽快返院或就近就诊。

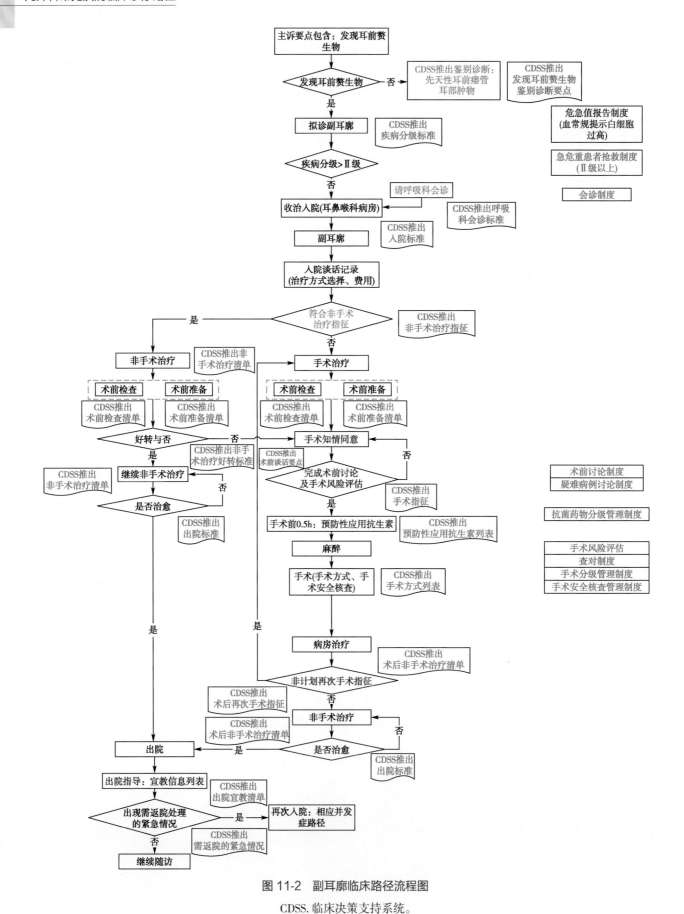

图 11-2　副耳廓临床路径流程图

CDSS.临床决策支持系统。

第三节　鼾症临床路径

一、鼾症临床路径标准流程

（一）适用对象

第一诊断为鼾症（ICD-10：R06.501），行扁桃体切除术、扁桃体伴腺样体切除术或腺样体切除术（ICD-9-CM3：28.201、28.301、28.601）。

（二）诊断依据

根据2007年修订的乌鲁木齐诊断标准进行诊断。

1. **病史**　睡眠打鼾、张口呼吸、憋气、反复惊醒、遗尿、多汗、多动等，偶可发生白天嗜睡。或反复上呼吸道感染病史，吞咽不畅。

2. **体征**

（1）长期张口呼吸，影响面骨发育，可有上颌骨变长，腭骨高拱，牙列不齐，上切牙突出，唇厚，缺乏表情，典型病例呈现出腺样体面容。

（2）双侧扁桃体肥大。

3. **辅助检查**

（1）夜间多道睡眠仪（polysomnography，PSG）检查提示每夜睡眠过程中阻塞性呼吸暂停指数（obstructive apnea index，OAI）>1次/h或呼吸暂停低通气指数（apnea hypopnea index，AHI）>5次/h为异常。最低动脉血氧饱和度（lowest oxygen saturation，$LSaO_2$）低于0.92定义为"低氧血症"。满足以上两条可诊断。

（2）无条件行PSG检查的患儿，可参考病史、体格检查、鼻咽部X线侧位检查或CT、鼻咽喉内镜、鼾声录音、录像、脉搏血氧饱和度仪等手段协助诊断。鼻咽部X线侧位检查或CT有助于气道阻塞部位的确定，鼻咽喉内镜可动态观察上气道狭窄情况。

（三）进入临床路径标准

1. 第一诊断必须符合鼾症（ICD-10：R06.501）。

2. 当患儿同时具有其他疾病诊断，但在治疗期间不影响该诊断的临床路径流程实施时，可进入路径。

（四）门诊流程

鼾症临床路径表单（门诊）

患儿姓名：_____　性别：_____年龄：_____门诊号：_____

诊次	初诊	复诊
医生工作	□ 询问病史和体格检查，完善相关检查，如电子鼻咽镜、PSG检查等 □ 告知本次检查的目的、费用及出报告时间；告知复诊时间 □ 制订治疗方案，并告知可能出现的作用及副作用。口服药物：白三烯受体拮抗剂，如孟鲁司特钠片；鼻用糖皮质激素：糠酸莫米松喷雾剂、氟替卡松喷鼻液等	□ 根据病史、体征、检查检验结果初步诊断：鼾症 □ 告知治疗过程和住院指征，开具住院证和预约住院日期 □ 告知等待住院期间注意事项和病情突变时的处理方法
护士工作	□ 评估、安排就诊顺序，推送信息给医生和患儿监护人 □ 对患儿监护人进行缴费、检查检验、取药、抽血治疗等方面的指引	□ 评估、安排就诊顺序，推送信息给医生和患儿监护人 □ 对患儿监护人进行办理入院手续的指引

续表

诊次	初诊	复诊
患儿监护人工作	□ 预约门诊,准备好病历资料和检验、检查结果 □ 接收指引单,完成就诊、检查 □ 参与诊疗方案决策 □ 享受知情同意权利 □ 接受健康教育	□ 预约门诊,准备好病历资料和检查、检验结果(血常规、凝血功能、超声等) □ 做好入院准备 □ 参与诊疗方案决策 □ 享受知情同意权利 □ 接受健康教育
病情变异记录	□ 无　□ 有,原因: 1. 2.	□ 无　□ 有,原因: 1. 2.

注:PSG.多导睡眠图。

(五) 住院流程

1. 入院标准

(1)已明确诊断为鼾症,门诊药物治疗效果欠佳。

(2)监护人同意进行手术且患儿无明确手术禁忌证。

2. 临床路径表单

鼾症临床路径表单(住院)

患儿姓名:＿＿＿＿＿＿性别:＿＿＿＿年龄:＿＿＿＿＿门诊号:＿＿＿＿＿＿住院号:＿＿＿＿＿＿

住院日期:　　年　　月　　日　出院日期:　　年　　月　　日　标准住院日:4~7d

时间	入院第 1~2d (术前阶段)	入院第 2~3d (手术日)
医生工作	□ 询问病史与体格检查 □ 上级医师查房与术前评估,确定诊断 □ 完成术前检查及术前准备,异常者分析处理后复查 □ 完成术前讨论,评估术前检查结果是否符合诊断和手术条件 □ 与患儿监护人共同完成诊疗决策,并签署手术、输血等知情同意书 □ 麻醉科医师探望患儿并完成麻醉前书面评估 **长期医嘱:** □ 耳鼻喉科常规护理 □ 流质饮食 □ 补充维生素,营养支持治疗 □ 二级护理(可选)或一级护理(可选) □ 抗菌药物(可选) **临时医嘱:** □ 血常规、血型、尿液分析、大便常规＋潜血、凝血功能、肝肾功能、感染性疾病筛查、血气分析、电解质分析、C 反应蛋白测定、变应原 □ 超声心动图、心电图、胸部 X 线(正位)检查、PSG □ 可选项目:CT、麻醉科会诊(疼痛评估 >7 分)、营养科会诊 □ 术前医嘱:拟送手术室行鼾症等离子消融术;术前禁食、备皮;术前补液;术前止血药物;术前抗菌药物;备血、配血(可选)	□ 按手术分级及手术授权完成手术 □ 向监护人交代手术中情况和术后注意事项 □ 出手术室前主刀医师完成手术记录、术后首次病程记录(特殊情况下由第一助手完成) □ 开具术后医嘱 **临时医嘱:** □ 开具病理检查单

续表

时间		入院第 1~2d （术前阶段）	入院第 2~3d （手术日）
护士 工作		□ 入院护理评估 □ 入院宣教 □ 执行各项医嘱,完成术前检查、术前准备 □ 术前宣教 □ 完成术前评估并填写手术患儿交接表 □ 完成护理记录	□ 做好交接工作 □ 完成护理记录
患儿 监护 人工 作		□ 参与诊疗方案决策,完成知情同意 □ 配合完成各项术前检查、术前准备 □ 学习宣教内容 □ 配合限制患儿剧烈活动 □ 观察患儿变化,必要时告知医护人员	□ 参与完成手术部位标记 □ 陪同患儿至手术室门口 □ 整理好普通病房床单位内个人物品
病情 变异 记录		□ 无　□ 有,原因: 1. 2.	□ 无　□ 有,原因: 1. 2.

时间		入院第 3~6d （术后阶段）	入院第 4~7d （出院日）
医生 工作		□ 对患儿情况进行再次评估(营养、疼痛等),制订下一 　步诊疗计划 □ 按照规定完成三级查房并记录;病情变化及时记录 　并进行必要的复查 □ 指导患儿逐渐恢复饮食,评估患儿恢复情况,评估手 　术效果确定是否预出院 □ 完成预出院准备(开具预出院医嘱等)	□ 评估患儿情况,是否符合出院标准,确定能否出院 □ 开具出院医嘱和诊断证明 □ 交代出院后注意事项、给予随访指导 □ 预约门诊复诊 □ 完善出院记录、病案首页并归档病历
		长期医嘱: □ 按全麻下耳鼻喉科术后常规护理 □ 可选项目:心电监护、血氧饱和度监测、吸氧;一级护 　理、二级护理;禁食、饮水、流质饮食;留置胃管、尿 　管;非限制级抗菌药物、限制级抗菌药物(参照《抗菌 　药物分级管理目录》清单选择具体常用药物);止血药 　物;静脉营养支持 **临时医嘱:** □ 可选项目:按出入量补充液体和电解质、其他特殊医 　嘱(如退热药物)、伤口换药 □ 预出院及出院带药	**临时医嘱:** □ 今日出院
护士 工作		□ 做好交接工作,完成护理记录 □ 执行各种医嘱,观察患儿生命体征 □ 术后伤口、发热、心理与生活护理 □ 完成疼痛、营养、跌倒等评估并给予指导 □ 术后健康宣教:药物,手术情况、术后注意事项及监 　护仪使用等 □ 观察并调节补液速度,观察药物不良反应 □ 指导并督促患儿术后活动 □ 对患儿监护人进行出院准备指导	□ 出院宣教:复查时间、饮食指导、用药指导、伤口护 　理等 □ 向患儿监护人提供出院小结、诊断证明书和出院指 　引,协助患儿监护人办理出院手续

续表

时间	入院第 3~6d （术后阶段）	入院第 4~7d （出院日）
患儿 监护 人工 作	□ 参与诊疗方案决策,完成知情同意 □ 观察患儿生命体征、伤口,必要时及时告知医护 　人员 □ 护理好患儿各管道,防止脱落、折叠等 □ 照顾患儿日常饮食、排便、睡眠,安抚患儿 □ 了解患儿病理结果 □ 认真学习出院流程及相关注意事项	□ 认真学习出院宣教内容 □ 办理出院
病情 变异 记录	□ 无　□ 有,原因: 1. 2.	□ 无　□ 有,原因: 1. 2.

注:PSG. 多导睡眠图;CT. 计算机断层扫描。

3. 出院标准

(1)一般情况良好,可正常半流质饮食,无发热、咳嗽、腹泻。

(2)出院前复查血常规等结果正常。

(3)无其他需要住院处理的并发症。

(六)变异及原因分析

1. 术前检查结果异常(如白细胞异常、凝血功能异常等),暂停手术或手术延迟。

2. 围手术期出现咳嗽、发热、腹泻等呼吸或消化系统感染,暂停手术出院。

3. 术后出现术创出血,需再次全麻下行止血手术,临床进行积极对症处理,完善相关检查,向监护人解释并告知病情,导致住院时间延长,增加住院费用等。

二、临床路径流程图(见图 11-3)

三、随访指导

门诊治疗系统定期自动发送随访问卷调查表。术后半个月及 2 个月门诊复查。出院后 2 周内回院术后随访门诊复诊。定期早期发育门诊复诊保健。

四、宣教

宣教时间:出院当天。

宣教内容:

1. 扁桃体切除术后白膜生长的周期,可分 3 期,术后 4~6h 白膜开始生长,5~7d 开始脱落,7~10d 逐渐脱落,待白膜完全脱落愈合需要 10~15d,方可正常饮食。

2. 术后 4~24h,流质饮食。常温的纯牛奶,常温的奶粉,常温的米汤。不能使用吸管、奶瓶奶嘴,防吸吮负压形成,诱发创面出血。术后 24h~2 周内,坚持以软的半流饮食。如糜烂的剁碎的瘦肉粥,煮烂煮碎的汤粉面,米糊,蒸水蛋等。

3. 鼻腔、口咽大量出血时需要及时就诊耳鼻喉科。如出现生命体征不稳定等紧急情况,建议马上到当地医院进行治疗,以免路途遥远颠簸加重病情。

4. 手术伤口疼痛可影响进食,从而影响伤口愈合。患儿因疼痛拒绝进食,监护人应多鼓励患儿。

5. 避免用牙膏刷牙,避免过热水洗澡,术后多下床走动,术后第 2d 多讲话,多漱口。

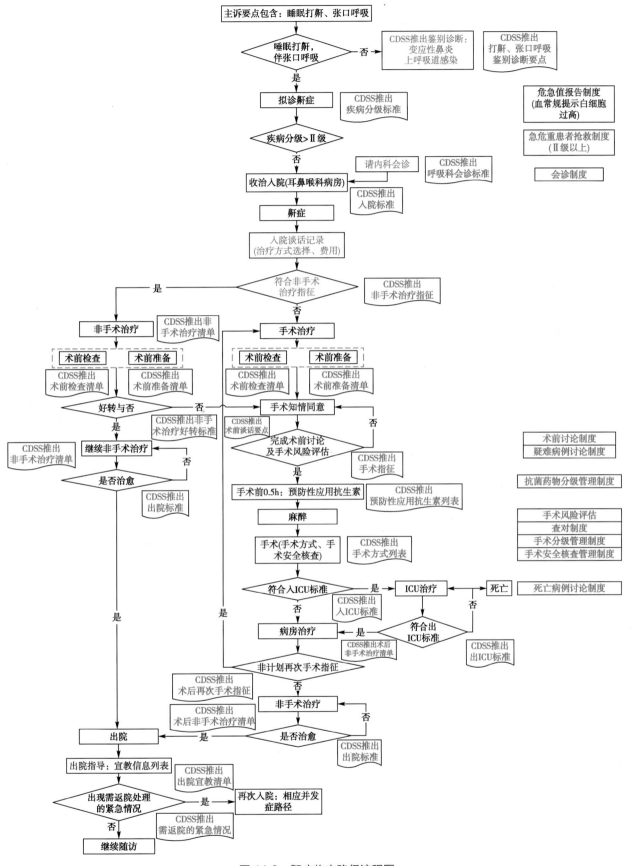

图 11-3　鼾症临床路径流程图

CDSS. 临床决策支持系统;ICU. 重症监护病房。

第四节 喉内异物临床路径

一、喉内异物临床路径标准流程

(一) 适用对象

第一诊断为喉内异物(ICD-10:T17.300),行喉内异物去除(ICD-9-CM3:98.1401)。

(二) 诊断依据

根据《实用小儿耳鼻咽喉科学》及《中国儿童气管支气管异物诊断与治疗专家共识》进行诊断。

1. 病史 多有明确进食呛咳后出现咳嗽、喘气、声嘶等表现。病史作为临床早期诊断喉内异物的重要参考依据。

2. 体征

(1)患儿有吸气性三凹征,可伴有口唇发绀。

(2)双肺听诊可闻及哮鸣音或喘鸣音,可伴有啰音。

3. 辅助检查

(1)喉部 X 线侧位检查:①声门区或声门下可见高密度异物影;②如异物密度较低或过于细小则可能无法显影。

(2)颈部 CT:颈部 CT 平扫可见声门区或声门下区高密度异物影。

(3)电子喉镜:电子喉镜检查可见声门区或声门下异物影,该检查手段为首选。

(三) 进入临床路径标准

1. 第一诊断必须符合喉内异物(ICD-10:T17.300)。

2. 当患儿同时具有其他疾病诊断,但在治疗期间不影响该诊断的临床路径流程实施时,可进入路径。

(四) 门诊流程

喉内异物临床路径表单(门诊)

患儿姓名:_____ 性别:_____ 年龄:_____ 门诊号:_____

诊次	初诊	复诊
医生工作	□ 询问病史和体格检查,完善相关检查,如 X 线检查、CT、喉镜等 □ 告知本次检查的目的、费用及出报告时间;告知复诊时间 □ 告知注意事项,如避免窒息等	□ 根据病史、体征、检查检验结果初步诊断:喉内异物 □ 告知治疗过程和住院指征,开具住院证,急诊入院 □ 告知等待住院期间注意事项和病情突变时的处理方法
护士工作	□ 评估、安排优先就诊,推送信息给医生和患儿监护人 □ 对患儿监护人进行缴费、检查检验、取药、抽血治疗等方面的指引	□ 评估、安排优先就诊,推送信息给医生和患儿监护人 □ 对患儿监护人进行办理入院手续的指引
患儿监护人工作	□ 急诊就诊,准备好病历资料和检验、检查结果 □ 接收指引单,完成就诊、检查 □ 参与诊疗方案决策 □ 享受知情同意权利 □ 接受健康教育	□ 急诊就诊,准备好病历资料和检查、检验结果(X 线检查、CT、喉镜等) □ 做好入院准备 □ 参与诊疗方案决策 □ 享受知情同意权利 □ 接受健康教育
病情变异记录	□ 无 □ 有,原因: 1. 2.	□ 无 □ 有,原因: 1. 2.

注:CT. 计算机断层扫描。

（五）住院流程

1. 入院标准

(1)已明确诊断为喉内异物。

(2)拟行支气管镜探查手术治疗,监护人同意进行手术。

2. 临床路径表单

喉内异物临床路径表单(住院)

患儿姓名:_____　性别:_____年龄:_____门诊号:_____　住院号:_____

住院日期:　　年　　月　　日　出院日期:　　年　　月　　日　标准住院日:5~7d

时间	入院第 1d（术前阶段）	入院第 1~3d（手术日）
医生工作	□ 询问病史与体格检查 □ 上级医师查房与术前评估,确定诊断 □ 完成术前检查及术前准备,异常者分析处理后复查 □ 完成术前讨论,评估术前检查结果是否符合诊断和手术条件 □ 与患儿监护人共同完成诊疗决策,并签署手术、输血等知情同意书 □ 麻醉科医师探望患儿并完成麻醉前书面评估 **长期医嘱:** □ 小儿外科常规护理 □ 流质饮食 □ 二级护理(可选)或一级护理(可选) □ 抗菌药物(可选) **临时医嘱:** □ 血常规、血型、尿液分析、大便常规+潜血、凝血功能、肝肾功能、感染性疾病筛查、血气分析、电解质分析、C反应蛋白测定 □ 胸部 X 线(正位)检查、电子喉镜检查 □ 可选项目:免疫功能、超声心动图、颈部 CT 等 □ 术前医嘱:拟送手术室麻醉下行喉内异物取出术;术前禁食;留置胃管;术前补液;术前抗菌药物;肠道准备(可选);备血、配血(可选)	□ 按手术分级及手术授权完成手术 □ 向监护人展示标本、交代手术中情况和术后注意事项 □ 出手术室前主刀医师完成手术记录、术后首次病程记录(特殊情况下由第一助手完成) □ 开具术后医嘱 □ 可选:书写转出记录 □ 可选:主刀医师术后 24h 内 ICU 查房 **临时医嘱:** □ 可选:转入 ICU □ 术后补液;术后抗感染治疗
护士工作	□ 入院护理评估 □ 入院宣教,嘱咐限制剧烈活动,避免窒息 □ 执行各项医嘱,完成术前检查、术前准备 □ 术前宣教 □ 完成术前评估并填写手术患儿交接表 □ 完成护理记录	□ 做好交接工作 □ 完成护理记录
患儿监护人工作	□ 参与诊疗方案决策,完成知情同意 □ 配合完成各项术前检查、术前准备 □ 学习宣教内容 □ 配合限制患儿剧烈活动,避免窒息 □ 观察患儿变化,必要时告知医护人员	□ 参与完成手术部位标记 □ 陪同患儿至手术室门口 □ 手术结束后查看标本并护送患儿去 ICU □ 准备好 ICU 内使用物品 □ 整理好普通病房床单位内个人物品
病情变异记录	□ 无　□ 有,原因: 1. 2.	□ 无　□ 有,原因: 1. 2.

时间	入院第2~6d （术后阶段）	入院第5~7d （出院日）
医生 工作	□ 可选:ICU 查房,和 ICU 医生一起判断患儿是否具有出 ICU 指征 □ 可选:开具转入医嘱,书写转入记录 □ 对患儿情况进行再次评估,制订下一步诊疗计划 □ 观察患儿呼吸、进食,确定有无手术并发症 □ 按照规定完成三级查房并记录;病情变化及时记录并进行必要的复查 □ 追踪检查结果;危急值分析及处理 □ 指导患儿逐渐恢复饮食,评估患儿恢复情况,评估手术效果确定是否预出院 □ 完成预出院准备(开具预出院医嘱等) **长期医嘱:** □ 可选项目:心电监护、血氧饱和度监测、吸氧;一级护理、二级护理;禁食、饮水、流质饮食;留置胃管、尿管、腹腔引流管并计量;非限制级抗菌药物、限制级抗菌药物(参照《抗菌药物分级管理目录》清单选择具体常用药物);止血药物;静脉营养支持 **临时医嘱:** □ 血常规、C 反应蛋白、血气分析、电解质分析、X 线检查 □ 可选项目:按出入量补充液体和电解质、其他特殊医嘱(如退热药物)、拔除尿管 □ 预出院及出院带药	□ 评估患儿情况,是否符合出院标准,确定能否出院 □ 开具出院医嘱和诊断证明 □ 交代出院后注意事项、给予随访指导 □ 预约门诊复诊 □ 完善出院记录、病案首页并归档病历 **临时医嘱:** □ 今日出院
护士 工作	□ 做好交接工作,完成护理记录 □ 执行各种医嘱,观察患儿生命体征 □ 术后发热、心理与生活护理 □ 完成疼痛、营养、跌倒等评估并给予指导 □ 术后健康宣教:术后护理要点,手术情况、术后注意事项及监护仪使用等 □ 观察并调节补液速度,观察药物不良反应 □ 对患儿监护人进行出院准备指导	□ 出院宣教:复查时间、饮食指导、用药指导、伤口护理等 □ 向患儿监护人提供出院小结、诊断证明书和出院指引,协助患儿监护人办理出院手续
患儿 监护 人工 作	□ 参与诊疗方案决策,完成知情同意 □ 观察患儿生命体征、伤口及腹部情况,必要时及时告知医护人员 □ 护理好患儿各管道,防止脱落、折叠等 □ 照顾患儿日常饮食、排便、睡眠,安抚患儿 □ 了解患儿病理结果 □ 认真学习出院流程及相关注意事项	□ 认真学习出院宣教内容 □ 办理出院
病情 变异 记录	□ 无　□ 有,原因: 1. 2.	□ 无　□ 有,原因: 1. 2.

注:CT. 计算机断层扫描;ICU. 重症监护病房。

3. 出院标准

(1)一般情况良好,可正常饮食,无发热、腹泻,营养状况明显改善。

(2)气促、咳嗽症状消失。

(3)出院前复查血常规、呼吸道异物常规 X 线检查。

(4)无其他需要住院处理的并发症。

(六) 变异及原因分析

1. 术中探查未发现喉内异物。

2. 围手术期并发症等造成住院时间延长和费用增加。

二、临床路径流程图（图 11-4）

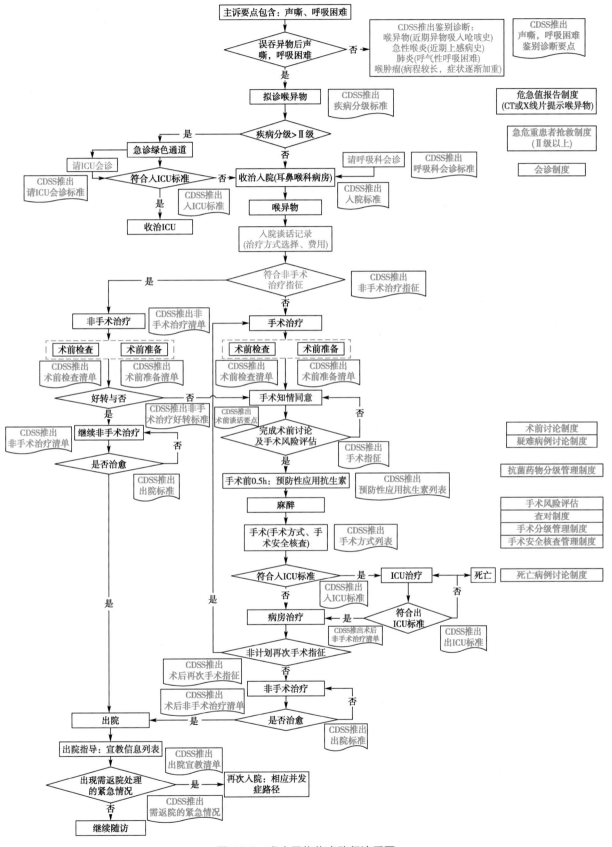

图 11-4　喉内异物临床路径流程图

CDSS. 临床决策支持系统；ICU. 重症监护病房；CT. 计算机断层扫描。

三、随访指导

门诊治疗系统定期自动发送随访问卷调查表。通常为1周后回院复诊1次,1个月后回院复诊一次,定期观察患儿症状、体征缓解情况及继续治疗。

四、宣教

宣教时间:出院当天。

宣教内容:

1. 按出院医嘱带药按时用药。

2. 低龄儿童避免进食坚果类食物,哭闹或玩耍时避免进食食物。

3. 如发现患儿呛咳时及时到医院就诊,不要存在侥幸心理,以免耽误治疗。

第五节 腺样体肥大临床路径

一、腺样体肥大临床路径标准流程

(一) 适用对象

第一诊断为腺样体肥大(ICD-10:J35.200),行腺样体切除术(ICD-9-CM3:28.601)。

(二) 诊断依据

1. **病史** 反复睡眠打鼾或张口呼吸。

2. **辅助检查** 电子鼻咽镜检查或鼻咽侧位片提示腺样体肥大。

(三) 进入临床路径标准

1. 第一诊断必须符合腺样体肥大(ICD-10:J35.200)。

2. 当患儿同时具有其他疾病诊断,但在住院期间不需要特殊处理也不影响第一诊断的临床路径流程实施时,可进入路径。

(四) 门诊流程

腺样体肥大临床路径表单(门诊)

患儿姓名:_____ 性别:_____ 年龄:_____ 门诊号:_____

诊次	初诊	复诊
医生工作	□ 询问病史和体格检查,完善相关检查,如电子鼻咽镜、PSG检查等 □ 告知本次检查的目的、费用及出报告时间;告知复诊时间	□ 根据病史、体征、检查检验结果初步诊断:腺样体肥大 □ 告知治疗过程和住院指征,开具住院证和预约住院日期 □ 告知等待住院期间注意事项和病情突变时的处理方法
护士工作	□ 评估、安排就诊顺序,推送信息给医生和患儿监护人 □ 对患儿监护人进行缴费、检查检验、取药、抽血治疗等方面的指引	□ 评估、安排就诊顺序,推送信息给医生和患儿监护人 □ 对患儿监护人进行办理入院手续的指引
患儿监护人工作	□ 预约门诊,准备好病历资料和检验、检查结果 □ 接收指引单,完成就诊、检查 □ 参与诊疗方案决策 □ 享受知情同意权利 □ 接受健康教育	□ 预约门诊,准备好病历资料和检查、检验结果(电子鼻咽镜等) □ 做好入院准备 □ 参与诊疗方案决策 □ 享受知情同意权利 □ 接受健康教育
病情变异记录	□ 无 □ 有,原因: 1. 2.	□ 无 □ 有,原因: 1. 2.

注:PSG. 多导睡眠图。

（五）住院流程

1. **入院标准**

（1）已明确诊断为腺样体肥大。

（2）监护人同意进行手术且患儿无明确手术禁忌证。

2. **临床路径表单**

腺样体肥大临床路径表单（住院）

患儿姓名：_____ 性别：_____ 年龄：_____ 门诊号：_____ 住院号：_____

住院日期： 年 月 日 出院日期： 年 月 日 标准住院日：4~7d

时间	入院第 1~2d（术前阶段）	入院第 2~3d（手术日）
医生工作	□ 询问病史与体格检查 □ 上级医师查房与术前评估，确定诊断 □ 完成术前检查及术前准备，异常者分析处理后复查 □ 完成术前讨论，评估术前检查结果是否符合诊断和手术条件 □ 与患儿监护人共同完成诊疗决策，并签署手术、输血等知情同意书 □ 麻醉科医师探望患儿并完成麻醉前书面评估 **长期医嘱：** □ 小儿外科常规护理 □ 流质饮食 □ 补充维生素，营养支持治疗 □ 二级护理（可选）或一级护理（可选） □ 抗菌药物（可选） **临时医嘱：** □ 血常规、血型、尿液分析、大便常规＋潜血、凝血功能、肝肾功能、感染性疾病筛查、血气分析、电解质分析、C 反应蛋白测定、过敏原 □ 心电图、胸部 X 线（正位）检查、鼻咽镜 □ 可选项目：PSG、超声心动图、CT、麻醉科会诊（疼痛评估 >7 分）、营养科会诊 □ 术前医嘱：拟送手术室行腺样体消融术；术前禁食、备皮；术前补液；术前止血药物；术前抗菌药物；备血、配血（可选）	□ 按手术分级及手术授权完成手术 □ 向监护人交代手术中情况和术后注意事项 □ 出手术室前主刀医师完成手术记录、术后首次病程记录（特殊情况下由第一助手完成） □ 开具术后医嘱 **临时医嘱：** □ 开具病理检查单
护士工作	□ 入院护理评估 □ 入院宣教 □ 执行各项医嘱，完成术前检查、术前准备 □ 术前宣教 □ 完成术前评估并填写手术患儿交接表 □ 完成护理记录	□ 做好交接工作 □ 完成护理记录
患儿监护人工作	□ 参与诊疗方案决策，完成知情同意 □ 配合完成各项术前检查、术前准备 □ 学习宣教内容 □ 配合限制患儿剧烈活动 □ 观察患儿变化，必要时告知医护人员	□ 参与完成手术部位标记 □ 陪同患儿至手术室门口 □ 整理好普通病房床单位内个人物品
病情变异记录	□ 无 □ 有，原因： 1. 2.	□ 无 □ 有，原因： 1. 2.

时间	入院第3~6d （术后阶段）	入院第4~7d （出院日）
医生 工作	□ 对患儿情况进行再次评估（营养、疼痛等），制订下一步诊疗计划 □ 按照规定完成三级查房并记录；病情变化及时记录并进行必要的复查 □ 指导患儿逐渐恢复饮食，评估患儿恢复情况，评估手术效果确定是否预出院 □ 完成预出院准备（开具预出院医嘱等） **长期医嘱：** □ 按全麻下外科术后常规护理 □ 可选项目：心电监护、血氧饱和度监测、吸氧；一级护理、二级护理；禁食、饮水、流质饮食；留置胃管、尿管；非限制级抗菌药物、限制级抗菌药物（参照《抗菌药物分级管理目录》清单选择具体常用药物）；止血药物；静脉营养支持 **临时医嘱：** □ 可选项目：按出入量补充液体和电解质、其他特殊医嘱（如退热药物）、伤口换药 □ 预出院及出院带药	□ 评估患儿情况，是否符合出院标准，确定能否出院 □ 开具出院医嘱和诊断证明 □ 交代出院后注意事项，给予随访指导 □ 预约门诊复诊 □ 完善出院记录、病案首页并归档病历 **临时医嘱：** □ 今日出院
护士 工作	□ 做好交接工作，完成护理记录 □ 执行各种医嘱，观察患儿生命体征 □ 术后伤口、发热、心理与生活护理 □ 完成疼痛、营养、跌倒等评估并给予指导 □ 术后健康宣教：药物，手术情况、术后注意事项及监护仪使用等 □ 观察并调节补液速度，观察药物不良反应 □ 指导并督促患儿术后活动 □ 对患儿监护人进行出院准备指导	□ 出院宣教：复查时间、饮食指导、用药指导、伤口护理等 □ 向患儿监护人提供出院小结、诊断证明书和出院指引，协助患儿监护人办理出院手续
患儿 监护 人工 作	□ 参与诊疗方案决策，完成知情同意 □ 观察患儿生命体征、伤口，必要时及时告知医护人员 □ 护理好患儿各管道，防止脱落、折叠等 □ 照顾患儿日常饮食、排便、睡眠，安抚患儿 □ 了解患儿病理结果 □ 认真学习出院流程及相关注意事项	□ 认真学习出院宣教内容 □ 办理出院
病情 变异 记录	□ 无　□ 有，原因： 1. 2.	□ 无　□ 有，原因： 1. 2.

注：PSG. 多导睡眠图；CT. 计算机断层扫描。

3. 出院标准

(1)一般状况良好，可正常半流质饮食，无发热、咳嗽、腹泻。

(2)出院前复查血常规等结果正常（可选）。

(3)无其他需要住院处理的并发症。

（六）变异及原因分析

1. 患儿术前检查结果异常（如白细胞异常、凝血功能异常等），暂停手术或手术延迟。术前出现咳嗽、发热、腹泻等呼吸或消化系统感染，暂停手术出院。或者有其他疾病需要一并处理。

2. 发生并发症，如术后出血，感染，临床进行积极对症处理，完善相关检查，向监护人解释并告知病情，导致住院时间延长，增加住院费用等。

二、临床路径流程图(图 11-5)

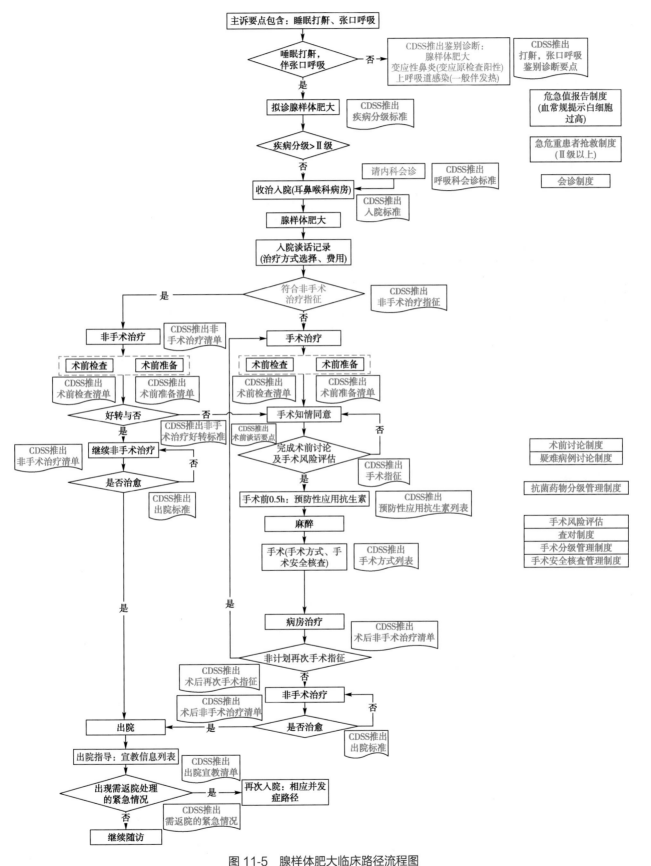

图 11-5　腺样体肥大临床路径流程图

CDSS.临床决策支持系统。

三、随访指导

门诊治疗系统定期自动发送随访问卷调查表。术后 1 个月复诊,按期耳鼻喉门诊随访治疗。

四、宣教

宣教时间:出院当天。

宣教内容:

1. 禁止剧烈活动,注意饮食(半流质饮食 2 周,如同时性扁桃体切除术需流质饮食 2 周)。

2. 紧急医疗指导　出现以下紧急情况需及时返院或到当地医院治疗:持续发热,抗感染治疗无效、咽部出血、呼吸困难等。

第六节　支气管内异物临床路径

一、支气管内异物临床路径标准流程

(一)适用对象

第一诊断为支气管内异物(ICD-10:T17.500),行气管镜支气管异物取出术(ICD-9-CM3:98.1502)。

(二)诊断依据

根据《实用耳鼻咽喉头颈外科学》(第 2 版)进行诊断。

1. 病史　有呛咳史。

2. 患儿有三凹征或口唇发绀。

3. 听诊双肺呼吸音不对称或气管拍击音。

4. 辅助检查　影像学显示有纵隔摆动,肺气肿,气管内异物影等表现。

其中 1 位必备,2、3、4 具备两项可确诊。

(三)进入路径标准

1. 第一诊断为支气管内异物(ICD-10:T17.500)。

2. 当患儿同时具有其他疾病诊断,但在住院期间不需要特殊处理也不影响第一诊断的临床路径流程实施时,可进入路径。

(四)门诊流程

支气管内异物临床路径表单(门诊)

患儿姓名:_____ 性别:_____ 年龄:_____ 门诊号:_____

诊次	初诊	复诊
医生工作	□ 询问病史和体格检查,完善相关检查,如电子鼻咽镜检查/影像学报告 □ 影像学(CT 检查) □ 告知本次检查的目的、费用及出报告时间,预约下次复诊时间 □ 初步诊断:支气管内异物 □ 入门诊路径	□ 根据病史、体征、检查检验结果,明确诊断:支气管内异物 □ 制订下一步诊疗计划,告知住院指征 □ 如需入院,开具住院证和预约住院日期 □ 告知术前注意事项,告知等待期间需提前复诊或急诊情况
护士工作	□ 评估、安排就诊顺序,推送信息给医生和患儿监护人 □ 对患儿监护人进行缴费、检查检验、取药、抽血治疗等方面的指引 □ 教导患儿监护人认识支气管内异物危害	□ 评估、安排就诊顺序,推送信息给医生和患儿监护人 □ 对患儿监护人进行办理入院手续的指引

诊次	初诊	复诊
患儿监护人工作	☐ 预约门诊,准备好病历资料和检验、检查结果 ☐ 接收指引单,完成就诊、检查 ☐ 参与诊疗方案决策 ☐ 享受知情同意权利 ☐ 接受健康教育	☐ 预约门诊,准备好病历资料和打印检验报告 ☐ 居家观察病情,预约下次复诊或做好入院准备 ☐ 参与诊疗方案决策 ☐ 享受知情同意权利 ☐ 接受健康教育
病情变异记录	☐ 无　☐ 有,原因: 1. 2.	☐ 无　☐ 有,原因: 1. 2.

注:CT. 计算机断层扫描。

(五) 住院流程

1. 入院标准

(1)已明确诊断为支气管内异物。

(2)监护人同意进行手术且患儿无明确手术禁忌证。

2. 临床路径表单

支气管内异物临床路径表单(住院)

患儿姓名:_____性别:_____年龄:_____门诊号:_____住院号:_____

住院日期:　　年　月　日　　出院日期:　　年　月　日　　标准住院日:5~7d

时间	入院第 1d (术前阶段)	入院第 2d (手术日)
医生工作	☐ 询问病史与体格检查,完成病历 ☐ 观察患儿病情变化、药物治疗副反应,向上级医师汇报病情 ☐ 上级医师查房与术前评估,确定诊断 ☐ 完成术前检查及术前准备,异常者分析处理后复查,排除手术禁忌证 ☐ 完成术前讨论和术前准备 ☐ 与患儿监护人共同完成诊疗决策,并签署手术等知情同意书 ☐ 麻醉科医师探望患儿并完成麻醉前书面评估 ☐ 如出现危急值,执行危急值报告制度(严重者出径) **长期医嘱:** ☐ 耳鼻喉科常规护理 ☐ 普通饮食 ☐ 二级护理 **临时医嘱:** ☐ 血常规、血型、尿液分析、大便常规＋潜血、凝血功能、肝肾功能、感染性疾病筛查、血气分析、电解质分析 ☐ 心电图、胸部 X 线(正位)检查 ☐ 术前医嘱:拟送手术室麻醉下行气管镜气管异物取出术;术前禁食、水;术前补液	☐ 按手术分级及手术授权完成手术 ☐ 向监护人展示标本、交代手术中情况和术后注意事项 ☐ 出手术室前主刀医师完成手术记录、术后首次病程记录(特殊情况下由第一助手完成) ☐ 开具术后医嘱 ☐ 主刀医师术后 24h 内查房 **长期医嘱:** ☐ 按小儿耳鼻喉科术后常规护理 ☐ 一级护理 ☐ 饮食 ☐ 心电监测、血氧饱和度监测 ☐ 低流量给氧 ☐ 静脉营养支持 ☐ 头孢二、三代抗生素 **临时医嘱:** ☐ 术后禁食水 6h ☐ 静脉营养支持 ☐ 头孢二代抗生素、止血药
护士工作	☐ 入院护理评估 ☐ 入院宣教 ☐ 执行各项医嘱,完成术前检查、术前准备 ☐ 术前宣教 ☐ 完成术前评估并填写手术患儿交接表 ☐ 完成护理记录	☐ 做好交接工作 ☐ 完成护理记录

时间	入院第1d （术前阶段）	入院第2d （手术日）
患儿监护人工作	□ 参与诊疗方案决策,完成知情同意 □ 配合完成各项术前检查、术前准备 □ 学习宣教内容 □ 观察患儿变化,必要时告知医护人员 □ 保暖,预防感冒	□ 参与完成手术部位标记 □ 陪同患儿至手术室门口 □ 手术结束后查看标本并护送患儿回病房
病情变异记录	□ 无　□ 有,原因: 1. 2.	□ 无　□ 有,原因: 1. 2.

时间	入院第3~6d （术后阶段）	入院第5~7d （出院日）
医生工作	□ 观察患儿术后情况,确定有无手术并发症,并制订下一步诊疗计划 □ 按照规定完成三级查房并记录;病情变化及时记录并进行必要的复查 □ 检查结果异常者分析、处理后复查 □ 疼痛评估 □ 评估患儿恢复情况,评估手术效果确定是否预出院 □ 完成预出院准备(开具预出院医嘱等)	□ 评估患儿情况,是否符合出院标准,确定能否出院 □ 开具出院医嘱和诊断证明 □ 交代出院后注意事项、给予随访指导 □ 预约门诊复诊 □ 完善出院记录、病案首页并归档病历
	临时医嘱: □ 血常规(可选) □ 呼吸道异物常规 X 线检查 □ 预出院及出院带药	临时医嘱: □ 今日出院
护士工作	□ 完成护理记录 □ 执行各种医嘱,观察患儿生命体征、腹部体征及排便情况 □ 指导去枕平卧 6h □ 术后伤口、发热、心理与生活护理 □ 完成疼痛、营养、跌倒等评估并给予指导 □ 术后健康宣教 □ 药物的作用、不良反应及注意事项 □ 对患儿监护人进行出院准备指导	□ 出院宣教:复查时间、饮食指导、用药指导、伤口护理等 □ 向患儿监护人提供出院小结、诊断证明书和出院指引,协助患儿监护人办理出院手续 □ 拔除留置针、剪除手腕单
患儿监护人工作	□ 观察有无喉鸣或呼吸困难,观察口唇、甲床情况,必要时告知医护人员 □ 护理好患儿各管道,防止脱落、折叠等 □ 安抚患儿 □ 认真学习出院流程及相关注意事项	□ 认真学习出院宣教内容 □ 办理出院
病情变异记录	□ 无　□ 有,原因: 1. 2.	□ 无　□ 有,原因: 1. 2.

3. **出院标准**

(1)一般情况良好,可正常饮食,无发热、腹泻,营养状况明显改善。

(2)气促、咳嗽症状消失。

(3)出院前复查血常规、呼吸道异物常规 X 线检查。

(4)无其他需要住院处理的并发症

（六）变异及原因分析

1. 术中探查未见异物。

2. 围手术期并发症等造成住院时间延长和费用增加。

二、临床路径流程图(图 11-6)

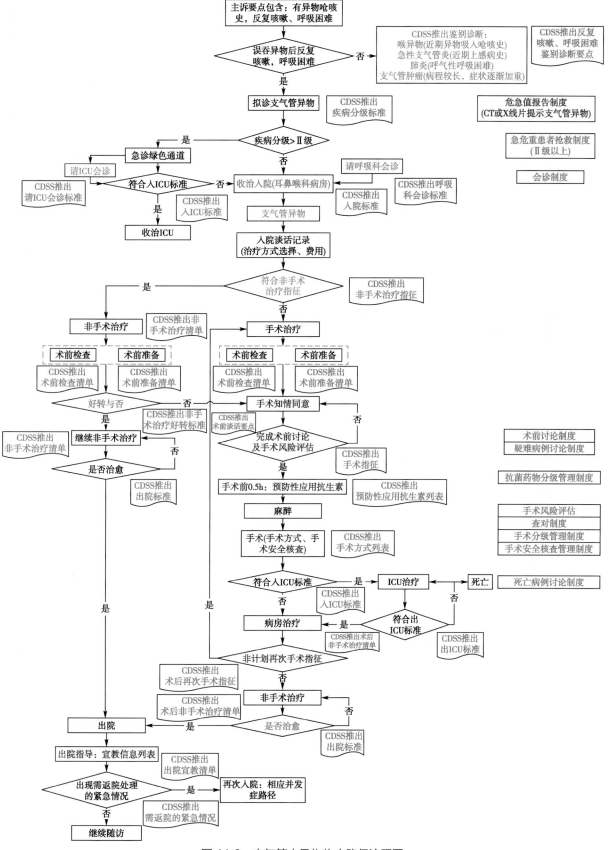

图 11-6　支气管内异物临床路径流程图

CDSS. 临床决策支持系统;ICU. 重症监护病房;CT. 计算机断层扫描。

三、随访指导

门诊治疗系统定期自动发送随访问卷调查表。按期耳鼻喉门诊随访治疗,1个月后复诊。

四、宣教

宣教时间:出院当天。

宣教内容:

出现以下紧急情况需及时返院或到当地医院治疗:持续发热、咳嗽,抗感染治疗无效,呼吸困难,口唇发绀等。

第七节 中耳炎临床路径

一、中耳炎临床路径标准流程

(一)适用对象

第一诊断为中耳炎(ICD-10:H66.900),行鼓膜切开术伴置管(ICD-9-CM3:20.0101)。

(二)诊断依据

根据《儿童分泌性中耳炎的诊断和治疗》进行诊断。

1. **病史** 听力下降。

2. **体征** 鼓膜内陷积液。

3. **辅助检查** 声导抗示双侧鼓室图"B"或"C"型。

(三)进入临床路径标准

1. 第一诊断必须符合中耳炎(ICD-10:H66.900)。

2. 当患儿同时具有其他疾病诊断,但在住院期间不需要特殊处理也不影响第一诊断的临床路径流程实施,可进入路径。

(四)门诊流程

中耳炎临床路径表单(门诊)

患儿姓名:_____ 性别:_____ 年龄:_____ 门诊号:_____

诊次	初诊	复诊
医生工作	□ 询问病史和体格检查,完善相关检查,如听力学检查、电子鼻咽镜、PSG 检查等 □ 告知本次检查的目的、费用及出报告时间;告知复诊时间	□ 根据病史、体征、检查检验结果初步诊断:中耳炎 □ 告知治疗过程和住院指征,开具住院证和预约住院日期 □ 告知等待住院期间注意事项和病情突变时的处理方法
护士工作	□ 评估、安排就诊顺序,推送信息给医生和患儿监护人 □ 对患儿监护人进行缴费、检查检验、取药、抽血治疗等方面的指引	□ 评估、安排就诊顺序,推送信息给医生和患儿监护人 □ 对患儿监护人进行办理入院手续的指引
患儿监护人工作	□ 预约门诊,准备好病历资料和检验、检查结果 □ 接收指引单,完成就诊、检查 □ 参与诊疗方案决策 □ 享受知情同意权利 □ 接受健康教育	□ 预约门诊,准备好病历资料和检查、检验结果(声导抗、纯音测听、听性脑干诱发反应、电子鼻咽镜、CT 等) □ 做好入院准备 □ 参与诊疗方案决策 □ 享受知情同意权利 □ 接受健康教育
病情变异记录	□ 无 □ 有,原因: 1. 2.	□ 无 □ 有,原因: 1. 2.

注:PSG. 多导睡眠图。

（五）住院流程

1. 入院标准

(1) 已明确诊断为中耳炎,门诊保守治疗效果欠佳。

(2) 拟行鼓膜切开置管引流术,监护人同意进行手术且无明确手术禁忌证。

2. 临床路径表单

中耳炎临床路径表单（住院）

患儿姓名:＿＿＿＿＿＿ 性别:＿＿＿ 年龄:＿＿＿＿＿ 门诊号:＿＿＿＿＿＿ 住院号:＿＿＿＿＿＿

住院日期:　　年　月　日　出院日期:　　年　月　日　标准住院日:4~5d

时间	入院第 1~2d（术前阶段）	入院第 2~3d（手术日）
医生工作	□ 询问病史与体格检查 □ 上级医师查房与术前评估,确定诊断 □ 完成术前检查及术前准备,异常者分析处理后复查 □ 完成术前讨论,评估术前检查结果是否符合诊断和手术条件 □ 与患儿监护人共同完成诊疗决策,并签署手术、输血等知情同意书 □ 麻醉科医师探望患儿并完成麻醉前书面评估 **长期医嘱:** □ 小儿外科常规护理 □ 流质饮食 □ 补充维生素,营养支持治疗 □ 二级护理(可选)或一级护理(可选) □ 抗菌药物(可选) **临时医嘱:** □ 血常规、血型、尿液分析、大便常规+潜血、凝血功能、肝肾功能、感染性疾病筛查、血气分析、电解质分析、C 反应蛋白测定、过敏原 □ 心电图、胸部 X 线(正位)检查 □ 可选项目:PSG、超声心动图、CT、麻醉科会诊(疼痛评估 >7 分)、营养科会诊 □ 术前医嘱:拟送手术室行鼓膜切开置管引流术;术前禁食、备皮;术前补液;术前止血药物;术前抗菌药物;备血、配血(可选)	□ 按手术分级及手术授权完成手术 □ 向监护人交代手术中情况和术后注意事项 □ 出手术室前主刀医师完成手术记录、术后首次病程记录(特殊情况下由第一助手完成) □ 开具术后医嘱 **临时医嘱:** □ 开具病理检查单
护士工作	□ 入院护理评估 □ 入院宣教 □ 执行各项医嘱,完成术前检查、术前准备 □ 术前宣教 □ 完成术前评估并填写手术患儿交接表 □ 完成护理记录	□ 做好交接工作 □ 完成护理记录
患儿监护人工作	□ 参与诊疗方案决策,完成知情同意 □ 配合完成各项术前检查、术前准备 □ 学习宣教内容 □ 配合限制患儿剧烈活动 □ 观察患儿变化,必要时告知医护人员	□ 参与完成手术部位标记 □ 陪同患儿至手术室门口 □ 整理好普通病房床单位内个人物品
病情变异记录	□ 无　□ 有,原因: 1. 2.	□ 无　□ 有,原因: 1. 2.

时间	入院第3~4d （术后阶段）	入院第4~5d （出院日）
医生工作	□ 对患儿情况进行再次评估(营养、疼痛等),制订下一步诊疗计划 □ 按照规定完成三级查房并记录;病情变化及时记录并进行必要的复查 □ 指导患儿逐渐恢复饮食,评估患儿恢复情况,评估手术效果确定是否预出院 □ 完成预出院准备(开具预出院医嘱等) **长期医嘱:** □ 按全麻下外科术后常规护理 □ 可选项目:心电监护、血氧饱和度监测、吸氧;一级护理、二级护理;禁食、饮水、流质饮食;留置胃管、尿管;非限制级抗菌药物、限制级抗菌药物(参照《抗菌药物分级管理目录》清单选择具体常用药物);止血药物;静脉营养支持 **临时医嘱:** □ 可选项目:按出入量补充液体和电解质、其他特殊医嘱(如退热药物)、伤口换药 □ 预出院及出院带药	□ 评估患儿情况,是否符合出院标准,确定能否出院 □ 开具出院医嘱和诊断证明 □ 交代出院后注意事项、给予随访指导 □ 预约门诊复诊 □ 完善出院记录、病案首页并归档病历 **临时医嘱:** □ 今日出院
护士工作	□ 做好交接工作,完成护理记录 □ 执行各种医嘱,观察患儿生命体征 □ 术后伤口、发热、心理与生活护理 □ 完成疼痛、营养、跌倒等评估并给予指导 □ 术后健康宣教:药物,手术情况、术后注意事项及监护仪使用等 □ 观察并调节补液速度,观察药物不良反应 □ 指导并督促患儿术后活动 □ 对患儿监护人进行出院准备指导	□ 出院宣教:复查时间、饮食指导、用药指导、伤口护理等 □ 向患儿监护人提供出院小结、诊断证明书和出院指引,协助患儿监护人办理出院手续
患儿监护人工作	□ 参与诊疗方案决策,完成知情同意 □ 观察患儿生命体征、伤口,必要时及时告知医护人员 □ 护理好患儿各管道,防止脱落、折叠等 □ 照顾患儿日常饮食、排便、睡眠,安抚患儿 □ 了解患儿病理结果 □ 认真学习出院流程及相关注意事项	□ 认真学习出院宣教内容 □ 办理出院
病情变异记录	□ 无 □ 有,原因: 1. 2.	□ 无 □ 有,原因: 1. 2.

注:PSG.多导睡眠图;CT.计算机断层扫描。

3. 出院标准

(1)一般情况良好,可正常半流质饮食,无发热、咳嗽、腹泻。

(2)出院前复查血常规等结果正常(可选)。

(3)无其他需要住院处理的并发症。

(六) 变异及原因分析

1. 术前检查结果异常(如白细胞异常、凝血功能异常等),暂停手术或手术延迟,患儿同时有其他疾病需一起处理。

2. 术前出现咳嗽、发热、腹泻等呼吸或消化系统感染,暂停手术出院。

3. 术后出现耳道出血不止或鼓膜通气管阻塞需再次手术。

二、临床路径流程图（图 11-7）

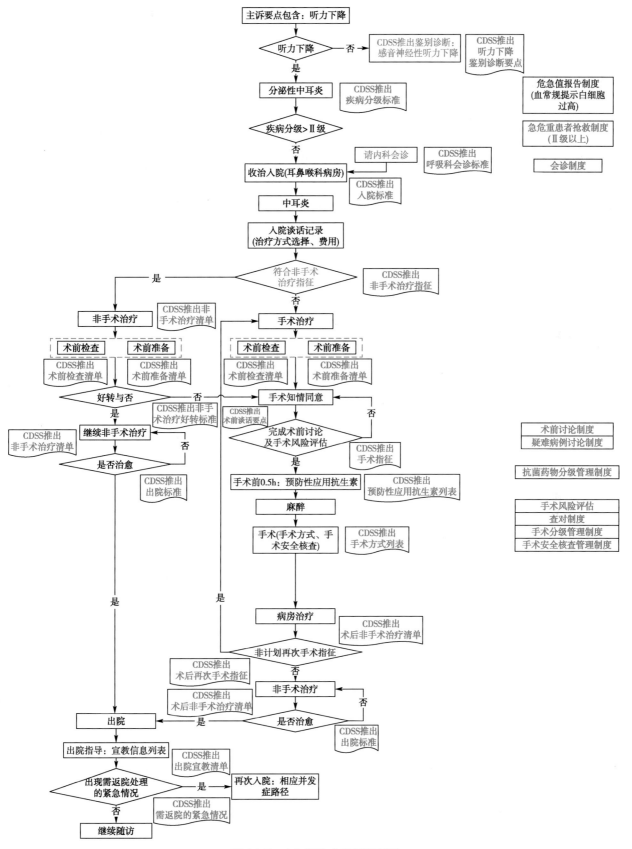

图 11-7　中耳炎临床路径流程图

CDSS. 临床决策支持系统。

三、随访指导

门诊治疗系统定期自动发送随访问卷调查表。术后 1 个月后复诊,按期耳鼻喉门诊随访治疗。

四、宣教

宣教时间:出院当天。

宣教内容:

1. 儿童分泌性中耳炎术后保持耳道干洁,严禁耳道进水,避免上呼吸道感染,是促进患儿尽快康复、减少并发症的重要措施之一。

2. 出院后需保持耳道干洁,勿湿水。门诊复查鼓膜已长好,无穿孔才可正常沾水。如有行鼓膜置管,需门诊定期复诊至鼓膜通气管脱出,鼓膜重新长完整。

3. 紧急医疗指导 出现以下紧急情况需及时返院或到当地医院治疗:耳道出现出血不止或者有脓液流出等感染表现或者耳鸣、耳痛不适、听力下降、持续发热抗感染治疗无效等。

第十二章

口腔外科疾病

第一节 单侧唇裂临床路径

一、单侧唇裂临床路径标准流程

(一) 适用对象

第一诊断为单侧唇裂(ICD-10:Q36.900),伴或不伴牙槽突裂(ICD-10:K08.805),年龄在 3 个月以上,行唇裂修补术(ICD-9-CM3:27.5400)。

(二) 诊断依据

根据《临床诊疗指南:口腔医学分册》进行诊断。

1. **病史** 先天性单侧上唇部分或全部裂开,鼻翼畸形。形成面部畸形。部分患儿伴有四肢及其他器官畸形。伴发牙槽突裂者同时伴有以下临床表现:①牙槽突裂开,形成缺损。②常伴牙列畸形,影响面容及咀嚼功能。

2. **体征** 单侧上唇裂开,可为完全性裂,也可为不完全性裂。有的上唇皮肤及黏膜完整,但有发育或连接不齐,称为隐裂。可同时伴有鼻孔、鼻翼、鼻小柱不同程度的异常。伴发牙槽突裂者还有以下特征:①牙槽突裂开,可为完全性,也可为不完全性;②有的表现为线状缺损或是轻度凹陷,未见裂隙,黏膜完整者,称为隐裂;③鼻翼基底部失去骨支持而出现不同程度鼻翼基底凹陷畸形;④裂隙边缘常伴有乳牙滞留、缺失、错位萌出或畸形牙。

3. **辅助检查** X 线检查可见牙槽突有骨质缺损,或低密度区。

(三) 进入临床路径标准

1. 第一诊断必须符合单侧唇裂(ICD-10:Q36.900),伴或不伴牙槽突裂(ICD-10:K08.805)。

2. 有手术适应证,无绝对手术禁忌证。

3. 当患儿同时具有其他疾病诊断,但在住院期间不需要特殊处理也不影响第一诊断的临床路径流程实施时,可进入路径。

(四) 门诊流程

单侧唇裂临床路径表单(门诊)

患儿姓名:_____ 性别:_____ 年龄:_____ 门诊号:_____

诊次	初诊	复诊
医生工作	□ 询问病史和体格检查,完善相关检查,如 X 线检查 □ 告知本次检查的目的、费用及出报告时间;告知复诊时间 □ 告知注意事项	□ 根据病史、体征、检查检验结果初步诊断:单侧唇裂 □ 告知治疗过程和住院指征,开具住院证和预约住院日期 □ 告知等待住院期间注意事项和病情突变时的处理方法

续表

诊次	初诊	复诊
护士工作	□ 评估、安排就诊顺序,推送信息给医生和患儿监护人 □ 对患儿监护人进行缴费、检查检验、抽血治疗等方面的指引	□ 评估、安排就诊顺序,推送信息给医生和患儿监护人 □ 对患儿监护人进行办理入院手续的指引
患儿监护人工作	□ 预约门诊,准备好病历资料和检验、检查结果 □ 接收指引单、完成就诊、检查 □ 参与诊疗方案决策 □ 享受知情同意权 □ 接受健康教育	□ 预约门诊,准备好病历资料和检查、检验结果(染色体、超声等) □ 做好入院准备 □ 参与诊疗方案决策 □ 享受知情同意权 □ 接受健康教育
病情变异记录	□ 无　□ 有,原因: 1. 2.	□ 无　□ 有,原因: 1. 2.

(五) 住院流程

1. 入院标准

(1)已明确诊断为单侧唇裂,伴或不伴牙槽突裂。年龄在 3 个月以上的患儿。

(2)监护人同意进行手术且患儿无明确手术禁忌证。

2. 临床路径表单

单侧唇裂临床路径表单(住院)

患儿姓名:_____ 性别:_____ 年龄:_____ 门诊号:_____ 住院号:_____

住院日期:　　年　　月　　日　　出院日期:　　年　　月　　日　　标准住院日:3~5d

时间	入院第 1~2d (术前阶段)	入院第 2~3d (手术日)
医生工作	□ 询问病史与体格检查 □ 上级医师查房与术前评估,确定诊断 □ 完成术前检查及术前准备,异常者分析处理后复查 □ 完成术前讨论,评估术前检查结果是否符合诊断和手术条件 □ 与患儿监护人共同完成诊疗决策,并签署手术知情同意书 □ 麻醉科医师探望患儿并完成麻醉前书面评估 **长期医嘱:** □ 口腔科常规护理 □ 流质饮食 □ 二级护理 **临时医嘱:** □ 血常规、血型、尿液分析、大便常规＋潜血、凝血功能、生化检查、感染性疾病筛查 □ 心电图、胸部 X 线(正位)检查 □ 术前医嘱:拟送手术室麻醉下行唇裂修补术;术前禁食、备皮;术前补液,术前止血药物,术前抗菌药物,口腔准备	□ 按手术分级及手术授权完成手术 □ 向监护人交代手术中情况和术后注意事项 □ 出手术室前主刀医师完成手术记录、术后首次病程记录(特殊情况下由第一助手完成) □ 开具术后医嘱 □ 主刀医师术后 24h 内查房 **长期医嘱:** □ 按口腔科术后常规护理 □ 二级护理 □ 术后 6h 流质饮食 □ 口腔护理 □ 术后长期补液,如抗生素、止血药物等 **临时医嘱:** □ 术后临时补液,如抗生素、止血药物等
护士工作	□ 入院护理评估 □ 入院宣教 □ 执行各项医嘱,完成术前检查、术前准备 □ 术前宣教 □ 完成术前评估并填写手术患儿交接表 □ 完成护理记录	□ 做好手术交接工作 □ 完成护理记录

时间	入院第 1~2d（术前阶段）	入院第 2~3d（手术日）
患儿监护人工作	□ 参与诊疗方案决策,完成知情同意 □ 配合完成各项术前检查、术前准备 □ 学习宣教内容 □ 观察患儿变化,必要时告知医护人员	□ 陪同患儿至手术室门口 □ 手术结束后与主刀医师沟通手术情况 □ 术后安抚患儿情绪
病情变异记录	□ 无　□ 有,原因: 1. 2.	□ 无　□ 有,原因: 1. 2.

时间	入院第 3~4d（术后阶段）	入院第 3~5d（出院日）
医生工作	□ 按照规定完成三级查房并记录;了解伤口愈合情况 □ 对患儿情况进行再次评估,制订下一步诊疗计划 □ 评估患儿恢复情况,评估手术效果确定是否预出院 □ 完成预出院准备(开具预出院医嘱等) **长期医嘱:** □ 按口腔科术后常规护理 □ 二级护理 □ 可选项目:非限制级抗菌药物、止血药物、营养支持药物 **临时医嘱:** □ 可选项目:伤口换药 □ 预出院及出院带药	□ 评估患儿情况,是否符合出院标准,确定能否出院 □ 开具出院医嘱和诊断证明 □ 交代出院后注意事项、给予随访指导 □ 预约门诊复诊 □ 完善出院记录、病案首页并归档病历 **临时医嘱:** □ 今日出院
护士工作	□ 做好交接工作,完成护理记录 □ 执行各种医嘱,观察患儿生命体征、唇部伤口情况 □ 术后伤口疼痛、发热、心理与生活护理 □ 完成疼痛、营养、跌倒等评估并给予指导 □ 术后健康宣教:口腔护理要点,手术情况、术后注意事项及监护仪使用等 □ 观察并调节补液速度,观察药物不良反应 □ 对患儿监护人进行出院准备指导	□ 出院宣教:复查时间、饮食指导、用药指导、伤口护理等 □ 向患儿监护人提供出院小结、诊断证明书和出院指引,协助患儿监护人办理出院手续
患儿监护人工作	□ 参与诊疗方案决策,完成知情同意 □ 观察患儿疼痛变化、唇部伤口情况,必要时及时告知医护人员 □ 照顾患儿日常饮食、排便、睡眠,安抚患儿 □ 认真学习出院流程及相关注意事项	□ 认真学习出院宣教内容 □ 办理出院
病情变异记录	□ 无　□ 有,原因: 1. 2.	□ 无　□ 有,原因: 1. 2.

3. 出院标准

(1)一般情况良好,可正常饮食,无发热、腹泻,营养状况明显改善。

(2)伤口愈合良好,无出血、感染等。

(3)出院前复查血常规、C 反应蛋白等结果正常。

(4)无其他需要住院处理的并发症。

(六) 变异及原因分析

1. 合并其他先天畸形,严重水电解质紊乱,导致住院时间延长和费用增加。

2. 围手术期并发症等需进行积极处理,完善相关检查,向监护人解释并告知病情,导致治疗时间延长,增加治疗费用等。

二、临床路径流程图(图 12-1)

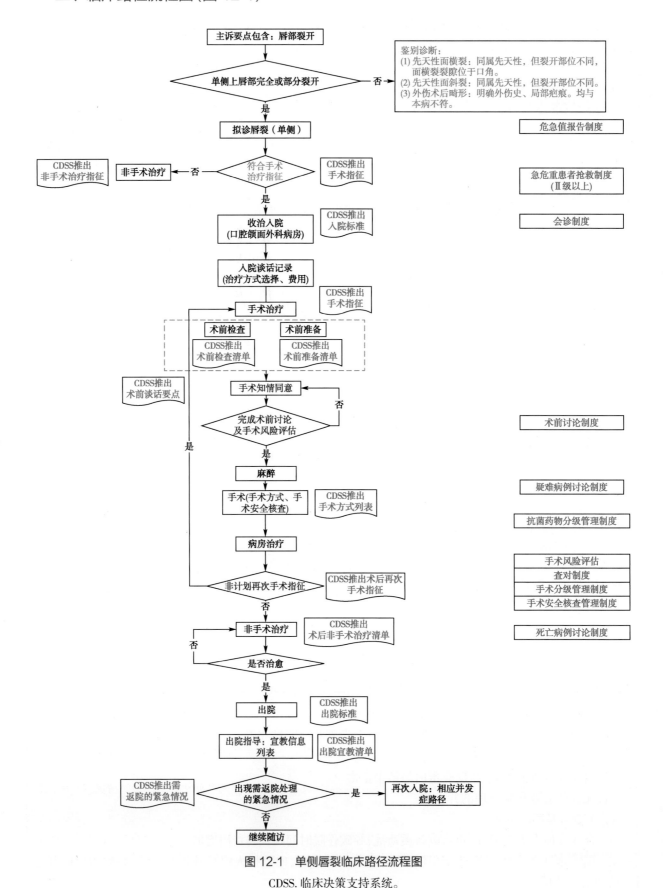

图 12-1　单侧唇裂临床路径流程图

CDSS.临床决策支持系统。

三、随访指导

门诊治疗系统定期自动发送随访问卷调查表。通常出院后 1 个月回院复诊 1 次,至少 3 次,定期观察患儿症状、体征缓解情况。

四、宣教

宣教时间:出院当天。

宣教内容:

1. 抱起喂奶,合理喂养,汤匙喂养,注意观察及记录有无呕吐、腹胀及排便情况,手术伤口肿胀及渗血情况。

2. 出现以下情况 发热、反应差、手术伤口裂开、感染或出血等情况请尽快返院急诊或就近治疗。

第二节 腭咽闭合不全(腭裂术后)临床路径

一、腭咽闭合不全(腭裂术后)临床路径标准流程

(一)适用对象

第一诊断为腭咽闭合不全(ICD-10:K13.709),有腭裂手术史经门诊语音评估后需要行腭咽成形术(ICD-9-CM3:27.6902)手术治疗。

(二)诊断依据

根据《临床诊疗指南:口腔医学分册》进行诊断。

1. **病史** ①多见于大年龄接受腭裂手术者,软腭裂手术后较常见;②肿瘤术后或外伤后常有口腔形态的异常;③语音不清晰,表现为过度鼻音。

2. **体征** ①软腭过短,或者腭咽腔过深,有的软腭区有广泛瘢痕组织,发"啊"音时,软腭、咽侧活动度差;②过度鼻音,会话时语音清晰度差;③冷镜检查:鼻底雾气 ≥ 3cm,吹水泡试验 ≤ 5s。

3. **辅助检查** 鼻咽纤维内镜,计算机语音图像分析有助于明确诊断。

(三)进入临床路径标准

1. 第一诊断必须符合腭咽闭合不全(ICD-10:K13.709)。

2. 有手术适应证,无绝对手术禁忌证。

3. 当患儿同时具有其他疾病诊断,但在住院期间不需要特殊处理也不影响第一诊断的临床路径流程实施时,可进入路径。

(四)门诊流程

腭咽闭合不全临床路径表单(门诊)

患儿姓名:_____ 性别:_____ 年龄:_____ 门诊号:_____

诊次	初诊	复诊
医生 工作	□ 询问病史和体格检查,完善相关检查,如 X 线检查 □ 告知本次检查的目的、费用及出报告时间;告知复诊时间 □ 告知注意事项	□ 根据病史、体征、检查检验结果初步诊断:腭咽闭合不全 □ 告知治疗过程和住院指征,开具住院证和预约住院日期 □ 告知等待住院期间注意事项和病情突变时的处理方法
护士 工作	□ 评估、安排就诊顺序,推送信息给医生和患儿监护人 □ 对患儿监护人进行缴费、检查检验、抽血治疗等方面的指引	□ 评估、安排就诊顺序,推送信息给医生和患儿监护人 □ 对患儿监护人进行办理入院手续的指引

续表

诊次	初诊	复诊
患儿监护人工作	□ 预约门诊,准备好病历资料和检验、检查结果 □ 接收指引单,完成就诊、检查 □ 参与诊疗方案决策 □ 享受知情同意权 □ 接受健康教育	□ 预约门诊,准备好病历资料和检查、检验结果(染色体、超声等) □ 做好入院准备 □ 参与诊疗方案决策 □ 享受知情同意权 □ 接受健康教育
病情变异记录	□ 无　□ 有,原因: 1. 2.	□ 无　□ 有,原因: 1. 2.

(五) 住院流程

1. 入院标准

(1) 已明确诊断为腭咽闭合不全。

(2) 监护人同意进行手术且患儿无明确手术禁忌证。

2. 临床路径表单

腭咽闭合不全临床路径表单(住院)

患儿姓名:＿＿＿＿＿＿＿性别:＿＿＿年龄:＿＿＿＿门诊号:＿＿＿＿＿＿住院号:＿＿＿＿＿＿

住院日期:　　年　　月　　日　出院日期:　　年　　月　　日　标准住院日:3~5d

时间	入院第 1~2d (术前阶段)	入院第 2~3d (手术日)
医生工作	□ 询问病史与体格检查 □ 上级医师查房与术前评估,确定诊断 □ 完成术前检查及术前准备,异常者分析处理后复查 □ 完成术前讨论,评估术前检查结果是否符合诊断和手术条件 □ 与患儿监护人共同完成诊疗决策,并签署手术知情同意书 □ 麻醉科医师探望患儿并完成麻醉前书面评估 **长期医嘱:** □ 口腔科常规护理 □ 流质饮食 □ 二级护理 **临时医嘱:** □ 血常规、血型、尿液分析、大便常规＋潜血、凝血功能、生化检查、感染性疾病筛查 □ 心电图、胸部 X 线(正位)检查 □ 术前医嘱:拟送手术室麻醉下行腭咽成形术;术前禁食、备皮,术前补液,术前止血药物,术前抗菌药物,口腔准备	□ 按手术分级及手术授权完成手术 □ 向监护人交代手术中情况和术后注意事项 □ 出手术室前主刀医师完成手术记录、术后首次病程记录(特殊情况下由第一助手完成) □ 开具术后医嘱 □ 主刀医师术后 24h 内查房 **长期医嘱:** □ 按口腔科术后常规护理 □ 二级护理 □ 术后 6h 流质饮食 □ 口腔护理 □ 术后长期补液,如抗生素等 **临时医嘱:** □ 术后临时补液,如抗生素等
护士工作	□ 入院护理评估 □ 入院宣教 □ 执行各项医嘱,完成术前检查、术前准备 □ 术前宣教 □ 完成术前评估并填写手术患儿交接表 □ 完成护理记录	□ 做好手术交接工作 □ 完成护理记录

续表

时间	入院第 1~2d （术前阶段）	入院第 2~3d （手术日）
患儿监护人工作	□ 参与诊疗方案决策,完成知情同意 □ 配合完成各项术前检查、术前准备 □ 学习宣教内容 □ 观察患儿变化,必要时告知医护人员	□ 陪同患儿至手术室门口 □ 手术结束后与主刀医师沟通手术情况 □ 术后安抚患儿情绪
病情变异记录	□ 无　□ 有,原因: 1. 2.	□ 无　□ 有,原因: 1. 2.

时间	入院第 3~4d （术后阶段）	入院第 3~5d （出院日）
医生工作	□ 按照规定完成三级查房并记录;了解伤口愈合情况 □ 对患儿情况进行再次评估,制订下一步诊疗计划 □ 评估患儿恢复情况,评估手术效果确定是否预出院 □ 完成预出院准备(开具预出院医嘱等) **长期医嘱:** □ 按口腔科术后常规护理 □ 二级护理 □ 可选项目:非限制级抗菌药物、止血药物、营养支持药物 **临时医嘱:** □ 可选项目:伤口换药 □ 预出院及出院带药	□ 评估患儿情况,是否符合出院标准,确定能否出院 □ 开具出院医嘱和诊断证明 □ 交代出院后注意事项、给予随访指导 □ 预约门诊复诊 □ 完善出院记录、病案首页并归档病历 **临时医嘱:** □ 今日出院
护士工作	□ 做好交接工作,完成护理记录 □ 执行各种医嘱,观察患儿生命体征、尿管及伤口情况 □ 术后伤口疼痛、发热、心理与生活护理 □ 完成疼痛、营养、跌倒等评估并给予指导 □ 术后健康宣教:口腔护理要点,手术情况、术后注意事项及监护仪使用等 □ 观察并调节补液速度,观察药物不良反应 □ 对患儿监护人进行出院准备指导	□ 出院宣教:复查时间、饮食指导、用药指导、伤口护理等 □ 向患儿监护人提供出院小结、诊断证明书和出院指引,协助患儿监护人办理出院手续
患儿监护人工作	□ 参与诊疗方案决策,完成知情同意 □ 观察患儿疼痛变化、腭部伤口情况,必要时及时告知医护人员 □ 照顾患儿日常饮食、排便、睡眠,安抚患儿 □ 认真学习出院流程及相关注意事项	□ 认真学习出院宣教内容 □ 办理出院
病情变异记录	□ 无　□ 有,原因: 1. 2.	□ 无　□ 有,原因: 1. 2.

3. 出院标准

(1)一般情况良好,可正常饮食,无发热、腹泻,营养状况明显改善。

(2)伤口愈合良好,无出血、感染等。

(3)出院前复查血常规、C 反应蛋白,血气分析、电解质分析等结果正常。

(4)无其他需要住院处理的并发症。

(六) 变异及原因分析

1. 合并其他先天畸形,严重水电解质紊乱,导致住院时间延长和费用增加。

2. 围手术期并发症等需进行积极处理,完善相关检查,向监护人解释并告知病情,导致治疗时间延长,增加治疗费用等。

二、临床路径流程图(图 12-2)

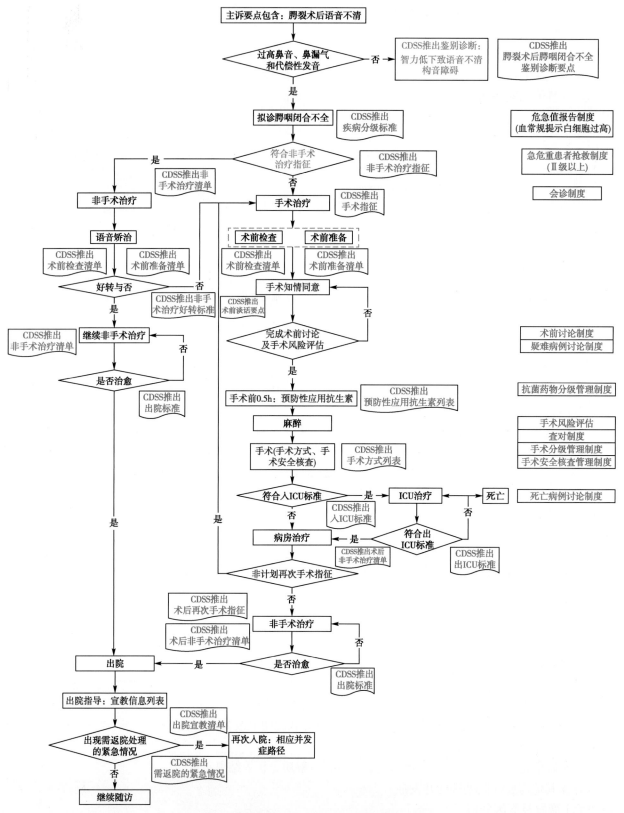

图 12-2 腭咽闭合不全(腭裂术后)临床路径流程图

CDSS. 临床决策支持系统;ICU. 重症监护病房。

三、随访指导

门诊治疗系统定期自动发送随访问卷调查表。通常出院后1个月回院复诊1次,至少3次,定期观察患儿症状、体征缓解情况。

四、宣教

宣教时间:出院当天。

宣教内容:

1. 合理喂养,汤勺喂养,全流饮食注意观察及记录有无呕吐、腹胀及排便情况,手术伤口肿胀及渗血情况。

2. 出现以下情况　发热、反应差、呼吸困难手术伤口裂开、感染或出血等情况请尽快返院急诊或就近治疗。

第三节　腭裂临床路径

一、腭裂临床路径标准流程

（一）适用对象

第一诊断为腭裂（ICD-10:Q35.900）,行腭裂修补术（ICD-9-CM3:27.6200x003）手术治疗。

（二）诊断依据

根据《口腔颌面外科学》及《诸福棠实用儿科学》进行诊断。

1. **软腭裂**　仅软腭裂开,有时只限于腭垂。不分左右,一般不伴唇裂。

2. **不完全性腭裂**　亦称部分腭裂。软腭完全裂开伴有部分硬腭裂;有时伴发单侧不完全唇裂,但牙槽突常完整。本型也无左右之分。

3. **单侧完全性腭裂**　裂隙自腭垂至切牙孔完全裂开,并斜向外侧直抵牙槽突,与牙槽裂相连;健侧裂隙缘与鼻中隔相连;牙槽突裂有时裂隙消失仅存裂缝,有时裂隙很宽;常伴发同侧唇裂。

4. **双侧完全性腭裂**　常与双侧唇裂同时发生,裂隙在前颌骨部分,各向两侧斜裂,直达牙槽突;鼻中隔、前颌突及前唇部分孤立于中央。除上述各类型外,还可见到少数非典型的情况:如一侧完全、一侧不完全;腭垂缺失;黏膜下裂（隐裂）;硬腭部分裂孔等。

（三）进入临床路径标准

1. 第一诊断必须符合腭裂（ICD-10:Q35.900）或其细分类相关编码。

2. 当患儿同时具有其他疾病诊断,但在治疗期间不影响该诊断的临床路径流程实施时,可进入路径。

（四）门诊流程

腭裂临床路径表单（门诊）

患儿姓名:_____　性别:_____　年龄:_____　门诊号:_____

诊次	初诊	复诊
医生工作	□ 询问病史和体格检查,完善相关检查,如X线检查 □ 告知本次检查的目的、费用及出报告时间;告知复诊时间 □ 告知注意事项	□ 根据病史、体征、检查检验结果初步诊断:腭裂 □ 告知治疗过程和住院指征,开具住院证和预约住院日期 □ 告知等待住院期间注意事项和病情突变时的处理方法
护士工作	□ 评估、安排就诊顺序,推送信息给医生和患儿监护人 □ 对患儿监护人进行缴费、检查检验、抽血治疗等方面的指引	□ 评估、安排就诊顺序,推送信息给医生和患儿监护人 □ 对患儿监护人进行办理入院手续的指引
患儿监护人工作	□ 预约门诊,准备好病历资料和检验、检查结果 □ 接收指引单,完成就诊、检查 □ 参与诊疗方案决策 □ 享受知情同意权 □ 接受健康教育	□ 预约门诊,准备好病历资料和检查、检验结果（染色体、超声等） □ 做好入院准备 □ 参与诊疗方案决策 □ 享受知情同意权 □ 接受健康教育

诊次	初诊	复诊
病情 变异 记录	□ 无　□ 有,原因: 1. 2.	□ 无　□ 有,原因: 1. 2.

(五) 住院流程

1. 入院标准

(1)已明确诊断为腭裂,且监护人同意进行手术。

(2)已完成术前准备:无咳嗽、流涕、发热等不适2周以上,5个月以上,7kg以上,无明显手术禁忌证。

2. 临床路径表单

腭裂临床路径表单(住院)

患儿姓名:＿＿＿＿＿＿＿性别:＿＿＿年龄:＿＿＿＿门诊号:＿＿＿＿＿＿住院号:＿＿＿＿＿＿

住院日期:　　年　　月　　日　出院日期:　　　年　　月　　日　标准住院日:5~7d

时间	入院第 1~2d (术前阶段)	入院第 2~3d (手术日)
医生 工作	□ 询问病史与体格检查 □ 上级医师查房与术前评估,确定诊断 □ 完成术前检查及术前准备,异常者分析处理后复查 □ 完成术前讨论,评估术前检查结果是否符合诊断和手术条件 □ 与患儿监护人共同完成诊疗决策,并签署手术知情同意书 □ 麻醉科医师探望患儿并完成麻醉前书面评估 **长期医嘱:** □ 口腔科常规护理 □ 流质饮食 □ 二级护理 **临时医嘱:** □ 血常规、血型、尿液分析、大便常规＋潜血、凝血功能、生化检查、感染性疾病筛查 □ 心电图、胸部 X 线(正位)检查 □ 术前医嘱:拟送手术室麻醉下行腭裂修补术;术前禁食、备皮;术前补液,术前止血药物,术前抗菌药物,口腔准备	□ 按手术分级及手术授权完成手术 □ 向监护人交代手术中情况和术后注意事项 □ 出手术室前主刀医师完成手术记录、术后首次病程记录(特殊情况下由第一助手完成) □ 开具术后医嘱 □ 主刀医师术后 24h 内查房 **长期医嘱:** □ 按口腔科术后常规护理 □ 二级护理 □ 术后 6h 流质饮食 □ 口腔护理 □ 术后长期补液,如抗生素等 **临时医嘱:** □ 术后临时补液,如抗生素等
护士 工作	□ 入院护理评估 □ 入院宣教 □ 执行各项医嘱,完成术前检查、术前准备 □ 术前宣教 □ 完成术前评估并填写手术患儿交接表 □ 完成护理记录	□ 做好手术交接工作 □ 完成护理记录
患儿 监护 人工 作	□ 参与诊疗方案决策,完成知情同意 □ 配合完成各项术前检查、术前准备 □ 学习宣教内容 □ 观察患儿变化,必要时告知医护人员	□ 陪同患儿至手术室门口 □ 手术结束后与主刀医师沟通手术情况 □ 术后安抚患儿情绪
病情 变异 记录	□ 无　□ 有,原因: 1. 2.	□ 无　□ 有,原因: 1. 2.

时间	入院第 3~6d (术后阶段)	入院第 5~7d (出院日)
医生 工作	□ 按照规定完成三级查房并记录;了解伤口愈合情况 □ 对患儿情况进行再次评估,制订下一步诊疗计划 □ 评估患儿恢复情况,评估手术效果确定是否预出院 □ 完成预出院准备(开具预出院医嘱等) **长期医嘱:** □ 按口腔科术后常规护理 □ 二级护理 □ 可选项目:非限制级抗菌药物、止血药物、营养支持 药物 **临时医嘱:** □ 可选项目:伤口换药 □ 预出院及出院带药	□ 评估患儿情况,是否符合出院标准,确定能否出院 □ 开具出院医嘱和诊断证明 □ 交代出院后注意事项、给予随访指导 □ 预约门诊复诊 □ 完善出院记录、病案首页并归档病历 **临时医嘱:** □ 今日出院

护士
工作
	□ 做好交接工作,完成护理记录
	□ 执行各种医嘱,观察患儿生命体征、伤口情况
	□ 术后伤口疼痛、发热、心理与生活护理
	□ 完成疼痛、营养、跌倒等评估并给予指导
	□ 术后健康宣教:口腔护理要点、手术情况、术后注意
	  事项及监护仪使用等
	□ 观察并调节补液速度,观察药物不良反应
	□ 对患儿监护人进行出院准备指导
		□ 出院宣教:复查时间、饮食指导、用药指导、伤口护
		  理等
		□ 向患儿监护人提供出院小结、诊断证明书和出院指
		  引,协助患儿监护人办理出院手续

患儿 监护 人工 作	□ 参与诊疗方案决策,完成知情同意 □ 观察患儿疼痛变化、会阴伤口及尿管情况,必要时及 时告知医护人员 □ 照顾患儿日常饮食、排便、睡眠,安抚患儿 □ 认真学习出院流程及相关注意事项	□ 认真学习出院宣教内容 □ 办理出院
病情 变异 记录	□ 无　□ 有,原因: 1. 2.	□ 无　□ 有,原因: 1. 2.

3. **出院标准**

(1)一般情况良好,可正常饮食,无发热、腹泻,营养状况明显改善。

(2)无明显呼吸困难及梗阻症状,睡眠打鼾轻度以下。

(3)腭部手术伤口伤口愈合良好,无出血、感染、裂开等。

(4)出院前复查血常规、C 反应蛋白等结果正常。

(5)无其他需要住院处理的并发症。

(六) 变异及原因分析

1. 患儿为腭裂伴其他系统性疾病(非手术禁忌证),增加手术难度及麻醉风险,术后恢复慢,导致住院时间延长和费用增加。

2. 围手术期并发症等造成住院时间延长和费用增加。

二、临床路径流程图(图 12-3)

三、随访指导

门诊治疗系统定期自动发送随访问卷调查表。通常为每个月回院复诊1次,此后每3~6个月复诊1次,要求随诊至 18 岁,定期观察患儿伤口愈合情况及语音功能情况。

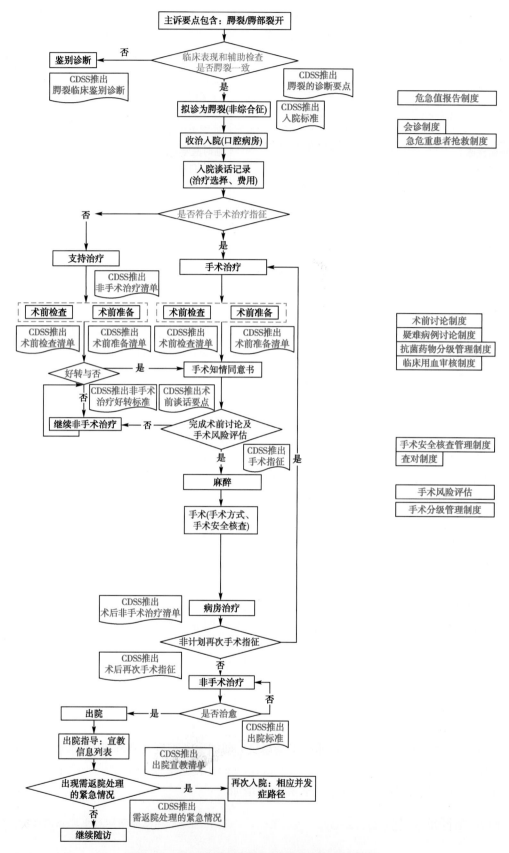

图 12-3 先天性腭裂(非综合征)临床路径流程图

CDSS. 临床决策支持系统;ICU. 重症监护病房。

四、宣教

宣教时间：出院当天。

宣教内容：

1. 注意休息，适当户外晒太阳，增强体质。

2. 饮食　1个月内流质饮食，汤匙喂养，之后逐渐给予半流(复诊后)→软食→普食，餐后适当喂水及漱口。

3. 局部处理　继续含漱清水清洁伤口至缝线吸收脱落。

4. 出院后1个月门诊复诊，指导手术伤口护理、饮食限制、活动级别，此后每3~6个月复诊1次，4岁时可进行语音评估及腭咽闭合功能评估，若结构无明显异常，则进行语音训练，若腭咽闭合不全可行二次手术并同时配合语音训练。要求随诊至18岁，以便了解手术伤口愈合及语音功能情况。

5. 特殊情况　手术伤口大出血、感染、外伤、裂开等及时返院或就近就诊。

第四节　牙槽突裂临床路径

一、牙槽突裂临床路径标准流程

（一）适用对象

第一诊断为牙槽突裂（ICD-10：K08.805），行牙槽修补术（ICD-9-CM3：24.5x01）治疗。

（二）诊断依据

根据《口腔颌面外科学》及《唇腭裂序列治疗计划》进行诊断。

1. **完全性裂**　从鼻腔到前腭骨的牙槽突完全裂开。有宽度不一的间隙，口鼻腔贯通，常见于单侧或双侧完全性唇腭裂患儿。

2. **不完全性裂**　牙槽突有程度不一的部分裂开，鼻底及前庭部位牙槽突有缺损凹陷，但保持连续性，黏膜完整，口鼻腔不相通，多见于不完全性唇腭裂患儿。

3. **隐裂**　牙槽突线状缺损或呈轻度凹陷，未见有裂隙，黏膜完整，口鼻腔不相通，也见于不完全性唇裂患儿；但临床上少见。可借助X线检查：X线牙片、咬合片、上颌骨全景片以及上颌骨断层CT或华特位片可见到牙槽突部有骨质缺损，阴影降低区。

（三）进入临床路径标准

1. 第一诊断必须符合牙槽突裂（ICD-10：K08.805）。

2. 当患儿同时具有其他疾病诊断，但在治疗期间不影响该诊断的临床路径流程实施时，可进入路径。

（四）门诊流程

牙槽突裂临床路径表单（门诊）

患儿姓名：_____ 性别：_____ 年龄：_____ 门诊号：_____

诊次	初诊	复诊
医生 工作	□ 询问病史和体格检查，完善相关检查，如X线牙片 □ 告知本次检查的目的、费用及出报告时间；告知复诊时间 □ 告知注意事项	□ 根据病史、体征、检查检验结果初步诊断：牙槽突裂 □ 告知治疗过程和住院指征，开具住院证和预约住院日期 □ 告知等待住院期间注意事项和病情突变时的处理方法
护士 工作	□ 评估、安排就诊顺序，推送信息给医生和患儿监护人 □ 对患儿监护人进行缴费、检查检验、抽血治疗等方面的指引	□ 评估、安排就诊顺序，推送信息给医生和患儿监护人 □ 对患儿监护人进行办理入院手续的指引

诊次	初诊	复诊
患儿监护人工作	□ 预约门诊,准备好病历资料和检验、检查结果 □ 接收指引单,完成就诊、检查 □ 参与诊疗方案决策 □ 享受知情同意权 □ 接受健康教育	□ 预约门诊,准备好病历资料和检查、检验结果(染色体、超声等) □ 做好入院准备 □ 参与诊疗方案决策 □ 享受知情同意权 □ 接受健康教育
病情变异记录	□ 无　□ 有,原因: 1. 2.	□ 无　□ 有,原因: 1. 2.

(五) 住院流程

1. 入院标准

(1)已明确诊断为牙槽突裂,且监护人同意进行手术。

(2)已完成术前准备:无咳嗽、流涕、发热等不适 2 周以上,牙槽部无病灶牙,髂骨部无感染及破损,无明显手术禁忌证。

2. 临床路径表单

牙槽突裂临床路径表单(住院)

患儿姓名:_____ 性别:_____ 年龄:_____ 门诊号:_____ 住院号:_____

住院日期:　　年　　月　　日　　出院日期:　　年　　月　　日　　标准住院日:6~8d

时间	入院第 1~2d (术前阶段)	入院第 2~3d (手术日)
医生工作	□ 询问病史与体格检查 □ 上级医师查房与术前评估,确定诊断 □ 完成术前检查及术前准备,异常者分析处理后复查 □ 完成术前讨论,评估术前检查结果是否符合诊断和手术条件 □ 与患儿监护人共同完成诊疗决策,并签署手术知情同意书 □ 麻醉科医师探望患儿并完成麻醉前书面评估 **长期医嘱:** □ 口腔科常规护理 □ 流质饮食 □ 二级护理 **临时医嘱:** □ 血常规、血型、尿液分析、大便常规+潜血、凝血功能、生化检查、感染性疾病筛查 □ 心电图、胸部 X 线(正位)检查 □ 术前医嘱:拟送手术室麻醉下行牙槽突裂修补术;术前禁食、备皮;术前补液,术前止血药物,术前抗菌药物,口腔准备	□ 按手术分级及手术授权完成手术 □ 向监护人交代手术中情况和术后注意事项 □ 出手术室前主刀医师完成手术记录、术后首次病程记录(特殊情况下由第一助手完成) □ 开具术后医嘱 □ 主刀医师术后 24h 内查房 **长期医嘱:** □ 按口腔科术后常规护理 □ 二级护理 □ 术后 6h 流质饮食 □ 口腔护理 □ 术后长期补液,如抗生素等 **临时医嘱:** □ 术后临时补液,如抗生素等
护士工作	□ 入院护理评估 □ 入院宣教 □ 执行各项医嘱,完成术前检查、术前准备 □ 术前宣教 □ 完成术前评估并填写手术患儿交接表 □ 完成护理记录	□ 做好手术交接工作 □ 完成护理记录

续表

时间	入院第 1~2d (术前阶段)	入院第 2~3d (手术日)
患儿 监护 人工 作	□ 参与诊疗方案决策,完成知情同意 □ 配合完成各项术前检查、术前准备 □ 学习宣教内容 □ 观察患儿变化,必要时告知医护人员	□ 陪同患儿至手术室门口 □ 手术结束后与主刀医师沟通手术情况 □ 术后安抚患儿情绪
病情 变异 记录	□ 无　□ 有,原因: 1. 2.	□ 无　□ 有,原因: 1. 2.

时间	入院第 3~7d (术后阶段)	入院第 6~8d (出院日)
医生 工作	□ 按照规定完成三级查房并记录;了解伤口愈合情况 □ 对患儿情况进行再次评估,制订下一步诊疗计划 □ 评估患儿恢复情况,评估手术效果确定是否预出院 □ 完成预出院准备(开具预出院医嘱等) **长期医嘱:** □ 按口腔科术后常规护理 □ 二级护理 □ 可选项目:非限制级抗菌药物、止血药物、营养支持药物 **临时医嘱:** □ 可选项目:伤口换药 □ 预出院及出院带药	□ 评估患儿情况,是否符合出院标准,确定能否出院 □ 开具出院医嘱和诊断证明 □ 交代出院后注意事项、给予随访指导 □ 预约门诊复诊 □ 完善出院记录、病案首页并归档病历 **临时医嘱:** □ 今日出院
护士 工作	□ 做好交接工作,完成护理记录 □ 执行各种医嘱,观察患儿生命体征、伤口情况 □ 术后伤口疼痛、发热、心理与生活护理 □ 完成疼痛、营养、跌倒等评估并给予指导 □ 术后健康宣教:口腔护理要点,手术情况、术后注意事项及监护仪使用等 □ 观察并调节补液速度,观察药物不良反应 □ 对患儿监护人进行出院准备指导	□ 出院宣教:复查时间、饮食指导、用药指导、伤口护理等 □ 向患儿监护人提供出院小结、诊断证明书和出院指引,协助患儿监护人办理出院手续
患儿 监护 人工 作	□ 参与诊疗方案决策,完成知情同意 □ 观察患儿疼痛变化、口内及髂部伤口情况,必要时及时告知医护人员 □ 照顾患儿日常饮食、排便、睡眠,安抚患儿 □ 认真学习出院流程及相关注意事项	□ 认真学习出院宣教内容 □ 办理出院
病情 变异 记录	□ 无　□ 有,原因: 1. 2.	□ 无　□ 有,原因: 1. 2.

3. 出院标准

(1)一般情况良好,可正常饮食,无发热、腹泻,营养状况明显改善。

(2)牙槽部及髂骨部手术伤口伤口愈合良好,无出血、感染、瘘等。

(3)出院前复查血常规、C 反应蛋白等结果正常。

(4)无其他需要住院处理的并发症。

(六) 变异及原因分析

1. 患儿为牙槽突裂伴其他系统性疾病(非手术禁忌证),增加手术难度及麻醉风险,术后恢复慢,导致住院时间延长和费用增加。

2. 围手术期并发症等造成住院时间延长和费用增加。

二、临床路径流程图（图 12-4）

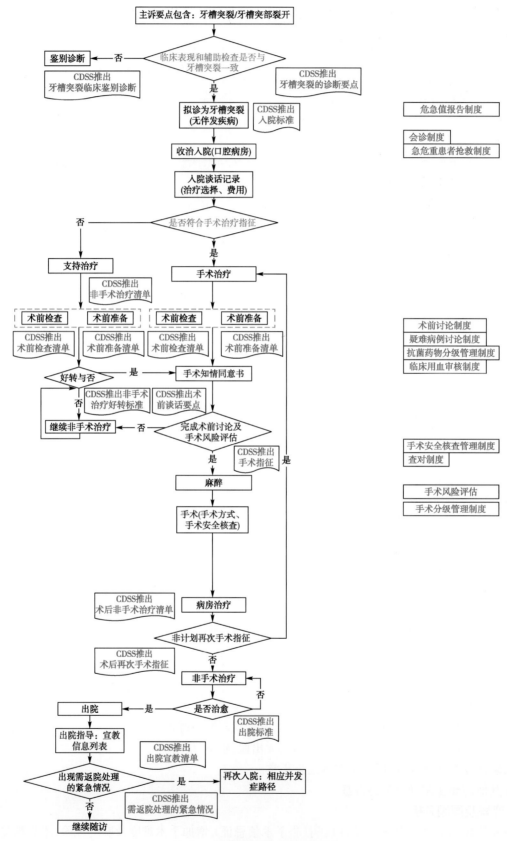

图 12-4　牙槽突裂临床路径流程图

CDSS. 临床决策支持系统。

三、随访指导

门诊治疗系统定期自动发送随访问卷调查表。出院后 1 个月门诊复诊,指导手术伤口护理、饮食限制、活动级别,此后每 3~6 个月复诊 1 次,要求随诊至 18 岁,以便了解手术伤口愈合、外形及语音等功能情况。

四、宣教

宣教时间:出院当天。

宣教内容:

1. 注意休息,适当户外晒太阳,增强体质。

2. 低头含漱清水或漱口液,保持手术伤口清洁,流质饮食 1 个月。

3. 避免剧烈运动,避免背负重物 3 个月。

4. 避免碰撞牙槽突。

5. 特殊情况　手术伤口大出血、感染、外伤、穿孔等情况及时返院或就近就诊。